· 四川大学精品立项教材 ·

U0265482

循证老年病学

Evidence-based Geriatrics

主　编　董碧蓉（四川大学华西医院、四川养老与老年健康协同创新中心）

副主编　王　双（四川大学华西医院）

　　　　杨　茗（四川大学华西医院）

编　者（按姓氏拼音排序）

曹　立（四川大学华西医院）	陈　平（四川省人民医院）
陈景言（四川省人民医院）	陈善萍（四川大学华西医院）
陈小渝（四川大学华西医院）	邓珏琳（四川大学华西医院）
丁群芳（四川大学华西医院）	甘华田（四川大学华西医院）
高凌云（四川大学华西医院）	海　珊（四川大学华西医院）
何馥倩（四川大学华西医院）	胡迎春（四川大学华西医院）
黄晓丽（四川大学华西医院）	贾卫国（四川大学华西医院）
李　峻（四川大学华西医院）	李方福（四川大学华西医院）
李思远（四川大学华西医院）	梁　瑞（四川大学华西医院）
林秀芳（四川大学华西医院）	刘　颖（四川大学华西医院）
刘怡欣（四川大学华西医院）	罗　方（四川大学华西医院）
罗　理（四川大学华西医院）	蒲虹衫（四川大学华西医院）
孙倩倩（四川大学华西医院）	汪子琪（成都市第五人民医院）
王　慧（四川大学华西医院）	吴红梅（四川大学华西医院）
吴锦辉（四川大学华西医院）	杨　昆（四川大学华西医院）
杨　茗（四川大学华西医院）	杨　轶（四川大学华西医院）
袁益明（四川大学华西医院）	岳冀蓉（四川大学华西医院）
张　俊（四川大学华西医院）	张绍敏（四川大学华西医院）
张新军（四川大学华西医院）	周　焱（四川大学华西医院）
邹雨佩（四川大学华西医院）	葛　宁（四川大学华西医院）

学术秘书　罗　理（四川大学华西医院）

四川大学出版社

责任编辑:朱辅华
责任校对:龚娇梅
封面设计:墨创文化
责任印制:王 炜

图书在版编目(CIP)数据

循证老年病学 / 董碧蓉主编. —成都:四川大学
出版社,2014.10
ISBN 978−7−5614−8109−7

Ⅰ.①循… Ⅱ.①董… Ⅲ.①老年病学
Ⅳ.①R592

中国版本图书馆 CIP 数据核字 (2014) 第 239815 号

书名 **循证老年病学**
XUNZHENG LAONIANBINGXUE

主 编	董碧蓉
出 版	四川大学出版社
地 址	成都市一环路南一段24号 (610065)
发 行	四川大学出版社
书 号	ISBN 978−7−5614−8109−7
印 刷	郫县犀浦印刷厂
成品尺寸	185 mm×260 mm
印 张	23.5
字 数	600 千字
版 次	2014 年 12 月第 1 版
印 次	2016 年 2 月第 2 次印刷
定 价	46.00 元

◆读者邮购本书,请与本社发行科联系。
电话:(028)85408408/(028)85401670/
(028)85408023 邮政编码:610065
◆本社图书如有印装质量问题,请
寄回出版社调换。
◆网址:http://www.scup.cn

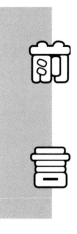

前言

　　中国是世界上老年人口最多的国家，也是老龄化速度最快的国家。老年人口的快速增长给家庭和社会带来巨大的养老和医疗压力。然而，老年病学（Geriatrics）作为一门新兴的学科在全球兴起不过数十年时间。在我国，老年病学还处于起步阶段，不论是老年患者、临床医师还是卫生决策者，普遍对老年病学缺乏正确的认识，甚至老年科医师对现代老年病学也缺乏足够的了解。针对这一尴尬的现实情况，四川大学华西医院老年医学中心组织编写了《循证老年病学》。

　　本书针对老年人群的主要疾病，内容来源于最新的循证指南或 Uptodate 等新型循证医学数据库，整合了老年常见病和特色疾病的最新诊疗证据，实用性强，有助于提高临床医师和医学生对老年相关疾病的认识，也为临床实践提供了有价值的参考信息。

　　本书是一本专业教学和普通培训的通用性教材，适用于希望了解老年患者和老年疾病的各专业医生、医学生。希望本书能对老年医学的深入、快速发展起到一个推动作用。

　　致谢：

　　感谢每位编者对本书所付出的辛勤劳动！

感谢四川省科技厅"老年健康评估及循证干预的智能化养老医疗服务体系建立及关键技术研究"项目对本书出版的支持!

感谢四川大学独具慧眼及四川大学出版社力促本书的出版!

董碧蓉

2014 年 8 月

第一篇　老年心血管系统疾病

第一章　老年高血压 ································ （3）

第二章　老年直立性低血压 ························ （15）

第三章　老年冠状动脉粥样硬化性心脏病 ·········· （22）

第四章　老年慢性心力衰竭 ························ （29）

第五章　老年常见心律失常 ························ （41）

第六章　老年周围动脉疾病 ························ （46）

第七章　老年患者的抗栓治疗 ······················ （61）

　　第一节　抗栓药物 ···························· （62）

　　第二节　老年常见疾病抗栓治疗的特点及注意事项 ···· （63）

　　第三节　老年常见疾病的抗栓治疗 ·············· （64）

第二篇　老年呼吸系统疾病

第八章　老年吸入性肺炎 ·························· （71）

第九章　老年急性肺栓塞 ·························· （81）

第十章　老年阻塞性睡眠呼吸暂停低通气综合征 ······ （94）

第十一章　其他老年呼吸道疾病的管理证据 ·········· （103）

　　第一节　老年哮喘的管理证据 ·················· （103）

　　第二节　老年慢性阻塞性肺疾病的研究证据 ········ （104）

　　第三节　老年肺癌患者的临床管理证据 ············ （105）

第三篇　老年消化系统疾病

第十二章　老年括约肌功能障碍 ···················· （109）

　　第一节　老年胃食管反流病 ···················· （109）

　　第二节　老年贲门失弛缓症 ···················· （116）

第十三章　老年缺血性肠病 ························ （122）

第十四章　老年口腔疾病 ·························· （130）

第一节　老化引起的口腔生理变化及老年口腔疾病流行病学特点……………………（130）

第二节　老年口腔健康标准与口腔疾病特点…………………………………………（132）

第三节　卧床老年人的口腔护理………………………………………………………（134）

第四节　老年常见口腔疾病的特点与防治……………………………………………（137）

第四篇　老年泌尿系统疾病

第十五章　老年慢性肾脏疾病…………………………………………………………（145）

第十六章　老年良性前列腺增生………………………………………………………（157）

第十七章　膀胱过度活动症……………………………………………………………（168）

第五篇　老年内分泌与代谢系统疾病

第十八章　老年糖尿病…………………………………………………………………（179）

第十九章　老年甲状腺疾病……………………………………………………………（196）

第一节　老年甲状腺疾病的特点………………………………………………………（196）

第二节　老年甲状腺功能减退症………………………………………………………（198）

第三节　老年亚临床甲状腺功能减退症………………………………………………（199）

第四节　老年甲状腺功能亢进症………………………………………………………（200）

第五节　老年甲状腺结节………………………………………………………………（205）

第二十章　老年血脂异常………………………………………………………………（208）

第一节　概　述…………………………………………………………………………（208）

第二节　老年血脂异常的诊断、分型和危险分层……………………………………（210）

第三节　老年人调脂治疗的安全性、指征和目标……………………………………（212）

第四节　老年高脂血症治疗的非药物措施……………………………………………（213）

第五节　老年血脂异常的药物治疗……………………………………………………（214）

第二十一章　老年痛风…………………………………………………………………（220）

第六篇　老年神经精神系统疾病

第二十二章　老年认知功能障碍与痴呆………………………………………………（231）

第一节　概　述…………………………………………………………………………（231）

第二节　阿尔茨海默病…………………………………………………………………（233）

第三节　其他常见的老年痴呆…………………………………………………………（241）

第二十三章　老年抑郁症 ……………………………………………………（244）

第二十四章　脑卒中 ……………………………………………………………（255）

　　第一节　概　述 ………………………………………………………………（255）

　　第二节　缺血性脑卒中 ………………………………………………………（256）

　　第三节　脑出血 ………………………………………………………………（264）

　　第四节　脑卒中的预防 ………………………………………………………（266）

第二十五章　老年帕金森病 ……………………………………………………（269）

第七篇　老年感染性疾病

第二十六章　老年尿路感染 ……………………………………………………（285）

第二十七章　老年肺结核 ………………………………………………………（294）

第二十八章　老年带状疱疹 ……………………………………………………（302）

第二十九章　老年肺部真菌感染 ………………………………………………（309）

第八篇　老年骨骼肌肉系统疾病

第三十章　老年骨质疏松症 ……………………………………………………（327）

第三十一章　老年骨关节炎 ……………………………………………………（338）

第三十二章　老年特发性炎性肌病 ……………………………………………（350）

中英文缩略词表 …………………………………………………………………（360）

第一篇

老年心血管系统疾病

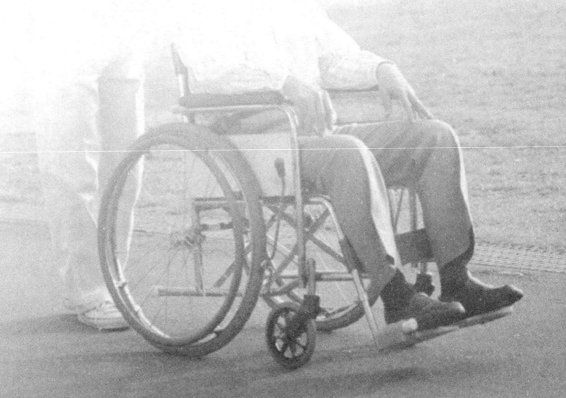

第一章　老年高血压

学习目的：

- 掌握老年高血压的诊断与治疗要点，包括诊断性评估、血压测量方法、降压目标值、常用抗高血压药及优化联合方案。
- 熟悉老年高血压的病理生理及临床特点。
- 了解老年高血压的临床研究现状。

典型病例：

患者，女性，78 岁，高血压病史 20 年。初诊时血压为 140~160/70~100 mmHg，长期口服抗高血压药，血压控制尚可，但时有波动。近 10 年来血压水平总体呈上升趋势，近 5 年尤甚。治疗情况下晨起服药前收缩压为 150~180 mmHg，上午为 140~160 mmHg，下午 4 点以后经常维持于 160~180 mmHg，夜间血压情况不详。3 天前夜间上厕所时感头晕、站立不稳，摔倒致右侧股骨颈骨折急诊入院。入院时测量血压为 188/86 mmHg。

15 年前诊断为"2 型糖尿病"，现使用"胰岛素"控制血糖，3 个月前查糖化血红蛋白为 6.5%。13 年前诊断为"冠心病"，并于 9 年前于左侧冠状动脉前降支安置药物洗脱支架。8 年前体检发现"心脏增大"和"肾功能不全"。

临床问题：

1. 该患者的高血压临床表现有何特点？
2. 该患者的降压目标是什么？何时开始药物治疗？
3. 抗高血压药和治疗方案选择的依据是什么？

随着人口老龄化的进展，我国老年人群高血压的患病率逐年增加。大量流行病学及临床证据表明，高血压显著增加了老年人发生缺血性心脏病、脑卒中、肾衰竭、主动脉与周围动脉疾病等靶器官损害的危险，是老年人群致死和致残的主要原因之一。老年患者降压达标难度增大，这与其病理生理和血压升高机制的特殊性、并发症和合并症的复杂性、治疗方案的合理性、患者治疗的依从性等因素密切相关。此外，老年人服药种类和数量远高于年轻成人，这导致药物不良反应发生的风险显著增加，而患者治疗的依从性下降。老年高血压的特点决定了其临床诊治策略应建立在充分的风险评估基础之上，并遵循安全、有效和个体化原则。

【定义和分级】

按照 WHO 的建议，发达国家通常以年龄大于或等于 65 岁定义老年人。最新版《中国高血压防治指南》已将老年高血压定义为大于或等于 65 岁人群中血压水平超过正常范围者，即收缩压（systolic blood pressure，SBP）高于或等于 140 mmHg 和/或舒张压（diastolic blood pressure，DBP）高于或等于 90 mmHg，对其中舒张压低于 90 mmHg 者定义为老年单纯收缩期高血压（isolated systolic hypertension，ISH）。我国高血压指南根据血压增高水平将高血压分为 1~3 级，老年高血压的分级标准与一般高血压人群保持一致。若患者的收缩压与舒张压分属不同级别时，则以较高的分级为准；单纯收缩期高血压也可以按照收缩压水平分为 3 级（表 1-1）。

表 1-1　血压水平分类和定义

分　类	收缩压（mmHg）		舒张压（mmHg）
正常血压	<120	和	<80
正常高值	120~139	和/或	80~89
高血压	≥140	和/或	≥90
1 级高血压（轻度）	140~159	和/或	90~99
2 级高血压（中度）	160~179	和/或	100~109
3 级高血压（重度）	≥180	和/或	≥110
单纯收缩期高血压	≥140	和	<90

注：1 mmHg=0.133 kPa。当收缩压和舒张压分属于不同级别时，以较高的分级为准。

【流行病学特点】

高血压（尤其是 ISH）的患病率随着年龄的增长而增加。我国成人高血压患病率约为 20%。而 2002 年卫生部组织的全国居民 27 万人营养与健康状况调查资料显示，我国老年高血压的患病率为 49%，显著高于中青年人群的患病率。近年来随着老年人群的增加和生活方式的改变，老年高血压的患病率预计已经超过 50%，这意味着平均每两位老年人就有 1 人患高血压。近年来，尽管高血压防治工作取得巨大进步，但老年患者的血压控制率仍然很低，总体达标率不足 10%。

【患者的总体心血管事件风险】

临床上通常根据血压水平、其他危险因素状况、靶器官损害（organ damage，OD）情况，以及是否合并慢性肾脏疾病（chronic kidney disease，CKD）、糖尿病或心血管疾病将高血压患者的总体心血管事件风险界定为低危、中危、高危和极高危。值得注意的是，对老年患者而言，年龄本身就是一项不可改变的危险因素。老年患者中常见的脉压增大（≥60 mmHg）也是一项重要的危险因素。而且老年患者通常已经存在靶器官损害，或者合并其他基础疾病，因此老年高血压患者较年轻患者理论上具有更高的总体心血管事件风险。对老年高血压患者的总体风险评估应该包括：血压水平和血压形态的诊断性评估、无症状靶器官损害的筛查和合并疾病的确定。

要点：

● 老年高血压定义为年龄大于或等于 65 岁，收缩压高于或等于 140 mmHg 和/或舒张压高于或等于 90 mmHg；对其中舒张压低于 90 mmHg 者定义为单纯收缩期高血压。根据血压升高水平分为 1~3 级。

● 高血压患病率随着年龄的增长而增高，65 岁以上人群患病率超过 50%。

● 老年患者进行总体心血管事件风险评估对心血管事件预防和治疗策略的制定具有重要意义。通常需要进行血压水平和血压形态的诊断性评估、无症状靶器官损害的筛查和合并疾病的确定。

【临床特点】

1. 收缩压增高为主

老年人收缩压水平随着年龄的增长而升高，舒张压水平在 60 岁后却呈现降低的趋势。在老年人群中，收缩压增高更常见，单纯收缩期高血压是老年高血压最为常见的类型，占 60 岁以上老年高血压的 65%，70 岁以上老年高血压的 90%。大量流行病学与临床研究结果显示，与舒张压相比，收缩压与心、脑、肾等靶器官损害的关系更为密切，是心血管事件更为重要的独立预测因子。

2. 脉压增大

脉压是反映动脉弹性功能的指标。脉压增大是老年高血压的重要特点。脉压高于 40 mmHg 视为脉压增大，老年人的脉压可达 50~100 mmHg。大量研究结果表明，脉压增大是重要的心血管事件预测因子。

3. 血压波动大

老年单纯收缩期高血压中直立性低血压的发生率为 10%~17%，常与卧位血压呈正相关；餐后低血压常见，老年单纯收缩期高血压患者中 70% 有餐后血压下降。

4. 常见血压昼夜节律异常

健康成年人的血压水平表现为昼高夜低型，夜间血压水平较日间降低 10%~20%（即构型血压节律）。老年高血压患者常伴有血压昼夜节律的异常，表现为夜间血压下降幅度小于 10%（非构型）或大于 20%（超构型），甚至表现为夜间血压反较白天升高（反构型），使心、脑、肾等靶器官损害的危险性显著增加。老年人昼夜血压异常发生率可高达 60% 以上。

5. 白大衣高血压和假性高血压增多

与中青年患者相比，老年人白大衣高血压更为常见，易导致降压治疗过度。对老年高血压患者应加强血压检测，鼓励患者家庭自测血压，必要时行动态血压监测（ambulatory blood pressure monitoring，ABPM），以评估是否存在白大衣高血压。

6. 常与多种疾病并存，并发症多

老年高血压患者常合并冠状动脉粥样硬化性心脏病（简称冠心病）、脑血管疾病、周围血管疾病、缺血性肾病、血脂异常、糖尿病、老年痴呆等。若血压长期控制不理想，更易发生或加重靶器官损害，显著增加心血管疾病的病死率和全因死亡率。

【诊断性评估】

诊断性评估不仅包括高血压的诊断和鉴别继发性高血压，更着重于筛查靶器官损害和明确合并的临床疾病。后者对老年高血压总体风险评估以及制定相应干预策略具有重要影响。

1. 血压测量

对老年患者而言，了解其血压状况和血压形态有赖于正确而全面的血压测量。测量诊室血压尤其是初次评估高血压状况时应注意以下情况：一是测量双侧上臂血压，发现两侧差值较大（>10 mmHg）者。老年患者中由于合并动脉粥样硬化等周围血管疾病较常见，双上臂血压不相等的情况并不少见，而通常这类患者心血管事件风险亦较高。二是测量立位血压，评估是否存在直立性低血压。这种异常血压状态更多见于老年人或糖尿病患者，且预后较差。

除诊室血压外，动态血压监测和家庭血压监测（home blood pressure monitoring，HBPM）等诊室外血压测量方式在老年高血压诊断中具有重要价值。研究结果显示：动态血压与靶器官损害的相关性强于诊室血压；老年高血压人群中 24 小时平均血压与心血管事件或死亡的相关性较诊室血压更为密切。老年患者夜间血压异常者常见，而夜间血压较日间血压对心血管预后的预测价值更大。动态血压监测也有助于发现老年患者中较常见的血压昼－夜节律异常，如构型缺失（夜－昼血压比值>1.0）或超构型（夜－昼血压比值<0.8），前者预示着夜间血压下降不足，是增加心血管事件风险的危险因素；后者表明存在夜间血压过低，在老年患者中可能增加脑卒中风险。与动态血压相似，家庭自测血压与靶器官损害尤其是左心室肥厚（LVH）的相关性比诊室血压更密切。相比于动态血压监测，家庭血压监测也可提供更为长期的血压状况和血压变异信息，且简便易行，可重复性高。总之，诊室外血压测量方法在发现和评估老年人极其常见的波动性高血压、清晨高血压、夜间低血压等异常血压形态中具有不可替代的作用，对制订老年患者的降压治疗策略具有重要参考价值。

2. 患者评估

对每位老年患者作出高血压诊断的同时都应该进行临床评估，包括血压水平，心血管危险因素，有无继发性高血压、无症状靶器官损害，以及合并的心脏、脑血管或肾脏疾病等。心血管危险因素和无症状靶器官损害的筛查与评估非常重要，因为这不仅是对高血压患者进行危险度分层的依据，更是制订降压治疗策略的基础。微量清蛋白尿（白蛋白尿）、脉搏波传导速度（pulse wave velocity，PWV）增快、左心室肥厚和颈动脉斑块是最常用的靶器官损害标记。结合老年高血压的病理生理特点，反映动脉血管结构与功能改变的靶器官损害指标如脉搏波传导速度、踝臂指数、颈动脉内中膜厚度等对评估老年患者心血管事件风险和预后也具有较大价值。大动脉僵硬度增加可导致脉搏波传导速度增快和反射波增强，而后两者被认为是老年患者发生单纯收缩期高血压或脉压增大的重要决定因素。从多项研究证据来看，与传统心血管危险评估项目相比，脉搏波传导速度的风险预测价值更高。

对老年高血压患者而言，作出高血压诊断时应同时进行详细的病史询问和相应检查。其主要包括以下各方面：

（1）家族史和临床病史。

（2）体格检查：应详细搜索继发性高血压的线索和了解靶器官损害的情况。除应正确测量四肢血压以外，体质指数（体重指数，body mass index，BMI）、腰围、眼底、有无下肢水肿等均应予以检查。听诊颈动脉、胸主动脉、腹部动脉及股动脉有无杂音，还应进行全面仔细的心肺检查。

（3）实验室检验：应全面了解患者的常规和生化指标有无异常。检查项目包括血常规、尿液分析、血生化（空腹及餐后血糖、血脂、钾、肌酐、尿酸等）、心电图等。胸部X线摄影、超声心动图、颈动脉超声、尿微量清蛋白（合并糖尿病者必查）、尿蛋白定量、估算肾小球滤过率和肌酐清除率等均为推荐检查项目。对疑为继发性高血压者，根据需要可进行血浆肾素活性、血尿醛固酮、儿茶酚胺、动脉造影、肾及肾上腺超声、计算机体层摄影（computed tomography，CT）或磁共振成像（magnetic resonance imaging，MRI）等检查。

> **要点：**
> - 老年高血压有众多不同于成年高血压的特点。
> - 诊断高血压有赖于正确的血压测量方式。
> - 需结合诊室血压和诊室外血压测量对老年高血压进行诊断性评估。
> - 对老年患者作出高血压诊断时均需同时进行临床评估，包括血压水平，心血管危险因素，有无继发性高血压、无症状靶器官损害，以及合并的心、脑、肾疾病等。

【治疗】

（一）治疗策略

降压治疗的最大获益是降低包括心血管疾病死亡、非致死性心肌梗死、脑卒中及心力衰竭的风险，同时研究证据也表明，通过降压治疗改善或逆转靶器官损害可减少致死或非致死性心血管事件。老年高血压降压治疗的系统评价显示，降压治疗可使老年人脑卒中减少40％，心血管事件减少30％。无论是收缩/舒张期高血压，还是单纯收缩期高血压，降压治疗均可降低老年患者心脑血管疾病的发生率和病死率，70岁以上的老年男性、存在脉压增大或心血管系统合并症者获益更多。

1. 总体策略

当前研究证据支持对具有较高心血管事件风险的老年高血压患者进行有效的降压治疗。2013年欧洲《高血压防治指南》强调降压获益证据主要来自2级以上的老年高血压研究，对收缩压低于160 mmHg的老年患者，研究证据尚待完善；80岁以上高龄患者的降压研究通常是在躯体和精神状况较好的患者中进行，体质衰弱或存在直立性低血压的高龄患者常被排除在研究外。因此，在临床实践中，医生应根据患者个体状况及对降压治疗的反应情况决定治疗策略，以患者能够耐受降压治疗为原则。长期接受降压治疗且耐受良好的老年患者进入80岁以后也应该继续接受降压治疗。

改善生活方式是预防和治疗高血压的基础。限盐、减重、戒烟、限酒、低脂富果蔬饮食和适度运动等措施同样适用于老年高血压患者。由于老年高血压具有高周围血管阻力和盐敏感特征，限盐（5～6 g/d）措施对患者具有特殊意义，不仅可带来较好的降压效应，也有助于减少使用抗高血压药的数量和剂量。药物治疗是老年高血压降压的主要措施，且多数患者需要两种以上药物联合治疗。

2. 治疗的特殊性

针对老年高血压的病理生理特点，适宜于老年患者特点的降压策略应立足于改善患者周围血管顺应性、保护血管内皮功能及心、脑、肾等靶器官，从而最大限度地降低心脑血管事件风险；同时应着眼于改善全身及局部神经内分泌调节机制，尤其是抑制心肾血管局部肾素－血管紧张素系统（RAS）激活，改善肾脏对水、电解质平衡和容量调节的作用，降低外周阻力。这一降压治疗策略的关键环节与非老年高血压有明显的区别。

老年患者血压自身调节能力减退，波动性增大，降压治疗过程中应关注血压的稳定性。平稳、和缓、持久控制血压，避免不适当的治疗方式增大血压波动是老年高血压治疗的基本要求。降压方案的确立和药物选择除了参考临床研究结果和循证医学证据，还应遵循药物作用机制、切合老年患者病理生理特点和升压机制的基本原则。对老年高血压而言，优化治疗方案是实现降压达标和改善预后的基本途径。

3. 降压目标

对成人高血压而言，当前《中国高血压防治指南》根据患者心血管危险程度高低推荐不同的降压目标值，对低、中危和高危患者分别采用低于 140/90 mmHg 和低于 130/80 mmHg 两个标准。2013 年欧洲《高血压防治指南》修改了以往对不同危险度患者采用不同降压靶目标值的推荐，对低、中、高危患者均将低于 140/90 mmHg 作为降压治疗的推荐目标（其中糖尿病患者推荐舒张压<85 mmHg）。

然而，在老年高血压患者中进行的多项随机对照试验（randomized controlled trial, RCT）均未将收缩压降至 140 mmHg 以下作为研究目标，因而目前尚不清楚老年高血压患者收缩压降至 140 mmHg 以下是否有更大获益。HYVET（hypertension in the very elderly trial，老老年高血压试验）研究结果显示，在经过选择的年龄在 80 岁以上的老年人群中将血压控制在 150/80 mmHg 以内可从降压治疗中获益，然而进一步降低血压是否获益尚待研究。新近发表的两项日本研究分别比较在老年患者中采取强化和标准降压目标对心血管终点事件的影响，结果表明平均收缩压降至 136 mmHg 和 137 mmHg 与 145 mmHg 和 142 mmHg 相比并未显示更多获益。FEVER（非洛地平降低心脑血管并发症）研究老年亚组的结果则显示相比于 145 mmHg，收缩压降至 140 mmHg 以下可减少心血管事件发生。鉴于以上证据，当前主流国际高血压防治指南对老年高血压降压目标的推荐意见如下：①年龄在 80 岁以下，收缩压高于或等于 160 mmHg 的老年患者，有确切证据支持将收缩压降至 140~150 mmHg；②年龄在 80 岁以下，收缩压高于或等于140 mmHg且一般情况良好的老年患者，如能耐受也可考虑将收缩压降至 140 mmHg 以下，而衰弱的老年患者其降压目标应以能够耐受的标准为限；③年龄在 80 岁以上且躯体和精神状况良好，收缩压高于或等于 160 mmHg 的老年患者，亦推荐将收缩压降至 140~150 mmHg。

我国2010版《中国高血压防治指南》建议：①年龄在 65 岁以上的老年高血压患者的血压应降至 150/90 mmHg 以下，如能耐受可降至 140/90 mmHg 以下；②年龄在 80 岁以上的高龄老年人的降压目标值为低于 150/90 mmHg。

综上所述，各国高血压防治指南对老年患者的收缩压降压目标值推荐并不完全一致，多数指南倾向于接受收缩压低于 150 mmHg 的控制目标，并建议密切观察降压过程中患者的耐受状况。对年龄相对不高、一般健康状况良好且对降压治疗耐受性较好的老年患者，多数指南建议可尝试将收缩压降至 140 mmHg 以下。《中国高血压防治指南》在将来修订时是否会调整老年高血压的降压目标值尚不清楚。目前临床实践仍以我国指南推荐的降压目标为宜。

4. 低舒张压患者的降压治疗

对舒张压低于 60 mmHg 的单纯收缩期高血压患者，抗高血压药和剂量选择应参照收缩压情况确定。依据现行《中国高血压防治指南》的建议，收缩压低于 150 mmHg，宜观察，可不用药物治疗；如收缩压为 150~180 mmHg，可谨慎给予小剂量抗高血压药治疗；如收缩压高于或等于 180 mmHg，则给予小剂量抗高血压药治疗。降压治疗中可监测临床症状和舒张压下降的影响。需要强调的是，老年高血压通常以单纯收缩期高血压为表现，而收缩压升高对患者心血管事件预后意义重大，老年高血压的降压治疗必须强调以降低收缩压为主，不应过度顾忌舒张压而忽视了收缩压的有效控制。此外，老年高血压的病理生理特点和升压机制决定了降压过程中收缩压和舒张压的下降并不平行，一般的降压治疗通常以降低收缩压为著，对舒张压的影响甚小。

5. 启动降压治疗的时机

包括《中国高血压防治指南》在内的多数指南建议对 1 级高血压（包括不合并危险因素和靶器官损害）患者如果非药物治疗措施未奏效即给予药物治疗，该推荐意见对老年高血压也适用。有限的临床试验证据显示，对基线处于 1 级高血压的低、中危患者，降压治疗能显著降低脑卒中风险。因此，审慎推荐在生活方式调整基础上对该类患者进行降压治疗；年龄小于 80 岁的 1 级老年高血压患者，如能耐受降压治疗也可考虑药物治疗；对合并靶器官损害、糖尿病、已知心血管疾病、慢性肾脏疾病或具有高血压心脏病（简称高心病）血管事件风险的 1 级高血压，有较强的证据支持及时给予药物治疗。多数指南明确推荐对 2 或 3 级高血压，无论其危险度分级均应立即进行药物治疗。鉴于老年高血压降压获益研究的入选人群均是 2 级以上高血压，因此推荐对收缩压高于 160 mmHg 的老年患者及早进行药物治疗。

要点：
- 老年患者的降压治疗应根据患者个体状况以及对降压治疗反应的监测情况决定治疗策略，以患者能够耐受降压治疗为原则。
- 老年高血压降压治疗策略应有别于非老年患者。立足于改善患者周围血管顺应性、保护血管内皮功能及心、脑、肾等靶器官，以改善生存质量和最大限度地降低心脑血管事件风险为目标。治疗中需特别关注血压的稳定性。
- 改善生活方式，包括限盐、减重、戒烟、限酒、低脂富果蔬饮食和适度运动是预防和治疗老年高血压的基础。
- 基于循证医学证据，当前《高血压防治指南》建议收缩压高于或等于 160 mmHg 的老年患者应及时给予药物治疗。收缩压低于 160 mmHg 的患者在生活方式调整无效时也应进行药物治疗。老年患者的降压目标为低于 150/90 mmHg。将血压水平降至 140/90 mmHg 以下是否获益更多尚无证据。
- 对老年高血压而言，需强调降低收缩压，不应过分顾虑舒张压而忽略对收缩压的有效控制。

（二）药物治疗

有充分证据表明，药物治疗降低血压可以有效地降低心血管并发症的发病率和病死率，防止脑卒中、冠心病、心力衰竭和肾脏疾病的发生和发展。抗高血压药的共同作用是降低血压，但不同类的抗高血压药具有降压外作用的差别，这正是个体化降压治疗的主要参考。

1. 药物治疗的原则

（1）根据患者的血压水平、危险因素、靶器官损害情况以及合并存在的心脑血管疾病和肾脏疾病，决定单药治疗或联合治疗策略。例如，收缩压低于 160 mmHg 和/或舒张压低于 95 mmHg，可先考虑单药治疗，否则应给予两种或以上抗高血压药联合治疗。如果患者的血压未达到上述水平，但其总体心血管危险较高，如分级属于高危/极高危，或有靶器官损害，或合并冠心病、糖尿病、脑血管疾病或肾脏损害，仍建议一开始就采取联合治疗，但每种药物可从小剂量开始，根据血压水平调整至耐受剂量。

（2）联合治疗的基本要求是药物的治疗作用应有协同或至少相加的作用，其不良反应可以相互抵消或至少不重叠或相加。合理的联合方案还应考虑到各种药物作用时间的一致性。

（3）为了有效地防止靶器官损害，要求一天 24 小时内平稳降压，并能防止从夜间较低血压到清晨血压突然升高而导致的猝死、脑卒中和心脏病发作。要达到此目的，最好使用一天一次给药且有持续 24 小时降压作用的药物。其标志之一是降压谷峰比值（T/P）大于 50%，即给药后 24 小时仍保持 50% 的最大降压效应。此类药物还可增加治疗的依从性。

（4）必须强调抗高血压药治疗不能替代对患者并存心血管危险因素的仔细筛查和综合干预，尤其是对患者的血脂、血糖、肾脏功能（包括尿蛋白）等的定期随访，应针对患者的多重心血管危险因素进行全面干预。

2. 抗高血压药的种类

目前在老年患者中用于降压的有效药物主要为五类，即钙拮抗剂（钙离子拮抗剂，CCB）、利尿药、β受体阻滞剂、血管紧张素转换酶抑制剂（ACEI）和血管紧张素受体拮抗剂（ARB）。由于老年男性患者合并前列腺增生而出现排尿困难及难治性高血压的临床情况较为常见，因此，α受体阻滞剂在老年高血压治疗中仍然有一定地位。近年来随着循证医学证据的不断增多，一些固定剂量复方制剂如 ARB 和噻嗪类利尿药的固定复方制剂的应用逐渐增多。中枢性抗高血压药在某些特定的情况下也可以选择。目前临床上常用的抗高血压药见表 1-2。

3. 切合老年高血压特点的抗高血压药

2013 年欧洲《高血压防治指南》特别对老年高血压中极其常见的单纯收缩期高血压患者应用利尿药和钙拮抗剂治疗作出明确推荐，可优先选择。

利尿药是降压治疗的基础药物，尤其是对老年高血压而言。近年多项随机对照试验及系统评价结果证明，利尿药治疗老年高血压和降低心脑血管疾病终点事件的作用确切，奠定了噻嗪类利尿药在老年高血压治疗中的重要地位。

表1－2　常用抗高血压药的种类、剂量和用法

口服抗高血压药	每天剂量（mg）	分服次数（次/天）	主要不良反应
钙拮抗剂			
二氢吡啶类			踝部水肿，头痛，潮红
氨氯地平	2.5~10	1	
左旋氨氯地平	1.25~5	1	
硝苯地平控释片	30~60	1	
非洛地平缓释片	2.5~10	1	
拉西地平	4~8	1	
尼群地平	20~60	2 或 3	
非二氢吡啶类			房室传导阻滞，心功能抑制
地尔硫䓬缓释片	90~360	1 或 2	
利尿药			
噻嗪类利尿药			血钾减低，血钠减低，血尿酸升高
氢氯噻嗪	6.25~25	1	
吲哒帕胺	0.625~2.5	1	
吲哒帕胺缓释片	1.5	1	
袢利尿药			血钾减低
呋塞米	20~80	2	
醛固酮受体拮抗剂			
螺内酯	20~40	1~3	血钾增高，男性乳房发育
β受体阻滞剂			支气管痉挛，心功能抑制
比索洛尔	2.5~10	1	
美托洛尔平片	50~100	2	
美托洛尔缓释片	47.5~190	1	
α、β受体阻滞剂			直立性低血压，支气管痉挛
卡维地洛	12.5~50	2	
阿罗洛尔	10~20	1 或 2	
血管紧张素转换酶抑制剂			咳嗽，血钾升高，血管性水肿
卡托普利	25~300	2 或 3	
贝那普利	5~40	1 或 2	
雷米普利	1.25~20	1	
福辛普利	10~40	1	

续表1-2

口服抗高血压药	每天剂量 （mg）	分服次数 （次/天）	主要不良反应
培哚普利	4～8	1	
血管紧张素受体拮抗剂			血钾升高，血管性水肿（罕见）
氯沙坦	25～100	1	
缬沙坦	80～160	1	
厄贝沙坦	150～300	1	
替米沙坦	20～80	1	
α受体阻滞剂			直立性低血压
哌唑嗪	1～10	2 或 3	
特拉唑嗪	1～20	1 或 2	
中枢作用药物			
利舍平（利血平）	0.05～0.25	1	鼻充血，抑郁，心动过缓，消化性溃疡
可乐定	0.1～0.8	2 或 3	低血压，口干，嗜睡
可乐定贴片	0.25	1次/周	皮肤过敏
甲基多巴	250～1 000	2 或 3	肝功能损害，免疫失调
肾素抑制剂			血钾升高，血管性水肿（罕见）
阿利吉仑	150～300	1	

4. 优化联合治疗方案

充分考虑到老年高血压患者的病理生理特点，优化的抗高血压药联合方案应与一般高血压患者有所区别。根据国内外多项临床研究和实践，目前在老年患者中常用的联合治疗推荐方案如表1-3所列。对基线血压明显增高或心血管高危患者建议起始联合治疗，如图1-1所示。

表1-3 优化联合治疗方案推荐参考

两药联合	三药联合	四药联合
D-CCB+ARB	D-CCB+ARB+噻嗪类利尿药	主要应用于难治性高血压。可在三药联合基础上加用β受体阻滞剂、螺内酯、可乐定或α受体阻滞剂等
D-CCB+ACEI	D-CCB+ACEI+噻嗪类利尿药	
ARB+噻嗪类利尿药		
ACEI+噻嗪类利尿药		
D-CCB+噻嗪类利尿药		

D-CCB：二氢吡啶类钙拮抗剂；ACEI：血管紧张素转换酶抑制剂；ARB：血管紧张素受体拮抗剂。

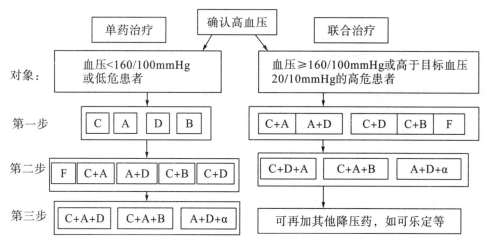

图1-1 老年高血压的药物治疗流程

A：血管紧张素转换酶抑制剂或血管紧张素受体拮抗剂；B：β受体阻滞剂；C：钙拮抗剂；D：利尿药；α：α受体阻滞剂；F：低剂量固定复方制剂。

5. 单片联合制剂的临床优势

针对老年患者而言，单片联合制剂（single-pill combination，SPC）的重要意义在于减少了每日服药的数量和次数。简化治疗有助于减少记忆力和理解力减退的老年患者发生漏服药物的情况，提高患者依从性和降压达标率。

目前临床应用最广泛的单片联合制剂是 ARB 与噻嗪类利尿药、ARB 与钙拮抗剂的组合。作为优化起始联合的便捷方式，单片联合制剂是高血压药物治疗学的重要进展。由于其治疗依从性优势明显，目前多数《高血压防治指南》均将其优先推荐于需要联合治疗的老年高血压患者。

要点：
- 应根据患者血压水平和总体心血管事件风险程度决定单药或联合治疗。低剂量联合治疗是老年高血压的基本治疗策略。
- 优先选择长效制剂。
- 五类常用药物即钙拮抗剂、利尿药、β受体阻滞剂、血管紧张素转换酶抑制剂（ACEI）和血管紧张素受体拮抗剂（ARB）均可用于老年高血压的起始和维持治疗。β受体阻滞剂主要用于合并缺血性心脏病、慢性心功能不全和快速性心律失常老年患者的降压治疗。
- 血管紧张素转换酶抑制剂或血管紧张素Ⅱ受体拮抗剂联合噻嗪类利尿药或钙拮抗剂方案是两药联合的优化方案，三药或以上联合通常应包含噻嗪类利尿药。
- 钙拮抗剂和噻嗪类利尿药或以其为基础的联合方案是老年高血压降压治疗的重要药物，尤其是单纯收缩期高血压患者。
- 为提高降压治疗的依从性，优先推荐单片联合制剂用于需要联合治疗的老年高血压患者。

参考文献

[1] Ogihara T，Saruta T，Rakugi H，et al. Target blood pressure for treatment of isolated systolic hypertension in the elderly：Valsartan in Elderly Isolated Systolic Hypertension Study [J]. Hyperten-sion，2010，56：196—202.

[2] Messerli F H，Makani H，Benjo A，et al. Antihypertensive efficacy of hydrochlorothiazide as evaluated by ambulatory blood pressure monitoring：A meta-analysed of randomized trials [J]. J Am Coll Cardiol，2011，57：590—600.

[3] Asmar R，Oparil S. Comparison of the antihypertensive efficacy of irbesartan/HCTZ and valsartan/HCTZ combination therapy：impact of age and gender [J]. Clin Exp Hypertens，2010，32（8）：499—503.

[4] 新型单片联合制剂治疗老年高血压中国专家共识写作组. 新型单片联合制剂治疗老年高血压中国专家共识 [J]. 中华高血压杂志，2012，20：325—330.

纵深阅读

2011 年美国心脏病学会基金会和美国心脏协会（ACCF/AHA）老年高血压专家共识。

（张新军）

第二章 老年直立性低血压

学习目的：
- 掌握老年直立性低血压的筛查和诊断方法，针对相应危险因素的预防措施。
- 熟悉直立性低血压的定义、危害、临床表现及治疗流程。
- 了解直立性低血压的病理生理和流行病学特点。

典型病例：

患者，男性，85岁，高血压病史30余年，长期口服抗高血压药控制血压，晨起站立时出现头晕、黑蒙，伴心慌、站立不稳，曾在家跌倒2次，本次因再次跌倒头部受伤入院。近1年来自测血压波动在110/50～120/66 mmHg，测量血糖正常。

临床问题：

1. 该患者出现上述症状有哪些可能原因？哪些基础疾病及潜在因素容易导致上述异常状态？该异常状态的防治原则是什么？

2. 高龄老年人的血压水平应控制在什么范围？

虽然大量临床试验表明，老年高血压患者接受降压治疗能够显著降低心、脑血管疾病的发病率和病死率。但是，老年高血压患者在降压治疗过程中较中青年高血压患者更易发生低血压，后者与缺血性心脑血管事件、跌倒、骨折等密切相关，是老年高血压患者接受抗高血压药治疗的重大隐患之一。

【定义】

直立性低血压（orthostatic hypotension，OH）又称体位性低血压（postural hypotension，PH）。1995年美国自主神经学会与美国神经病学学会共同委员会将直立性低血压定义为：在体位由仰卧位变为直立位的3分钟内，收缩压下降大于或等于20 mmHg和/或舒张压下降大于或等于10 mmHg。而在美国高血压预防、检测、评估和治疗全国联合委员会第7次报告（JNC7）中，直立性低血压定义为：直立位收缩期血压下降超过10 mmHg，同时伴有头晕或晕厥。此外，一些学者提出将直立位收缩期血压低于90 mmHg作为替代标准。但目前相关研究多采用第一种定义方法。

【流行病学特点】

直立性低血压的患病率随年龄、心血管疾病和基础血压的增高而增多。美国哈佛医学院的相关流行病学调查结果显示，直立性低血压在中年人群患病率为5%～11%，65岁及以上老年人的患病率为15%～25%，75岁以上的老年人的患病率高达30%。不同老年人群中直立性低血压的患病率差异较大，社区老年人直立性低血压的患病率为 4%～33%，而养老院衰弱老年人直立性低血压的患病率可达 50% 以上。常见的老年性疾病也会影响直立性低血压的患病率。研究结果显示，老年高血压患者的直立性低血压患病率为15%～30%，老年糖尿病患者的直立性低血压患病率为 15%～25%，老年帕金森病患者的直立性低血压患病率可高达 60%。

【预后】

直立性低血压与老年人的跌倒、骨折、脑缺血发作、晕厥及心肌梗死密切相关，并增加其病死率。研究结果显示，老年直立性低血压患者脑卒中和心肌梗死的发生率及病死率是同龄无直立性低血压者的 2～3 倍。

> **要点：**
> - 直立性低血压是指在体位由仰卧位变为直立位的 3 分钟内，收缩压下降大于或等于 20 mmHg 和/或舒张压下降大于或等于 10 mmHg。
> - 直立性低血压在老年人群中患病率高，并且随年龄、患心血管疾病及基础血压的增高而增多。
> - 直立性低血压与老年人的跌倒、骨折、脑缺血发作、晕厥及心肌梗死密切相关，并增加其病死率。

【发病机制】

1. 与老年人昼夜血压节律变化、老年期疾病的特点有关

与正常成人昼夜血压节律呈"两峰一谷"的规律不同，老年人昼夜血压节律往往呈"两峰两谷"，即 6—10 时为第一高峰，16—20 时为第二高峰，12—14 时、0—4 时为明显低谷，较成年人多出一段血压低谷期。

2. 体位改变时正常升压反射受损

当由卧位到立位时，重力作用可使 500～1 000 ml 血液汇聚于下肢，导致回心血量减少，心排血量降低，血压下降。老年人由于心血管系统逐渐老化，大血管弹性纤维减少，交感神经兴奋性增强，使老年人收缩期血压升高。长期偏高的血压，不仅损害压力感受器的敏感性，还会影响血管和心室的顺应性。当体位突然发生变化或服抗高血压药以后，在血压突然下降的同时，缺血的危险性也大大增加。

3. 与心室舒张期充盈障碍有关

老年人耐受血容量不足的能力较差可能与其心室舒张期充盈障碍有关。因此，任何急性病导致的失水过多，或口服液体不足，或服用抗高血压药，以及平时活动少和长期卧床的患者，站立后都容易引起直立性低血压。

4. 老年人血压自我调节功能减退

随着年龄的增长，压力感受器敏感性降低、老化细胞 β 受体活性降低，导致应激或疾病状态下血压自我调节功能减退。

5. 内分泌功能下降

老年人直立时分泌血管升压素（抗利尿激素）的反应迟钝，应激状态下肾素－血管紧张素－醛固酮系统（RAAS）活性降低。

【危险因素】

1. 增 龄

如前述，随着年龄的增长，老年人心血管系统和内分泌系统的功能变化可能导致直立性低血压。

2. 合并症

多种疾病可诱发直立性低血压，可分为神经源性和非神经源性两类。神经源性直立性低血压主要是由于自主神经病变（如糖尿病淀粉样变或自身免疫性神经病变）或中枢神经系统疾病（如帕金森病或多系统萎缩）所致。非神经源性的疾病主要包括心脏损伤（如心肌梗死）、血容量减少（如脱水、失血、肾上腺皮质功能不全）和血管扩张（如发热、系统性肥大细胞增多症）。有研究报道，维生素B_{12}缺乏导致的周围神经病变可伴有直立性低血压，补充维生素B_{12}后，直立性低血压症状可缓解。

3. 药 物

老年人常用的一些药物也可通过减少血容量、扩张血管或干扰正常神经反射诱发直立性低血压。常见的药物有 α 或 β 受体阻滞剂、钙拮抗剂、利尿药、胰岛素、左旋多巴、单胺氧化酶抑制剂、三环类抗抑郁药、血管扩张药及硝酸酯类药等。Poon 和 Braun 等在一项老年人用药情况的回顾性研究中发现，氢氯噻嗪、赖诺普利、曲唑酮、呋塞米（速尿）、特拉唑嗪是导致直立性低血压的最常见原因（表2－1）。

表2－1 可能导致或加重直立性低血压的药物

酒精

抗抑郁药物：选择性5－羟色胺受体抑制剂、曲唑酮、单胺氧化酶

抗高血压药：α受体阻滞剂、交感神经阻断剂

抗帕金森病药物：左旋多巴、普拉克索、罗匹尼罗

抗精神病药物：奥氮平、利培酮

β受体阻滞剂：普萘洛尔

利尿药：氢氯噻嗪、呋塞米

骨骼肌松弛药（肌松药）：替扎尼定

麻醉性镇痛药：吗啡

磷酸二酯酶抑制剂：西地那非、他达拉非

镇静催眠药：替马西泮

血管扩张药：肼屈嗪（肼苯哒嗪）、硝酸甘油、钙拮抗剂

要点：

- 老年直立性低血压的发病机制包括老年人血压昼夜节律变化，升压反射受损，对血容量不足的耐受性差，血压自我调节能力弱，肾素－血管紧张素－醛固酮系统（RAAS）活性降低等。
- 老年直立性低血压的危险因素包括高龄、合并基础疾病及多药应用等。

【临床表现和病史收集】

（1）患者临床可出现症状或无症状表现。有症状者常在体位改变，如在卧位、蹲位或久坐后，于突然起立时出现头晕、黑蒙、乏力、恶心、视物模糊、苍白、冷汗等表现；或出现易疲劳、晕厥、认知障碍、衣架式头痛（头痛伴颈痛和肩痛）；有些患者可能出现心绞痛，持续时间多在 5～10 分钟，也有长达 20 分钟；严重者可以发生晕厥或癫痫样发作。此外，尤其要重视平时无症状者，这类患者可突然发生跌倒或晕厥。

（2）询问患者是否有与体位相关的头晕或晕厥，坐位或站立时发生，平卧后通常缓解。如果直立性低血压病史较长，则发生晕厥的概率较低。

（3）仔细询问用药史，药物可能是直立性低血压的最常见原因。老年人常服用多种药物，药物相互作用可能增加直立性低血压风险。

（4）询问有无呕吐、腹泻或失血。低血容量是老年直立性低血压的常见原因。

（5）询问有无糖尿病或帕金森病史，以及饮酒史等。

【诊断方法】

1. 仰卧位和直立位的血压测量

维持仰卧位至少 5 分钟，站立 1 分钟和 3 分钟后，分别测量血压和心率。有些直立性低血压患者表现为迟发性低血压，对主诉症状明显者，若 3 分钟内血压降低不明显可以延长测压时间。由于高糖类（碳水化合物）饮食和药物对血压有影响，故早餐前、服药前后、饭后、睡觉前测量最有用。直立性低血压在不同时间可能存在波动，因而常常需要多次重复测量立卧位血压。

2. 直立性倾斜试验

对有晕厥史的患者，有条件时可以做直立倾斜试验（head-up tilt test，HUT）。具体方法：在温度为 20～24 ℃的房间，嘱患者排空膀胱，仰卧位休息 5 分钟，测得基线血压；然后将床倾斜 60～80°，保持 3 分钟，再次测血压。如果收缩压较基线下降超过 20 mmHg和/或舒张压下降超过 10 mmHg，则结果为阳性。如果患者试验过程中出现不适，应马上将患者体位由倾斜位调整至仰卧位。此外，应同时监测心率，自主神经功能正常者随着血压下降，心率反应性增快；而自主神经功能异常者心率增快不明显。

3. 病因诊断

首先应考虑可以消除的诱因，如脱水或失血等血容量不足的情况；然后考虑有无药物作用，其中利尿药、β 受体阻滞剂、三环类抗抑郁药、硝酸盐和 α 受体阻滞剂报道较多；最后是患者基础疾病的诊断，需要进行与心脑血管疾病和神经系统疾病相关的必要检查以明确病因诊断。

> **要点：**
> - 典型症状表现为与体位改变相关的头昏、晕厥、乏力、冷汗及面色苍白等。突发跌倒也很常见。
> - 最简单的诊断方法是测量仰卧位和直立位血压，不典型者可做直立倾斜试验。重要的是通过详细询问病史、用药史和完善相应检查明确病因诊断。

【预防措施】

（1）对合并糖尿病的老年直立性低血压患者应该适当放宽血糖控制标准，老年人可比中青年人放宽 2 mmol/L 左右。定期筛查并治疗糖尿病慢性并发症。

（2）监测血压变化，年龄在 65～79 岁的患者血压应控制在 140/90 mmHg 以下，年龄大于或等于 80 岁的患者如果考虑到耐受性，其收缩压可以控制在 140～150 mmHg。

（3）合理饮食，补足营养，避免过饱或饥饿，不饮酒。进餐后不宜立即起立和从事体力活动。

（4）根据自身耐力制订日常锻炼计划，坚持适当的运动，增强体质。多饮水可增加血容量而提高血压，活动后出汗较多时，注意盐和水的补充。

（5）保证充足的睡眠时间，避免劳累和长时间站立。在起立或起床时动作应缓慢，做些轻微的四肢准备活动，有助于促进静脉血向心脏回流。

（6）对长期血压偏低者，站立时做交叉双腿的动作有助于增高血压。

（7）老年人从卧位到立位，应分阶段进行。注意 3 个半分钟：醒来后在床上躺半分钟，坐半分钟，双腿垂在床沿等待半分钟，侧面逐步起身，有助于预防直立性低血压。

【治疗】

老年直立性低血压的非药物治疗措施见表 2-2。但非药物治疗措施往往不足以彻底改善中重度直立性低血压患者的症状，此时可能需要药物干预（表 2-3）。值得注意的是，支持使用这些药物的循证医学证据目前还十分有限。治疗应该以改善症状为目标，同时避免不良反应。血压不可能完全恢复到正常，重要的是改善症状，而不是升高血压值。服药期间应记录血压，并提供给临床医生以供监测。血压记录应持续数日，包括卧位、坐位、站立位、午餐前后 1 小时和睡觉前血压。

表 2-2　老年直立性低血压的非药物治疗措施

方　　法	评　　价
逐级变换体位	使机体自主神经有时间调节
避免增加胸膜腔内压的动作，如过度用力、咳嗽等	这些动作可以减少静脉回心血流量，降低心排血量
避免卧位过久	将加剧直立时低血压
做物理对抗动作，如腿交叉、弯腰及紧绷肌肉等	减少周围血压灌注，增加静脉回心血量
停用或减量抗高血压药	可以允许卧位血压略高，以便维持立位时的血压
穿弹力袜和用腹带	减少外周血（下肢和内脏循环）
少吃多餐、低糖餐、禁酒、餐后休息 2 小时	减少餐后低血压
增加水和盐的摄入	可摄入盐多达 10 g/d，饮水 2.0～2.5 L/d
快速饮水	快速饮水 0.5 L 可以在 5～25 分钟内增高血压
抬高床头 10～20°，白天坐斜靠椅	减低卧位高血压，减少压力性利尿

表 2 - 3　治疗直立性低血压的药物

一线药物
　　氟氢可的松配合高盐饮食

二线药物
　　拟交感神经药（麻黄碱、苯丙醇胺、伪麻黄碱、去氧肾上腺素、米多君）

非类固醇类抗炎药（非甾体类抗炎药，NSAID）
咖啡因
红细胞生成素（若合并贫血）

三线和试验性药物
　　赖氨酸血管升压素
　　溴吡斯的明（吡啶斯的明）
　　育亨宾
　　生长抑素类似物（尤其对餐后低血压适用）
　　二氢麦角碱
　　氟西汀
　　甲氧氯普胺
　　多潘立酮

要点：
- 直立性低血压的处理原则以预防为主，改变生活方式，停止不必要的药物，尤其应注意生活细节。
- 治疗以非药物治疗为主，必要时才使用药物。

参考文献

［1］丁香，董碧蓉. 重视老年直立性低血压［J］. 现代临床医学. 2013，39（2）：160－161.

［2］侯晓平，周云飞. 重视老年高血压人群低血压现象及其规律的研究［J］. 医学与哲学，2012，33（6B）：57－58.

［3］de la Iglesia B，Ong A C，Potter J F，et al. Predictors of orthostatic hypotension in patients attending a transient ischaemic attack clinic：database study［J］. Blood Press，2013，22：120.

［4］Van Hateren K J，Kleefstra N，Blanker M H，et al. Orthostatic hypotension，diabetes，and falling in older patients：a cross-sectional study［J］. Br J Gen Pract，2012，62：e696.

［5］Zanasi A，Tincani E，Evandri V，et al. Meal-induced blood pressure variation and cardiovascular mortality in ambulatory hypertensive elderly patients：preliminary results［J］. J Hypertens，2012，30：2125.

［6］Fagard R H，De Cort P. Orthostatic hypotension is a more robust predictor of cardiovascular events than nighttime reverse dipping in elderly［J］. Hypertension，2010，56：56.

［7］Fan C W，Walsh C，Cunningham C J. The effect of sleeping with the head of the bed elevated six inches on elderly patients with orthostatic hypotension：an open randomised controlled trial［J］. Age Ageing，2011，40：187.

［8］Logan I C，Witham M D. Efficacy of treatments for orthostatic hypotension：a systematic review［J］. Age Ageing，2012，41：587.

［9］Kaufmann H，Freeman R，Biaggioni I，et al. Treatment of Neurogenic Orthostatic Hypotension with Droxidopa：Results from a Multi-Center，Double-Blind，Randomized，Placebo-Controlled，Parallel

Group, Induction Design Study [J]. Neurology, 2012, 78: PL02.001.

[10] Shibao C, Okamoto L E, Gamboa A, et al. Comparative efficacy of yohimbine against pyridostigmine for the treatment of orthostatic hypotension in autonomic failure [J]. Hypertension, 2010, 56: 847.

[11] Goldstein D S, Sewell L, Holmes C, et al. Temporary elimination of orthostatic hypotension by norepinephrine infusion [J]. Clin Auton Res, 2012, 22: 303.

[12] Valbusa F, Labat C, Salvi P, et al. Orthostatic hypotension in very old individuals living in nursing homes: the PARTAGE study [J]. J Hypertens, 2012, 30: 53.

[13] Perlmuter L C, Sarda G, Casavant V, et al. A review of the etiology, asssociated comorbidities, and treatment of orthostatic hypotension [J]. Am J Ther, 2013, 20: 279.

[14] Logan I C, Witham M D. Efficacy of treatments for orthostatic hypotension: a systematic review [J]. Age Ageing, 2012, 41: 587.

（张　俊）

第三章 老年冠状动脉粥样硬化性心脏病

学习目的：
- 掌握老年冠心病的临床特点及治疗方法。
- 熟悉老年冠心病的诊断要点。
- 了解老年冠心病的流行病学特点和危险因素。

典型病例：

患者，女性，78岁，因"反复胸闷、胸痛5年余，复发加重1天"入院。5年间患者多于活动时出现胸闷、胸痛，呈压榨样疼痛，可放射至左肩部。每次疼痛大约持续5分钟，经休息或舌下含化"速效救心丸"可缓解。1天前患者走路时再次发生胸闷、胸痛，呈持续性刀绞样疼痛，经休息后不能缓解，伴有大汗、心悸。为进一步诊治来院。

临床问题：

1. 该患者目前考虑的诊断是什么？
2. 该患者目前的治疗目标和治疗原则是什么？

冠状动脉粥样硬化性心脏病（coronary atherosclerotic heart disease，CAHD）是冠状动脉血管发生动脉粥样硬化性病变而导致血管腔狭窄或阻塞，造成心肌缺血缺氧或坏死而导致的心脏病，常简称"冠心病（coronary heart disease，CHD）"。老年冠心病是指60岁及以上的老年患者发生的冠心病。随着人口老龄化和生活方式的改变，冠心病的发病率越来越高，是老年患者致残致死的主要疾病之一。在美国，65岁及以上患者的死亡原因中冠心病占一半以上，而因冠心病死亡者中3/4以上是老年人。与年轻人比较，老年冠心病的临床表现及治疗均有其自身的特点。

【流行病学特点】

老年冠心病的患病率随着年龄的增长而增加。美国调查结果显示，大于或等于65岁人群中慢性缺血性心脏病的患病率男性为83/1 000，女性为90/1 000；大于或等于75岁人群中男性为217/1 000，女性为129/1 000。我国尚缺乏大规模老年人群调查资料，但有研究结果显示，1985—2005年中国人群冠心病死亡率上升了159％；预测未来中国年龄大于60岁的冠心病患病人数将从2000年的734.3万上升至1 893.6万，其他各年龄段也有大幅升高。

尸体检验发现，50％的老年女性死者与70％～80％的老年男性死者都有阻塞性冠脉病变。在美国，年龄在80岁以上的人群占总人口的5％，但是他们在因心肌梗死住院的患者中比例为20％，在心肌梗死相关性院内死亡者中的比例为30％。

要点：
● 老年冠心病的患病率高，尤其是年龄大于或等于 75 岁的老年人。
● 尸体检验发现，50％的老年女性与 70％～80％的老年男性都有阻塞性冠脉病变。

【临床特点】

1. 无症状性心肌缺血常见

老年人对疼痛的敏感性下降，往往胸痛症状轻微，甚至无症状。部分老年冠心病患者冠脉侧支循环的建立也会导致无症状心肌缺血的发生。

2. 心绞痛症状不典型

许多老年患者心绞痛发作时，疼痛部位不典型，可以出现在从牙齿到上腹部之间的任何部位，且疼痛程度多比中青年人轻。部分患者的疼痛可发生于头颈部、咽喉和下颌部，还有部分是以牙痛、颈痛、肩背痛等为首发症状。老年人发生急性冠脉综合征（acute coronary syndrome，ACS）时，容易出现急性心肌梗死（acute myocardial infarction，AMI），但有典型症状者不到 40％。最常见的症状是气短、呼吸困难、恶心、呕吐、乏力、晕厥、急性意识丧失或迷走神经兴奋等非疼痛症状。无痛性心肌梗死是老年人心肌梗死的重要特征。

3. 冠脉血管病变严重

老年冠心病患者冠脉多支血管病变多见。病变程度严重、复杂，弥漫性病变多见，特别是合并糖尿病时；钙化病变、慢性闭塞病变多，但多已形成侧支循环。

4. 心律失常发生率高

老年人心脏传导系统随增龄而衰变，加之患冠心病时心肌细胞缺血缺氧进一步损伤传导系统，易导致心律失常。

5. 易合并心力衰竭

老年冠心病患者的冠状动脉病变较年轻人严重且广泛，常伴有冠状动脉钙化及左主干病变，缺血程度严重，致心脏舒缩功能明显下降，容易出现心力衰竭，甚至部分患者以心源性休克为首发症状。

6. 多种类型的冠心病合并出现

老年冠心病患者常见多种类型的冠心病合并出现，特别是心绞痛或心肌梗死合并心律失常者多见。

7. 非 Q 波型心肌梗死发生率高

老年心肌梗死患者胸痛症状常不典型，心电图也无 Q 波出现，多需结合心肌酶检测结果才能诊断。

8. 病情进展快

老年患者对各种致病因素的抵抗力和对环境的适应力减退，应急能力随之减退。故一旦发病，病情容易出现迅速进展，病情波动大。

9. 易发生并发症

由于老年人各器官功能减退，进而发生一系列病理生理改变，且多伴有一种以上合并症，以伴有高血压、心律失常、糖尿病、脑血管疾病为多见，几种病症相互作用、相互影响。

10. 病程长、易反复

老年人自身调节能力、免疫功能、修复能力减退，容易受环境、气候、情绪、饮食、药物等因素影响，往往病程较长、容易反复、不易康复。

11. 预后不良

老年冠心病患者器官功能下降，合并症多，患冠心病后与年轻人比较预后不良，病死率高。

12. 误诊漏诊多

老年心绞痛症状常常不典型，且多伴有其他病症，使病情更为复杂，有时症状被掩盖，增加了诊断难度。

【心电图表现】

1. 心电图 ST-T 改变不典型

老年人常合并陈旧性心肌梗死、心脏传导异常、束支传导阻滞，导致心电图改变不典型，给诊断带来困难。

2. 心律失常检出率高

老年冠心病的心电图常出现室内传导阻滞、房室传导阻滞、心房扑动或心房颤动、房性期前收缩、室性期前收缩及室上性心动过速等心律失常表现。

3. 非 ST 段抬高型心肌梗死常见

非 ST 段抬高型心肌梗死（non-ST-segment elevation myocardial infarction, NSTEMI）是老年人心肌梗死最常见的类型，占年龄在 85 岁以上老年人心肌梗死的 55％，而年龄在60 岁以下的患者不足 40％。

> 要点：
> ● 老年冠心病症状不典型，冠脉多支病变多见，合并症多，病情进展快，预后不佳，病死率高。
> ● 老年冠心病心电图 ST-T 改变不典型，心律失常检出率高。

【诊断】

1. 诊断标准

根据典型心绞痛的发作特点和体征，含服硝酸甘油后可缓解，结合患者年龄和存在的冠心病危险因素，除外其他原因所致的心绞痛，即可建立诊断。诊断困难者可做核素心肌显像、冠状动脉 CT 或冠状动脉造影等检查。

2. 诊断注意事项

（1）老年冠心病多表现为无症状，不典型症状，伴随症状多，高危病例多，所以临床医生面对老年患者时无论其以什么症状为主诉都要考虑有无冠心病的可能。

（2）老年患者通常症状不典型，一旦存在疑似情况就应进行急性冠脉综合征的筛查。病史、体格检查、心电图检查、实验室检验结合，血清肌钙蛋白（cTnT 和 cTnI）对危险分层及预后评估有重要价值。

（3）在非 ST 段抬高和肌酸激酶同工酶（CK - MB）正常的冠心病患者中，cTnT 和 cTnI 对检出老年人小灶性心肌坏死更有价值。

（4）颈动脉超声有斑块可作为冠状动脉粥样硬化的预测因素。

（5）B 型利钠肽除了作为心力衰竭的检测指标，也可用于急性冠脉综合征危险分层。

（6）对疑为急性冠脉综合征的老年人应收入院，动态监测心电图和心肌损伤标志物，动态进行危险评估。

（7）冠状动脉造影结果仍被推荐为老年冠心病诊断的"金标准"。

3. 心绞痛严重程度分级

心绞痛严重程度的分级参照加拿大心血管学会（CCS）心绞痛严重程度分级，详见表 3 - 1。

表 3 - 1　加拿大心血管学会心绞痛严重程度分级

Ⅰ级	一般体力活动不引起心绞痛，如行走和上楼，但紧张、快速或持续用力可引起心绞痛的发作
Ⅱ级	日常体力活动稍受限，如快步行走或上楼、登高、饭后、寒冷或大风中步行；步行两个街区以上、登楼一层以上和爬山均引起心绞痛的发作
Ⅲ级	一般体力活动明显受限，如步行一或二个街区，登楼一层引起心绞痛
Ⅳ级	轻微活动或休息时即可发生心绞痛

要点：
● 由于老年冠心病症状不典型，应注意结合实验室检验、心电图相关检查以确定诊断。
● 加拿大心血管学会根据患者引起心绞痛发作的活动量多少，将心绞痛严重程度分为 4 级。

【治疗】

（一）一般性治疗

1. 非药物治疗

非药物治疗包括急性发作时休息、避免情绪激动或紧张等。

2. 控制危险因素

吸烟、肥胖、少动、血压和血糖控制不良等危险因素与老年冠心病的预后密切相关，应逐一筛查和纠正。

3. 加强心理疏导

老年冠心病也是一种心身疾病，冠心病发生及加重与心理因素有一定的关系。医生在用药的同时，应针对患者可能存在的心理障碍予以疏导。

（二）药物治疗

药物治疗的目标大致可分为改善预后与缓解症状两种。前者包括抗血小板药物、调脂药物、血管紧张素转换酶抑制剂、血管紧张素受体拮抗剂和 β 受体阻滞剂，后者包括硝酸酯类药物、钙拮抗剂、β 受体阻滞剂和其他心肌代谢类药物等。老年人肝、肾功能减退，药代动力学发生了很大变化，因此，老年人用药需遵循个体化原则。对年龄较大、体重较轻、一般情况差的老年患者应从小剂量开始，采取阶梯递增剂量。

1. 改善预后的药物

（1）抗血小板药物：国内外多项临床研究证实，常规剂量的阿司匹林即可达到抗血小板的疗效，且能保证用药的安全性。所有老年患者，如无禁忌证（活动性消化道出血、血小板降低或阿司匹林过敏），均应给予阿司匹林 100 mg，1 次/天；若不能耐受可考虑给予氯吡格雷。

（2）调脂药物：多项大规模的临床研究证据均症实老年冠心病患者调脂治疗有显著获益。因此，老年冠心病患者应积极使用调脂药物，尽可能使血脂水平达标。但用药较多容易导致药物相互作用，故在积极使血脂达标的同时，应严密监测肝、肾功能及肌酶，而不应片面追求降血脂幅度。他汀类药物在老年冠心病的应用中，并非降血脂水平越低越好。老年急性冠脉综合征患者，可以短期内用较大剂量药物稳定粥样斑块，控制疾病发展；对其他情况的老年冠心病需根据患者血脂基线、年龄、肝功能等情况选择适当的剂量。年龄在 80 岁以上的高龄冠心病患者，调脂治疗证据尚不充分。

（3）血管紧张素转换酶抑制剂（ACEI）：适应证包括慢性稳定型心绞痛，冠心病伴高血压、心力衰竭、糖尿病患者。在治疗时，应当使用已被大规模临床研究证实的 ACEI 制剂，如卡托普利、培哚普利、贝那普利等。

（4）血管紧张素受体拮抗剂（ARB）：作为 ACEI 不能耐受时的替代药物。

（5）β 受体阻滞剂：有证据显示心肌梗死后患者长期接受 β 受体阻滞剂进行二级预防，可降低相对死亡率 24%。另有研究结果显示，老年人心脏中 β 受体数量下降且敏感性降低，同时老年人窦房结功能下降。因此，β 受体阻滞剂应在严密观测下小剂量应用，逐渐加量，同时检测患者静息心率不低于 50 次/分。应避免在晚上给药，以免夜间迷走神经张力增高致心动过缓。对变异性心绞痛，不应该使用，尤其不应该单独使用 β 受体阻滞剂，因为 β 受体阻滞剂可使 α 受体张力性相对增高而加重血管痉挛；对诊断明确的变异性心绞痛，应该使用钙拮抗剂。在有严重心动过缓和高度房室传导阻滞、窦房结功能紊乱、明显的支气管痉挛或支气管哮喘急性期的患者，禁用 β 受体阻滞剂。慢性阻塞性肺疾病和肺源性心脏病（简称肺心病）的患者可谨慎使用高度选择性 $β_1$ 受体阻滞剂。

2. 缓解症状的药物

（1）硝酸酯类药物：为血管扩张药，能改善心肌灌注从而缓解心绞痛症状，但硝酸酯类药物会反射性增加交感神经张力而使心率增快。因此，常联合减慢心率的药物（如 β 受体阻滞剂）。舌下含服硝酸甘油仅作为心绞痛发作时的缓解症状用药。长效硝酸酯类制剂可用于减低心绞痛发作的频率和程度，并可能增加运动耐量，适用于长期治疗，而不适宜用于心绞痛急性发作的治疗。对由严重主动脉瓣狭窄或肥厚型梗阻性心肌病引起的心绞痛，不宜用硝酸酯类药物。

（2）钙拮抗剂：通过改善冠状动脉血流和减少心肌氧耗起到缓解心绞痛作用，对变异性心绞痛或以冠状动脉痉挛为主的心绞痛，钙拮抗剂是一线药物。地尔硫草和维拉帕米能减慢房室传导，常用于伴有心房颤动或心房扑动的心绞痛患者。外周水肿、便秘、心悸、面色潮红是所有钙拮抗剂常见的副作用，低血压也时有发生，其他不良反应还包括头痛、头晕、虚弱无力等。β 受体阻滞剂和长效钙拮抗剂联合应用可能比单用一种药物更有效。

（3）β 受体阻滞剂：在老年冠心病治疗中，β 受体阻滞剂既能改善患者预后，又能改善心绞痛症状。β受体阻滞剂通过抑制心脏肾上腺素能β受体，从而减慢心率、减弱心肌收缩力、降低血压，以减少心肌耗氧量，可以减少心绞痛发作和增加运动耐量。只要无禁忌证，β受体阻滞剂应作为稳定型心绞痛的初始治疗药物。使用时，可以使患者目标心率在静息状态下达55~60次/分。

（三）血管再通治疗

1. 血管重建治疗

血管重建治疗比药物治疗可以更快地缓解心绞痛症状，但是在降低患者中长期病死率上目前并没有显示任何优势。根据现有研究，多数学者认为，年龄大于80岁的稳定型心绞痛及心肌梗死老年患者的血管再通治疗首选内科经皮冠状动脉介入治疗（percutaneous coronary intervention，PCI），而合并糖尿病的冠心病患者首选外科冠状动脉旁路移植术（coronary artery bypass grafting，CABG）。

在选择介入治疗方案时，应整体评估治疗方法的有效性和安全性，且医生应全面评估影响老年患者治疗效果的其他因素，如生存质量、身体功能、认知障碍等，这样可以在保证治疗效果的同时，使治疗风险最小化。虽然传统体外循环下冠状动脉旁路移植术作为成熟的术式已经被广泛应用，但体外循环和术中心脏停搏是非生理性的，可能造成器官功能损害，对多个器官生理功能衰退的老年患者风险甚高。非体外循环心脏不停跳冠状动脉旁路移植手术（off-pump CABG，OPCABG）的应用和不断完善有助于提高老年患者手术的安全性。作为一种微创心外科手术，OPCABG时心脏持续跳动，更接近生理状态下对重要器官的灌注，手术采用先吻合旁路血管近端、后吻合远端的方式，既恢复了严重缺血区心肌的供血，又避免了常规心脏手术带来的体外循环损害和缺血－再灌注损伤。但是，OPCABG对老年冠心病患者的远期疗效还有待评估。

2. 溶栓治疗

对于老年ST段抬高型心肌梗死（STEMI）患者，在没有条件采取介入治疗时，仍应强调溶栓治疗的重要性。老年STEMI患者经常有再灌注治疗的绝对禁忌证，故再灌注治疗比例随年龄下降。既往急性心肌梗死静脉溶栓治疗将年龄大于70岁的老年患者列为禁忌。近期几项研究结果表明，对年龄大于75岁的老年急性心肌梗死患者，使用尿激酶静脉溶栓能有效恢复冠状动脉血流，促进老年冠心病患者的冠状动脉再通率，降低急性心肌梗死的并发症发生率及病死率，改善预后。老年急性心肌梗死患者接受静脉溶栓利大于弊，但尿激酶剂量应偏小且需加强溶栓过程中的监测。

要点：
- 老年冠心病的一般性治疗包括：非药物治疗、控制危险因素及加强心理疏导。
- 目前证据显示可改善老年冠心病预后的药物有：抗血小板药物、调脂药物、血管紧张素转换酶抑制剂和β受体阻滞剂。
- 研究结果显示，血管重建与药物治疗在中长期病死率方面没有明显差异。
- 用于缓解症状的药物包括硝酸酯类药物和钙拮抗剂。抗高血压治疗、血管重建及溶栓治疗也能缓解症状。

参考文献

[1] National Institute for Health and Clinical Excellence（2010）. Chest pain of recent onset［EB/OL］. http://www. nice. org. uk/guidance/CG95（2013）.

[2] Gilles M，Udo S，Stephan A，et al. 2013 ESC guidelines on the management of stable coronary artery disease［J］. Eur Heart J，2013，296－358.

[3] David C，Goff M D，FACP，et al. 2013 ACC/AHA Guideline on the Assessment of Cardiovascular Risk［J］. JACC，2013，11：005－055.

[4] 中华医学会心血管病学分会，中华心血管病杂志编辑委员会，中国医师协会循证专业委员会，等. 无症状成年人心血管病危险评估中国专家共识［J］. 中华心血管病杂志，2013，41：820－824.

[5] 曹位平，田小芍，王玉，等. 老年冠心病临床研究进展［J］. 中华老年多器官疾病杂志，2013，12：473－476.

[6] Menezes A R，Lavie C J. Cardiac rehabilitation and exercise therapy in the elderly：Should we invest in the aged［J］. J Geriatr Cardiol，2012，9：68－75.

[7] Ahmed E，El-Menyar A，Singh R，et al. Effect of age on clinical presentation and outcome of patients hospitalized with acute coronary syndrome：a 20－year registry in a middle eastern country［J］. Open Cardiovasc Med J，2012，6：60－67.

[8] Hess C N，Broderick S，Piccini J P. Antithrombotic therapy for atrial fibrillation and coronary artery disease in older patients［J］. Am Heart J，2012，164：607－615.

[9] Medina H M，Cannon C P，Fonarow G C，et al. Reperfusion strategies and quality of care in 5 339 patients age 80 years or older presenting with ST-elevation myocardial infarction：analysis from get with the guidelines-coronary artery disease［J］. Clin Cardiol，2012，35：632－640.

[10] Rajendran S，Visvanathan R，Tavella R. In patients with chronic stable angina, secondary prevention appears better in the very old compared to younger patients：the Coronary Artery Disease in general practice（CADENCE）Substudy［J］. Heart Lung Circ，2012，12：128－137.

纵深阅读

World Health Organization. Prevention of cardiovascular disease. Guidelines for assessment and management of cardiovascular risk. Geneva：WHO Press，2007.

（吴锦晖　张绍敏）

第四章 老年慢性心力衰竭

学习目的：

● 掌握老年慢性心力衰竭的筛查及诊断流程。

● 熟悉老年慢性心力衰竭的治疗措施。

● 了解老年慢性心力衰竭的定义和治疗进展。

典型病例：

患者，女性，78 岁，因"头晕、气紧，伴眼睑、双下肢水肿 15 天"入院。既往有 18 年高血压及 2 年多肾功能不全病史，现血压控制可。15 天前患者因受凉后出现头晕、气紧，气紧多于活动后加重，休息后可自行缓解，伴有眼睑、双下肢水肿，水肿以晨起时明显。无发热、咳嗽、咳痰、视物模糊等症状。入院急查血液学指标：估算肾小球滤过率为 48.21 ml/(min·1.73 m²)，肾病指数为 89.9 mg/g，尿酸为 443 μmol/L，肌红蛋白为 63.26 μg/L，脑钠肽（BNP）为 4 434 ng/L。甲状腺功能显示：TSH 为 4.35 mU/L，T_3 为 1.29 nmol/L。心脏彩色多普勒超声检查显示：双心房、右心室大，三尖瓣反流（重度），主动脉瓣轻度反流，心包少量积液，左心室收缩功能测量值稍减低。下肢动静脉彩色多普勒超声检查显示：双下肢动脉粥样硬化斑，右侧胫后、胫前动脉节段性狭窄、闭塞，左侧胫后动脉闭塞，双下肢静脉未见明显异常。

临床问题：

1. 该患者的临床诊断考虑什么？

2. 老年人通常是多种疾病共存，该患者为高血压合并肾功能不全，处理时应该注意什么？

慢性心力衰竭（chronic heart failure，CHF；以下简称慢性心衰），是各种心脏病的严重阶段，包含一组复杂的临床症候群。其发病率及病死率随着年龄的增长而增加，预后差。老年慢性心衰是指发生于老年人的慢性心衰，是造成老年人住院及死亡的主要原因之一。因此，正确诊断和治疗老年慢性心衰具有重要的临床意义。

【流行病学特点】

慢性心衰是 65 岁以上老年人最常见的入院及再入院原因，其患病率及发病率随着年龄的增长而增加。在发达国家，成年人群中慢性心衰的患病率为 1%～2%；而在 70 岁以上的人群中，慢性心衰的患病率升高到 10% 以上。中国慢性心衰的流行病学特点报道较少，2000 年一项关于慢性心衰的回顾性研究结果显示，中国慢性心衰的患病率为 0.9%，低于西方国家（1.2%～2.0%）。此项研究的对象来自中国 10 个省份（南北各有 5 个省份）35～74 岁的人群（农村和城市的研究对象各占 50%）；估计 35～74 岁年龄段的慢性心衰患者有 400 万人，而 35～44 岁和 55 岁以上的慢性心衰患病率分别为 0.4% 和 1.3%，女性患病率（1.0%）高于男性（0.7%）。

【预后】

尽管现代诊断和治疗技术取得了很大进步，但慢性心衰的病死率仍然居高不下，预后也不容乐观。2008 年，日本慢性心衰的 3 年病死率达到 29.2%；在欧洲，慢性心衰的 4 年生存率也仅有 50%。因慢性心衰入院的患者，一年内 40% 会再次入院或死亡。Framinhan 心脏研究结果显示，在 5 年随访中 75% 的男性和 62% 的女性慢性心衰患者会死亡。中国一项回顾性研究结果显示，高龄、纽约心脏协会（New York Heart Association，NYHA）心功能分级较高、较高体质指数、射血分数（ejection fraction，EF）降低、合并症（肾功能不全、糖尿病、贫血及高尿酸血症等）、β 受体阻滞剂用量不足和血浆利钠肽浓度升高是全因死亡率的预测因素。在为期 31 个月的随访中，全因死亡率达 28%，EF 低于 35% 和 35%～45% 的 5 年生存率分别为 25% 和 46%。

要点：
- 慢性心衰是 65 岁以上老年人最常见的入院及再入院原因，其患病率及发病率随着年龄的增长而增加。
- 尽管现代诊疗技术较前有很大的进步，慢性心衰的病死率并未下降，预后也不容乐观。

【病因】

凡能引起成人慢性心衰的病因，如高血压、冠心病、肺心病、休克和严重贫血等，皆能引起老年慢性心衰，但病因构成比不同。老年慢性心衰以冠心病、高心病和肺心病居多。另外，老年特有心脏病，如老年退行性心瓣膜病、老年传导束退化症及老年心脏淀粉样变等，也是老年慢性心衰不可忽视的病因。

老年慢性心衰可以是两种或两种以上心脏病共同作用的结果，其中一种是引起慢性心衰的主要原因，另一种则协同并加重慢性心衰的严重程度，使病情复杂化。研究结果显示，老年慢性心衰患者中两种或两种以上心脏病并存检出率高达 65%，以冠心病伴肺心病、高心病伴冠心病常见。

【诱因】

老年慢性心衰的诱因与中青年患者相似。但是，由于老年人心脏储备功能差和心脏病相对较重，对中青年患者无关紧要的负荷就可诱发老年患者出现心力衰竭。因此，诱因对老年慢性心衰的影响比对中青年患者更重要。有文献报道，导致老年慢性心衰最常见的诱因包括：①感染。诱发老年慢性心衰的因素中，呼吸系统感染占 48.8%，患肺炎的老年人 9% 死于心力衰竭。②心肌缺血。心肌缺血诱发慢性心衰占 10.3%。③心律失常。老年心律失常诱发心力衰竭占 6.7%～8.8%，尤其是快速性心律失常。④输液，尤其是过量补液，占 5% 左右。此外，负性肌力药物、输血、劳累、激动、高血压、肾衰竭及肺栓塞等也是常见的诱因。

【病理生理特点】

1. 心排血量明显降低

增龄所致的心脏退行性改变，可使心排血量减少。据统计，30 岁后每增长 1 岁，心排血量减少 1%。因此，老年慢性心衰患者心排血量较中青年人减少明显，轻度心力衰竭时心排血量就有明显减少，重度心力衰竭时则极度减少。

2. 较易发生低氧血症

老年慢性心衰时由于增龄性呼吸功能减退、低心排血量、肺瘀血、肺通气/血流分布异常等原因容易出现低氧血症。

3. 负荷心率反应低下

老年人因窦房结等传导组织的退行性改变，患慢性心衰时心率可以不增快，即使在运动和发热等负荷情况下，心率增快也不明显。

要点：
- 凡是能引起成人慢性心衰的病因皆能导致老年慢性心衰，只是在病因构成比上有所不同。
- 老年慢性心衰的诱因与中青年相似，常见的诱因有：肺部感染、急性心肌缺血、快速性心律失常等，诱因对老年慢性心衰的影响比中青年患者更明显。
- 在老年人中，慢性心衰可以是两种或两种以上心脏病共同作用的结果，其中一种是引起慢性心衰的主要原因，另一种则协同并加重慢性心衰的严重程度，并使病情复杂化。

【临床特点】

（一）症状特点

1. 症状不典型

老年人常常由于精神消极，或伴有运动障碍性疾病（偏瘫、关节病）以及视力减退等原因，导致日常活动量减少，可以不出现劳力性呼吸困难，甚至中度慢性心衰也可完全无症状，但遇到诱因则可发生重度急性左心衰危及生命。老年慢性心衰因肺血管代偿性变化（肺静脉容积及压力缓慢增加）可以不产生端坐呼吸及夜间阵发性呼吸困难，重症肺水肿也少见。老年慢性心衰患者常表现为慢性干咳、疲乏、虚弱、不愿意行走等非典型症状。

2. 精神症状常见

老年慢性心衰患者因有明显的低心排血量和低氧血症，使脑组织供血和供氧减少，从而导致注意力减退、淡漠、焦虑、失眠、昏睡、精神错乱等症状。精神错乱可以是老年慢性心衰的首发症状或主要表现，容易漏诊。高龄患者慢性心衰确诊率不足半数，可能与此有关。

3. 消化道症状多见

老年慢性心衰患者因肝及胃肠瘀血所致的腹痛、恶心及呕吐等消化道症状比中青年患者多见。

4. 肾功能不全较常见

由于低心排血量和利尿治疗，肾脏供血减少，表现为尿量减少和肾前性氮质血症（尿素氮升高）。

5. 水、电解质紊乱及酸碱平衡失调较常见

由于水、电解质代谢及酸碱平衡等调节能力随着年龄的增长而明显减退，老年慢性心衰患者发生低钾血症、低镁血症、低钠血症、低氯性碱中毒、代谢性酸中毒等明显多于中青年患者，应及时识别与处理。

6. 阵发性呼吸困难需要与其他疾病鉴别

夜间阵发性呼吸困难常是左心衰早期具有特征性的症状，但老年左心衰可表现为白天阵发性呼吸困难，尤其是餐后或体力活动后，其意义与夜间阵发性呼吸困难相同。老年人夜间阵发性呼吸困难需要排除慢性阻塞性肺疾病和重度睡眠呼吸暂停低通气综合征。老年人急性心肌缺血也可能以短期内反复发作阵发性呼吸困难作为首发表现，应注意鉴别。

7. 味觉异常

心力衰竭发作或加重时，部分老年患者常感觉口腔内有难闻气味，使患者精神苦恼、食欲下降及不断饮水。这种味觉异常可随心力衰竭的改善而消失。

8. 大汗淋漓

心力衰竭发作时，有些老年患者仅表现为大汗淋漓，尤其是头颈部大汗，往往是急性心力衰竭发作的征象。

（二）体征特点

1. 发绀明显

老年慢性心衰患者嘴唇和指甲发绀一般较中青年患者明显。

2. 潮式呼吸多见

老年慢性心衰患者由于低氧血症和循环时间延长，导致呼吸中枢缺氧，表现为潮式呼吸，常见于伴有脑血管疾病患者。

3. 呼吸增快

老年人呼吸频率大于 25 次/分，如无其他原因解释应考虑慢性心衰可能。

4. 心率不快

部分老年慢性心衰患者由于窦房结及传导组织退行性改变、病态窦房结综合征（SSS）或房室传导阻滞等原因，即使慢性心衰急性加重，心率也不快，甚至表现为心动过缓。

5. 体循环瘀血体征轻

老年人静脉压较中青年人低，故老年慢性心衰静脉压升高的程度不如中青年患者明显，体循环瘀血体征相对轻。

6. 湿啰音和水肿常见，但不一定都是心力衰竭所致

湿啰音和下肢水肿在老年人特别常见，不仅见于非心力衰竭性疾病，而且见于健康老年人，应结合其他表现综合判断。如湿啰音伴有心率增快、奔马律，则应视为心力衰竭表现，利尿后啰音减少或消失更支持心力衰竭诊断。老年体弱患者因为长期卧床，心源性水肿可首先见于面部或腰骶部而非下肢。若出现下肢非对称性水肿，应注意排除下肢静脉血栓或下肢静脉功能不全。

7. 胸膜腔积液

老年慢性心衰患者可发生不同程度的胸膜腔积液（习惯称胸腔积液，简称胸水），这与体静脉压升高和低蛋白血症有关，一般以双侧多见，右侧次之，左侧较少见。漏出液多见，也可出现渗出液。心源性胸膜腔积液可发生于典型心力衰竭症状之前，容易误诊。

【辅助检查】

1. 常规检查

对所有老年慢性心衰患者推荐做超声心动图、12 导联心电图、甲状腺功能、全血细胞计数检查，以及血液生化检测，包括钠、钾、钙、尿素氮、肌酐或估算肾小球滤过率（eGFR）、肝酶和胆红素、铁蛋白（SF）或总铁结合力（TIBC）。

2. 特异性检查

由于老年慢性心衰患者临床症状常不典型，血浆脑钠肽（BNP）对老年慢性心衰诊断有特殊意义。BNP 诊断慢性心衰的敏感性（97%）、特异性（84%）、阴性预测值（97%）和阳性预测值（70%）都较为明确，可用于鉴别心源性和肺源性呼吸困难。BNP 正常的呼吸困难，基本可除外心源性因素。BNP 水平高预示严重心血管事件及死亡高风险，治疗后 BNP 水平下降提示预后改善。大多数慢性心衰呼吸困难者 BNP 高于 400 ng/L，若 BNP 低于 100 ng/L 不支持慢性心衰诊断，BNP 为 100~400 ng/L 应考虑其他原因（肺栓塞、慢性阻塞性肺疾病或慢性心衰代偿期）。N 端脑钠肽原（NT-proBNP）是 BNP 激素原分裂后的无活性 N 端片段，与 BNP 相比，半衰期更长，更稳定，其浓度可反映短时间内新合成而非贮存的 BNP 释放量。因此，N 端脑钠肽原更能反映 BNP 通路的活性。

要点：
● 老年人发生心力衰竭时，有典型和不典型的症状，以及较特异和不特异的体征，尤其会出现心悸、意识模糊、晕厥、抑郁等不典型的症状。
● 老年慢性心衰的症状特点有：症状不典型，神经精神症状常见，消化道症状多见，肾功能不全较常见，水、电解质紊乱及酸碱平衡失调较常见，还可表现为阵发性呼吸困难、味觉异常，或心力衰竭发作时仅表现为大汗淋漓。
● 老年慢性心衰的体征特点有：发绀明显，潮式呼吸多见，呼吸增快，心率不快，体循环瘀血体征轻，湿啰音、水肿、胸膜腔积液常见。
● BNP 和 NT-proBNP 对老年慢性心衰诊断有特殊意义。

【诊断标准】

早期慢性心衰的诊断非常困难，尤其老年人临床症状不典型，如疲乏、无力、反复出汗等，难以与其他疾病区别。慢性心衰诊断标准见表 4-1。

表 4-1　慢性心衰诊断标准

诊断类型	需满足条件
HF-REF 诊断	a. CHF 症状
	b. CHF 体征*
	c. LVEF 下降
HF-PEF 诊断	a. CHF 症状
	b. CHF 体征*
	c. LVEF 正常或轻度下降且左心室未见增大
	d. 相关的结构性心脏病（左心室肥厚/左心房扩大）和/或舒张功能不全

　　CHF：慢性心力衰竭；HF-PEF：保留射血分数的心力衰竭；HF-REF：射血分数降低的心力衰竭；LVEF：左心室射血分数；＊：在心力衰竭早期和用利尿药治疗的患者体征可能是不存在的（尤其是 HF-PEF）。

【严重程度分级】

1. NYHA 心功能分级

　　NYHA 心功能分级是应用最广的严重程度分级方式，该分级几乎应用于所有与慢性心衰相关的随机对照治疗试验中。但值得注意的是症状严重程度与左心室射血分数的关系较差。此外，虽然有研究结果表明症状严重程度和生存率之间存在相关性，但仅有轻度症状的患者仍可能有较高的住院和死亡的绝对风险（具体心功能分级见表 4-2）。

表 4-2　NYHA 心功能分级

级别	临床表现
Ⅰ级	体力活动不受限。平常体力活动不引起过度气促、疲乏或心悸
Ⅱ级	体力活动轻度受限。静息时舒适，但平常体力活动引起过度气促、疲乏或心悸
Ⅲ级	体力活动显著受限。静息时舒适，但比平常轻的体力活动引起过度气促、疲乏或心悸
Ⅳ级	不能没有不适地进行任何体力活动。静息时也存在症状，如进行任何体力活动便增加不适

　　NYHA：纽约心脏协会。

2. 6 分钟步行试验

　　此方法安全、简便、易行，已逐渐在临床应用，不但能评定患者的运动耐力，而且可预测患者预后。左心室功能异常研究（SOLVD）试验亚组分析，6 分钟步行距离短的患者和距离长的患者，在 8 个月随诊期间，病死率分别为 10.23% 和 2.99%（$P=0.01$）；慢性心衰住院率分别为 22.16% 和 1.99%（$P<0.0001$）。如 6 分钟步行距离短于 300 m，提示预后不良。Carvedilol 研究设定标准：6 分钟步行距离短于 150 m，为重度慢性心衰；150～450 m，为中度慢性心衰；长于 450 m，为轻度慢性心衰。

【预后与老年综合评估】

　　新近一项研究对年龄在 65 岁以上的老年慢性心衰患者进行老年综合评估

（comprehensive geriatric assessment，CGA），根据 CGA 得到的多维预后指数（multidimensional prognostic index，MPI）预测短期病死率，内容包括躯体功能（日常生活能力和工具性日常生活能力）、认知（简易精神状态检查量表）、营养状况、压疮风险、合并症（累积疾病量表指数）、药物、社会支持网络七类条目。根据 MPI 大小来预测短期内慢性心衰死亡发生风险，MPI 值越高，说明短期内死亡风险越高；反之则越低。具体评分内容见表 4-3。

表 4-3 老年慢性心衰患者的多维预后指数

评估内容	没有问题（0 分）	次要问题（0.5 分）	主要问题（1 分）
ADL	6~5	4~3	2~0
IADL	8~6	5~4	3~0
简易精神状态检查量表	0~3	4~7	8~10
合并症	0	1~2	≥3
营养状况	≥24	17~23.5	<17
压疮风险	16~20	10~15	5~9
药物	0~3	4~6	≥7
社会支持网络	与家人住在一起	群居	独自居住

ADL：日常生活能力；IADL：工具性日常生活能力。

营养状况评估：≥24 分，表示满意的营养状况；17~23.5 分，表示有营养不良的风险；<17 分，表示营养不良。

压疮风险评估：16~20 分，表示存在低风险；10~15 分，表示存在中风险；5~9 分，表示存在高风险。

要点：

早期心力衰竭的诊断非常困难，老年人的临床症状不典型，如疲乏、无力、反复出汗等，难以与其他疾病区别，应结合 BNP 等检查综合判断。

【治疗】

（一）治疗原则

老年慢性心衰的处理原则与成人原则上相似，但老年人往往存在多种合并症，需要联合应用多种药物，药物之间相互作用及发生药物不良反应的风险增加。因此，为老年人处方需要特别关注药物剂量和药物相互作用。

（二）非药物治疗

1. 预防诱因

首先采用积极有效的措施防治可能导致慢性心衰发生的原发疾病及诱发因素，如积极控制高血压，改善心脏结构和传导异常，防治感染，避免紧张、劳累，戒烟酒，合理补液，纠正电解质紊乱及酸碱平衡失调等。

2. 休息与活动指导

心功能Ⅲ或Ⅳ级患者应在病情控制后，适当进行室外活动，以步行为主，但尽量避免跌倒和损伤；指导患者及其家属避免长期卧床，预防肺栓塞、肺部感染、血栓和压疮形成以及肌萎缩。较重患者可在床边围椅小坐，其他患者可每日步行多次，每次 5～10 分钟，并酌情逐步延长步行时间。

3. 饮食指导

慢性心衰患者饮食应以清淡、低脂、高热量、高蛋白质、多维生素、容易消化为宜。避免产气食物，注意少量多餐，进食过饱会增加心脏负担，诱发慢性心衰急性加重；严禁烟酒和刺激性食物；为预防便秘，多吃水果、蔬菜，保持大便通畅。证据表明，限钠只对重度收缩性心力衰竭［左心室射血分数（LVEF）<20%］和肾功能不全有效。因此，通常不必过度限制钠的摄入量。

4. 监测体重

每日测体重以早期发现液体潴留。如在 3 天内体重突然增加 2 kg 以上，应考虑已有钠、水潴留（隐性水肿），需加大利尿药剂量。

5. 减少不适当的药物

不适当的药物如下：

（1）非类固醇类抗炎药（非甾体类抗炎药）和环氧合酶－2（COX－2）抑制剂。该类药可引起钠潴留，周围血管收缩，减弱利尿药和血管紧张素转换酶抑制剂的疗效，并增加其毒性。

（2）糖皮质激素。

（3）Ⅰ类抗心律失常药物。

（4）大多数钙拮抗剂，如地尔硫䓬、维拉帕米、短效二氢吡啶类制剂。

（三）收缩性慢性心衰的治疗

慢性症状性收缩性慢性心衰（NYHA 心功能分级Ⅱ～Ⅳ级）的治疗流程如图 4-1 所示。

1. 利尿药

利尿药是治疗因容量负荷过重导致老年慢性心衰的一线药物。

（1）轻度老年慢性心衰可应用噻嗪类利尿药，如氢氯噻嗪（12.5～25 mg，1 或 2 次/天），但其对肌酐清除率（Ccr）低于 30 ml/min 者无效，故此药仅用于无肾损害的轻、中度水肿。

（2）中度和重度老年慢性心衰应使用袢利尿药如呋塞米，如果合并肾衰竭，袢利尿药（如呋塞米）是唯一有效药物，但 Ccr 低于 20 ml/min 需增大剂量才生效。当呋塞米使用达 40～120 mg/d 时，加用血管紧张素转换酶抑制剂有利于拮抗其造成的低钾和神经内分泌激活等不良反应。持续应用利尿药可出现排钠的自限现象，大约利尿 3 天后钠代谢不再呈负平衡，可能是利尿后血容量减少和近曲小管加强对钠的重吸收所致，故应间歇用药。有时口服大量呋塞米无明显疗效，与肠壁水肿影响药物吸收有关。此时应改为静脉给药，待肠壁水肿减轻，可恢复口服给药。

（3）利尿药的主要不良反应包括电解质紊乱和液体耗竭，以及低血压和氮质血症。低血钾和/或低血镁可诱发恶性室性心律失常及易致洋地黄中毒。

（4）老年人容易出现营养不良性低蛋白血症，胶体渗透压降低，需要并用蛋白制剂才能有效减轻水肿。

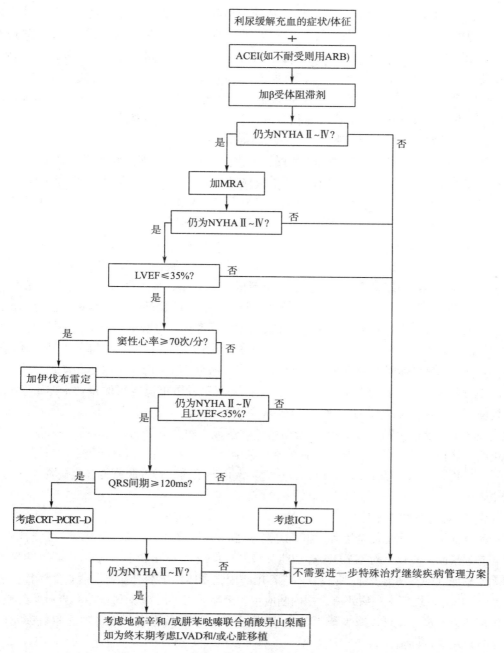

图4-1 老年慢性症状性收缩性心力衰竭的治疗流程

ACEI：血管紧张素转换酶抑制剂；ARB：血管紧张素受体拮抗剂；CRT-P：心脏再同步化治疗起搏器；ICD：植入式心脏复律除颤器；CRT-D：心脏再同步化治疗并植入心脏复律除颤器；LVAD：左心室辅助装置；LVEF：左心室射血分数；MRA：磁共振血管成像；NYHA：纽约心脏协会（心功能分级）；QRS：心电图QRS波。

2. 血管紧张素转换酶抑制剂

血管紧张素转换酶抑制剂（ACEI）是慢性心衰治疗的基石和首选。2013年美国心脏病学会基金会和美国心脏协会（ACCF/AHA）《慢性心力衰竭管理指南》建议：对当前或既往有症状的HF-REF患者，如无禁忌证，推荐应用ACEI，以降低发病率和病死率。

ACEI 能降低 HF-REF 患者的死亡风险和减少住院。ACEI 的获益可见于有轻、中、重度心力衰竭症状的患者和伴或不伴冠状动脉疾病的患者。如果没有禁忌证，ACEI 应与 β 受体阻滞剂联用。应从小剂量开始，递增到目标量或最大的耐受量，终身使用。双侧肾动脉狭窄、高血钾（>5 mmol/L）、血肌酐浓度高于 225 μmol/L、低血压（收缩压<80 mmHg）者慎用。注意观察低血压或低灌注，监测肾功能和血钾等然后依临床反应逐步增量，并密切观察血压和心率等变化，Ccr 低于 30 ml/min 应减量使用。

3. 血管紧张素受体拮抗剂

2013 年 ACCF/AHA《慢性心力衰竭管理指南》建议，不能耐受 ACEI 的 HF-REF 患者，如果无禁忌证，推荐用血管紧张素受体拮抗剂（ARB）以降低患病率和病死率。有研究结果表明，慢性心衰治疗可同等选择 ACEI 或 ARB，两者在改善预后上各国指南均列为一线推荐。ARB 可引起低血压、高血钾及肾功能损害。

4. β 受体阻滞剂

临床试验显示，选择性 β_1 受体阻滞剂（如比索洛尔、美托洛尔）和非选择性 β 受体阻滞剂（如卡维地洛）能显著降低慢性心衰患者的总死亡率、猝死率及心血管事件死亡率，且患者能够良好耐受。2013 年 ACCF/AHA《慢性心力衰竭管理指南》建议：对当前或既往有 HF-REF 症状的所有患者，如无禁忌证，推荐使用已被证明可降低病死率的 3 种 β 受体阻滞剂中的一种（即比索洛尔、卡维地洛、琥珀酸美托洛尔）以降低发病率和病死率。安全应用 β 受体阻滞剂应注意以下问题：①充分应用 ACEI、利尿药和洋地黄类药物控制心力衰竭，在血流动力学稳定的基础上，尤其患者体重恒定（保持"干体重"）时，开始使用。②从小剂量开始（比索洛尔从 1.25 mg/d，美托洛尔从 6.25 mg/d 开始）。③递增剂量时渐进缓慢，每 1~4 周增加剂量，达最大耐受量。④若水肿加重，使用利尿药可明显好转。⑤清醒静息下，心率不慢于 50 次/分可继续用药。对严重心动过缓（心率<55 次/分）、收缩压低于 100 mmHg、重度房室传导阻滞、慢性阻塞性肺疾病及支气管哮喘患者慎用。

5. 醛固酮受体拮抗剂

研究证实，螺内酯使全因死亡相对危险降低 30%。2013 年 ACCF/AHA《慢性心力衰竭管理指南》建议，对 NYHA 心功能分级 II~IV 级和 LVEF 小于或等于 35% 的患者，如无禁忌证（即肾功能及血钾正常），推荐用醛固酮受体拮抗剂（盐皮质激素受体拮抗剂，ARA），以降低患病率和病死率。螺内酯应用于老年人时不必减少剂量，但当血肌酐或血钾浓度明显升高时，可以减少至 10 mg/d。对射血分数降低患者，如肾功能和血钾允许，应尽快启动螺内酯治疗。

6. 硝酸酯类药物

硝酸酯类药物适用于急性左心衰竭和肺水肿、严重难治性心力衰竭、二尖瓣狭窄和/或关闭不全伴肺循环阻力增高和肺瘀血患者。应用硝酸酯类药物时注意低血压及反射性心动过速等不良反应。长期应用时最主要的是耐药性问题。间歇用药，每天保留数小时空白期，可减少耐药性的产生。

7. 其他血管扩张药

钙拮抗剂不主张用于收缩性心力衰竭患者，但临床研究证明，长效非洛地平、氨氯地平对收缩性心力衰竭患者是安全的，故可用于冠心病心绞痛伴慢性心衰的患者。

8. 正性肌力药物

洋地黄制剂仍然是治疗老年慢性心衰的重要药物。老年人肾小球滤过率降低，使药物清除减少，半衰期延长，易引起洋地黄中毒。因此，老年人用洋地黄剂量比青中年小。老年洋地黄中毒病死率高（22%），一旦中毒，应停用洋地黄，并补充钾、镁制剂（最好口服，静脉给药应严格掌握指征）。长期用非洋地黄类药物可使病死率和室性心律失常的发生率增加。故此类药仅用于急性心衰或慢性心衰恶化时的短期辅助治疗。

（四）舒张性心力衰竭的治疗

年龄在 65 岁以上的各型心力衰竭患者中，舒张性心力衰竭（EF 正常）可达 50% 以上。舒张性心力衰竭的治疗目标是尽可能改善心室舒张期充盈和降低心室舒张末压。舒张性心力衰竭的基础治疗与收缩性心力衰竭相似，但药物治疗原则上不同。舒张性心力衰竭主要以降低肺静脉压力、维持窦性心律、控制心室率，以及提高心室舒张速率为主，要慎用利尿药和血管扩张药（明显水、钠潴留除外）。关键的一点是，对左心室舒张功能不全的患者来说，小而僵硬的左心室特别容易出现前负荷过度减少，导致左心室充盈不足，心排血量下降，最后导致低血压。由于高血压或肥厚型心肌病导致严重左心室肥厚的患者，前负荷过度减少也可以引起主动脉下流出道梗阻。

由于这些原因，利尿药或血管扩张药如硝酸盐和二氢吡啶类钙拮抗剂必须谨慎应用。需要注意的心室充盈不足的症状包括乏力、头晕、近乎晕厥和晕厥。

1. 纠正病因

舒张性心力衰竭多有明确的病因，高心病和冠心病所致者应积极控制血压和改善心肌缺血，缩窄性心包炎者应手术治疗。

2. 维持适当心率

心率过快、过慢都使心排血量减少，应把心率维持在 60～90 次/分。多数舒张性心力衰竭患者伴有心率增加，因而舒张充盈时间缩短，心排血量降低，故可以用 β 受体阻滞剂和钙拮抗剂，使心率维持在允许范围。

3. 改善舒张早期充盈

改善心室舒张早期充盈对舒张性心力衰竭十分重要，钙拮抗剂是比较有效的药物。

4. 恢复窦性节律

老年人心室充盈量依赖于心房收缩。心房颤动时，心房失去有效收缩，严重影响心排血量，故对心房颤动患者应尽可能采用药物或电复律恢复窦性节律。对完全性房室传导阻滞者，应安装房室顺序性起搏器，以维持心房功能。

5. 减轻肺瘀血

肺瘀血症状明显者可用静脉扩张剂及作用缓和的利尿药，以降低前负荷，减轻肺瘀血。但舒张性心力衰竭患者常需较高充盈量，才能维持正常心排血量。因此，利尿药和静脉扩张剂的用量以缓解呼吸困难为止，切勿过量或过久使用。

> **要点：**
> - 老年慢性心衰的处理原则与年轻人相似，但老年人往往受到多种药物及多重并发症的影响。
> - 慢性心衰的非药物治疗主要有：预防诱因、休息活动指导、饮食指导、监测体重及减少不适当的药物。
> - 对老年人收缩性心力衰竭的治疗，应该根据具体情况具体分析，并具体评估用药情况；注意心、肝、肾功能及电解质等；注意各种常用药物的适应证及不良反应。
> - 舒张性心力衰竭的基础治疗与收缩性心力衰竭相似，但药物治疗原则上不同，舒张性心力衰竭主要以降低肺静脉压力、维持窦性心律、控制心室率以及提高心室舒张速率为主，要慎用利尿药和血管扩张药（明显水、钠潴留除外）。

参考文献

[1] Ariely R，Evans K，Mills T. Heart failure in China：a review of the literature [J]. Drugs，2013，73：689—701.

[2] Xu Yu，Shi YanAn，Zhu ZhongYu，et al. Prognosis of patients with heart failure and reduced ejection fraction in China [J]. Exp Ther Med，2013，6：1437—1442.

[3] Roig T，Márquez M Á，Hernández E，et al. Geriatric assessment and factors associated with mortality in elderly patients with heart failure admitted to an acute geriatric unit [J]. Rev Esp Geriatr Gerontol，2013，48：254—258.

[4] 陈炜. 急性心力衰竭的诊断和治疗解读：2012 年更新版 ESC 急慢性心力衰竭诊断和治疗 [J]. 中华危重病急救医学，2012，25：698—702.

[5] Pilotto A，Addante F，Franceschi M，et al. Multidimensional Prognostic Index based on a comprehensive geriatric assessment predicts short-term mortality in older patients with heart failure [J]. Circulation：Heart Failure，2010，3：14—20.

[6] Yancy C W，Jessup M，Bozkurt B，et al. ACCF/AHA Guideline for the Management of Heart Failure：A Report of the American College of Cardiology Foundation/American Heart Association Task Force on Practice Guidelines [J]. J Am Coll Cardiol，2013，62：e147—e239.

[7] McMurray J J V，Adamopoulos S，Anker S D，et al. ESC Guidelines for the diagnosis and treatment of acute and chronic heart failure 2012 The Task Force for the Diagnosis and Treatment of Acute and Chronic Heart Failure 2012 of the European Society of Cardiology，Developed in collaboration with the Heart Failure Association (HFA) of the ESC [J]. European heart journal，2012，33：1787—1847.

纵深阅读

McMurray J J V，Adamopoulos S，Anker S D，et al. ESC Guidelines for the diagnosis and treatment of acute and chronic heart failure 2012 The Task Force for the Diagnosis and Treatment of Acute and Chronic Heart Failure 2012 of the European Society of Cardiology. Developed in collaboration with the Heart Failure Association (HFA) of the ESC. European heart journal，2012，33：1787—1847.

（邓珏琳　胡迎春）

第五章　老年常见心律失常

学习目的:
- 掌握老年患者心律失常的特点。
- 掌握老年患者心律失常的诊治要点。
- 了解老年患者心律失常的常用诊断方法。

典型病例:

患者,男性,83 岁,因"阵发性心悸 6 个多月,再发加重 1 小时"入院。6 个月前患者开始无明显诱因出现心悸不适,发作时不伴有明显胸骨后疼痛、无大汗。无明显诱因和缓解因素,具有突然发作突然停止的特征。每次发作持续 5~10 分钟不等,未行任何诊治。1 小时前患者再次突发心悸,持续约 20 分钟仍未缓解,为进一步诊治来院。

临床问题:

1. 该患者目前最可能的诊断是什么?
2. 该患者如要明确诊断,应进一步做哪些检查?
3. 该患者明确诊断后其主要的治疗方法有哪些?

随着年龄的增长,心脏逐渐老化,老年人更易于发生各种各样的心律失常。心律失常与某些疾病的患病率和病死率息息相关,因此,如何及时正确处理老年心律失常在临床上尤为重要。老年心律失常的处理原则与成人大致相同,然而,由于老年人生理上的特殊性,对老年心律失常更应该遵循个体化原则。本章将介绍老年人常见的心律失常的诊断和治疗方法。

【定义】

心律失常(cardiac arrhythmia)是指心脏冲动的频率、节律、起源部位、传导速度或激动次序的异常。心律失常多发生于各种心血管疾病,但也见于心脏结构无异常者,它可发生于任何年龄,不同场合和临床各科室。发病可急可慢,病情可轻可重。重则骤然起病,引起严重血流动力学障碍甚至休克、猝死;轻则起病隐匿,不引起症状或仅有轻度不适。老年人由于心脏总体功能的下降和患有多种心血管疾病,心律失常更为常见。

【流行病学特点】

窦性心动过缓是老年人群中常见的心律失常之一。通常老年人出现持续的窦性心动过缓是不正常的,除非该窦性心动过缓是由药物所导致的。一项纳入 500 名年龄为 60~80 岁的健康老年人的研究发现,心率和年龄的增长没有必然的关系。更有一项纳入 1 372 名年龄在 65 岁以上老年人的研究发现，窦性心动过缓的发生率并不会随着年龄的增长而增长。

心房颤动是临床最常见的心律失常之一，其导致的脑卒中及其他血栓栓塞事件是患者死亡或致残的主要原因。多国的临床研究表明心房颤动的总发病率约为 1%，近年来心房颤动的发病率正逐渐增加。资料表明，心房颤动的发病率随着年龄的增长而增加，70% 的心房颤动患者年龄大于 65 岁；年龄小于 70 岁的老年人群发病率为 1.2%～2.8%，年龄大于 80 岁的人群发病率为 7.3%～13.7%，心房颤动的平均发病年龄为 75 岁。Wilke 等通过对德国 830 万人群的调查，对心房颤动的流行病学特点及发病率情况进行了研究。心房颤动总患病率为 2.132%，心房颤动患者的平均年龄为 73.1 岁，其中 55.5% 为男性；年龄在 70～79 岁人群的患病率为 7.610%，年龄大于 80 岁人群心房颤动的患病率超过了 12%。男性心房颤动的年发病率为 4.358/1 000，女性心房颤动的年发病率为 3.868/1 000。

要点：
● 心律失常可发生于各种心血管疾病，轻者可以无症状，重者可出现休克甚至猝死。
● 老年人出现持续的窦性心动过缓是不正常的，心率和增龄没有必然的关系。
● 心房颤动是最常见的心律失常之一，心房颤动导致的脑卒中或其他血栓栓塞事件是患者死亡或致残的主要原因。

【临床特点】

（1）发病率高，且随着年龄的增长而升高。其原因为衰老使心肌的正常生理功能发生改变，心脏传导系统内胶原纤维灶性增生和脂肪组织浸润、自主神经系统功能失衡，产生较高的兴奋性和较慢的传导速度，导致老年人易患各种心律失常。

（2）老年人心律失常的类型与年轻人不同。较常见的心律失常为窦性心动过缓、房室传导阻滞、心房颤动和室性期前收缩等。

（3）心律失常的病因不同。常见病因为冠心病、高血压、慢性阻塞性肺疾病、甲状腺功能亢进或减退、老年退行性心瓣膜病、电解质紊乱以及药物毒副作用等。

（4）临床症状较年轻人明显。心率缓慢引起脑、心、肾等器官供血不足的症状十分常见。

（5）治疗反应不同。老年人对药物的耐受性较低，在用药物治疗中比年轻人容易发生毒性反应。

（6）预后不同。老年人心脏传导阻滞一旦发生，常呈进行性发展，难于恢复或痊愈。老年人出现的房室传导阻滞程度往往较重，如不及时处理则预后差。

【临床分类】

老年人常见的心律失常按照心律失常发病时心率的快慢，常分为缓慢性心律失常和快速性心律失常两大类。

（1）老年人常见的缓慢性心律失常包括：①窦性心动过缓；②病态窦房结综合征；③房室传导阻滞。

（2）老年人常见的快速性心律失常包括：①窦性心动过速；②心房扑动；③心房颤动；④室性心动过速。

> **要点：**
> ● 老年心律失常的发生率随着年龄的增长而增加，其发病原因、类型、临床表现、治疗反应和预后与年轻人均不同。
> ● 老年心律失常按照发病时心率快慢，分为缓慢性心律失常和快速性心律失常两大类。

【病史和体征】

尽管心律失常的确诊大多数要靠心电图检查结果，但相当一部分患者可根据病史和体征作出初步诊断。详细追问发作时心率、节律，发作起止与持续时间，发作时有无低血压、昏厥或近乎昏厥、抽搐、心绞痛或心力衰竭等表现，以及既往发作的诱因、频率和治疗经过，有助于判断心律失常的类型。

体格检查应着重于判断心律失常的性质及心律失常对血流动力状态的影响。听诊心音了解心室搏动的快慢和规则与否，结合颈静脉搏动所反映的心房活动情况，有助于作出心律失常的初步鉴别诊断。虽然颈动脉窦按压对快速性心律失常的影响有助于鉴别诊断心律失常的性质，但对老年人应慎用，尤其对存在有脑血管病变者禁用。

【辅助检查】

（一）12导联心电图

心电图已在临床应用百年而久盛不衰，至今心电图学技术和理论依然迅速发展，对临床医学越来越重要。12导联心电图是诊断心律失常最重要的一项无创伤性检查技术，通常应选择记录可清楚显示P波的导联（一般选择V_1或Ⅱ导联），以备分析心房与心室节律是否规则及相关，频率各为多少等内容。

（二）24小时动态心电图

动态心电图检查使用一种小型便携式记录器，连续记录患者24小时的心电图，患者日常工作与活动均不受限制。这项检查便于了解心悸与晕厥等症状的发生是否与心律失常有关；明确心律失常或心肌缺血发作与日常活动的关系，以及昼夜分布特征；协助评价抗心律失常药物疗效；协助评价起搏器或埋藏式心脏复律除颤器的疗效，以及是否出现功能障碍。若患者心律失常间歇发作且不频繁，有时难以用动态心电图检查发现，可应用事件记录器，记录发生心律失常及其前后的心电图，从而明确心律失常的类型。

（三）有创性电生理检查

电生理检查除能确诊缓慢性心律失常和快速性心律失常的性质外，还能在心律失常发作间歇应用程序电刺激方法判断窦房结和房室传导系统功能，诱发室上性和室性快速性心律失常，确定心律失常起源部位，评价药物与非药物治疗效果，以及为手术、起搏或消融治疗提供必要的信息。

（四）其他检查

超声心动图、心电图运动负荷试验、放射性核素显影、心血管造影等无创和有创性检查有助于确诊或排除器质性心脏病。应着重于发现有无高血压、冠心病、心瓣膜病、心肌病、心肌炎等器质性心脏病的证据。

要点：
● 对心律失常患者要详细询问病史和体格检查，进行初步判断。
● 心电图和动态心电图是诊断心律失常的重要检查技术，应仔细分析。
● 有创电生理检查可了解窦房结和心脏传导功能，刺激诱发心律失常，从而找出室性心律失常的起源。

【诊治要点】

老年常见心律失常的诊治需注意以下几点：

(1) 仔细寻找心律失常的原因，需排除老年焦虑或抑郁、电解质紊乱、药物间相互作用、甲状腺功能亢进症等疾病引起的心律失常。

(2) 伴有器质性心脏病者出现心律失常，需积极治疗基础心脏疾病。

(3) 心血管系统的衰老，导致窦房结功能和传导系统病变和退行性改变，治疗中抗心律失常药物可能出现致心律失常作用，用药需慎重，用药后要仔细观察。

(4) 掌握好药物剂量，用药前充分评估老年患者的肝肾功能，了解患者所用药物间的协同和拮抗作用，注意老年人的个体差异。

【治疗】

下面介绍老年常见心律失常的治疗。

(一) 房性期前收缩

房性期前收缩（房性早搏）是老年人非常常见的心律失常，这与老年人心房肌退行性纤维性变、心房顺应性减低、心房组织自律性异常增高有关。无症状房性期前收缩一般不必治疗；如患者有明显症状且伴有严重器质性心脏病频发房性期前收缩，应给予治疗。常用的药物有普罗帕酮、安他唑啉、莫雷西嗪（乙吗噻嗪）等。缺血性心脏病患者频发房性期前收缩，如心率较快，可首选 β 受体阻滞剂，伴有心力衰竭时宜选用洋地黄制剂。

(二) 室性期前收缩

老年患者如无器质性心脏病，室性期前收缩（室性早搏）往往预后良好，建议不用抗心律失常药物治疗，而需解除患者心律失常的诱因，如老年焦虑、紧张、恐惧。如有与室性期前收缩相关的症状，可考虑选用 β 受体阻滞剂、美西律或莫雷西嗪等。急性心肌梗死或心脏缺血事件中的室性期前收缩，可选择 β 受体阻滞剂、胺碘酮或美西律。

(三) 室上性心动过速

若系短阵发作，自行终止，可不处理；若心率大于 160 次/分，持续性发作时间长，或有症状者静脉用药终止发作。常用的药物为：毛花苷丙（西地兰）、维拉帕米、地尔硫䓬、胺碘酮。伴有预激综合征的室上性心动过速或宽 QRS 波的室上性心动过速，不宜用洋地黄和维拉帕米，首选胺碘酮。如药物治疗无效，依据老年患者发作状况和治疗意愿，采用体外同步直流电转复、食管心房起搏治疗，或射频消融术治疗。

（四）心房颤动

老年患者阵发性心房颤动发作短、不频繁而无症状，不需要治疗，注意休息和镇静即可；持续性心房颤动在复律的同时，应长期使用抗心律失常药物，以预防复发或减慢心率，并应抗凝预防血栓并发症。永久性心房颤动，如心室率不快，主要以抗凝治疗为主。

老年患者使用抗凝药物时，需警惕出血风险。预防老年心房颤动患者应用华法林抗凝治疗的出血事件，需注意：①用药前仔细评估，要识别出血高危患者。高龄（≥75 岁）、未控制的高血压、心肌梗死或缺血性心脏病、脑血管疾病、贫血或出血史，以及联合应用抗血小板药物，均需慎重。②慎选高龄患者的国际标准化比值（INR）范围。年龄在 75 岁以上的老年患者，建议 INR 为 1.5～2.5；年龄在 80 岁以上的老年人的最佳 INR 不超过 1.8。③用药期间需监测血常规和 INR。④合并冠心病的老年心房颤动患者的抗血栓治疗有三种方案：单用阿司匹林、单用华法林和阿司匹林联合华法林。年龄小于或等于 75 岁，不合并其他脑卒中高危风险者可单用阿司匹林（75～325 mg），合并稳定型冠心病的老年心房颤动患者单用华法林（INR 为 1.5～2.5）能获得满意抗栓效果。对急性冠脉综合征患者，必须应用抗凝与抗血小板药物，可根据患者情况联用阿司匹林和华法林或再加用氯吡格雷，但须密切观察出血情况，病情稳定后可恢复华法林单用。接受经皮冠状动脉介入治疗的老年心房颤动患者，在术前要停用华法林，改用肝素或低分子量肝素加阿司匹林和/或氯吡格雷，但术后应尽早恢复华法林加氯吡格雷治疗，至少用 9～12 个月。⑤需注意与华法林有明显相互作用的药物和食物。

（五）缓慢性心律失常

病态窦房结综合征和各种严重传导阻滞及严重窦性心动过缓的老年患者，禁用洋地黄、奎尼丁、β 受体阻滞剂等抑制心肌或增加迷走神经张力的药物。对慢－快综合征的患者，在治疗快速性心律失常时最好在安置临时起搏器后或严密监测下用药。发生严重的窦性心动过缓，或窦房传导阻滞时，可考虑安装临时或永久型起搏器。

总之，由于老年人多病共存，治疗心律失常更强调病因和诱因治疗，兼顾共病，控制诱发心律失常的机制（如改善心肌缺血，纠正心脏功能，改善血流动力学异常等）比治疗心律失常本身更重要。

参考文献

［1］Rodgers M，McKenna C，Palmer S，et al. Curative catheter ablation in atrial fibrillation and typical atrial flutter：systematic review and economic evaluation［J］. Health Technol Assess，2008 Nov，12（34）：1－220.

［2］Misra M，Mall A K，Khan M J. Infra-Hisian Mobitz Type I/Wenckebach block［J］. Indian Heart J，2005 Mar-Apr，57（2）：183－184.

［3］Wyse D G，Waldo A L，DiMarco J P et al. A comparison of rate control and rhythm control in patients with atrial fibrillation［J］. N Engl J Med，2002，347：1825－1833.

纵深阅读

ACC/AHA/ESC. Treatment Guideline for Supraventricular Arrhythmia.

（吴锦晖　张绍敏）

第六章 老年周围动脉疾病

学习目的：

- 掌握周围血管疾病的常用诊断方法，以及针对相应危险因素的预防和治疗措施。
- 熟悉周围血管疾病的临床表现和诊断流程。
- 了解周围血管疾病的流行病学特点和危险因素。

典型病例：

患者，男性，71岁，近2年多出现行走后左下肢疼痛，休息后可缓解。该症状进行性加重，目前行走距离约200 m。患者有20余年高血压病史，有50年吸烟史。体格检查：左下肢脚背动脉搏动减弱。

临床问题：

1. 该患者的左下肢疼痛是什么引起的？
2. 如何评估该患者的病变程度？
3. 哪些潜在的因素导致了该患者目前的情况？
4. 对该患者应如何治疗？

以动脉粥样硬化（atherosclerosis，AS）为主要病因的周围动脉疾病（peripheral arterial disease，PAD）在老年人群中很常见，通常表现为阻塞性动脉疾病。周围动脉疾病患者的心脑血管事件发病风险增高，是导致老年患者死亡常见的病因。因此，早期诊断和治疗周围动脉疾病对老年患者尤为重要。颈动脉粥样硬化性疾病是老年人缺血性脑卒中和短暂性脑缺血发作的重要原因，将在本章的后面重点介绍。

【定义和分类】

广义的周围动脉疾病指除冠状动脉和颅内动脉以外的其他动脉疾病，包括颈动脉、四肢动脉和内脏动脉疾病，其特点是动脉系统不能将富氧血液送达周围组织。狭义的周围动脉疾病则指临床上最常见的下肢动脉疾病（lower extremity artery disease，LEAD）。

美国心脏病学会和美国心脏协会（ACC/AHA）发布的《周围动脉疾病诊治指南》，将周围动脉疾病定义为除冠状动脉之外的主动脉和其分支的狭窄、闭塞或瘤样扩张疾病。2011年8月下旬在巴黎召开的欧洲心脏病学会（ESC）年会上，公布了《ESC周围动脉疾病诊治指南》，周围动脉疾病一词用于概括颈动脉、椎动脉、上肢动脉、肠系膜动脉、肾动脉和下肢动脉的动脉粥样硬化性病变。在老年周围动脉疾病患者中，最常见的是颈动脉及四肢动脉受累，虽然四肢动脉疾病可以同时发生在上肢和下肢，但是在下肢更为常见。

【流行病学特点】

周围动脉疾病的患病率随着年龄的增长而增高。流行病学调查结果显示，年龄在60岁以上的人群周围动脉疾病患病率约为18%，其中间歇性跛行患者约为7%，男性的发生率略高于女性，但是随着年龄的增长性别之间差异会减少。国内另有研究结果显示，年龄在80岁以上的高血压男性患者周围动脉疾病的总患病率为36.5%，随着年龄的增长周围动脉疾病的患病率明显升高，85岁以上高血压男性患者患病率达46.3%。我国目前约3 000万周围动脉疾病患者，虽大多数无临床症状，但发生心脑血管事件的危险明显增加。周围动脉疾病患者患冠心病及因心血管事件死亡的风险是无周围动脉疾病患者的3~6倍，其10年内的死亡危险是非周围动脉疾病患者的6倍。

【危险因素】

动脉粥样硬化的危险因素在四肢动脉、冠状动脉、颈动脉及其他血管基本相同。其中传统危险因素为吸烟、糖尿病、高血压、高脂血症。而易感因素为高龄、肥胖、缺乏锻炼、女性、家族史。

1. 吸　烟

吸烟能促使冠状动脉粥样硬化的发生，但在周围动脉疾病的发生中，它有着更显著的作用。吸烟对周围动脉疾病的影响是对冠状动脉影响的2倍。多项大型流行病学调查研究证实，吸烟者发生周围动脉疾病的风险是非吸烟者的2~6倍，且吸烟量与周围动脉疾病的发生风险存在剂量-效应关系。

2. 糖尿病

有研究结果表明，糖化血红蛋白每升高1%，周围动脉疾病的发病率增加27%。心脏保护研究结果显示，糖尿病患者5年内发生心血管事件的概率为10%，发生周围动脉疾病的概率约为20%，两者合并存在的概率为30%，说明周围动脉疾病和糖尿病的风险是累加的。众多指南均推荐对年龄在50岁以上的糖尿病患者进行周围动脉疾病筛查。

3. 高血压

年龄大于60岁的老年人中，高血压的患病率高达60%~70%。高血压、吸烟和糖尿病是发生周围动脉疾病的主要危险因素，高血压与周围动脉疾病的发病机制有着明确的相关性。在弗明汉心脏病研究（Framingham heart study）和其他多项研究中，高血压患者发生周围动脉疾病的风险会升高2~3倍。

4. 高脂血症

血脂的升高程度与患者动脉粥样硬化的程度呈正相关。心脏保护研究（HPS）结果表明，不论是已诊断周围动脉疾病或未诊断周围动脉疾病但有高危风险的人群，强化调脂治疗可使患者发生或再发周围血管疾病的风险降低1/6。

要点：
● 广义的周围动脉疾病指除冠状动脉和颅内动脉以外的其他动脉疾病，包括颈动脉、四肢动脉和内脏动脉疾病。狭义的周围动脉疾病则指临床上最常见的下肢动脉疾病。
● 周围动脉疾病的患病率随着年龄的增长而增高，发生心脑血管事件的危险明显增加。
● 动脉粥样硬化仍是周围动脉疾病发病的主要原因。
● 周围动脉疾病的危险因素主要为吸烟、糖尿病、高血压、高脂血症。

【临床表现】

1. 无症状周围动脉疾病

大部分存在下肢动脉疾病的老年患者没有下肢动脉局部缺血或者跛行的症状，即使在有症状的老年患者中，不典型临床症状比间歇性跛行更常见。周围动脉疾病检查、诊断、治疗：生存新途径（PARTNERS）研究发现，新诊断周围动脉疾病的老年患者中45%的患者没有出现腿部症状。

2. 间歇性跛行

间歇性跛行（intermittent claudication）是指行走一段距离之后出现一侧下肢或者双侧下肢疼痛，站立休息一段时间后缓解，有"行走—疼痛—休息—缓解"的规律，每次发作行走距离差别不大。随着病变的加重，行走距离逐渐缩短。但是如上所述，典型的间歇性跛行在老年患者中不常见，PARTNERS研究中仅有5%的患者出现典型的跛行。

3. 严重动脉缺血

严重动脉缺血具体表现为：①静息痛，提示严重的动脉狭窄，多于夜间发作，下肢下垂以后症状可能缓解，病变晚期疼痛可能持续存在；②溃疡；③坏疽。

4. 急性动脉缺血

急性动脉缺血表现为5P征，即疼痛（pain）、麻痹（paralysis）、感觉异常（paresthesia）、无脉（pulselessness）、苍白（pallor）。

5. 功能受损

老年患者的临床症状虽然不典型，但是往往会出现下肢功能受损。

6. 典型体征

（1）下肢动脉搏动减弱/消失。
（2）脚部皮肤颜色改变（包括皮肤苍白或发绀）。
（3）一侧腿部皮温低于对侧。
（4）趾甲生长缓慢或下肢毛发减少。
（5）脚趾、脚部或腿部的难治性溃疡。

【辅助检查】

1. 踝肱指数

踝肱指数（ankle-brachial index，ABI）是最简单有效的无创检查方式。ABI等于踝部动脉收缩压/肱动脉收缩压或狭窄部位以下的动脉压/狭窄部位以上的动脉压。ABI小于或等于0.9可以诊断下肢动脉狭窄，敏感性和特异性分别为95%和100%（表6-1）。

表 6-1 不同 **ABI** 的临床意义

ABI	临床意义
< 0.3	多半有缺血型溃疡和坏死
<0.45	下肢缺血程度严重，为坏疽前期静息痛表现
0.5~0.9	下肢动脉或近端有阻塞
0.9~1.3	正常范围
>1.3	动脉多伴有明显钙化

ABI：踝肱指数。

2. 彩色多普勒超声检查

彩色多普勒超声检查对下肢动脉疾病患者狭窄程度和解剖定位有着很好的帮助，亦可用于术后恢复的评估。彩色多普勒超声检查重复性好，但是对检查者技术水平要求较高。

3. CT 血管成像和磁共振血管成像检查

CT 血管成像（computed tomography angiography，CTA）对狭窄程度大于50%的病变敏感性和特异性分别为 96% 和 98%，对磁共振血管成像（magnetic resonance angiography，MRA）有禁忌的患者可选用该检查方法，对高龄及肾功能不全患者应慎用。与动脉数字减影血管造影相比，磁共振血管成像的敏感性和特异性为93%~100%和95%~100%。

4. 动脉数字减影血管造影检查

动脉数字减影血管造影（digital subtraction angiography，DSA）是诊断的"金标准"，需要进行血运重建的患者需做该检查。DSA 可以检查和治疗同时进行。老年患者要注意有创性检查的风险。

【临床评估】

1. 运动功能评估

运动功能评估包括：①6 分钟步行试验，可为老年患者的治疗反应提供客观依据；②平板运动试验，适用于静息 ABI 正常或者临界的患者，若静息 ABI 大于 0.9，1 分钟 ABI 下降 20%，即可诊断为下肢动脉疾病。

2. 老年综合评估

重点评估患者躯体功能。欧洲老年糖尿病工作小组 2011 年公布的《糖尿病防治指南》建议，老年 2 型糖尿病的患者应常规进行老年综合评估，并且每年至少一次对下肢进行血管和神经检查。

【诊断标准】

结合 2011 年 ACC/AHA 更新的《周围动脉疾病诊治指南》和我国《周围动脉疾病防治指南》，周围动脉疾病诊断标准如下：

（1）对疑似下肢动脉疾病患者，应采用静息踝肱指数（ABI）进行下肢动脉疾病的诊断，疑似下肢动脉疾病患者被定义为：年龄大于或等于 65 岁，有劳力性下肢症状或非愈合性创口；年龄大于或等于 50 岁，有吸烟或糖尿病史。

（2）对所有新诊周围动脉疾病患者，都应进行双下肢 ABI 的测量，同时建立一个基线水平。

（3）对临床上怀疑下肢动脉疾病，并且血管弹性差（通常是病程长的糖尿病或高龄患者）、ABI 可信度低的患者，应进行趾肱指数（toe brachial index，TBI）检测。

（4）当临床根据下肢周围动脉病变的解剖位置制订治疗计划时，应用彩色多普勒超声检查、CT 血管成像或磁共振血管成像等测量方法确诊是有价值的。

（5）正常 ABI 在 1.00~1.40，ABI 小于或等于 0.90 通常可确诊。ABI 在 0.91~0.99 被认为是临界值。ABI 大于 1.40 需进一步检查。

周围动脉疾病的诊断流程见图 6-1。

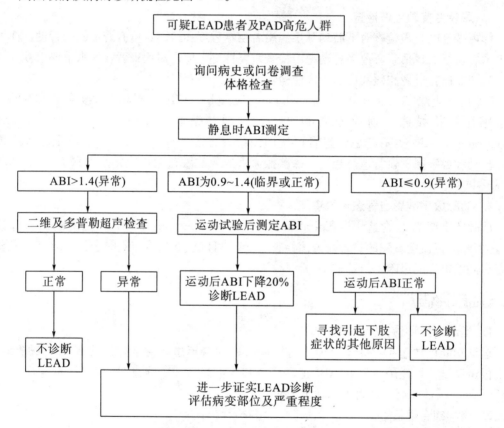

图 6-1　周围动脉疾病的诊断流程

ABI：踝肱指数；LEAD：下肢动脉疾病；PAD：周围动脉疾病。

【鉴别诊断】

下肢动脉疾病需与血栓闭塞性脉管炎、急性动脉栓塞、多发性大动脉炎鉴别。

1. 血栓闭塞性脉管炎

血栓闭塞性脉管炎多见于年龄为 20~40 岁的男性，是一种全身性中小动脉闭塞性疾病，患者多有吸烟史，症状多反复发作。

2. 急性动脉栓塞

急性动脉栓塞多见于心源性或者动脉源性血栓栓塞，有时与动脉硬化闭塞合并急性血栓形成难以鉴别。

3. 多发性大动脉炎

多发性大动脉炎多见于青年女性，病变可为多发性，多伴有发热、免疫指标的改变。

【临床分期】

国内外周围动脉疾病的临床分期有 Fontaine 分期和 Rutherford 分期（表 6 – 2）。

表 6 – 2　周围动脉疾病的临床分期

Fontaine 分期		Rutherford 分期		
分期	临床表现	分期	类别	临床表现
Ⅰ	无症状	0	0	无症状
Ⅱₐ	轻微跛行	Ⅰ	1	轻微跛行
Ⅱᵦ	中或重度跛行		2	中度跛行
			3	重度跛行
Ⅲ	缺血性静息痛	Ⅱ	4	缺血性静息痛
Ⅳ	溃疡或坏疽	Ⅲ	5	轻度组织丧失
		Ⅳ	6	溃疡或坏疽

要点：
- 大部分老年下肢周围动脉疾病患者没有下肢动脉局部缺血或者跛行的症状。
- 急性动脉缺血症状包括：疼痛（pain）、麻痹（paralysis）、感觉异常（paresthesia）、无脉（pulselessness）、苍白（pallor）。
- 踝肱指数（ankle-brachial index，ABI）是最简单有效的无创检查方式。

【治疗】

（一）治疗原则

1. 无症状周围动脉疾病

对无症状周围动脉疾病患者的治疗目标是控制早期危险因素和抗动脉硬化综合治疗。

2. 有症状周围动脉疾病

对有症状周围动脉疾病患者的主要治疗目标是解除缺血症状，控制下肢动脉硬化闭塞的病情进展，提高运动能力。特别是降低其合并症、发病率和病死率。有跛行症状的患者，除了行走能力受限，进一步的问题是致命的心血管并发症高发率。周围动脉疾病患者通常并不是死于周围循环疾病，而是心肌梗死或脑卒中。原发性动脉硬化症是一种全身性疾病，通常会同时影响多个动脉血管部位。因此，早期处理存在的高危因素非常重要。

（二）改变生活方式

改变生活方式贯穿周围动脉疾病治疗始终，比如健康饮食、戒烟和控制体重。

1. 健康饮食

健康饮食包括食用低饱和脂肪酸、低胆固醇饮食，适量选择全麦主食、蔬菜、水果。

2. 戒　烟

对吸烟的患者挽救生命最重要的措施就是戒烟，而且无论何时戒烟都不晚。戒烟除可减少其患心脑血管急症的风险外还有更多好处，如戒烟数天之内血压会下降；糖尿病患者的足部溃疡、神经损伤，以及肾脏受损均可减少；口腔、呼吸道以及膀胱肿瘤的患病风险下降；延长寿命；减少家庭内其他成员的二手烟危害等。基于这些益处，推荐吸烟的周围动脉疾病患者参加戒烟项目。除非有禁忌证，建议使用伐尼克兰、安非他酮等药物治疗。

3. 控制体重

控制体重的最佳方法是少吃多动。摄入的热量满足每日消耗即可。

（三）运动康复

行走训练可以让周围动脉疾病患者症状改善。近期的研究结果显示，周围动脉疾病患者参加专业人员指导的行走训练项目可以缓解腿痛或者跛行症状，甚至较药物或外科治疗患者的行走距离更长。运动治疗已成为下肢动脉疾病患者的非手术治疗方式之一，也是ACC/AHA 指南中的 I/A 级推荐。有荟萃分析（meta 分析）显示，运动康复后运动平板上平均跛行痛发生时间可延长 179%，无症状步行距离可从 126 m 延长到 351 m。最大跛行距离可提高 122%，从 326 m 延长到 723 m。运动可以帮助患者更好地控制血糖、血压、血脂和体重，提高肌肉张力；还可以保持关节的灵活性，增加骨骼和心肌的力量。因此，建议周围动脉疾病患者在日常生活中尽可能增加活动机会，如打电话时适当走动，爬楼梯而不乘电梯，乘坐公交时提前一两站下车。同时参加有专业人员指导的行走训练。行走训练之前建议检查患者的心脏功能以制订最佳的运动处方。

行走训练方法：第一步，5 分钟热身。慢速行走 2~3 分钟以放松下肢，拉伸下肢肌肉 10~15 秒/次。第二步，快速行走。强度以在 3~5 分钟内诱发下肢轻度或中度疼痛为宜（疼痛程度 3~4 分/5 分评分法）。第三步，休息直到疼痛消失（坐或站均可）。第四步，多次重复第二、三步。第五步，恢复。最后 5 分钟缓慢行走，剩余时间拉伸腿部肌肉。注意：①以可诱发疼痛的最大速度步行，如运动后无症状提示运动强度不够，效果差。②步行过程中出现胸痛等不适，需及时停止运动。③前 2 个月内运动时间 35 分钟/次，之后每周增加 5 分钟直到 50 分钟/次。达到 50 分钟/次，3~5 次/周的强度后要保持。当行走变得轻松时，可以适当增加运动量。行走能力提高，运动强度应逐渐加大。

（四）间歇气压治疗

近年来发表的多项研究结果显示：间歇气压治疗对治疗间歇性跛行和急性缺血均有益处，并且能够提高保肢率。

（五）抗血小板药物和抗凝治疗

抗血小板治疗能够明显减少症状性周围动脉疾病患者的心肌梗死、脑卒中、血管性疾病的病死率。抗血小板治疗推荐用于：①有症状的周围动脉疾病患者；②无症状但 ABI 小于 0.90 的患者；③所有经血管成形术治疗的周围动脉疾病患者。

要点：
● 对无症状周围动脉疾病患者的治疗目标是控制早期危险因素和综合抗动脉硬化治疗。
● 有症状周围动脉疾病患者的主要治疗目标是解除缺血症状，控制下肢动脉硬化闭塞的病情进展，提高运动能力。
● 对周围动脉疾病患者的非药物治疗包括改变生活方式、运动康复以及间歇气压治疗。

1. 阿司匹林

推荐用阿司匹林抗凝治疗以降低心血管事件风险。阿司匹林可有效延缓周围动脉疾病的进展和减少周围血管的外科治疗，但不能增加行走距离。在腹股沟下普通金属支架植入后，推荐用阿司匹林和噻吩吡啶类药（氯吡格雷或噻氯匹啶）双重抗血小板治疗至少 1 个月；在腹股沟下旁路手术后，推荐用阿司匹林或阿司匹林和噻吩吡啶类药联合抗血小板治疗；在用自体静脉行腹股沟下旁路术后，可考虑用维生素 K 拮抗剂抗凝治疗；对有症状影响日常生活活动的间歇性跛行患者，可考虑抗血小板治疗。

2. 氯吡格雷

氯吡格雷一般用于不耐受阿司匹林的患者，也可作为周围动脉疾病患者的初始治疗用药。双联抗血小板治疗较单药可降低心血管缺血事件，但小出血事件增多。因此，建议对出血风险不大的严重肢体缺血患者采用双联抗血小板治疗。

3. 华法林

口服华法林不能减少周围动脉疾病患者缺血性心血管事件发生的风险。

（六）改善肢体缺血症状的药物

1. 西洛他唑

西洛他唑可明显改善无心力衰竭的间歇性跛行患者的症状及增加行走距离，该药兼有抗血小板作用，是食品药品管理局（FDA）批准的运用于间歇性跛行的一线药物。

2. 己酮可可碱

己酮可可碱是 FDA 批准的第一个适用于间歇性跛行患者的药物。多个研究结果表明，己酮可可碱使用后，最大行走距离有轻度增加。

3. 盐酸沙格雷酯

盐酸沙格雷酯对血小板以及血管平滑肌的 $5-HT_2$ 受体具有特异性拮抗作用。因而显示抗血小板以及抑制血管收缩的作用。

4. 前列腺素

使用前列腺素可明显减轻缺血性疼痛，并可促进动脉狭窄患者溃疡的愈合，同时可以明确减少血管事件的发生率。

（七）降压治疗

控制血压对预防脑卒中、心肌梗死及心力衰竭非常重要。降压虽可能导致肢体灌注压的下降而出现跛行症状加重或者慢性肢体缺血，但大多数患者可耐受且不出现症状加重。与传统观念不同的是，β 受体阻滞剂不会加重周围动脉疾病患者的跛行症状。

（八）降糖治疗

糖尿病可增加周围动脉疾病的患病风险 2~4 倍，12%~20% 的周围动脉疾病患者有糖尿病。对伴有糖尿病的周围动脉疾病患者每年进行足部检查，包括足部动脉触诊、足部感觉缺失程度检查，以监测发生足部溃疡和截肢的风险。目标是糖化血红蛋白低于7%（高龄和虚弱老年人视情况而定），以降低微血管合并症的风险并提高心血管疾病的预后。

（九）调脂治疗

周围动脉疾病患者的低密度脂蛋白胆固醇目标值为低于 2.56 mmol/L，高危患者低于 1.80 mmol/L。无论是否合并冠心病的周围动脉疾病患者均应常规服用他汀类调脂药物。证据显示，他汀类药物每降低低密度脂蛋白胆固醇 1 mmol/L，5 年主要血管事件可降低约 20%。

（十）血运重建治疗

多项研究结果表明，当比较间歇性跛行患者内科治疗和手术血运重建治疗时，大多数情况下风险获益更偏向于内科治疗。但由于依从性和药物耐受不良，内科治疗可能对部分患者无效。内科治疗无效或已出现溃疡、坏疽的患者，需要考虑血运重建治疗。血运重建方式包括经皮腔内血管成形术和外科手术治疗。对治疗的选择方式，应充分考虑患者个体化情况，如血管分型及条件、合并疾病和患者意愿等。

近年来，干细胞和基因治疗用于促进新生血管形成的研究逐渐升温，其作用尚存争议。部分研究提示可以缓解下肢缺血症状、减少截肢风险。另有研究结果则显示无相似效果。

> **要点：**
> - 抗血小板治疗能够明显减少症状性周围动脉疾病患者的心肌梗死、脑卒中、血管性疾病的病死率。
> - 口服华法林不能减少周围动脉疾病患者缺血性心血管事件发生的风险。
> - 多项研究结果表明，当比较间歇性跛行患者内科治疗和血运重建治疗时，大多数情况下获益更偏向于内科治疗。
> - 当内科治疗无效，或者已出现溃疡、坏疽的患者，需考虑血运重建治疗。

重点介绍

颈动脉粥样硬化性疾病

【定义】

颈动脉包括颈总动脉及其分支颈内动脉和颈外动脉。颈动脉粥样硬化性疾病是指颈动脉粥样硬化导致动脉狭窄甚至闭塞的疾病。

【流行病学特点】

颈动脉狭窄的最常见原因是动脉粥样硬化。颈动脉狭窄的患者心肌梗死、周围动脉疾病的发病风险及死亡风险均增加。在欧洲进行的一项研究结果表明，在年龄为 55 岁以上的人群中，颈动脉狭窄程度在 $16\%\sim49\%$ 的比例为 3%，狭窄程度大于 50% 的比例为 1.4%。在另一项研究中，在年龄为 50 岁以上的人群中，颈动脉狭窄的发生率，男性为 4.2%，女性为 2.7%。而在年龄为 75 岁以上的人群中，有 40% 的男性颈动脉狭窄程度大于 10%。而颈动脉斑块则更为常见，在年龄为 65 岁以上的人群中，男性和女性存在颈动脉斑块的比率分别为 75% 和 62%。

【预后】

2012 年美国脑卒中协会统计显示，脑卒中是第三大死亡原因。在我国，脑卒中也是年龄在 60 岁以上人群的第三大死因。颈动脉狭窄是缺血性脑卒中发病的最重要原因之一。$20\%\sim30\%$ 的缺血性脑卒中是由颅外段颈动脉狭窄病变引起的，症状性颈动脉狭窄大于 70% 的患者，2 年脑卒中发生率高达 26%。

【危险因素】

吸烟、糖尿病、冠心病以及一级亲属中有脑卒中病史为颈动脉狭窄的四大独立危险因素。年龄合并上述 1~4 个独立危险因素，发生颈动脉狭窄的风险分别为 6%、14%、16% 及 67%。

【临床表现】

1. 短暂性脑缺血发作

短暂性脑缺血发作（transient ischemic attack，TIA）多发生于年龄在 60 岁以上的人群，男性多于女性，约 90% 发生于颈动脉供血区。表现为起病突然；迅速出现对侧肢体无力或者偏身感觉障碍，同侧黑蒙；持续时间为 10~15 分钟，多于 1 小时之内完全恢复，不留后遗症；影像学检查无局灶性病变。上述症状可反复发作。

2. 视力性病变

视力性病变是由颈内动脉狭窄或闭塞所致的眼部缺血综合征。一过性黑蒙是同侧颈动脉狭窄的表现。多发生于老年患者，平均寿命约为 65 岁，男女比例为 2：1。通常当颈内动脉狭窄程度大于 90% 时，患者才会出现明显症状。

3. 可逆性缺血性神经障碍

可逆性缺血性神经障碍（reversible ischemic neurologic deficit，RIND）是急性发作的局限性脑血流循环障碍，其局灶性脑缺血症状持续 24 小时以上，而在 3 周内完全恢复。一旦发生，往往提示大脑结构受到了一定破坏。短暂性脑缺血发作和可逆性缺血性神经障碍更强调临床表现，而症状和影像学检查结果不一定一致。

4. 脑卒中

脑缺血性神经障碍恢复时间超过 1 周可能出现脑卒中后遗症。可有对侧偏瘫或偏身感觉障碍，双眼同向性偏盲伴向病灶方凝视，优势半球受累可出现失语，严重者可能出现意识障碍。

【体征】

颈动脉搏动减弱或消失。此外，部分患者可在颈部闻及血管杂音，但大多数患者体格检查不能闻及杂音。

【辅助检查】

（一）一般检查

常见危险因素的血液系统检查包括血常规、血脂、血糖、血半胱氨酸、尿酸、肌酐等检查。心电图检查、血压监测、眼底检查亦很重要。

（二）局部血管检查

1. 彩色多普勒超声检查

颈动脉的内膜中层厚度（intima-media thickness，IMT）大于或等于 1.0 mm 为增厚，厚度大于或等于 1.5 mm 定义为斑块。彩色多普勒超声检查是颈动脉疾病最简单、无创的检查方式。它不但可以显示颈动脉的解剖图像，还可以显示动脉内血栓、流速、血流方向等，还可以判断动脉硬化斑块的性质。但是，彩色多普勒超声检查结果易受操作者主观因素影响。

2. CT 血管成像检查

CT 血管成像具有快速、较好的空间分辨能力，能够提供更准确的血管解剖图像，CT 血管成像诊断颈动脉闭塞的敏感性和特异性分别高达 97％和 99％。但是，对肾功能不全的患者需慎用。相对于磁共振血管成像（MRA），它对狭窄程度的判断欠精确。

3. 磁共振血管成像检查

做磁共振血管成像检查，骨结构在影像上不会显影。除非进行额外的 MRI 检查，周围软组织结构看不到。普通飞跃法磁共振血管成像（TOF - MRA）依赖血流，血管严重狭窄或闭塞时，会显示信号消失，难于区分完全闭塞和重度狭窄。

4. 动脉数字减影血管造影检查

动脉数字减影血管造影检查是诊断动脉狭窄的“金标准”，可以详细了解病变的部位、范围、程度以及侧支循环的情况，能为手术及介入手术提供详细的影像学资料。动脉数字减影血管造影作为有创检查，文献报道有 0.9％～7％的并发症发生率。并发症主要为肾功能不全、造影剂过敏、血管损伤、诱发血管痉挛或者栓塞。因此，老年人选择这种检查方法需慎重。

【诊断】

（1）病史和体征：结合患者病史，需详细追问患者的临床症状，特别是短暂性脑缺血发作或者脑卒中的症状；注意检查颈动脉搏动及颈部血管杂音情况。

（2）血液系统的检查。

（3）眼底检查。

（4）影像学检查：根据影像学检查结果判断疾病的严重程度，冠心病的情况（如果狭窄程度＞50％，视为冠心病的等危症），并且应详细评估患者有无临床症状。

（5）高危因素的评估：是否有高血压、高血脂、糖尿病和是否吸烟等。

【鉴别诊断】

颈动脉狭窄诊断应注意与癫痫、心脏疾病和梅尼埃病鉴别。

1. 癫痫

癫痫大发作伴有意识丧失，而短暂性脑缺血发作没有意识丧失。局限性癫痫发作则多为刺激症状，如抽搐、发麻等，发作时脑电图有助于鉴别。

2. 心脏疾病

部分心肌梗死伴低血压、心律失常发作可能出现全脑缺血症状。

3. 梅尼埃病

梅尼埃病常有晕厥、呕吐、耳鸣，持续时间多大于 24 小时，除双眼震颤外，多无神经系统体征。

【严重程度分级】

根据病变的狭窄程度，颈部血管疾病可分为四级：低于 50％ 为轻度狭窄，50％～69％ 为中度狭窄，70％～99％ 为重度狭窄，100％ 为闭塞。

【治疗】

（一）针对危险因素的处理措施

对颈动脉狭窄患者，治疗的目的是减少脑缺血（短暂性脑缺血发作或脑卒中）的发生。对该病患者的治疗主要包括基础治疗和外科手术治疗。基础治疗包括针对危险因素的治疗和药物治疗（表 6-3）。

（二）药物治疗

应根据患者的不同情况选择不同的治疗方法。颈动脉手术治疗及介入治疗只是药物治疗的补充。目前有多种药物证实有效。2011 年 ACCF/AHA 制定的《颅外颈动脉和椎动脉病变诊治指南》建议：

（1）推荐单纯应用阿司匹林（75～325 mg/d）、氯吡格雷（75 mg/d），或联合阿司匹林和双嘧达莫（潘生丁），而非阿司匹林联合氯吡格雷进行抗栓预防和治疗。

（2）合并心房颤动、机械瓣等有抗凝指征的颈动脉狭窄患者，建议应用维生素 K 拮抗剂，INR 控制在 2.5 左右。

（3）对脑卒中或短暂性脑缺血发作患者，3 个月内不推荐氯吡格雷联合阿司匹林治疗。

（4）不推荐在急性缺血性脑卒中和短暂性脑缺血发作患者中应用肝素或低分子量肝素进行抗凝治疗。

（5）对拟行颈动脉内膜剥脱术的患者，围手术期推荐应用阿司匹林（75～325 mg/d）。

（6）推荐术后持续应用阿司匹林（75～325 mg/d）、氯吡格雷（75 mg/d），或小剂量阿司匹林联合双嘧达莫。

（7）推荐颈动脉支架术前至少 30 天内，行阿司匹林（81～325 mg/d）加氯吡格雷（75 mg/d）"双抗"治疗。如果不能耐受氯吡格雷，联合应用噻氯吡啶（250 mg，2 次/天）。2013 年 ACC/AHA 公布的《周围动脉疾病诊疗指南》进一步指出：对所有无症状但安置了颈动脉支架的患者，应长期给予抗血小板治疗；对有症状的颈动脉疾病患者，应当给予长期抗血小板治疗。

表 6－3　针对颈动脉狭窄危险因素的措施

针对的危险因素	相应的预防措施
高血压	• 减轻体重 • 限制钠盐摄入，低盐低脂饮食，增加青菜摄入 • 坚持每天 30 分钟有氧运动 • 无症状颈动脉狭窄合并高血压的患者，建议将血压降至 140/90 mmHg（18.7/12.0 kPa）以下 • 重度狭窄者，血压初始目标值应不低于 150/90 mmHg（20.0/12.0 kPa）
高血脂	• 低脂饮食 • 目标：低密度脂蛋白胆固醇＜2.6 mmol/L（100 mg/dl） • 如果饮食控制不能使低密度脂蛋白胆固醇降至＜2.6 mmol/L，则推荐使用药物控制血脂，药物首选他汀类药物 • 缺血性脑卒中的颈动脉狭窄患者推荐低密度脂蛋白胆固醇降至 1.8 mmol/L（70 mg/dl）或降至治疗前的 50%
糖尿病	• 饮食控制 • 严格控制血糖 • 监测患者的糖化血红蛋白，保持糖化血红蛋白低于 7% • 积极运动 • 必要时加用降糖药物
吸烟	• 采用 5R 原则 Relevance——强调戒烟的重要性 Risks——讨论吸烟的危害 Rewards——讨论戒烟的好处 Roadblocks——找出阻碍戒烟的因素 Repetition——反复动员患者戒烟 • 必要时可加用尼古丁替代治疗

（三）外科治疗

对颈动脉狭窄患者，要根据受累颈动脉相关的症状和体征、颈内动脉狭窄的程度，以及患者的年龄、性别、合并症和预期寿命，对手术策略进行评估。大多数无症状患者，更推荐内科治疗。具体的治疗方式需结合患者实际情况以及个人意愿等进行选择。

手术的治疗方式包括颈动脉剥脱术（carotid endarterectomy，CEA）和颈动脉支架成形术（carotid artery stenting，CAS）。基于目前的证据建议：

（1）对无症状但是狭窄程度大于 60%，且预期寿命大于 5 年者，首选颈动脉剥脱术治疗。

（2）颈内动脉狭窄程度为 70%～99%，且有症状的患者，应首选颈动脉剥脱术治疗。

（3）对有症状，颈内动脉狭窄程度在 50%～69% 的患者，为预防复发型脑卒中，建议行颈动脉剥脱术治疗；对手术风险大的患者，可选择颈动脉支架成形术代替颈动脉剥脱术。

（四）治疗流程

老年颈动脉狭窄的治疗流程见图 6－2。

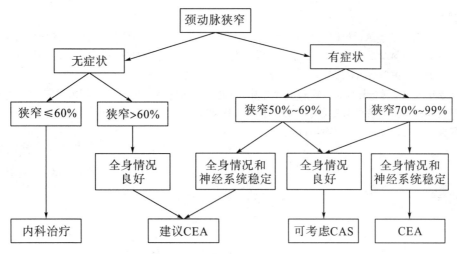

图 6 - 2 颈动脉狭窄的治疗流程

CAS：颈动脉支架成形术；CEA：颈动脉剥脱术。

要点：

● 颈动脉粥样硬化性疾病是指颈动脉粥样硬化导致动脉狭窄甚至闭塞的疾病。

● 吸烟、糖尿病、冠心病以及一级亲属中有脑卒中病史为颈动脉狭窄的四大独立危险因素。

● 颈动脉狭窄诊断应注意与癫痫、心脏疾病、梅尼埃病鉴别。患者的颈动脉手术治疗及介入治疗应是药物治疗的补充。对颈动脉狭窄患者，要根据与受累颈动脉相关的症状和体征、颈内动脉狭窄的程度，以及患者的年龄、性别、合并症和预期寿命，对手术策略进行评估。大多数无症状患者更推荐内科治疗。

参考文献

[1] Cunningham M A, Swanson V, O'Carroll R E, et al. Randomized clinical trial of a brief psychological intervention to increase walking in patients with intermittent claudication [J]. Br J Surg, 2012, 99: 49.

[2] 樊瑾. 老年外周动脉疾病的诊治 [J]. 中华老年心脑血管病杂志, 2012, 14 (12): 1 343-1 344.

[3] European Stroke Organisation, Tendera M, Aboyans V, et al. ESC Guidelines on the diagnosis and treatment of peripheral artery diseases: Document covering atherosclerotic disease of extracranial carotid and vertebral, mesenteric, renal, upper and lower extremity arteries: the Task Force on the Diagnosis and Treatment of Peripheral Artery Diseases of the European Society of Cardiology (ESC) [J]. Eur Heart J, 2011, 32: 2851.

[4] American College of Cardiology Foundation/American Heart Association Task Force on practice guidelines. Focused Update of the Guideline for the Management of patients with peripheral artery disease (Updating the 2005 Guideline) [J]. Circulation, 2011, 124: 2020.

纵深阅读

1.《老年人四肢动脉粥样硬化性疾病诊治中国专家建议（2012）》写作组，中华医学会老年医学分会，中华医学会外科学会血管外科专业组，等. 老年人四肢动脉粥样硬化性疾病诊治中国专家建议（2012）. 中华老年医学杂志，2013，32（2）：121.

2.《老年人颈动脉粥样硬化性疾病诊治中国专家建议（2012）》写作组，中华医学会老年医学分会，中华医学会外科学会血管外科专业组，等. 老年人颈动脉粥样硬化性疾病诊治中国专家建议（2012）. 中华老年医学杂志，2013，32（2）：113.

（邹雨珮　杨轶）

第七章　老年患者的抗栓治疗

学习目的：

● 掌握老年患者抗血小板和抗凝治疗的主要病种及常用药物。

● 掌握老年患者抗栓治疗的特殊性及应用注意事项。

● 了解新近抗栓治疗指南中老年患者应用的建议。

典型病例：

患者，男性，79 岁，因胸痛 3 小时急诊入院。入院诊断为急性前壁心肌梗死。既往有高血压、糖尿病和持续性心房颤动病史。长期口服阿司匹林抗血小板治疗。

临床问题：

1. 该患者既往的抗栓治疗措施是否合理，如何调整？

2. 该患者应采取双联抗血小板（阿司匹林联合氯吡格雷）还是三联抗栓治疗（双联抗血小板联合低分子量肝素抗凝治疗）？

3. 急性期后的长期抗栓治疗方案如何确定？

老年患者应"何时"及"怎样"进行抗栓治疗？这是临床医生非常关心的问题。一方面，临床许多疾病需要抗栓治疗，如非瓣膜病性心房颤动、心源性脑卒中、心瓣膜病及人工瓣膜术后、缺血性心脏病（ST 段抬高性心肌梗死和非 ST 段抬高性心肌梗死）、静脉血栓栓塞疾病（肺栓塞和深静脉血栓形成）、部分外科手术及周围动脉疾病；另一方面，随着患者年龄的增长，临床医生对老年患者抗栓治疗的担忧也逐渐增加。老年患者可能存在认知功能障碍、消化道出血、脑出血、高血压等多种危险因素，且患者依从性较差，监控药物用量较难，出血风险高。因此，如何合理进行抗栓治疗，既是老年科医生关心的问题，也对老年患者具有重要的临床意义。

人体凝血系统中凝血酶和血小板的作用是血栓形成中相互促进的两个主要环节。因此，抗栓治疗主要包括抗凝治疗和抗血小板治疗。本章将分别进行阐述。

第一节 抗栓药物

一、抗血小板药物

（一）常用抗血小板药物

临床常使用的抗血小板药物有血栓素 A_2 抑制剂（阿司匹林）、P2Y12 拮抗剂（噻氯匹定、氯吡格雷）、血小板膜糖蛋白（GP）Ⅱb/Ⅲa 拮抗剂（阿昔单抗、替罗非班）、蛋白酶激活受体（PRA）-1 拮抗剂（SCH 530348、E-5555）、磷酸二酯酶抑制剂（西洛他唑、双嘧达莫）。

（二）抗血小板治疗的总体推荐

美国医师研究（PHS）、血栓形成预防试验（TPT）、高血压最佳治疗研究（HOT）、一级预防研究（PPP）4 项大规模随机对照试验（RCT）表明，未来 10 年心血管事件风险大于 6% 的个体，服用阿司匹林的获益大于风险。2009 年 ACC/AHA《冠心病防治指南》对患有慢性稳定型心绞痛、急性冠脉综合征和接受经皮冠状动脉介入治疗的老年患者均推荐使用阿司匹林。欧洲-澳大利亚可逆性缺血性脑卒中预防试验（ESPRIT）结果显示，对脑卒中的二级预防，阿司匹林加双嘧达莫方案疗效与氯吡格雷基本相当，优于单用阿司匹林。2011 年美国糖尿病协会（ADA）《糖尿病防治指南》及《2010 年中国 2 型糖尿病防治指南》指出，糖尿病患者男性年龄大于 50 岁、女性年龄大于 60 岁，无危险因素或合并一项危险因素（心血管疾病家族史、高血压、吸烟、血脂异常或蛋白尿）者，均应使用阿司匹林（75~150 mg/d）进行一级预防。

二、抗凝药物

（一）临床常用的抗凝药物

临床常用的抗凝药物包括肝素［普通肝素（unfractionated heparin，UFH）、低分子量肝素（low molecular weight heparin，LMWH）、磺达肝素钠（戊聚糖钠）］，维生素 K 拮抗剂（华法林），直接凝血酶抑制剂（达比加群酯）。临床多用于心血管疾病一级及二级预防、缺血性脑血管疾病一级及二级预防、心房颤动抗栓治疗等。

（二）抗凝药物应用的总体推荐

1. 低分子量肝素

低分子量肝素如低分子量肝素钙注射液（速碧林）、依诺肝素钠（克赛）等，因其分子质量小可皮下注射，且不需要监测，现已替代普通肝素用于防治老年血栓栓塞性疾病。但是，有证据显示其使用后 6 天大出血率会升高至 0.7%，建议老年患者不要连续使用低分子量肝素超过 1 周。

2. 华法林

临床常使用口服维生素 K 拮抗剂——华法林进行抗凝治疗，大多数患者口服华法林治疗第一天和第二天的起始剂量为 5 mg 和 10 mg，对高龄患者，尤其衰弱、营养不良、充血性心力衰竭或肝脏疾病者，建议起始剂量不超过 5 mg；应用 2 次或 3 次剂量后开始监测国际标准化比值（INR），治疗剂量稳定后，监测间隔应不超过 4 周。与西方人相比，亚洲人华法林肝脏代谢酶存在较大差异，中国专家共识推荐起始剂量调整为 1~3 mg，老年患者可从 1.5 mg/d 起始。在口服抗凝药物调整 INR 目标值时，易出现出血并发症，需要密切监测。临床常用 HAS－BLED 评分系统评估出血风险，评分为 0~2 分属于出血低危患者，评分大于或等于 3 分时提示出血风险增高（表 7－1）。

表 7－1　口服抗凝药物出血风险的 HAS－BLED 评分

缩写	基本特征	分值
H	高血压［收缩压>160 mmHg（21.3 kPa）］	1
A	肝功能异常［慢性肝病、胆红素高于正常值上限的 2 倍，天冬氨酸转氨酶（谷草转氨酶，AST）、丙氨酸转氨酶（谷丙转氨酶，ALT）、碱性磷酸酶（ALP）高于正常值上限 3 倍］ 肾功能异常（长期透析或肾移植或血清肌酐≥200 μmol/L）	1 或 2
S	脑卒中史	1
B	出血史或出血倾向	1
L	INR 波动大	2
E	老年（年龄≥65 岁）	1
D	药物［同时应用抗血小板药物、非类固醇类抗炎药（非甾体类抗炎药）、皮质激素等增强华法林作用］、酗酒	1 或 2

INR：国际标准化比值。HAS－BLED 评分最高分为 9 分，总分 0~2 分属于出血低危患者，评分≥3 分时提示出血风险增高。

要点：
● 临床常用的抗血小板药物包括阿司匹林、氯吡格雷和血小板膜糖蛋白Ⅱb/Ⅲa 受体拮抗剂。ACC/AHA《冠心病防治指南》推荐，对心血管事件高危患者进行抗血小板治疗，用于心血管事件一级和二级预防，包括老年患者。
● 常用抗凝药物包括肝素、低分子量肝素、维生素 K 拮抗剂和新型抗凝药物。低分子量肝素用于防治老年血栓栓塞性疾病具有优势。口服维生素 K 拮抗剂用于老年患者抗凝治疗时应从小剂量开始，并根据 INR 调整维持剂量。
● 应用口服抗凝药物时应根据 HAS－BLED 评分系统评估出血风险。

第二节　老年常见疾病抗栓治疗的特点及注意事项

一、老年抗栓治疗的特点

1. 抗栓治疗方案较难选择

老年患者往往多种疾病共存，需要同时服用多种药物，很多药物都会影响抗栓药物的代谢和疗效，且年龄本身对药物的吸收、分布、代谢及排泄过程也有影响。因此，临床医生对老年患者在抗栓药物种类、剂量、治疗方案的选择上往往比对年轻患者为慎重，更加个体化地考虑安全性和疗效。再者，目前关于老年患者抗栓治疗的临床试验较少，指南又多以年轻患者群体为依据，这增加了临床医生治疗老年血栓性疾病的难度。

2. 易低估抗血小板治疗的出血风险

阿司匹林或氯吡格雷这些抗血小板药物对心血管事件的预防和治疗效果已被国内外多项大型临床试验证实，但随着年龄的增长，抗血小板药物导致大出血的比例增加，尤其使用双联抗血小板的老年患者，临床医生应予以警惕，对老年患者的抗血小板治疗加强管理。

3. 抗凝治疗难度大，治疗率低

老年患者的抗凝治疗最大并发症为大出血，尤其是脑出血，将 INR 降至 1.5~2.0 仍不能减少大出血，血栓栓塞率却明显增高。而当 INR 大于 2.5 时，老年患者的出血风险明显升高。因此，临床医生多对抗凝治疗存在顾虑。

二、老年抗栓治疗应注意的问题

1. 关注长期治疗的安全性

老年人群生理功能的特殊性决定了其接受抗栓治疗时安全问题的突出性，主要是出血风险和药物相互作用。国外指南对血栓性疾病的用药剂量不能直接用于我国老年人群，因为种族、体重、药物代谢差异较大。年龄在 80 岁以上的高龄老年人，尽量不采用两种或以上的抗血小板及抗凝治疗。在药物剂量的有效范围内，可适当降低剂量。

2. 注重对患者及其照护人员的教育和沟通

老年患者听力下降、记忆力差，甚至有认知功能障碍，医生需反复向患者及照顾人员详细交代抗栓药物的使用，以及对不良反应的警惕和应对方法。同时应加强对老年患者的护理，防止外伤、跌倒。应从整体治疗出发，充分考虑老年患者多病共存的状态，注意药物之间的相互作用，抓住治疗重点。

3. 加强定期监测

对接受抗栓治疗的患者应进行定期实验室指标检测，包括血常规、血小板计数、凝血功能、肝肾功能等检测。根据现行指南或防治规范，建议结合患者实际情况及时调整抗栓治疗强度。

第三节 老年常见疾病的抗栓治疗

一、心房颤动的抗栓治疗

心房颤动（AF）是老年人最常见的心律失常类型之一，且随着年龄的增长患病率升高。血栓栓塞并发症是心房颤动致死的主要原因，常见的表现类型为脑卒中。心房颤动患者是否需要抗凝治疗通常根据 CHADS2 评分的结果决定（表 7-2）。

（一）抗凝治疗

1. 华法林

老年患者口服华法林抗凝，应从低剂量开始（如≤1.5 mg/d），《中国专家共识》推荐老年患者应与一般成年人采取相同的 INR 目标值（2.0~3.0）。华法林抗凝具有一定局限性，个体差异较大，易受多种食物和药物影响，需监测凝血功能并调整剂量。因此，对患者长期治疗的依从性有一定影响。出血风险根据 INR 的不同差异较大（表 7-3）。

表 7-2 CHADS2 评分

缩写	基线特征	分值
C	充血性心力衰竭	1
H	高血压	1
A	年龄>75 岁	1
D	糖尿病	1
S	脑卒中或短暂脑缺血病史	2

若无禁忌证，CHADS2 评分≥2（高度脑卒中风险）的心房颤动患者应进行口服抗凝药物治疗；评分为 1 分（中度脑卒中风险），可应用阿司匹林（100~300 mg，1 次/天）治疗，部分仍需口服抗凝药物；评分为 0 分（低度脑卒中风险）一般不需要抗凝治疗。

表 7-3 国际标准化比值异常升高或出血时的处理

国际标准化比值（INR）异常升高或出血情况	需采取的措施
3<INR<5，无明显出血	减量或暂停用药，增加监测，降至治疗范围时从小剂量重新开始；略升高则不需要调整
5≤INR<9，无明显出血	暂停下一次或下两次用药，增加监测，降至治疗范围时从小剂量重新开始；或暂停一次用药并口服维生素 K_1
INR≥9，无明显出血	暂停服药，并给予口服高剂量维生素 K_1（5~10 mg），使 INR 于 24~48 小时内稳定下降，必要时可重复，增加监测，降至治疗范围时从小剂量重新开始
严重出血	暂停服药，给予维生素 K_1 10 mg 静脉滴注，必要时每隔 12 小时重复，补充新鲜血浆、浓缩凝血酶原复合物或重组因子 Ⅶa

注：维生素 K_1 可口服、皮下注射、肌内注射和静脉注射。美国胸科医师协会（ACCP）公布的《抗栓与血栓预防临床实践指南》推荐口服维生素 K_1。但是，口服维生素 K_1 起效缓慢，而静脉注射引起变态反应（过敏反应）的风险大。我国《心房颤动：目前的认识和治疗建议》抗栓指南建议常规给予肌内注射，需紧急逆转时给予静脉注射。

2. 新型口服抗凝药物

新型口服抗凝药物包括直接凝血酶抑制剂（达比加群酯）和直接 Ⅹa 因子抑制剂（利伐沙班与阿哌沙班），在治疗过程中不需常规监测凝血功能，患者依从性好。2009 年长期抗凝治疗的随机评估（RELY）研究证实，口服达比加群 110 mg，2 次/天，疗效不亚于华法林，颅内出血及大出血发生率降低；150 mg，2 次/天，疗效优于华法林，出血率与华法林相似。因此，目前建议合并 1 项以上危险因素的心房颤动患者服用达比加群。

3. 综合治疗

对心房颤动持续时间超过 48 小时或持续时间不明，伴血流动力学不稳定（心绞痛、心肌梗死、休克或肺水肿）的患者，建议前 3 周和成功复律后 4 周口服维生素 K 拮抗剂，如华法林（INR 为 2.0，范围为 2.0~3.0）。行择期心脏复律前，建议做经食管超声检查，以了解是否存在左心房或左心耳血栓。心房颤动发作低于 48 小时的患者，可直接进行心脏复律，但须同时应用普通肝素预防血栓。

（二）抗血小板治疗

不能接受抗凝治疗的心房颤动患者，推荐使用抗血小板治疗（氯吡格雷联合阿司匹林，优于单用阿司匹林）。不符合溶栓适应证且无禁忌的患者，应在发病后尽早给予口服阿司匹林 150～300 mg/d，急性期后改为预防剂量 50～150 mg/d。

二、特殊心房颤动患者的抗栓治疗

对二尖瓣狭窄伴心房颤动患者、心脏瓣膜置换术后的心房颤动推荐口服维生素 K 拮抗剂抗凝（根据瓣膜类型、位置、患者个体差异调整 INR 目标值，或加用阿司匹林）。所有机械性人工心脏瓣膜患者均应口服维生素 K 拮抗剂抗凝治疗，INR 目标值为 3.0（2.5～3.5），必须停用时，可使用低分子量肝素或阿司匹林 80～100 mg/d。心房颤动患者发生急性脑卒中后的最初 2 周内，脑卒中再发风险最高，在脑卒中急性期进行抗凝治疗会增加颅内出血或梗死后出血的风险。因此，建议发病 2 周以后开始抗凝治疗。急性缺血性脑卒中适合溶栓者，应尽量在症状出现 3 小时内静脉给予重组组织型纤溶酶原激活剂（r - TPA）溶栓，老年患者行机械取栓治疗风险大，可早期进行阿司匹林治疗，剂量为 160～325 mg/d，对大多数非心源性栓塞、脑卒中或短暂性脑缺血发作的患者，抗血小板药物优于抗凝药物。

三、冠心病的抗栓治疗

（1）确诊为冠心病的患者可给予单一抗血小板药物治疗。《急性 ST 段抬高型心肌梗死治疗指南》建议，心肌梗死急性期，所有患者只要无禁忌，均应立即嚼服阿司匹林 300 mg，继以 100 mg/d 长期维持；存在禁忌者可服用氯吡格雷 75 mg/d 替代。

（2）非 ST 段抬高急性冠脉综合征患者应立即口服阿司匹林 75～325 mg，然后继续口服 75～162 mg/d，也可以与普通肝素联合应用。

（3）择期行经皮冠状动脉介入治疗或支架植入的患者，推荐阿司匹林（75～325 mg/d）联合氯吡格雷治疗。

（4）急性冠脉综合征患者支架植入术后第一年应给予低剂量阿司匹林联合替卡格雷（90 mg，2 次/天）或氯吡格雷（75 mg/d）或普拉格雷（10 mg/d）进行双联抗血小板治疗。

（5）所有经皮冠状动脉介入治疗患者，尤其是直接经皮冠状动脉介入治疗或者顽固性心绞痛或有其他高危特征者，建议使用 GPⅡb/Ⅲa 受体拮抗剂（阿昔单抗或埃替非巴肽）。

（6）低危动脉粥样硬化患者，如冠状动脉单支病变，建议植入裸金属支架后服用氯吡格雷 2 周。

四、静脉血栓栓塞性疾病的抗栓治疗

静脉血栓栓塞性疾病主要包括深静脉血栓形成（DVT）和肺栓塞（PE），是老年血管性疾病中的常见病，尤其见于长期卧床、肿瘤、骨折及严重创伤的老年人，如果延迟诊断或治疗不及时可能危及生命。但是，对体弱且合并心、脑、肾多器官疾病的老年患者，介入及手术治疗的适应证受到限制，低分子量肝素治疗地位则由此突显出来，口服维生素 K

拮抗剂的疗效也更加明确。不建议单独使用阿司匹林、右旋糖酐、低剂量普通肝素、弹力袜、体外间歇性气囊压迫法预防血栓生成。

静脉血栓栓塞性疾病的抗凝治疗标准方案目前为肝素类药物联合应用维生素 K 拮抗剂（抗凝强度：INR 为 2.0~3.0），疗程为 3 个月，之后重新评估是否需继续或长期抗栓治疗（多根据栓塞再发与出血的利弊，深静脉血栓形成部位、诱因的可复性）。例如，下肢急性深静脉血栓治疗第一天建议采用维生素 K 拮抗剂联合应用低分子量肝素或普通肝素，当 INR 稳定大于 2.0 时停用肝素。深静脉血栓形成的老年患者应在能耐受情况下，尽早下床活动，不建议给予非类固醇类抗炎药（非甾体类抗炎药）治疗。首次发生的特发性深静脉血栓形成患者，使用维生素 K 拮抗剂抗凝治疗应至少 6~12 个月，同时应监测 D-二聚体水平；2 年后可使用弹力加压袜，使踝部压力达 30~40 mmHg；避免长时间站立或双下肢下垂坐位。

急性非大面积肺栓塞应给予低分子量肝素治疗至少 5 天（效果优于使用普通肝素）；高度怀疑为肺栓塞的患者，等待诊断性检查结果的同时，应给予抗凝治疗。老年肺栓塞患者不建议采用全身溶栓及机械治疗法，接受溶栓者应给予短期静脉溶栓药。可逆性危险因素导致的首次肺栓塞患者，可给予维生素 K 拮抗剂治疗 3 个月。

外科手术是形成静脉血栓的高危因素，尤其骨关节相关手术。老年患者多为外科手术的高危人群。年龄大于 60 岁，无其他危险因素，推荐低剂量普通肝素（5 000 U，3 次/天）或低分子量肝素大于 3 400 U/d。

手术前应停用维生素 K 拮抗剂治疗 5 天，可根据危险分级考虑给予低分子量肝素过渡；对同时口服阿司匹林治疗的血栓栓塞中、高危患者，手术期间应继续服用阿司匹林。

老年患者是血栓栓塞性疾病的高发人群，阿司匹林、氯吡格雷（波立维）等抗血小板药物在血栓栓塞性疾病中的预防和治疗效果，已被国内外多项大型临床试验证实。而华法林在中国使用率很低，尤其在老年患者，因其治疗窗窄、剂量变异性大，临床医生往往高估其出血风险。但随着新型口服抗凝药的不断上市，药物疗效得到肯定的同时，严重出血性并发症的风险相对于华法林也明显降低，有助于增加老年患者抗栓治疗的安全性。

要点：
- 老年患者的抗血小板和抗凝治疗有其特点，需要评估预期获益和出血风险来制订抗栓治疗方案。
- 老年抗栓治疗中应加强定期监测，适时调整抗栓治疗方案。
- 老年心房颤动患者的抗栓治疗根据 CHADS2 评分，确定选择抗血小板或抗凝治疗方案。对评分大于或等于 2 分的患者应积极进行抗凝治疗，首选华法林。根据 INR 调整维持药物剂量。治疗中出现出血风险增加时应针对不同 INR 采取相应应对措施。
- 老年冠心病患者应接受正规的抗血小板治疗，急性冠脉综合征、接受冠脉支架植入或存在血栓高风险的患者应进行双联抗血小板治疗。
- 老年静脉血栓栓塞性疾病患者应进行正规抗凝治疗，近期病变接受肝素类药物联合维生素 K 拮抗剂；远期病变应根据血栓和出血风险进行评估，单用或联合抗凝治疗。

参考文献

[1] Cho S，Lau S W，Tandon V，et al．Geriatric drug evaluation：where are we now and where should we be in the future [J]．Archives of internal medicine，2011，171（10）：937—940．

[2] Fox C，Richardson K，Maidment I D，et al．Anticholinergic medication use and cognitive impairment in the older population：the medical research council cognitive function and ageing study [J]．Journal of the American Geriatrics Society，2011，59（8）：1477—1483．

[3] Sura S D，Carnahan R M，Chen H，et al．Prevalence and determinants of anticholinergic medication use in elderly dementia patients [J]．Drugs &-aging，2013，30（10）：837—844．

[4] Deusenberry C M，Coley K C，Korytkowski M T，et al．Hypoglycemia in hospitalized patients treated with sulfonylureas [J]．Pharmacotherapy，2012，32（7）：613—617．

[5] Givens J L，Jones R N，Shaffer M L，et al．Survival and comfort after treatment of pneumonia in advanced dementia [J]．Archives of internal medicine，2010，170（13）：1102—1107．

[6] American Geriatrics Society 2012 Beers Criteria Update Expert Panel．American Geriatrics Society updated Beers Criteria for potentially inappropriate medication use in older adults [J]．J Am Geriatr Soc，2012，60（4）：616—631．

[7] The American geriatrics society．Geriatrics health professionals leading change：Improving care of older adults [R]．Policy priorities，2012．

[8] 胡大一，郭艺芳．心房颤动抗凝治疗中国专家共识 [J]．心脑血管病防治，2012，12（3）：173—177．

[9] 蹇在金，刘岁丰．老年房颤患者的抗栓治疗 [J]．中华老年心脑血管病杂志，2013，15（8）：785—786．

纵深阅读

Furie K L，Goldstein L B，Albers G W，et al．Oral Antithrombotic Agents for the Prevention of Stroke in Nonvalvular Atrial Fibrillation A Science Advisory for Healthcare Professionals From the American Heart Association/American Stroke Association．Stroke，2012，43（12）：3442—3453．

（张新军　梁瑞）

第二篇

老年呼吸系统疾病

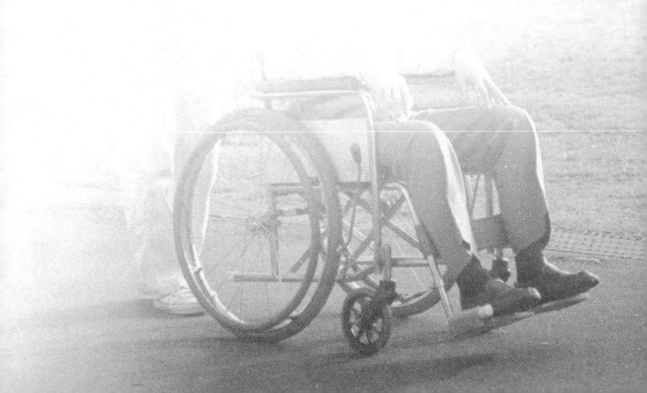

第八章　老年吸入性肺炎

学习目的：

● 掌握老年吸入性肺炎的常见危险因素及其预防措施。

● 熟悉老年吸入性肺炎的定义、诊断与治疗。

● 了解老年吸入性肺炎抗菌药物的使用原则。

典型病例：

患者，男性，87 岁，以"咳嗽、咳痰 20 余天，加重 10 天"入院。20 余天前，患者无明显诱因逐渐出现咳嗽、咳痰，痰量较多。于当地医院就诊，给予抗感染治疗（具体不详），效果欠佳。10 天前，家属在经胃管给患者喂食后，患者出现呼吸困难，口唇发绀，氧饱和度进行性下降，经吸痰器吸引后好转，至我院急诊。体格检查：体温为37.3 ℃，心率为 115 次/分，呼吸频率为 25 次/分，血压为 152/86 mmHg，氧饱和度为90%。嘱禁饮、禁食，给予吸痰，哌拉西林他唑巴坦抗感染治疗后好转。患病以来意识模糊，精神差，鼻饲饮食，睡眠可，大小便正常。

患者有高血压病史 25 年，血压最高达 190/80 mmHg，服用苯磺酸氨氯地平片，血压控制良好。慢性心房颤动病史 10 年，平时心室率为 80 次/分，未予特殊治疗。脑梗死病史 7 年，四肢不能活动，失语，鼻饲，长期卧床。

临床问题：

1. 该患者在当地医院突然出现症状加重的原因是什么？

2. 哪些潜在的因素与此次肺部感染有关？

老年吸入性肺炎是老年患者的常见病和多发病，占住院老年肺炎患者的 15%～23%，其病死率可达到所有老年肺炎病死率的 1/3 左右。老年吸入性肺炎起病隐匿、病情重、病死率高，常反复发作，严重者可引起呼吸衰竭。早期诊断和及时治疗有利于减少并发症的发生，缩短住院时间，降低病死率。因此，临床医生应高度重视老年吸入性肺炎。

【定义】

吸入性肺炎（aspiration pneumonia，AP）是指吸入口咽部分泌物、胃内容物及其他液体或固体物质时，将口咽部或胃内定植细菌带入肺内，先引起肺的化学性炎症或损伤，后继发细菌性肺炎。其发生通常包括两个条件：①声门关闭、咳嗽反射或其他清除机制受损；②吸入对下呼吸道有直接损伤作用物质的同时带入细菌，促进炎症的发生。吸入性肺炎应与急性吸入性肺炎（acute aspiration pneumonitis）鉴别，后者进展迅速，通常为吸入无菌胃酸所致的急性化学性肺损伤（又称 Mendelson 综合征），两者与气道阻塞、类脂性肺炎一起称为"吸入综合征"。

【流行病学特点】

吸入性肺炎是老年肺炎的常见原因，也是临床常见的危重症之一。吸入性肺炎在社区获得性肺炎（community acquired pneumonia，CAP）中占 10%，医院获得性肺炎（hospital acquired pneumonia，HAP）中达 30%。社区获得性肺炎在 30 天内病死率约为 21%，医院获得性肺炎达 29.7%。在养老院，吸入性肺炎病死率高于任何其他的医院感染，一年内总病死率为 40%，是医院感染死亡的首要原因。研究结果表明，包括隐性误吸在内，正常老年人在睡眠中可能有 45% 的人发生误吸，有意识障碍患者高达 70%。因此，早期预防、识别和处理老年患者的误吸，对预防老年吸入性肺炎的具有非常重要的意义，可降低医疗负担，减少住院率以及病死率。

【危险因素】

老年吸入性肺炎的发病与高龄、老年人器官功能减退、机体免疫功能下降、合并基础疾病等有关。老年吸入性肺炎的主要危险因素为口咽细菌定植、神经系统疾病、胃-食管解剖结构或功能异常以及多药共用等（表 8-1）。

1. 口咽细菌定植

唾液的分泌、流动以及吞咽可以有效清除口咽部细菌，对维持口咽部正常的菌群平衡非常重要。老年人唾液分泌减少，细菌清除机制常常受损，加上老年人口腔卫生状况差，牙周病、龋病、牙齿缺失、牙龈菌斑等口腔问题非常常见，导致口咽部大量细菌定植。口咽部定植菌成为吸入性肺炎的病原体。

2. 意识改变

老年人用药过量、脑中风、癫痫、颅内占位等均会导致意识水平的改变，影响老年人咽反射和呼吸道廓清能力，增加吸入性肺炎发生的风险。格拉斯哥昏迷评分法（Glasgow coma scale，GCS）是医学上评估患者意识状况的常用方法。有研究结果表明，格拉斯哥昏迷评分越低，则患吸入性肺炎风险越大，并且指出评分低于 8 分则应开始进行吸痰与祛痰、雾化吸入、支气管解痉等气道管理。

3. 神经系统疾病

正常人因咽喉保护性反射和吞咽的协同作用，食物和异物不易进入下呼吸道。老年人神经系统的共病（如脑梗死、帕金森综合征、阿尔茨海默病、多发性硬化、重症肌无力等）常常影响老年人咽喉部肌群的协调性。食管、咽喉部肌肉运动障碍可影响吞咽的协调性和气管防御反射，容易发生吸入，导致吸入性肺炎。大脑基底核病变时，多巴胺分泌减少，在咽喉及气管黏膜，迷走神经释放的炎性介质（P 物质）减少，也是造成吞咽和咳嗽反射功能下降的原因。

4. 胃食管反流病

胃食管反流病是老年人常见的胃和食管动力性疾病，主要原因是食管下段括约肌松弛导致胃内容物反流。食管癌、食管憩室、胃幽门梗阻等导致胃或食管解剖结构改变，咽下食物不能全部进入胃或潴留在胃里，容易反流，导致误吸。各种原因导致的气管食管瘘，食物可直接经瘘管进入气管引起吸入性肺炎。

5. 留置鼻胃管或气管插管

长期留置鼻胃管，可导致食管环状括约肌功能损伤、咽声门的内收反射敏感性降低，同时安置鼻胃管刺激咽喉部分泌物增加、潴留，刺激咽部引起呕吐，易诱发误吸。对留置鼻胃管的患者，如果护理不当发生鼻胃管位置移动，甚至在食管内，可明显增加误吸风险。气管插管因影响咽喉部肌群的协调运动，导致咳嗽反射下降和吞咽功能障碍，引起误吸，同时开放的气道使肺直接与外界相通，增加肺炎发生风险。

6. 高龄和自身防疫机制下降

吸入在健康人群也较常见，而是否出现相应症状取决于吸入的菌种、菌量和宿主的免疫防御能力。随着年龄的增长以及呼吸系统慢性疾病的长期影响，气管黏膜的纤毛运动减弱，呼吸肌力量下降，呼吸道清除和防御功能减退，吸入物不能及时排出。此外，慢性疾病所致的缺氧，免疫抑制剂以及激素治疗等加重了宿主肺防御系统的损害，因而易患吸入性肺炎。

7. 多药共用

老年人常用的多种药物均可增加误吸风险。一些影响食管下段压力的药物，如茶碱、钙拮抗剂、硝酸酯类药物、地西泮和非类固醇类抗炎药等，可增加胃食管反流风险；利尿药和抗胆碱能药可以引起口腔干燥而促进细菌在口咽部的定植；长期使用抑酸药，如 H_2 受体抑制剂或质子泵抑制剂等，胃内 pH 值升高，使胃内致病菌容易滋生，胃内容物误吸则肺细菌负荷更高；麻醉药、镇静剂可使老年人意识状态改变，保护性咳嗽反射减弱，容易诱发吸入性肺炎。

8. 其　他

男性、营养状况欠佳、DD 型 *ACE* 基因、衰弱、抑郁患者更易发生吸入性肺炎，糖尿病和慢性心功能不全等疾病的发病率增高也使侵入下呼吸道的病原微生物易发展成吸入性肺炎的危险因素。

表 8-1　吸入性肺炎的危险因素

意识状态改变
癫痫、脑卒中、酗酒、头部外伤、全身麻醉药物过量
吞咽障碍
食管疾病包括狭窄、肿瘤、憩室、气管食管瘘，贲门括约肌松弛，贲门失弛缓症
神经系统病变
多发性硬化症、帕金森病、重症肌无力、假性延髓性麻痹（假性球麻痹）
防御屏障的机械破坏
鼻胃管、气管插管、气管造口术、上消化道内镜检查，支气管镜检查
其他
长期呕吐、胃出口梗阻、大容量鼻胃管管饲、咽部麻醉、衰弱、卧位、腹水、胃轻瘫及肠梗阻

> **要点：**
> ● 吸入性肺炎的发生包括两个条件：①声门关闭、咳嗽反射或其他清除机制受损；②吸入对下呼吸道有直接损伤作用的物质同时带入细菌。
> ● 吸入性肺炎发生率高、病死率高，是临床常见危重病。

【诊断策略】

诊断吸入性肺炎应关注两点：①有无误吸的危险因素和证据；②有无肺炎的诊断依据。患者常有误吸的危险因素（表8-1）。如果气管中咳出或吸痰器吸出食物，即为误吸的直接证据。部分患者无明显的误吸诱因和证据，而是隐性误吸，可将对患者咳嗽反射、吞咽功能评估和胃食管反流检查（胃食管pH值监测）的结果作为辅助证据。

【临床特点】

1. 病　史

详细询问患者既往史是筛查吸入性肺炎的首要步骤，如果患者不能准确描述，可询问其家属或照护者，以全面了解患者当前所患疾病，是否有上述易患因素，是否反复发生肺炎，且治疗效果不佳。同时询问患者饮食情况、体重变化、生活方式，以及吸烟和酗酒情况。呼吸急促（呼吸频率>25次/分）是诊断吸入性肺炎的早期线索，可伴有咳嗽、胸闷、胸痛、喘息和呼吸困难。但老年吸入性肺炎的临床表现常不典型，仅有50%患者表现为典型的高热、寒战、咳嗽。患者常以谵妄、意识障碍、食欲不振、虚弱、跌倒、功能状态下降等非呼吸系统症状为主诉入院。合并慢性阻塞性肺疾病、慢性心力衰竭等疾病可能掩盖患者的症状，常导致误诊或漏诊。

2. 体征与检查

吸入性肺炎患者肺部听诊大多可闻及下肺干、湿啰音；外周血白细胞升高，部分患者白细胞计数无明显升高，仅表现为核左移或中性粒细胞内出现中毒颗粒，其中核左移为老年人感染的重要指征；血气分析可有低氧血症或伴有二氧化碳潴留；胸部X线检查多为上叶后段或下叶背段和后基底段浸润阴影，右肺比左肺更常见，也与吸入时体位有关，一般在吸入后24~48小时出现。

3. 细菌培养

研究结果表明，医院外发生的吸入性肺炎由单纯厌氧菌所致者约为60%，厌氧菌与需氧菌混合感染约为30%，单纯需氧菌感染仅占少数；而医院内发生的吸入性肺炎，厌氧菌与需氧菌的混合感染约占50%，单纯厌氧菌所致者约占17%，其余为需氧革兰阴性菌感染。常见厌氧菌包括消化球菌、消化链球菌、梭形杆菌、脆弱拟杆菌等。常反复发生，成为难治性感染，并发展为机化性肺炎，形成"蜂窝肺"。

【咳嗽反射和吞咽功能评估】

对怀疑误吸者，可采用多种方法综合评估，包括：口腔控制和食物残留、舌的动度、喉部上抬与位移、发声质量、会厌闭合功能。吞咽后咳嗽，辅以颈部听诊。人工气道者给予着色食物，观察气道吸引物中是否有着色物质等。

1. 吞咽困难的临床表现

患者在进食或饮水过程中出现咳嗽、呛咳或窒息，甚至食物或液体从鼻部漏出，是吞咽功能障碍的直接证据，但老年人机体老化，合并多种基础疾病，常无明显呛咳，表现为隐性误吸，不易发现。对怀疑吸入的患者，可以通过观察患者吞咽活动来初步判断其吞咽功能。吞咽功能受损除上述呛咳、窒息等表现外，还表现为唾液分泌量少，颊部食物残留，吞咽触发延迟，需分多次咽下或咽下缓慢，吞咽时喉结上提运动减弱或消失，吞咽前、中或后咳嗽。对反复感染，高度怀疑吸入性肺炎的患者，可通过以下手段进一步评价患者吞咽功能，则对吸入性肺炎的诊断有重要价值。

2. 水吞咽试验

水吞咽试验（WST）能够简单有效地评估患者的吞咽功能。经典的水吞咽试验是患者按自己习惯饮入 30 ml 温开水，按咽下的时间和次数分 5 级，Ⅰ级为 5 秒内 30 ml 温水顺利一次咽下；Ⅱ级为 5~10 秒内分两次或以上不呛地咽下；Ⅲ级为 5~10 秒内能一次咽下但有呛咳；Ⅳ级为 5~10 秒内分成两次以上咽下，有呛咳；Ⅴ级为屡屡呛咳，10 秒内全量咽下困难。经典水吞咽试验能够准确发现早期吞咽功能障碍，但假阳性率较高。改良的水吞咽试验是通过监测患者饮入 10 ml 水之后血氧饱和度的变化情况来评估，下降 2% 以上为阳性。这种方法更为简单和安全，适用于老年人吞咽功能的评估。两者联合使用其敏感性可达 100%，特异性为 70.8%。

3. 电视透视吞咽评估

电视透视吞咽评估（VFSS）是通过荧光镜下拍摄数码图像来观察钡剂经过口腔、咽腔和喉的情况，以评估患者的吞咽功能，比 WST 更加客观。患者取坐位，摄像取后前位和侧位，让患者吞咽适量的硫酸钡（混入不同黏稠度的食物），观察显示器上的 X 线透视图像，同时视频记录以作进一步分析。Han 等提出了试验当中的 10 项量化标准，包括患者双唇闭合、食团形成、口腔内钡剂残留量、经口时间、咽反射启动时间、咽喉上提和会厌闭合程度、腭咽闭合程度、梨状窝钡剂滞留量、咽后壁钡剂滞留量及经咽时间。VFSS过程中还可测试头部姿势对吞咽动作的影响，确定安全进食体位。

4. 吞咽激发试验或简易吞咽激发试验

用一根细导管经鼻置于喉上方，注入 1 ml 蒸馏水，测定随后出现吞咽动作的时间（潜伏时间）。Nakazawa 等比较了健康老年人、无吸入性肺炎史的痴呆老年人以及患吸入性肺炎的老年人的吞咽潜伏时间，分别为（1.2±0.1）秒、（5.2±0.6）秒和（12.5±3.0）秒。此外，经鼻导管吸入不同浓度的柠檬酸（枸橼酸）确定咳嗽阈值，结果 3 组患者的咳嗽阈值分别是（2.6±4.0）g/L、（37.1±16.7）g/L 和大于 360 g/L。

5. 其 他

目前还有采用内镜吞咽试验、闪烁显像、肌电图描记和压力测定等方法来评估患者的吞咽功能和误吸风险，但因检查难度大、重复性差或成本较高，临床运用较少。

要点：
- 诊断吸入性肺炎应关注两点：①有无误吸的危险因素和证据；②有无肺炎的诊断依据。
- 吸入性肺炎临床表现不典型，需要详细询问病史明确有无误吸危险因素。
- 可根据患者临床表现进行吞咽功能的评估，水吞咽试验、电视透视吞咽评估、吞咽激发试验等有助于明确诊断。

【预防策略】

1. 保持口腔清洁

口腔疾病，鼻胃管留置以及药物等引起的唾液改变均可导致口腔自净能力减弱、定植菌种类改变且数量增多，所以清洁口腔非常重要。每餐后用漱口液反复清洗口腔，及时清除口腔内的食物残渣；装有义齿（假牙）者还必须每天清洁消毒义齿；对长期卧床者，可在他人帮助下用浸漱口液的湿棉球和干棉球交替擦拭，同时清洁舌苔。每周一次专业口腔护理，并对牙周病、龋病、牙石等进行治疗。

2. 保持进餐时的正确体位

保持正确的体位是防止胃食管反流，预防吸入性肺炎安全而有效的方法，这已成为许多临床指南中公认的策略。

（1）进餐前让患者安静休息 30 分钟，进餐时避免边进食边看电视或与人交谈，让患者集中精力进食。

（2）进食或管饲时，保持坐位或高枕卧位，进食后仍保持此体位 30 分钟。多数指南推荐餐时及餐后 2 小时采取坐位或半卧位（头部抬高 30～45°），能显著降低误吸的发生率，尤其可显著降低机械通气患者吸入性肺炎的发生。

（3）患者颈部微曲，采用下颏内收方法可减少部分吞咽困难患者的误吸。

（4）痴呆、偏瘫、口咽疾病或损伤的患者，常无意地在其颊部储留食物，应在其进食时或进食后检查口腔（包括义齿下），喂食时应将食物放在口内没有麻痹或无力的那一侧。如果在口腔内储留食物，就有发生噎塞和误吸的危险。

3. 调整食物的量和黏稠度

对经口进食者，须调整患者的进食速度和每一口的量。老年患者应进食有适当黏稠度、不易松散、易变形且易吞咽的食物，一般认为泥状食物最佳。增加食物的稠度（以固体或糊状食物来代替液体食物），可避免吞咽时呛咳。

4. 管饲饮食

偶尔进食呛咳患者不一定改用管饲饮食，目前仍无证据支持管饲饮食可减少吸入性肺炎的发生率。但对有严重吞咽困难，进食时频繁呛咳，反复发生吸入性肺炎的患者仍应改为管饲饮食。管饲饮食可避免吞咽引起的呛咳和误吸，但因胃管损害食管下段括约肌的功能，又增加了反流和误吸的危险。有研究结果显示，胃管置于食管内增加反流，置于幽门以下可减少反流，但胃管粗细上的改变并不能减少胃食管反流和微误吸事件。长期吞咽功能障碍或长期机械通气患者，需行经皮胃造口（PEG）或空肠造口术（PEJ），经皮肠饲管易固定，使食管下段括约肌肌力增加，尤其是经皮空肠造口管可减少大容量误吸事件。

但改变食管下段括约肌张力，仍有吸入唾液和反流胃内容物的可能。管饲饮食患者可采用以下措施来防止吸入性肺炎：

（1）对有误吸高危险者推荐持续（而不是间歇）管饲，持续滴注或用鼻饲泵在16～20小时内将一天的食物匀速注入，晚上休息4～8小时。管饲速度低于100～150 ml/h。对经皮内镜胃造口置管患者，与重力控制滴入相比，鼻饲泵泵入者发生呕吐、反流和误吸较少。

（2）仰卧位增加吸入性肺炎发生率，如无禁忌，宜床头抬高30～45°。

（3）询问患者有无上腹饱胀、恶心、欲吐、反胃、胃灼热等症状，检查是否有腹胀，肠鸣音是否减弱，评估患者胃肠蠕动和胃排空情况。在喂食2小时后，胃内残留量应少于10 ml，最多不超过100 ml。胃内残留量少于200 ml的误吸率为20%～26%，当大于200 ml时误吸率增加至25%～40%。故有专家认为，鼻胃管喂食时胃内残留量大于200 ml，或经皮胃造口管喂食时胃内残留量大于100 ml时应暂停喂食。

（4）存在胃排空减慢时，可给予促胃肠动力药物，如莫沙比利、多潘立酮等。

5. 增强咳嗽功能

老年人炎性介质P物质减少，可使咳嗽及吞咽反射减弱而发生误吸。因此，提高体内P物质水平对防止吸入性肺炎有临床意义。辣椒素和血管紧张素转换酶抑制剂可增加血液和气道P物质浓度，增强咳嗽和吞咽功能。

6. 吞咽康复训练

合理的吞咽康复训练包括间接吞咽训练、直接吞咽训练和理疗，一方面能提高中枢神经系统的可塑性和修复能力，另一方面早期训练还可防止口腔和咽部肌群的失用性萎缩。

（1）间接吞咽训练：包括发声运动、增强面部肌群及舌运动、咽部冷刺激和吞咽动作训练。①发声运动：通过练习发声进行康复训练，嘱患者发汉语拼音"a—e—f"，每次每音节发3遍，连续5～10次。②增强面部肌群及舌运动：嘱患者做咀嚼、鼓腮、吹气、微笑、张颌、闭颌运动，伸舌上下、左右、舌背抬高运动或阻力运动。患者不能自行运动时可由他人辅助舌被动运动。训练分别在三餐前，持续5分钟。③咽部冷刺激：用棉签蘸少量凉水轻轻刺激舌根和咽后壁，以提高其敏感度，使吞咽反射容易出现。④吞咽动作训练：嘱患者反复做吞咽动作，3次/天，有利于患者吞咽协调性恢复。

（2）直接康复训练：即摄食训练，选择合适的体位、食物，从3～4 ml开始逐渐增加到1汤勺大小为宜，进食时鼓励患者，给予一定刺激，使其保持清醒状态下进食。嘱患者进食时吸足气，吞咽前憋气闭合声带，吞咽后咳嗽一下，将肺中气体排出以喷出残留在咽喉部的食物残渣。

（3）理疗：电刺激和针灸能促进咽部肌肉收缩，改善其血液循环，防止肌萎缩。

7. 机械通气患者吸入性肺炎的预防

机械通气患者是吸入性肺炎高危人群，预防尤为重要，可通过以下手段减少吸入性肺炎的发生：

（1）气管插管患者严禁经口进食。

（2）鼻饲前吸净呼吸道痰液及分泌物，避免在进餐时或餐后半小时内吸痰，减少刺激，避免胃内容物反流。

（3）对需建立人工气道者，提倡应用持续声门下吸引。美国胸科学会已将持续声门下吸引作为最高证据水平措施来推荐。除了持续吸引，也可以行间歇或手工声门下吸引。

（4）做好口腔护理，治疗牙周病、龋病等。及时吸净患者口咽部和气囊上的分泌物。

（5）避免呼吸机管道内的冷凝水倒灌进患者气道。

（6）减少或避免应用镇静剂、镇痛剂和骨骼肌松弛药。避免长期应用抑制胃酸分泌的药物。

（7）选择性消化道去污染（selected decontamination of the digestive tract，SDD）可供选择，但确切效果尚未证明。

8. 避免其他诱发因素

寒冷、过度疲劳、某些呼吸道疾病（如慢性鼻炎、鼻窦炎和慢性支气管炎等）、多药共用等，可诱发老年吸入性肺炎。故应在日常生活中加以预防和治疗。要注意防寒保暖、劳逸结合及规律生活，积极治疗各种慢性呼吸道疾病，合理用药并避免使用易致误吸的药物，以免诱发吸入性肺炎。

> **要点：**
> - 可从多方面对吸入性肺炎进行预防，口腔护理、调整进食体位及食物性状，同时配合患者康复训练可明显减少吸入性肺炎的发生。
> - 目前尚无证据支持管饲饮食能够降低发生吸入性肺炎的风险，但对反复发生吸入性肺炎者应改为管饲饮食。管饲饮食患者可采取相应措施避免误吸。
> - 机械通气患者是吸入性肺炎高危人群，应特别注意防止误吸。

【治疗】

1. 化学性吸入性肺炎的治疗

胃酸吸入早期为化学性肺炎和急性肺损伤。使用糖皮质激素治疗尚有争议，有人主张短时间大剂量应用，促进肺部非特异性炎症的吸收；有人主张静脉给予大剂量氨溴索，但缺乏循证医学的证据。单纯急性化学性肺损伤不需要应用抗菌药物，但吸入细菌性分泌物或继发细菌感染则需应用广谱抗菌药物治疗。

2. 合理选用抗菌药物

吸入性肺炎患者病情变化快，炎症反应早期既可能是化学性损伤，也可能是细菌感染的结果。虽然早期（在痰培养结果出来之前）的抗菌药物应用在临床实践中很常见，但相关证据不多。然而，因为吸入物质对支气管、肺泡的化学性损伤，使其易于受到细菌侵袭，且老年人易患因素多，常常合并细菌吸入，导致感染。如不及时治疗，则发生肺脓肿、支气管胸膜瘘等并发症的风险增加。因此，对患者易感性、肺炎严重程度、基础疾病及免疫状况等进行全面评估后，早期使用抗菌药物是合理的。随后再结合痰培养结果选择敏感抗菌药物。

大多数社区吸入性肺炎患者病原菌多为肺炎链球菌、流感嗜血杆菌、金黄色葡萄球菌和肠杆菌属细菌，抗生素推荐第三代头孢菌素类联合大环内酯类，或单独运用喹诺酮类抗菌药。对反复吸入、重症肺炎或近期住过院的吸入性肺炎患者，虽然是在社区获得，但革兰阴性杆菌如铜绿假单胞菌和肺炎克雷伯菌，以及耐甲氧西林的金黄色葡萄球菌也较常见，治疗时应当选择广谱抗菌药物。医院内发生的吸入性肺炎患者通常为革兰阴性杆菌，还包括金黄色葡萄球菌、厌氧菌等，以需氧菌与专性厌氧菌的混合感染为主，治疗可选用抗菌谱较广的抗生素，如β内酰胺/β内酰胺酶抑制剂或碳青霉烯类联用万古霉素覆盖大部分病原菌。目前的证据对常规抗厌氧菌治疗尚有争议，但患者有慢性吸入风险、脓臭痰、长期住院或坏死性肺炎时，应当考虑有厌氧菌感染，可考虑联用克林霉素。

3. 改善肺通气换气功能

保持呼吸道通畅，改善肺通气对吸入性肺炎的治疗尤为重要。如果吸入较多量食物，或发生大叶肺不张，可早期应用纤维支气管镜行支气管吸引，必要时行支气管、肺泡灌洗。但是，吸入单纯液体或胃酸不主张灌洗。如果是高龄老年人或病情危重者，可在气管插管、机械通气且较高吸氧浓度下进行操作比较安全。同时鼓励患者咳嗽排痰，对咳嗽无力、无法排痰和意识障碍的老年人，应当定时翻身拍背，辅助排痰，必要时可使用吸痰器将痰液吸出。

吸入性肺炎患者常伴有低氧血症和高碳酸血症，可根据血气分析结果选择氧疗方式，如鼻导管、文丘里面罩或带贮氧袋的面罩。如患者不能维持足够的氧饱和度，在患者无意识改变、自主呼吸稳定、具有咳痰能力时可以尝试无创通气治疗，否则应尽早行气管插管。机械通气采用呼气终末正压（positive end expiratory pressure，PEEP）通气或持续正压通气，以促进肺泡复张，改善通气/血流比值，改善患者缺氧症状。

4. 营养支持治疗

老年人因为牙齿缺失，消化功能随年龄退化，营养不良长期存在。在感染状态下，由于应激导致严重高分解代谢，血清清蛋白迅速下降，短时间内出现营养不良加重。可给予高热量、高蛋白质、高维生素饮食，增加摄入量，改善营养状况。酌情静脉补充脂肪乳、氨基酸、清蛋白等。对反复误吸，禁饮禁食者应给予肠外营养。

5. 免疫增强治疗

老年人免疫功能减退，可给予免疫增强药物，肺炎疫苗能够降低社区获得性肺炎的发生率，但其对医院发生的吸入性肺炎的预防作用目前尚无报道。在治疗过程中应注意维持出入量平衡，防止水、电解质紊乱和酸碱平衡失调，以及重要器官的功能衰竭。

6. 外科治疗

对内科治疗效果欠佳的、严重的反复吸入性肺炎患者可考虑外科手术治疗。目前有三种方法可以试用：胃、空肠造瘘，保留发声和吞咽功能的喉矫形术，气管切开、喉头闭锁。手术对防止误吸有一定疗效，但明显降低患者的生存质量，且无证据支持。总之，外科疗法在治疗的效果和对患者的生存质量影响方面还不十分理想，有待进一步研究。

> **要点：**
> ● 单纯化学性吸入性肺炎，不需要使用抗菌药物，但老年吸入性肺炎的易患因素多，多合并细菌性肺炎，宜早期运用抗菌药物。
> ● 改善患者肺通气和肺换气对吸入性肺炎的治疗尤为重要，应鼓励患者咳嗽排痰，选择不同方式氧疗，必要时进行机械通气改善患者缺氧症状。
> ● 老年吸入性肺炎的综合治疗十分重要，治疗的同时应注意改善患者营养状况、增强免疫力、维持水和电解质平衡。

参考文献

[1] Sue Eisenstadt E. Dysphagia and Aspiration Pneumonia in Older Adults [J]. Journal of the American Academy of Nurse Practitioners，2010，22（1）：17－22.

[2] van der Maarel-Wierink C D，Vanobbergen J N，Bronkhorst E M，et al. Meta-Analysis of Dysphagia and Aspiration Pneumonia in Frail Elders [J]. Journal of Dental Research，2011，90：1 398－1 404.

[3] Bartlett J G. How Important Are Anaerobic Bacteria in Aspiration Pneumonia：When Should They Be Treated and What Is Optimal Therapy [J]. Infectious Disease Clinics of North America，2013，27：149－155.

[4] van der Maarel-Wierink C D，Vanobbergen J N，Bronkhorst E M，et al. Oral Health Care and Aspiration Pneumonia in Frail Older People：A Systematic Literature Review [J]. Gerodontology，2013，30：3－9.

[5] Ebihara S，Ebihara T. Cough in the Elderly：A Novel Strategy for Preventing Aspiration Pneumonia [J]. Pulmonary Pharmacology & Therapeutics，2011，24：318－323.

[6] Tada A，Miura H. Prevention of Aspiration Pneumonia（Ap）with Oral Care [J]. Archives of Gerontology and Geriatrics，2012，55：16－21.

纵深阅读

Landefeld C，Palmer R，Johnson M A，et al. Current geriatric diagnosis and treatment. McGraw Hill Publisher，2008.

（陈善萍　葛宁　蒲虹衫）

第九章　老年急性肺栓塞

学习目的：
- 掌握疑诊急性肺栓塞的诊断、处理流程，以及急性期的处理原则。
- 熟悉急性肺栓塞的自然病程、危险因素、临床表现、鉴别诊断和临床评估方法。
- 了解肺栓塞的流行病学和病理生理特点。

典型病例：

患者，男性，83 岁，长期住院，脑卒中后右侧肢体偏瘫，活动能力差，右下肢较左侧明显水肿。20 分钟前突然呼吸急促，血压为 80/40 mmHg，血氧饱和度为 70%。

临床问题：

1. 该患者呼吸困难可能的原因有哪些？
2. 对该患者应立即安排哪些治疗措施？
3. 肺栓塞的可能性有多大？应立刻安排哪些检查？可否抗凝治疗或溶栓治疗？

肺栓塞（pulmonary embolism，PE）是老年人群的常见疾病，在我国发病呈逐年增高的趋势，病死率高，仅次于肿瘤和心肌梗死。老年患者临床表现个体差异较大，症状和体征缺乏特异性，除肺部影像学检查外，常缺乏特异性鉴别手段，加之临床医生对肺栓塞的认识不足，致使部分肺栓塞患者未得到有效的诊治。本章着重讨论老年患者的急性肺血栓栓塞。慢性肺栓塞以多发小栓塞为病理特点，进行性发展为肺动脉高压，数年后出现呼吸困难，不在本章讨论内容中。

【定义】

肺栓塞是来自全身静脉系统或右心的内源性或外源性栓子阻塞肺动脉及其分支，引起肺循环和呼吸功能障碍的临床综合征。肺栓塞最常见的类型是肺血栓栓塞（pulmonary thromboembolism，PTE）。肺血栓栓塞的血栓主要来源于深静脉血栓形成（deep venous thrombosis，DVT）。现代观念认为肺血栓栓塞与深静脉血栓形成是静脉血栓栓塞（venous thromboembolism，VTE）在两个不同阶段、不同部位的临床表现形式，即肺血栓栓塞和深静脉血栓形成实质是同一种疾病。

【流行病学特点】

多个研究证实，肺栓塞的发生率、病死率随着年龄的增长而增长。有研究报告，40%的老年肺栓塞是通过尸体检验发现的，说明老年肺栓塞的发病率长期以来被低估。根据美国卫生及公共服务部 2009 年的数据，肺栓塞是发病率排名第三的心血管疾病。美国尸体解剖研究结果表明，在因不明原因死亡的住院患者中，大约 60％死于肺栓塞，其误诊率高达 70％。我国 35 家医疗单位参加的多中心研究，在分析75 140例周围血管疾病后发现，深静脉炎和静脉曲张分别占 11.6％和 9.6％。北京地区心血管病医院连续 900 例尸体检验资料发现，肺段以上肺栓塞占心血管疾病的 11.0％。在老年人群，肺栓塞的发病率随着年龄的增长而增高，65～69岁肺栓塞的发病率每年增高 1.8％，85～89 岁肺栓塞的发病率每年增高 3.1％。

【预后】

肺栓塞严重威胁患者生命及生存质量，并且有肺栓塞病史的患者约 60％会再发。前瞻性队列研究结果表明，急性肺栓塞的病死率为 7％～11％，老年人病死率更高。据统计，老年患者住院的病死率为 10％～30％，并随着年龄的增长而增高。其原因与老年患者多合并基础心肺疾病有关。

要点：
- 肺栓塞是来自全身静脉系统或右心的内源性或外源性栓子阻塞肺动脉及其分支，引起肺循环和呼吸功能障碍的临床综合征。
- 老年肺栓塞的发病率长期以来被低估，其严重威胁患者生命及生存质量。
- 急性肺栓塞的病死率为 7％～11％，老年人病死率更高。

【病因】

1. 静脉血栓形成

通常肺栓塞是深静脉血栓形成的结果。近端深静脉血栓形成的患者中大约 50％存在无症状肺栓塞；另一项研究结果显示，约 70％的肺栓塞患者存在下肢深静脉血栓。急性肺栓塞是静脉血栓导致的最终事件，静脉血栓团块自其发生部位脱落后，行经体循环静脉系统，阻塞肺动脉及其分支。脱落静脉血栓 80％～90％都来源于下肢或骨盆的深静脉，10％来源于上腔静脉系统。

2. 心脏病

心脏病是我国肺栓塞的最常见原因，约占 40％。几乎遍及各类心脏病，常合并心房颤动、心力衰竭。右心源性血栓最多见，少数亦源于静脉系统。细菌性栓子除见于亚急性细菌性心内膜炎外，亦可由安装起搏器感染引起。

3. 肿 瘤

在我国，肿瘤是肺栓塞的第二位病因，约占 35％，而国外为 6％。以肺癌、消化系统肿瘤等较常见。恶性肿瘤并发肺栓塞仅约 1/3 为瘤栓，其余均为血栓。

【危险因素】

肺栓塞与静脉血栓栓塞有着相同的危险因素。大约 80％以上的患者都存在至少 1 个危险因素。其中，增龄是肺栓塞与静脉血栓栓塞重要的危险因素，随着患者年龄的增长，肺栓塞发生概率逐渐上升。急性肺栓塞患者的平均年龄为 62 岁；大约有 65％的患者年龄在 60 岁以上；年龄在 80 岁以上的患者发病率比 50 岁以下的患者高 8 倍。高龄患者发生肺栓塞后病死率亦较成年人高。共病和衰弱是导致老年肺栓塞患者病死率及治疗不良反应升高的重要原因。归纳现有老年肺栓塞与深静脉血栓形成的危险因素研究，主要有以下危险因素：年龄大于 70 岁、瘫痪、长期卧床、肥胖、下肢骨科手术后、全身麻醉超过 30 分钟、静脉血栓形成病史、恶性肿瘤病史、肿瘤化疗期间及遗传性血液高凝状态。

> **要点：**
> - 肺栓塞和深静脉血栓形成是静脉血栓栓塞的两种临床表现，约 70% 的肺栓塞患者存在下肢深静脉血栓。
> - 制动、外科手术、增龄、肥胖是较为常见的危险因素。

【临床表现】

肺栓塞的临床表现无特异性，且个体差异较大。虽有报道提示，肺栓塞的常见症状在老年人较少出现，但统计资料表明，年龄在 70 岁以上的老年患者仍常有与年轻人同样的典型临床表现，如呼吸困难、胸痛、咳嗽、心悸、焦虑等症状和呼吸急促、心动过速等体征（表 9-1）。

表 9-1 肺栓塞的常见症状和体征

临床表现	概率
症状	
呼吸困难	73%
胸痛	66%
咳嗽	37%
咯血	13%
体征	
呼吸增快	70%
啰音	51%
心动过速	30%
第四心音	24%
第二心音增强（P_2 增强）	23%
休克	8%

在老年患者中，呼吸急促（呼吸频率>16 次/分）、胸膜炎性胸痛、心动过速是最常见的症状和体征，在所有患者中均单独或合并存在。肺栓塞时受累的动脉数目、栓塞程度、有无造成肺组织坏死决定了患者的症状。只有 20% 的老年患者表现为呼吸困难、胸痛、咯血三联症。如果呼吸困难不存在，肺栓塞诊断则难以成立。如果患者在表现为极度呼吸困难时存在昏厥或休克，多提示大块肺栓塞肺梗死的存在。大约 33% 老年患者有胸膜渗出，通常是单侧的。大概 67% 的渗出液为血性（红细胞计数>100 000/ml），必须与癌症和创伤鉴别。但是，不少老年肺栓塞患者的临床表现是非特异性症状，包括持续低

热、精神状态变化，无呼吸道症状或类似呼吸道感染的表现。

深静脉血栓形成与肺栓塞的关系密切，约 50%的近端深静脉血栓形成患者可患肺栓塞但无临床症状，约 80%因缺乏症状而不能及时诊断。因此，临床医性对下肢肿胀、小腿痛等应高度重视并应做相关检查，这是诊断深静脉血栓形成和肺栓塞的重要线索。

【自然病程】

多数肺栓塞发生在深静脉血栓形成发病后的 3~7 天，但亦有 10%的患者在出现深静脉血栓形成症状后 1 小时即发生肺栓塞。5%~10%的肺栓塞患者会出现低血压或休克。另外，在没有休克的患者当中，50%存在右心功能不全。栓塞发生后，大约 2/3 的患者肺血流灌注不良可自行缓解。大部分死亡病例（>90%）都没有接受有关肺栓塞的治疗。

【患病概率评估】

单个症状、体征和常规检查对肺栓塞诊断的敏感性和特异性都有限，但将这些因素联合起来，即可对可疑肺栓塞患者进行患病概率估计。患病概率评估可以帮助临床决策以及预防肺栓塞再发，是肺栓塞诊治中的关键步骤。目前，临床上较为常用的方法是 Wells 标准，该标准根据深静脉血栓形成的症状和病史的评分将患者患急性肺栓塞的可能性分为高、中、低三组，肺栓塞患病概率分别为高可能性 65%、中可能性 30%、低可能性 10%。此外，还有简化版 Wells 评估标准，其危险分层可分为可能性较大或可能性不大 2 层（表 9 - 2）。

表 9 - 2　Wells 标准和简化 Wells 标准

项　目	分　值
DVT 症状（下肢肿胀、触痛）	
除 PE 外，无更可能的诊断	3.0
心率大于 100 次/分	1.5
制动 3 天以上或在 4 周以内的外科手术	1.5
既往有 DVT 病史	1.5
咯血	1.0
恶性肿瘤	1.0
总分	12.5
PE 可能性（Wells 标准）	
高可能性（65%）	>6.0
中可能性（30%）	2.0~6.0
低可能性（10%）	<2.0
PE 可能性（简化 Wells 标准）	
可能性较大	>4.0
可能性不大	<4.0

DVT：深静脉血栓形成；PE：肺栓塞。

要点：
- 急性肺栓塞患者常见症状包括呼吸困难、呼吸急促、咳嗽、咯血，但缺乏特异性。需与充血性心力衰竭、缺血性心脏疾病、心脏压塞（心包填塞）、动脉夹层、哮喘、肺炎等鉴别。
- 通过病史和症状体征对患者进行肺栓塞可能性评估已经成为肺栓塞诊治中的关键步骤。Wells 标准和简化 Wells 标准是常用的评估标准。

【实验室检验】

1. D-二聚体

D-二聚体（D-dimer）是交联的血纤维蛋白的降解产物。它具有良好的敏感性和阴性预测值，但特异性差和阳性预测较差。D-二聚体大于 $500\ \mu g/L$ 即为阳性。由于许多原因如近期手术、恶性肿瘤及肾功能不全等可导致 D-二聚体升高，故 D-二聚体阳性的敏感性不高，但其特异性较高，即当 D-二聚体水平为正常时，该检查方法可以排除急性肺栓塞。

2. 动脉血气分析

动脉血气分析和脉搏血氧饱和度测量对肺栓塞诊断作用有限。肺栓塞患者的血气分析结果可能提示低氧血症、低碳酸血症和呼吸性碱中毒。例如，栓塞部位较高者因低血压及呼吸衰竭可能出现高碳酸血症、呼吸性酸中毒合并代谢性酸中毒。

3. 肌钙蛋白

中到大面积肺栓塞患者 30%～50% 存在血清肌钙蛋白 I 和肌钙蛋白 T 升高。但肌钙蛋白对鉴别肺栓塞意义不大。

4. 脑钠肽

脑钠肽（brain natriuretic peptide，BNP）升高原因较多（慢性心功能不全、肾衰竭和脑外伤等），故作为肺栓塞的诊断性检验特异性与敏感性均较差。但有研究结果显示 BNP 与其前体 N 端脑钠肽原（NT-proBNP）的水平，可能与肺栓塞患者后续并发症和住院时间延长有关。

【辅助检查】

1. CT 肺血管造影检查

CT 肺血管造影（CT-PA）即静脉注射增强造影剂之后行肺部螺旋 CT 扫描，这项检查正被越来越多地用于疑诊肺栓塞的患者。CT-PA 检查过程较快，检查不需要特殊准备，较为方便，并且有较高的特异性及安全性。2006 年公布的目前最大规模的肺栓塞诊断前瞻性研究第二期（PIOPED Ⅱ），共纳入 824 名患者，经 CT-PA 检查后发现该检查对肺栓塞的敏感性为 83%，特异性为 96%。如果再结合 CT 静脉期成像，则敏感性增加到 90%，特异性为 95%。

CT-PA 检查的常见禁忌证包括肾功能不全和造影剂过敏。此外，CT-PA 检查本身也存在一定缺陷，如中心肺动脉显影不佳、价格较贵、设备较大不能床旁实施，以及读片者需要有丰富的经验。影像的质量与读片者的经验可能会影响检查的结果。国外一项研究中 9% 的患者经 CT－PA 检查诊断为肺栓塞，但之后证实其中 33% 并非肺栓塞。

总之，选择是否进行 CT－PA 检查时，临床医生应充分考虑患者有无禁忌证和检查机构的经验。在安排 CT－PA 检查前，应先通过患者的临床表现评估肺栓塞的可能性。若 CT－PA 检查结果与临床不一致，应安排其他检查。

2. 肺通气/灌注核素扫描检查

目前高质量的肺栓塞诊断前瞻性研究（PIOPED）评估了肺通气/灌注核素扫描（$\dot{V}/\dot{Q}$ 显像）的诊断价值。结合患者的验前概率（Wells 标准），临床高危且 $\dot{V}/\dot{Q}$ 显像结果可能性高者，罹患肺栓塞的可能性为 95%。临床低危且 $\dot{V}/\dot{Q}$ 显像结果为低可能性者，患肺栓塞的可能性为 4%。完全正常的 $\dot{V}/\dot{Q}$ 显像几乎排除肺栓塞。但其他中间情况的诊断精度为 15%～86%，不能确认或排除肺栓塞，需进一步检查。

3. 肺动脉造影检查

肺动脉造影是确诊急性肺栓塞的"金标准"。通常采用经皮股静脉入路，导管到达肺动脉及其分支时注入增强造影剂。在造影剂的比衬下，肺动脉及其分支的充盈缺损或截断提示栓子的存在。

4. 下肢静脉超声检查

在进行肺栓塞的诊断评估时需要做下肢静脉超声检查，以明确患者是否合并静脉血栓栓塞性疾病。研究结果表明，静脉超声检查结果正常的患者在 3 个月内发生有症状肺栓塞及静脉血栓栓塞可能性极低，不足 1%。但检查的准确度与检查医生的经验有关，故静脉超声检查存在 3% 的假阳性，下肢静脉的超声检查应由资深超声医生实施。此外，多次静脉超声检查随访可以用于已停止抗凝治疗患者的静脉血栓监测。

5. 心电图检查

如果没有基础心脏疾病的患者突然出现所谓"S1Q3T3"模式心电图（Ⅰ导联出现 S波，Ⅲ导联出现 Q 波和倒置 T 波）、右心室劳损心电图以及新发不完全右心室传导阻滞，则很可能存在新发肺栓塞。然而，很多严重右心室功能不全，患者存在胸前导联 T 波倒置。因此，心电图对肺栓塞的诊断价值有限。

6. 超声心动图检查

提示肺栓塞的异常超声心动图表现有右心室长大、右心室功能不全以及三尖瓣关闭不全，常出现于大面积肺栓塞情况下。

【评估策略】

疑诊肺栓塞患者的临床状况可能千差万别。一位 85 岁出现低血压、低氧血症的疑诊患者与一位 60 岁生命体征平稳的疑诊患者，显然不应该采取相同的诊治策略。而制订个体化诊疗计划的第一步应该是依照病情严重程度对患者进行分层。目前较为广泛使用的评估肺栓塞危险程度的评估工具是肺栓塞严重程度指数（pulmonary embolism severity index，PESI；表 9－3）与其简化版本（simplified pulmonary embolism severity index，SPESI；表 9－4）。欧洲心脏病学会（ESC）2014 年制定的《急性肺栓塞诊断和管理指南》建议，对疑有肺栓塞者进行 PESI 评估后按高危或非高危策略进行后续诊疗。

表 9 - 3　肺栓塞严重程度指数

项　目		分　值
临床特征		
年龄		X（如 65 岁）
男性		10
恶性肿瘤病史		30
心力衰竭		10
慢性肺部疾病		10
脉搏频率≥110 次/分		20
收缩压<100 mmHg（13.3 kPa）		30
呼吸频率≥30 次/分		20
动脉血氧饱和度<90%		20
体温<36 ℃		20
精神状态改变		60
严重程度		
Ⅰ级	低危	<66
Ⅱ级	低危	66～85
Ⅲ级	高危	86～105
Ⅳ级	高危	106～125
Ⅴ级	高危	>125

数据摘自：Aujesky D，Obrosky D S，Stone R A，et al. Derivation and validation of a prognostic model for pulmonary embolism. Am J Respir Crit Care Med，2005，172：1041.

表 9 - 4　简化肺栓塞严重程度指数

项　目	分　值
临床特征	
年龄>80 岁	1
恶性肿瘤病史	1
慢性阻塞性肺疾病	1
脉搏频率≥110 次/分	1
收缩压<100 mmHg（13.3 kPa）	1
动脉血氧饱和度<90%	1
危险程度	
低危	0
高危	>1

Jiménez D，Aujesky D，Moores L，et al. Simplification of the pulmonary embolism severity index for prognostication in patients with acute symptomatic pulmonary embolism. Arch Intern Med，2010，170：1383.

1. 高危肺栓塞患者的诊断策略

临床疑诊高危肺栓塞的患者（根据 PESI 或 SPESI 评估结果），首先考虑做 CT–PA 检查。若患者有 CT–PA 检查禁忌，且存在血流动力学紊乱、心源性休克、急性瓣膜功能不全、心脏压塞和主动脉夹层等情况，应做心脏超声检查。经胸超声检查可能发现急性栓塞造成的右心室超负荷、肺动脉高压及右心室血栓。另外，若患者可耐受则应尽可能安排经食管超声检查，可直接观察肺动脉中栓子情况。应避免对生命体征不稳定者进行传统的经皮肺动脉造影，因为会增加患者死亡风险。下肢静脉超声检查明确有无深静脉血栓形成有助于诊断决策的制定。高危肺栓塞患者的诊断策略如图 9–1 所示。

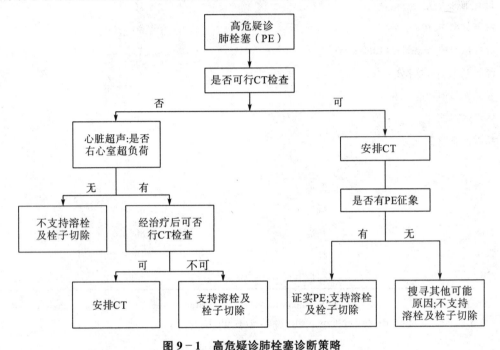

图 9–1 高危疑诊肺栓塞诊断策略

编译自：Guidelines on the diagnosis and management of acute pulmonary embolism. European Heart Journal, 2008, 29: 2276—2315.

2. 非高危肺栓塞患者的诊断策略

对大多数临床疑诊低危肺栓塞的患者，不建议将 CT–PA 检查作为筛查手段。正确方法是首先做患病概率评估，并结合 D–二聚体检查，可排除急诊科 30% 的疑诊患者。对 D–二聚体水平增高者，仍可选择 CT–PA 检查，发现肺段及段以上的梗塞可考虑肺栓塞诊断。$\dot{V}/\dot{Q}$ 显像检查仍然是疑诊肺栓塞排查的有效检查手段。特别是对 D–二聚体增高而有 CT–PA 检查相对禁忌证的患者，$\dot{V}/\dot{Q}$ 显像检查是首选。非高危肺栓塞患者的诊断策略如图 9–2 所示。

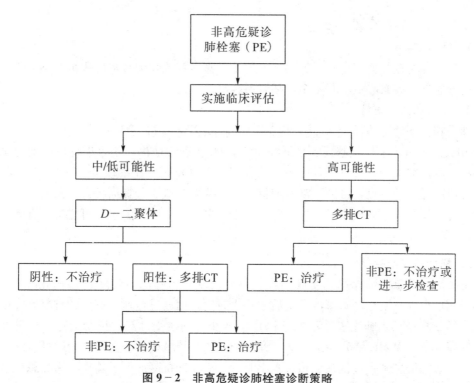

图 9 - 2　非高危疑诊肺栓塞诊断策略

编译自：Guidelines on the diagnosis and management of acute pulmonary embolism. European Heart Journal，2008，29，2276－2315.

要点：

● D - 二聚体是具有良好的敏感性和阴性预测值，但特异性差和阳性预测值较差。

● CT-PA 检查有相对较高的特异性及安全性，检查过程较快，检查不需要特殊准备，较为方便，但有一定的禁忌证，如肾功能不全和造影剂过敏。

● 肺动脉造影是确诊急性肺栓塞的"金标准"，但检查不便，使用受限。

● 较为广泛使用判断肺栓塞危险程度的评估工具是 PESI 与 SPESI。

● 高危疑诊患者与非高危疑诊患者采取的诊断策略不同。

【治疗】

抗凝治疗是急性肺栓塞的主要治疗。除抗凝治疗外，其他治疗措施包括支持治疗、溶栓治疗、上腔静脉滤网以及血栓切除术。所有无抗凝禁忌证的疑诊肺栓塞患者，都需要考虑经验性抗凝治疗。在完成全面的临床评估后，若患者已排除肺栓塞，需停止抗凝治疗。若患者肺栓塞诊断被证实，应继续进行抗凝治疗。对不能接受抗凝治疗，或接受抗凝治疗会导致较高的出血风险者，可考虑安置上腔静脉滤网。若患者临床症状较重，需仔细考虑是否确实需要进行溶栓治疗。对需要行溶栓治疗的重症患者，若溶栓未成功或有溶栓禁忌证者，可考虑行栓子切除术。

（一）支持治疗

1. 呼吸支持

若患者存在低氧血症应考虑行氧疗。严重低氧血症或呼吸衰竭应积极建立人工气道并安排机械通气。有右心室功能不全者插管后容易出现低血压。

2. 血流动力学支持

如果肺栓塞患者存在低血压，应进行血流动力学支持。低血压定义为收缩压低于90 mmHg，或者收缩压较基线水平下降40 mmHg。确切地讲，是否进行血流动力学支持在某种程度上取决于基线血压及低灌注的临床表现（意识状态的改变、无尿或少尿）。对急性肺栓塞导致的休克，目前还没有随机对照试验评估应该选择何种升压药物，临床需要根据患者具体情况个体化考虑。去甲肾上腺素、多巴胺、多巴酚丁胺可能都是有效的。

（二）初始抗凝治疗

1. 初始抗凝治疗策略

抗凝治疗是急性肺栓塞的主要治疗，研究发现未治疗的急性肺栓塞病死率近30%，大部分死亡事件发生在栓塞事件发生后的数小时内；而通过迅速、有效的抗凝治疗可使病死率下降3%～8%。肺栓塞患者如若不能在24小时内接受理想的抗凝治疗，再发概率较前者升高25%。Wells评分为高可能性者，若无抗凝禁忌证，应立即开始抗凝治疗。中可能性、无禁忌证且排查过程预计超过4小时者，应立即抗凝。低可能性、无禁忌证且排查过程预计超过24小时者，也应立即抗凝。

2. 出血风险评估

抗凝治疗过程中有可能发生出血事件。高危因素包括：年龄大于65岁、既往出血病史、血小板减少、抗血小板治疗、抗凝控制不佳、近期手术、经常跌倒、日常活动能力下降、脑卒中病史、糖尿病、贫血、癌症、肾衰竭、肝衰竭以及酗酒等。存在上述任何1个危险因素即为中度出血风险（3个月出血风险为3.2%，1年出血风险为1.6%），存在上述任意2个或2个以上危险因素为高度出血风险（3个月出血风险为12.8%，1年出血风险为6.5%）。

3. 初始抗凝治疗原则

（1）充分、持续、迅速抗凝对预防24小时内肺栓塞再发非常重要。

（2）急性期过后持续治疗时间取决于医生对再栓塞风险的评估，除非有特殊情况如出血风险过大、手术以及其他风险，建议长期抗凝治疗。

4. 抗凝药物种类

抗凝药物包括普通肝素、低分子量肝素、磺达肝癸钠。

5. 药物选择

（1）对血流动力学稳定的肺栓塞患者，首选低分子量肝素和磺达肝癸钠。

（2）对合并低血压、出血风险高、皮下吸收障碍或考虑溶栓的患者，可选择静脉用普通肝素。

（3）对肌酐清除率小于或等于30 ml/min的患者，选择静脉或者皮下用普通肝素。

（三）长期抗凝策略

对大多数急性肺栓塞来说，普通肝素、低分子量肝素或者磺达肝癸钠多用于急性期的抗凝治疗，在度过栓塞 48 小时之后往往需要转为长期口服抗凝治疗。口服维生素 K 拮抗剂可以抑制维生素 K 依赖的凝血因子（Ⅱ、Ⅶ、Ⅺ与Ⅹ）。作为最为普遍应用和最广泛研究的口服维生素 K 拮抗剂，长期华法林治疗已被多个随机试验证实可十分有效地预防肺栓塞再发与深静脉血栓形成等血栓事件。

1. 华法林的起始治疗

（1）使用低分子量肝素或磺达肝癸钠的当天或第二天便可开始华法林治疗，但切记不可早于上述初始抗凝药物的使用。起始华法林的时间早晚与患者预后关系不大。

（2）开始低分子量肝素和华法林联合抗凝治疗至少 5 天，且 INR 达到治疗区间（2～3）后，停用低分子量肝素（对活动性癌症患者，推荐低分子量肝素使用 3 个月）。

（3）华法林使用剂量：①低剂量开始，不超过 5 mg；②年龄小于或等于 74 岁，5 mg；③年龄为 75 岁～84 岁，4 mg；④年龄大于或等于 85 岁，3.5 mg。表 9－5 提供了老年患者华法林初始治疗的建议剂量，但由于亚洲人群对华法林的反应个体差异很大，用药剂量需个体化，并密切监测 INR。

表 9－5　老年患者华法林治疗起始阶段剂量

治疗天数	INR	华法林剂量（mg）
1		4
2		4
3		4
4	<1.3	5
	1.3～1.49	4
	1.5～1.69	3
	1.7～1.89	2
	1.9～2.49	1
	>2.5	暂停华法林，每日监测 INR，直到 INR 小于 2.5，之后从 1 mg 开始

INR：国际标准化比值。

2. 华法林的疗程

（1）对由可逆性因素（如手术、雌激素等）引起的肺栓塞患者，推荐使用 3 个月。

（2）对无诱因的肺栓塞，抗凝治疗至少 3 个月。此后对患者进行风险获益评估，以决定是否进行长期抗凝治疗。

（3）对出血风险较低的患者以及第二次发生肺栓塞但无诱因的患者，均推荐长期抗凝治疗。

（4）有研究结果显示，对无诱因的老年肺栓塞患者，如其能耐受 6～12 个月的抗凝治疗，且没有出血的并发症，长期抗凝治疗能够获益。

3. 其他长期抗凝药物

其他新型抗凝药物（如凝血酶抑制剂达比加群和Ⅹa 因子抑制剂利伐沙班）尚缺少关于肺栓塞再发预防的有力证据，暂不推荐用于老年肺栓塞长期治疗。

（四）溶栓治疗

1. 溶栓治疗指征

不是所有确诊为肺栓塞的患者都可以进行溶栓治疗，溶栓治疗虽然可以改善早期血流动力学但增加大出血风险，因此需要结合患者的价值观仔细衡量溶栓治疗的风险与获益。溶栓治疗与抗凝治疗相比，不能明显改善患者长期生存率以及栓塞再发风险。一项系统评价显示了溶栓治疗不能显著性降低病死率（3.5%：6.1%，RR 为 0.7，95%CI 为 0.37～1.31）。另一项系统评价显示，相比抗凝治疗，急性肺栓塞患者溶栓治疗后大出血概率增加（9.0%：5.7%，RR 为 1.63，95%CI 为 1.00～2.68）。溶栓的指征为：肺栓塞患者出现持续低血压或休克、严重的低氧血症、$\dot{V}/\dot{Q}$ 扫描发现大面积灌注缺损、CT－PA 检查发现严重栓塞、右心房/右心室内自由浮动的血栓等。

2. 常用溶栓药物

目前研究较多的溶栓药物是：重组组织型纤溶酶原激活剂（r－TPA）、链激酶（streptokinase，SK）和重组尿激酶（recombinant urokinase，r－UK）。一般通过静脉通道进行给药，虽然常规上给予负荷剂量并安置静脉置管，但这两种措施并没有广泛的循证证据支持。在溶栓治疗期间需要注意以下问题：对治疗过程进行详细的记录，仔细审查潜在的禁忌证，外周静脉输注，继续其他支持疗法，同时停止输注肝素。

3. 剂量和用法

（1）r－TPA：100 mg 静脉注射，使用时间超过 2 小时。

（2）链激酶：在最初的 30 分钟静脉注射 25 万 U，之后 24 小时以 10 万 U/h 输注。密切监测低血压、变态反应（过敏反应）、哮喘。轻度不良反应可降低输注速度。

（3）尿激酶：在最初 10 分钟静脉注射 4 400 U/kg，之后 12 小时以每小时 4 400 U/kg 的速度输注。

（五）静脉滤网

静脉滤网在 1960 年面世，30 年前发展出了经皮释放技术。滤网通常放置在下腔静脉的肾下段。如果肾下段的下腔静脉（IVC）发现血栓，则需要放置到更高的位置。永久的下腔静脉滤网能提供终身预防肺栓塞的效果，但是，它也有早期并发症（如插入部位血栓）和晚期并发症（反复的深静脉血栓形成事件以及血栓后综合征）。2014 年 ESC 制定的《急性肺栓塞诊断和管理指南》仅推荐静脉滤网用于那些有抗凝绝对禁忌证以及静脉血栓栓塞再发危险高的患者。一旦患者可接受抗凝治疗，就应该移除静脉滤网。

（六）栓子切除术

当患者存在溶栓治疗指征，但溶栓失败或未成功者，可考虑行栓子切除术。切除术可通过介入手段以及外科手术进行。介入手术术式包括流变导管取栓术、旋转取栓术、吸引取栓术、血栓粉碎术以及低剂量超声溶栓术。外科血栓切除术需要有相当经验的手术医生以及体外循环装置，所以使用受到限制。目前各种术式之间相互比较的资料较少，优劣尚无定论。

要点:

● 所有无抗凝禁忌证的肺栓塞疑诊患者，都需要考虑经验性抗凝治疗。

● 一旦开始抗凝治疗，应使凝血水平尽快达到治疗范围。

● 病情稳定者可考虑低分子量肝素皮下注射。普通肝素静脉注射更适合于血流动力学不稳定者、皮下吸收障碍或可能需要溶栓者。

● 在决定进行溶栓时需要仔细衡量溶栓治疗的风险与获益，也应当考虑到患方的价值观。常用的溶栓药物：重组组织型纤溶酶原激活剂、链激酶和重组尿激酶。

● 目前对肺栓塞再发有明确预防作用的药物仍是华法林。

参考文献

[1] US Department of Health and Human Services. The Surgeon General's Call to Action to Prevent Deep Vein Thrombosis and Pulmonary Embolism－2008 [OL]. US Department of Health and Human Services. http://www.hhs.gov. Accessed February 16, 2009.

[2] Guidelines on the diagnosis and management of acute pulmonary embolism [S]. European Heart Journal, 2008, 29, 2276－2315.

[3] Masotti L. Diagnosis and treatment of acute pulmonary thromboembolism in the elderly: Clinical practice and implications for nurses [J]. Journal of Emergency Nursing, 2008, 34: 330－339.

纵深阅读

1. http://www.Uptodate.com: Overview of acute pulmonary embolism.
2. http://www.Uptodate.com: Diagnosis of acute pulmonary embolism.
3. http://www.Uptodate.com: Anticoagulation in acute pulmonary embolism.

（刘怡欣　李思远）

第十章 老年阻塞性睡眠呼吸暂停低通气综合征

学习目的：
- 掌握老年阻塞性睡眠呼吸暂停低通气综合征的定义和诊断。
- 熟悉老年阻塞性睡眠呼吸暂停低通气综合征的临床表现及治疗措施。
- 了解老年阻塞性睡眠呼吸暂停低通气综合征的流行病学特点。

典型病例：

患者，男性，66岁，近2年来每日夜间睡眠时出现打鼾，老伴发现其多次出现呼吸暂停，持续时间最长达15秒，尤其仰卧位为重。白天精神萎靡、头痛、无力，经常出现打哈欠、瞌睡，同时出现健忘及反应迟钝。

临床问题：

1. 该患者在夜间的异常表现考虑什么原因？
2. 如何评估该患者的行为？
3. 对该患者应如何处理？

睡眠呼吸暂停低通气综合征（sleep apnea hypopnea syndrome，SAHS）是一种病因尚不十分清楚的睡眠呼吸疾病，临床表现有夜间睡眠打鼾伴呼吸暂停和白天嗜睡。由于呼吸暂停引起反复发作的夜间低氧和高碳酸血症，可导致高血压、冠心病、糖尿病和脑血管疾病等并发症及交通事故，甚至出现夜间猝死。因此，SAHS是一种有潜在致死性的睡眠呼吸疾病。

根据发病机制不同，SAHS分为三类：阻塞性（主要由于各种原因导致睡眠时上气道阻塞所致）、中枢性（睡眠时呼吸中枢受抑制所致）和混合性（以上两种因素同时存在）。其中阻塞性睡眠呼吸暂停低通气综合征（obstructive sleep apnea hypopnea syndrome，OSAHS）发病率最高，占80%～90%。OSAHS在老年人群中发病率并不低，而老年科医生对本病的严重性、重要性和普遍性却认识不足。本章重点介绍OSAHS的临床表现、诊断和治疗措施。

【定义及相关术语】

1. 阻塞性睡眠呼吸暂停低通气综合征

阻塞性睡眠呼吸暂停低通气综合征（OSAHS）是指每夜7小时的睡眠过程中呼吸暂停及低通气反复发作在30次以上，或睡眠呼吸暂停低通气指数（sleep apnea hypopnea index，AHI）大于或等于5次/小时。老年阻塞性睡眠呼吸暂停低通气综合征没有一个特定的概念，本章内容针对年龄在60岁以上老年人中出现的OSAHS，包括中年时期发病以及进入老年以后发病的病例。OSAHS 主要表现为睡眠中反复出现上呼吸道阻塞，导致反复呼吸停止和低通气，可以造成夜间反复胸膜腔内压增大、二氧化碳潴留、酸中毒和低氧血症等病理生理改变，从而引起夜间反复觉醒（或微觉醒）。OSAHS 可表现为多个器官系统的损害，引发重要器官出现功能和器质性改变。老年人往往以并发症就诊。

2. 睡眠呼吸暂停

睡眠呼吸暂停（sleep apnea，SA）是指睡眠过程中口鼻呼吸气流消失或明显减弱（较基线幅度下降≥90％）持续时间达 10 秒以上。

3. 低通气

低通气指睡眠过程中呼吸气流强度（幅度）较基础水平降低 50％以上并伴有动脉血氧饱和度（SaO_2）较基础水平下降大于或等于 4％。

4. 睡眠呼吸暂停低通气指数

睡眠呼吸暂停低通气指数（AHI）即平均每小时睡眠中的呼吸暂停次数加上低通气次数。

5. 觉醒反应

觉醒反应指睡眠过程中由于呼吸障碍导致的觉醒，它可以是较长的觉醒而使睡眠总时间缩短，也可以是频繁而短暂的微觉醒，但是目前尚未将其计入总的醒觉时间。觉醒反应可导致白天嗜睡加重。

6. 睡眠片断

睡眠片断指反复醒觉导致的睡眠不连续。

【流行病学特点】

国外流行病学调查结果显示，OSAHS 平均患病率为 1.6～5％。我国的平均患病率为 3.5％～4.8％。由于目前老年 OSAHS 流行病学调查所用的方法、标准以及针对人群不同，其结果差异较大，但大都认为老年 OSAHS 的罹患率高于中年，为 37.5％～62％。OSAHS 是一种增龄性疾病，大于或等于 65 岁的老年人比中年人（45～64 岁）的发生率要高 2～3 倍。Hoch 等对 60 岁、70 岁及 80 岁年龄层的调查结果表明，其 OSAHS 的罹患率分别为 2.9％、33.3％及 39.5％。但 Bixler 等则认为老年睡眠呼吸障碍患者的增多更多归因于中枢性病变的增多，而 OSAHS 的罹患率在 55 岁前后则已达到高峰。

中年男性 OSAHS 的罹患率一般是女性的 2～3 倍。老年男性 OSAHS 的罹患率也高于女性，但有报道称女性在更年期（即围绝经期）以后的罹患率是更年期前的 2 倍，并且逐渐接近男性。除了性别以外，体重对老年 OSAHS 的发病有明显的影响。Ancoli-Israel 等发现，老年 OSAHS 患者的体重与 AHI 呈独立线性正相关。也有研究结果表明，年龄、性别及体质指数（BMI）是 OSAHS 严重程度的危险因素，高龄、男性及体质指数增高均可显著增加 AHI。来自几个国家的描述性研究一致表明 OSAHS 与遗传有很大的相关性。

【病因与发病机制】

高龄导致的病理生理改变与 OSAHS 的发病密切相关。OSAHS 最主要的病理生理改变是慢性间歇低氧引起的氧化应激反应增强，从而造成中枢神经系统和心血管系统的损害。老年人又有其自身的特点。

（1）影像学检查显示，与成年人相比，老年人咽腔骨质的退行性改变以及脂肪沉积导致咽腔狭窄，同时老龄化致肌肉和胶原结构改变，睡眠时咽壁肌张力减低，上呼吸道进一步狭窄。相关研究还表明，高龄是咽腔塌陷的独立危险因素，并且不受体质指数和性别影响。女性在更年期以后性激素水平低下，咽壁肌肉的活性降低，这些因素导致睡眠过程中上呼吸道更容易塌陷。此外，老年人睡眠结构中，浅睡眠的时间较长，而在这个睡眠阶段呼吸不平稳，是导致 OSAHS 的一个诱因。

（2）老年 OSAHS 的病因复杂多样，尤其多见于老年肥胖患者，肥胖可导致气道脂肪过度堆积和颈部脂肪压迫，存在上气道结构异常。Stepien 研究发现，体质指数与 OSAHS 的程度呈正相关。

（3）绝经后妇女发病率增加，可能与绝经后妇女总睾酮水平下降相关。OSAHS 在老年男性则与雄激素缺乏有关。

（4）吸烟、内分泌紊乱、嗜酒、使用苯二氮䓬类镇静催眠药、颅面部畸形均与 OSAHS 发病有关。此外，日常生活能力（ADL）降低与 OSAHS 独立相关。

【预后】

中年 OSAHS 是影响生存率的一个重要因素，但是老年患者的预后尚不十分明确。对可疑 OSAHS 的人群进行追踪观察发现，年龄为 50~79 岁的男性 OSAHS 患者的生存率与一般健康人群无差距，然而对年龄大于或等于 80 岁的患者而言，风险系数增加近 2 倍。另有研究结果表明，只在女性患者观察到 AHI 与预后相关，重度 OSAHS 的预后明显差于轻度患者，但对年龄和心肺疾病进行校正后此相关在统计学上变得不明显。关于老年 OSAHS 的预后，有待于进一步的临床研究。

> **要点：**
> - OSAHS 是指每夜 7 小时的睡眠过程中呼吸暂停及低通气反复发作在 30 次以上，或 AHI 大于或等于 5 次/小时。
> - OSAHS 国外平均患病率为 1.6%~5%，我国的平均患病率为 3.5%~4.8%。
> - 研究结果表明，年龄、性别及体质指数是 OSAHS 严重程度的危险因素，高龄、男性及体质指数增高均可显著增加 AHI。
> - 老年人咽腔狭窄、颈部脂肪堆积及激素水平变化等是老年 OSAHS 的重要原因。
> - 老年 OSAHS 的预后尚不十分明确，仍待研究。

【临床特点】

研究结果显示，老年 OSAHS 患者的临床表现有其自身特点，主要有以下几点。

1. 症状不典型

成人 OSAHS 的典型症状是巨大鼾声、睡眠呼吸暂停、觉醒时头痛和口渴、白天困倦。与中年人相比，OSAHS 的典型症状在老年人中不明显。随着年龄的增长，上呼吸道顺应性降低，患者的睡眠结构以及呼吸调节功能不稳定。老年患者呼吸动力减小，鼾声较成年人小，有时甚至不易觉察。打鼾及夜间憋醒的发生率明显降低，而夜间尿频的发生率明显增高。

2. 合并症多，常掩盖主病症状

老年 OSAHS 患者心脑血管及呼吸系统并发症明显增加，症状相互掩盖，可能会忽略原发 OSAHS 的存在。

3. 严重程度低

老年 OSAHS 的严重程度较中青年患者明显降低，并随着年龄的增长，OSAHS 病情程度减轻。

4. 睡眠质量差，常作为主要表现

老年 OSAHS 患者不仅总睡眠时间减少，且睡眠效率也明显低于中青年 OSAHS 患者。

5. 对治疗要求少

由于老年 OSAHS 临床症状大多不如中青年严重，因而积极要求治疗者减少。但老年 OSAHS 对健康危害较大。因为老年人多合并全身性疾病，睡眠呼吸暂停引起的缺氧可以导致高血压、心脏缺血、心律失常，加重肺部疾病引起的缺氧，容易在夜间发生猝死。

6. 镇静催眠药易加重病情

老年人失眠者较多，常服用镇静催眠药（安眠药），易加重已经存在的睡眠呼吸暂停。老年 OSAHS 多以失眠为主要表现，易误服镇静催眠药治疗而加重病情。

7. 加重认知功能损害

老年人智力随增龄而有所减退，部分患者合并老年痴呆，所以容易将 OSAHS 引起的一些神经、精神症状归于年龄因素。长期 OSAHS 导致的明显缺氧、睡眠紊乱在老年人的智力和记忆力减退中起了一定作用。已有研究结果表明，经过治疗，去除睡眠呼吸暂停因素后，老年患者的记忆力和反应性均有所提高。

8. 对疾病认识差

OSAHS 的发生、发展是一个渐进过程，临床症状常不典型，患者常认为是普通打鼾或是"老了"的自然现象，长期被人们忽视或被医院漏诊、误诊，而得不到及时治疗。临床多数患者是因其他疾病就诊而发现 OSAHS。

9. 病因复杂合并症多，漏诊率高

OSAHS 与心血管系统、呼吸系统、神经系统疾病关系密切，是多种病因共同作用的结果，特别是肥胖、上呼吸道解剖结构异常、长期大量饮酒、吸烟、服用镇静催眠药物等，使病情明显加重。老年 OSAHS 与多种心血管疾病密切相关，许多老年 OSAHS 患者常以心、脑血管疾病就诊，致使病情被延误，甚至发生猝死。

10. 危害性大

主要危害是夜间频发呼吸暂停/低通气导致的低氧、高碳酸血症和睡眠结构紊乱引起的一系列并发症。OSAHS 是缺血性心脏病（心绞痛、心肌梗死）的重要危险因素之一，还可引起各种心律失常、肺动脉高压、肺心病和高血压等。研究发现 OSAHS 可增加脑血管疾病的发病率及病死率，是引起夜间猝死的"元凶"之一。

【诊断方法】

老年 OSAHS 的诊断方法与一般成人无差异，但老年人中习惯性打鼾的比例明显低于非老年人。由家人反映的时断时续的鼾声、睡眠时的呼吸暂停占很大比例，可以作为诊断的重要依据。诊断方法有以下几种：

1. 多导睡眠图监测

多导睡眠图（polysomnogram，PSG）监测又分为整夜 PSG 监测、夜间分段 PSG 监测和午间小睡 PSG 监测。

（1）整夜 PSG 监测：是诊断 OSAHS 的"金标准"。需连续整夜监测 7 小时以上睡眠。其适应证为：①临床上怀疑为 OSAHS 者；②临床上出现难以解释的白天嗜睡或疲劳；③难以解释的白天低氧血症或红细胞增多症；④疑有肥胖低通气综合征；⑤高血压尤其是难治性高血压；⑥原因不明的心律失常、夜间心绞痛；⑦慢性心功能不全；⑧难治性糖尿病及胰岛素抵抗；⑨脑卒中、癫痫及认知功能障碍；⑩性功能障碍；⑪晨起口干或顽固性慢性干咳；⑫监测患者夜间睡眠时低氧程度，为氧疗提供客观依据；⑬评价各种治疗手段对 OSAHS 的治疗效果；⑭诊断其他睡眠障碍性疾病。

老年人 PSG 的检查特点：PSG 检查表明，呼吸动力的大小与年龄成反比，老年患者的呼吸动力显著降低，而且这一特点在非快速眼动睡眠时更明显。其次，老年患者即使 AHI 值偏高，动脉血氧饱和度的下降也不明显，并且伴随呼吸暂停的觉醒反应有时也不明显。随着年龄的增长，正常老年人也因为睡眠的变化，可以有白天困倦、睡眠中途觉醒、缺乏熟睡感等症状，因此老年 OSAHS 容易被忽视。国内王卫之研究发现，OSAHS 对中青年组快速眼动睡眠（rapid eye movement sleep，REM sleep）的影响更为显著，AHI 与 SaO_2 是反映 OSAHS 严重程度的两个重要指标，在这两项指标中老年组均低于中青年组患者。

（2）夜间分段 PSG 监测：在同一天晚上的前 2～4 小时进行 PSG 监测，之后进行 2～4 小时的持续气道正压通气（CPAP）压力调定。其优点在于可以减少检查和治疗费用。只推荐在以下情况采用：①中度以上 OSAHS，AHI 大于 20 次/小时，反复出现持续时间较长的睡眠呼吸暂停或低通气，伴有严重的低氧血症；②因睡眠后期 REM 睡眠增多，CPAP 压力调定的时间应超过 3 小时；③当患者处于平卧位时，CPAP 压力可完全消除 REM 及非 REM 睡眠期的所有呼吸暂停、低通气及鼾声。如果不能满足以上条件，应进行整夜 PSG 监测，并另选整夜时间进行 CPAP 压力调定。

（3）午间小睡 PSG 监测：对白天嗜睡明显的患者可以试用。通常需要保证有 2～4 小时的睡眠时间（包括 REM 和非 REM 睡眠）才能满足诊断 OSAHS 的需要，因此存在一定的失败率和假阴性结果。

2. 初筛诊断仪检查

初筛诊断仪多采用便携式，如单纯血氧饱和度监测，口鼻气流加血氧饱和度，口鼻气流加鼾声加血氧饱和度加胸腹运动等，主要适用于基层患者或不能在睡眠监侧室进行检查的一些轻症患者，可用于初步筛查 OSAHS 患者，也可用于评价疗效及随访。

3. 嗜睡程度评价

（1）嗜睡程度的主观评价：主要采用 Epworth 嗜睡评分量表（Epworth sleepiness scale，ESS；表 10-1）和斯坦福嗜睡量表（Stanford sleepiness scale，SSS）。其中 ESS 更为常用。研究结果显示，老年 OSAHS 患者的 Epworth 嗜睡评分明显高于非 OSAHS 患者，且 AHI 与嗜睡评分相关。

表 10 - 1　Epworth 嗜睡评分量表

项　目	瞌睡的可能性			
	从不 （0分）	很少 （1分）	有时 （2分）	经常 （3分）
坐着阅读时				
看电视时				
在公共场所坐着不动时（如在剧场或开会）				
长时间坐车时中间不休息（超过 1 小时）				
坐着与人谈话时				
饭后休息时（未饮酒）				
开车等红绿灯时				
下午静卧休息时				

（2）嗜睡的客观评价：有条件可进行多次睡眠潜伏期试验（multiple sleep latency test，MSLT），通过让患者白天进行一系列的小睡来客观判断其白天嗜睡程度的检查方法。睡眠潜伏时间少于 5 分钟者为嗜睡，5~10 分钟为可疑嗜睡，超过 10 分钟者为正常。

【诊断标准】

OSAHS 的诊断一般是以 AHI 大于 5 次/小时为标准，但是目前针对老年 OSAHS 尚无统一的诊断标准。按照与成年人同样的标准，老年 OSAHS 的罹患率高达 24%。有学者建议以 AHI 大于 15 次/小时作为老年 OSAHS 的诊断标准。

简易诊断方法和标准：适用于基层缺乏专门诊断仪器的单位，主要根据病史、体格检查、血氧饱和度监测等。其诊断标准如下：

（1）至少具有 2 项主要危险因素：尤其是表现为肥胖、颈粗短或下颌后缩，咽腔狭窄或有扁桃体Ⅱ度肥大，悬雍垂（腭垂）肥大，或甲状腺功能减退症（又称甲状腺功能减低症，简称甲减）、肢端肥大症或神经系统明显异常。

（2）中或重度打鼾。

（3）夜间呼吸不规律，或有屏气和憋醒（观察时间应不少于 15 分钟）。

（4）夜间睡眠节律紊乱，特别是频繁觉醒。

（5）白天嗜睡，ESS 评分大于 9 分。

（6）SaO_2 监测：监测趋势图可见典型变化，氧减饱和度指数（oxygen desaturation index，ODI）大于 10/h。

（7）引发 1 个或 1 个以上重要器官损害。

符合以上任意 6 条者即可做出初步诊断，有条件的单位可进一步进行 PSG 监测。

要点：
● 老年 OSAHS 症状不典型，常被心脑血管疾病等合并症的症状所掩盖。
● PSG 监测是老年 OSAHS 诊断的主要方法。

【老年 OSAHS 与常见内科疾病的关系】

1. 心脑血管疾病

在许多研究中，OSAHS 已被证明是心脑血管疾病的独立危险因素。可以诱发心律失常，患者可因室性期前收缩、室性心动过速、心室颤动而猝死；可加重夜间心肌缺血，导致心肌梗死；引起急性心力衰竭、呼吸衰竭而致猝死；脑出血、缺血性脑卒中发生率增高，其中夜间猝死是其最严重的并发症。有许多报道称 OSAHS 是动脉源性缺血性脑卒中的危险因素。新近研究发现，OSAHS 可能是颅内脑动脉夹层一个新的危险因素。

2. 高血压

OSAHS 是继发性高血压的重要原因。OSAHS 是独立于年龄、肥胖、吸烟等引起高血压的危险因素之一。50%～92%的 OSAHS 患者合并有高血压，而 30%～50%的高血压患者同时伴有 OSAHS。与 OSAHS 相关联的高血压称为阻塞性睡眠呼吸暂停相关性高血压。中华医学会呼吸病学分会睡眠呼吸疾病学组的调查结果显示，我国 OSAHS 人群的高血压患病率为 56.2%，是不可忽视的高血压高发人群。

3. 糖尿病

OSAHS 的严重程度和糖耐量异常、胰岛素抵抗及糖尿病独立相关。一项随访时间长达10年的研究发现，经常打鼾者发生 2 型糖尿病的风险增加 2 倍。Meslier 等研究494 名 OSAHS 患者中 2 型糖尿病和糖耐量减低（impaired glucose tolerance，IGT）的发生率，分别为 30%和 20%，血糖水平与 OSAHS 严重程度呈正相关。而糖尿病患者 OSAHS 的患病率是普通人群的 3～4 倍。

4. 日间嗜睡

日间嗜睡是 OSAHS 患者最常出现的合并症。重度患者的日间嗜睡常无法抵抗，嗜睡程度不尽相同，轻者无精打采，重者甚至在开车时可发生嗜睡，导致交通事故的发生。

5. 肺心病

OSAHS 患者患肺动脉高压的发生率为 17%～42%，合并慢性阻塞性肺疾病者高达 60%～79%，肺动脉高压则是 OSAHS 患者发展为肺心病的主要病理学基础。

6. 胃食管反流病

OSAHS 与胃食管反流病之间相互促进，OSAHS 患者胃食管反流病的发生率为 59%～70%。呼吸暂停发生时胸腔压力的极度下降和胸腔与腹腔间压力差的增加是胃食管反流病发生的主要机制，对存在 OSAHS 的患者应注意筛查有无胃食管反流病。

7. 性欲减退

OSAHS 患者，特别是中或重度 OSAHS 患者，常存在性欲减退。这可能与患者低血清睾酮水平有关。

8. 认知功能障碍

认知功能障碍是 OSAHS 非呼吸系统损害中最常见的并发症，尤其在老年患者，OSAHS 可导致大脑额叶功能障碍。夜间反复发作的低氧血症是老年患者认知功能减退的主要因素。

9. 呛 咳

OSAHS 患者可表现为吞咽反射受损，可能是由于相应的神经肌肉功能失调所致。

要点：

老年人OASAHS常常并发心脑血管疾病、肺心病、糖尿病、认知功能障碍等，造成多器官损害。

【治疗】

有关老年OSAHS治疗的报道目前仍然较少。其治疗原则可以参考非老年期OSAHS，同时必须考虑到老年人的特点。老年OSAHS患者接受治疗程度不如非老年患者，究其原因发现，对疾病缺乏认识是不接受治疗的第一位原因。

1. 健康教育

我国老年患者治疗接受率小于同期非老年患者的治疗接受率。老年人随着年龄的增长，对OSAHS引起的症状如疲倦、白天嗜睡、记忆力下降的感受不如非老年人明显，常被误认为是自然生理现象而不被重视。因此，医生应积极进行健康教育宣传，开展OSAHS疾病知识讲座，帮助他们了解OSAHS对机体的危害，耐心讲解持续气道正压通气的作用，使老年OSAHS患者尽可能接受治疗。

2. 改变生活习惯

生活习惯的改善对老年OSAHS的防治具有重要意义，如控制体重、避免烟酒等不良嗜好的影响。睡眠中保持侧卧位也可以明显减轻呼吸暂停。需要注意的是，老年患者因为其他伴发的疾病需要药物治疗，苯二氮䓬类的镇静催眠药及更年期女性服用的雌激素都有可能导致或加重OSAHS。甲状腺功能减退也可以导致OSAHS，而甲状腺素替代治疗可以减轻OSAHS的程度。

3. 经鼻持续气道正压通气

迄今为止，国内外仍公认经鼻持续气道正压通气（nasal continuous positive airway pressure，nCPAP）是OSAHS治疗的首选和主要手段，也是治疗老年OSAHS的首选非侵袭性手段，尤其适合老年患者。依从性是nCPAP治疗的主要问题，国内有研究结果显示90％的老年患者能够适应和接受nCPAP。使用nCPAP不但可以改善白天嗜睡的程度，而且有助于改善注意力、活动程度以及认知功能。但是，由于老年OSAHS的诊断标准尚未统一，患者症状的轻重也存在较大的差异，因而对nCPAP治疗的有效性还缺乏足够的临床证据。

4. 口腔矫治器

口腔矫治器是治疗成人OSAHS的重要方法之一，具有操作简便、携带方便的优点。但是，迄今尚未有用于老年OSAHS的报道。老年人牙列不整多见，口腔矫正装置可能并不适用。

5. 手　术

由于老年OSAHS患者长期处于低氧血症状态，中枢对低氧的反应不敏感，实施悬雍垂腭咽成形术等手术有一定风险，且老年OSAHS患者并发症较多，所以实施手术治疗的危险性会更大，故目前普遍认为对老年患者不主张手术治疗，而应主要以nCPAP为主，病情较轻者可采用侧卧位睡眠、戒烟、戒酒、减肥等方式，症状可得到改善。

6. 药物治疗

关于OSAHS药物治疗的临床研究尚缺乏足够的证据，疗效尚不肯定，且有不同程度的不良反应，一般不作推荐。

【预防】

保持良好的生活习惯，避免和减少烟酒的摄入，加强锻炼，避免肥胖的发生，以及减少镇静药物的使用对预防老年 OSAHS 有一定帮助。

> **要点：**
> ● 缺乏对疾病的认识是老年 OSAHS 患者不接受治疗的第一位原因。
> ● 良好的生活习惯，如避免和减少烟酒的摄入，控制体重，加强锻炼，睡眠中保持侧卧位以及减少镇静催眠药物的使用，对预防与治疗 OSAHS 尤为重要。
> ● nCPAP 是治疗 OSAHS 的主要措施。

参考文献

[1] Janssens J P, Pautex S, Hilleret H, et al. Sleep disordered breathing in the elderly [J]. Aging, 2000, 12 (6)：417−429.

[2] Ancoll-Isreal S. Sleep disorders in older adults [J]. Geriatrics, 2004, 59 (1)：37−40.

[3] Haas D C, Foster G L, Nieto F J, et al. Age dependent associations between sleep disordered breathing and hypertension [J]. Circulation, 2005, 111 (5)：614−621.

[4] 马晓蓉，王勇，潘磊. 老年阻塞性睡眠呼吸暂停低通气综合征患者临床特点分析 [J]. 中华老年医学杂志，2011，30 (1)：17−19.

[5] 王武，刘建红，雷志坚，等. Epworth 嗜睡评分对评价老年患者 OSAHS 严重程度的价值 [J]. 中国临床医生，2013，41 (7)：26−27.

[6] Shimizu Y, Tanaka M, et al. A novel case of intracranial arterial dissection associate with obstructive sleep apnea syndrome [J]. Cerebrovascular Diseases, 2012, 34 (2)：115.

纵深阅读

中华医学会呼吸病学分会睡眠呼吸障碍学组. 阻塞性睡眠呼吸暂停低通气综合征诊治指南（2011修订版）. 中华结核和呼吸杂志，2012 (1)：9−12.

（高凌云　曹立）

第十一章　其他老年呼吸道疾病的管理证据

学习目的：
了解老年常见呼吸道疾病的管理新证据。

随着年龄的增长，肺部疾病的患病率明显增加。然而，增龄相关的呼吸道结构及功能改变使老年患者呼吸道疾病的临床表现多不典型。一方面，老年人呼吸储备容积减少、对低氧和高碳酸血症的调节能力下降以及对呼吸困难的敏感度降低，导致呼吸功能和运动耐量下降。另一方面，气道受体对药物的反应性降低，使得治疗更加复杂。因此，老年呼吸道疾病的管理具有一定的特殊性。本章主要总结了老年人常见呼吸道疾病的管理新证据。

第一节　老年哮喘的管理证据

一、管理的挑战

哮喘在老年人中越来越常见。但老年人哮喘常被误诊为慢性阻塞性肺疾病或心力衰竭。哮喘的漏诊和治疗不足是 65 岁以上老年人哮喘相关死亡增加的原因之一。此外，老年人倾向于将哮喘发作的呼吸急促归因于老化而忽视或延迟就医。老年人常见的精神异常和认知障碍也会影响到老年哮喘的管理。

有研究结果表明，在正常老化的肺中可以看到哮喘相关的组织学和病理学变化。老化相关的肺改变可能是哮喘的诱发因素。尽管证据有限，目前国际主流观念认为哮喘的治疗原则（糖皮质激素、吸入型 β_2 受体激动剂或抗胆碱能药物）不应随着年龄的增长而改变。但哮喘的药物选择对老年患者而言需要更加谨慎。多病共存以及有效给药途径的选择是老年哮喘治疗的两大挑战，避免治疗哮喘时对其他共存疾病的影响尤为重要。

二、治疗注意事项

（1）对正在考虑吸入治疗的老年患者，评价认知功能至关重要。鉴于雾化治疗不需要患者的配合与协调，同时可以方便快速地给予大剂量 β_2 受体激动剂、抗胆碱能药物或糖皮质激素，因此，认知功能损害的患者以优选雾化给药为宜。

（2）虽然随着年龄的增长，患者对长效 β_2 受体激动剂的反应性降低，但 β_2 受体激动剂对老年哮喘患者仍然是有益的。不良反应多为 β_2 受体激动剂导致的全身反应，如肌肉震颤、心悸、心律失常和低钾血症。有心肌梗死病史的患者雾化吸入 β_2 受体激动剂后出现严重心律失常的风险更大，需要格外谨慎。β_2 受体激动剂会促进血浆中的钾离子流入细胞内，导致低钾血症。正在接受利尿药与胰岛素治疗，或营养摄取不足的老年患者出现低钾血症的风险更大。

要点：

- 雾化治疗对有认知功能障碍的老年哮喘患者可能更为适合。
- 长效 β_2 受体激动剂对老年哮喘患者仍然是有益的，老年人中常见但容易被忽视的不良反应是肌肉震颤和低钾血症。

第二节 老年慢性阻塞性肺疾病的研究证据

（1）慢性阻塞性肺疾病（chronic obstructive pulmonary disease，COPD）是世界上最常见的慢性疾病之一，是成人的第四大死因。随着年龄的增长，慢性阻塞性肺疾病的患病率逐渐增加。除年龄外，已知的不良预后因素还包括第一秒用力呼气容积（FEV_1）降低、肺心病、净体重低和长期居住在高海拔地区。

（2）慢性阻塞性肺疾病被认为是可以预防的疾病。吸烟为主要危险因素。其他还包括职业暴露于矿物或谷物粉尘、二手香烟烟雾和 α_1-抗胰蛋白酶缺乏。慢性阻塞性肺疾病发生的核心是过度的炎症反应。目前研究的重点放在一些关键领域，包括新发现的调控细胞因子 IL-32、抗氧化防御系统、细胞凋亡和衰老。

（3）戒烟是慢性阻塞性肺疾病患者最重要的干预措施。戒烟能减缓肺功能下降速度，迅速改善老年患者的健康状况，并降低慢性阻塞性肺疾病患者的病死率。男性吸烟者在65岁时戒烟预期寿命能够延长2年，女性吸烟者在65岁时戒烟可延长3.7年。各种戒烟干预方法包括：医生咨询、行为疗法、尼古丁替代、安非他酮和伐尼克兰，对年龄为65~75岁的老年人也有效，且耐受性良好。

（4）慢性阻塞性肺疾病的管理中使用的支气管扩张剂包括两大类：β受体激动剂和抗胆碱能药物。短效支气管扩张剂增加运动耐量，减少通气过度，降低对呼吸困难的敏感度。联合运用短效β受体激动剂和抗胆碱能药物优于单药治疗，可改善肺功能，并减少对全身性激素的需要。

（5）长效β受体激动剂（LABA）与安慰剂相比，可有效改善肺功能，降低急性加重频率。LABA 在改善肺功能方面优于短效异丙托溴铵。联合 LABA 和异丙托溴铵对改善肺功能和生存质量的效果优于单一用药。

（6）长效抗胆碱能药物噻托溴铵优于短效异丙托溴铵，能够显著改善肺功能与呼吸困难，并提高患者生存质量。尽管噻托溴铵与 LABA 对病情加重的频率和住院率的改善没有显著差异，但噻托溴铵在改善肺功能方面具有优越性。

（7）糖皮质激素在慢性阻塞性肺疾病治疗中的使用尚存争议。慢性阻塞性肺疾病患者吸入糖皮质激素显著改善肺功能和呼吸道症状，减少急性加重次数，但不能减慢 FEV_1 下降进程。2个大型随机对照试验结果发现，沙美特罗与氟替卡松联合应用，以及吸入噻托溴铵，能减缓慢性阻塞性肺疾病的恶化。噻托溴铵能改善患者肺功能、生存质量，减少急性加重，但并未显著降低 FEV_1 下降率，联合应用沙美特罗与氟替卡松的患者，肺功能下降速度较接受安慰剂患者慢。

（8）焦虑和抑郁不仅影响老年人的呼吸症状，而且影响其功能状态和生存质量。慢性阻塞性肺疾病患者，新发抑郁是认知功能障碍的高危因素。抑郁与生存质量的相关性甚至比肺功能水平或运动耐量更加密切。焦虑与老年患者躯体功能受限、残疾有关，也是慢性阻塞性肺疾病患者急性发作住院治疗的预测因子。早期发现和治疗抑郁和焦虑可以在改善慢性阻塞性肺疾病患者生存质量方面发挥重要作用。研究结果表明，抗抑郁药物帕罗西汀能够显著改善慢性阻塞性肺疾病患者 3 个月内抑郁状况和运动耐量。

（9）老年患者，特别是合并有其他疾病时需要密切监测药物不良反应和药物相互作用。

要点：
- 慢性阻塞性肺疾病的患病率随着年龄的增长而增加，戒烟是慢性阻塞性肺疾病患者最重要的干预手段。
- β 受体激动剂和抗胆碱能药物广泛应用于慢性阻塞性肺疾病的管理。
- 短效或长效 β 受体激动剂联合抗胆碱能药物优于单药治疗。

第三节　老年肺癌患者的临床管理证据

（1）肺癌被认为与衰老息息相关，80％的肺癌死亡发生在 60 岁以上患者，其中约 20％发生在 80 岁以上。吸烟是肺癌的主要危险因素，受吸烟强度和持续时间的影响，即使在吸烟 60 年之后，这种影响仍然可以随着戒烟中止。其他危险因素包括肺癌家族史、职业性致癌物暴露史、暴露于环境烟雾等污染空气，以及潜在的肺部疾病，包括慢性阻塞性肺疾病和肺间质纤维化疾病。

（2）在所有肺癌的临床试验中，老年患者人数极少，而临床上常常将这些试验获得的结论延伸应用到老年患者。

（3）功能状态，包括躯体功能（认知功能、执行能力、自我照护和活动能力）被广泛用于评估治疗是否恰当以及预后。

（4）老年肺癌最常见的类型是非小细胞肺癌（NSCLC），包括鳞状细胞癌、大细胞癌和腺癌。患者功能状态、组织学分类和疾病分期是决定非小细胞肺癌治疗方案和生存率的三个主要因素。新的治疗方案越来越关注肿瘤独特的蛋白质表达和基因突变。

（5）手术是 Ⅰ、Ⅱ 和部分 Ⅲ_A 期非小细胞肺癌首选的治疗方案。外科技术的进步使得越来越多的老年患者参与到外科手术的研究中。然而，年龄对手术治疗影响的争论仍在继续。几项研究支持老年非小细胞肺癌患者进行外科手术，认为年龄不影响术后远期生存率。但也有研究支持增加的年龄与术后病死率和并发症之间存在关联。

（6）对早期非小细胞肺癌不能手术的患者可以选择放射治疗。射频消融术和立体定向放射治疗是两个针对非小细胞肺癌人群的新兴技术，然而，其长期生存数据尚未公布。

（7）化疗仍是晚期非小细胞肺癌患者的主要治疗方法，亦可用于早期患者的辅助化疗。然而，老年人的合并症、年龄相关的器官功能下降和多重用药使老年人的化疗更具挑战性。尽管存在顾虑，健康老年患者化疗的获益与年轻对照组类似。

（8）以顺铂为基础的术后辅助化疗显著增加患者的生存率，相比未辅助化疗者，5 年总生存率绝对值增加 5.3%。系统评价显示，年龄并不影响顺铂辅助化疗的获益，化疗相关的毒性无显著差异。

（9）肺癌的另一种类型是小细胞肺癌（SCLC）。约 32% 新诊断的小细胞肺癌发生在年龄超过 70 岁的患者，约 10% 的患者确诊年龄超过 80 岁。小细胞肺癌的特征是迅速和早期的转移，导致预后不良。这种快速转移特性使小细胞肺癌对化疗和放疗高度敏感，但极易出现耐药。小细胞肺癌根据美国退伍军人肺癌协会（VALG）分期，分为局限期（病灶局限于一个胸腔、肺门及纵隔淋巴结，能够被一个放射位点所覆盖）和广泛期。65%～70% 的小细胞肺癌患者存在浸润或广泛病灶。化疗加放疗是局限期小细胞肺癌的标准治疗方案。老年患者局限期小细胞肺癌的总生存率和治疗毒性仍然存在分歧。一些研究结果表明，在老年人群中总体存活率显著降低、治疗毒性显著升高。但也有研究结果显示，药物毒性、总缓解率、无进展生存期和总生存期在 70 岁以下和 70 岁以上老年人之间没有显著差异。一些研究结果表明，老年患者在化疗剂量或循环次数上均有所减少。广泛期小细胞肺癌预后不佳，但循证指南建议，联合化疗是治疗广泛期小细胞肺癌的首选，增加放射剂量不能提高患者的生存率。

要点：
老年患者的功能状态被广泛用于评估治疗是否恰当和肺癌的预后。

参考文献

[1] Chotirmall S H, Watts M, Branagan P, et al. Diagnosis and management of asthma in older adults [J]. J Am Geriatr Soc, 2009, 57 (5): 901—909.

[2] King M J, Hanania N A. Asthma in the elderly: current knowledge and future directions [J]. Curr Opin Pulm Med, 2010, 16 (1): 55—59.

[3] Vincken W, van Noord J A, Greefhorst A P, et al. Improved health outcomes in patients with COPD during 1 yr's treatment with tiotropium [J]. Eur Respir J. 2002, 19 (2): 209—216.

[4] Barr R G, Bourbeau J, Camargo C A, et al. Tiotropium for stable chronic obstructive pulmonary disease: a meta-analysis [J]. Thorax, 2006, 61 (10): 854—862.

[5] Brusasco V, Hodder R, Miravitlles M, et al. Health outcomes following treatment for six months with once daily tiotropium compared with twice daily salmeterol in patients with COPD [J]. Thorax, 2003, 58 (5): 399—404.

纵深阅读

Peruzza S, et al Chronic obstructive pulmonary disease （COPD） in elderly subjects: impact on functional status and quality of life. Respir Med, 2003, 97 (6): 612—617.

（陈善萍　袁益明）

第三篇

老年消化系统疾病

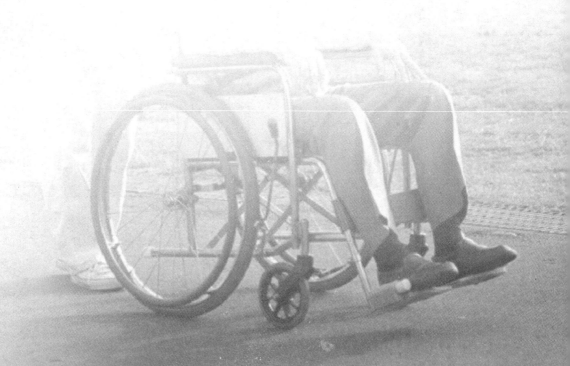

第十二章 老年括约肌功能障碍

第一节 老年胃食管反流病

学习目的：

- 掌握胃食管反流病的临床表现、诊断和鉴别诊断。
- 熟悉胃食管反流病的定义、分类和治疗。
- 了解胃食管反流病的流行病学特点、危险因素、病因和发病机制。

典型病例：

患者，男性，75 岁，糖尿病、高血压病史 10 年余。近 2 年来出现吞咽困难、恶心、消化不良，夜间偶有反酸、胃灼热，伴有慢性咳嗽、咽部发痒。患者否认胸痛、腹痛等症状，不饮酒、已戒烟 10 年余。体格检查：生命体征平稳，双肺听诊阴性。外院胸部 CT 检查结果显示肺间质纤维化。

临床问题：

1. 该患者目前的主要临床问题是什么？
2. 在诊断时需与哪些疾病鉴别？应进一步做哪些检查？
3. 该患者若诊断明确，应如何治疗？

【定义和分类】

根据 2013 年美国胃肠病学会（ACG）制定的《胃食管反流病诊治指南》，胃食管反流病（gastroesophageal reflux disease，GERD）是指胃内容物反流入食管、口腔（包括喉部）或肺所致的症状和/或并发症。根据内镜下表现，可将胃食管反流病进一步分为两种类型：非糜烂性胃食管反流病（non-erosive reflux disease，NERD）和糜烂性胃食管反流病（erosive reflux disease，ERD）。根据临床表现，2006 年蒙特利尔全球共识将胃食管反流病分为：食管综合征和食管外综合征。

【流行病学特点】

胃食管反流病的患病率随着年龄的增长而增加，发病高峰年龄为 60~70 岁，平均年龄为 61 岁，其中 25% 的患者年龄大于 75 岁。欧美国家老年胃食管反流病的患病率高达 20%~35%。国内研究较少，有报道国内老年胃食管反流病检出率为 8.9%。老年胃食管反流病的临床症状常较轻且不典型，主诉不足，易被漏诊，因此实际患病率可能更高。随着全球人口老龄化趋势加剧，胃食管反流病的老年患者人数日趋增多，提高临床医生对老年胃食管反流病的认识具有重要的临床意义。

【病因和发病机制】

胃食管反流病直接致病因素是反流的胃和/或十二指肠内容物，尤其是其中的胃酸、胃蛋白酶、胆盐、胰酶等。产生反流的发病机制主要包括以下几方面。

1. 抗反流屏障作用减弱

老年人食管下段括约肌（lower esophageal sphincter，LES）生理性退化，食管张力下降，食管下段括约肌静息压力降低；老年人因共病，常口服多种药物，使食管下段括约肌压力降低；老年胃食管反流病常伴有食管裂孔疝，食管裂孔疝和肺功能显著降低（哮喘和慢性阻塞性肺疾病）可减弱膈肌脚的抗反流作用。

2. 食管对反流物清除障碍

老年人常有食管肌群萎缩，导致食管运动功能下降，加上唾液分泌减少，致食管清除能力降低。其他老年性疾病如糖尿病等影响胃肠神经系统，使胃排空延迟，胃内压增高，超过食管下段括约肌压力则导致反流发生。

3. 食管黏膜抵抗力下降

老年人食管蠕动幅度下降，无推动的自发性收缩增加、唾液分泌明显减少，以及长期卧床缺乏重力作用，均增加了食管黏膜在反流物中的暴露时间；老年人食管上皮再生修复能力降低，食管黏膜抵抗反流物损伤的能力减弱。

4. 攻击因素增强

反流物中胃酸和胃蛋白酶是最强的损害因子，但老年人常有胃酸分泌减少，食管反流物酸化程度相对较轻。

【危险因素】

胃食管反流病的可能危险因素包括老年、男性、家族史、社会经济地位高、肥胖和吸烟等，证据充分的是以下4项。

1. 年　龄

大样本临床试验表明，糜烂性食管炎的患病率随着年龄的增长而增加。年龄在50岁以上的人群中，Barrett食管的患病率亦随着年龄的增长而升高，尤其是白种人。

2. 性　别

女性为胃食管反流病的独立危险因素，女性较男性更易患NERD；而男性为糜烂性食管炎和Barrett食管的独立危险因素。食管腺癌的发病率男女比例为8：1，年龄为70岁的老年胃食管反流病男性患者食管腺癌的发病率为60.8/10万人。

3. 肥　胖

多项系统评价显示，体质指数（BMI）、腰围及体重增加与胃食管反流病的症状及其并发症相关。研究发现，BMI升高与ERD严重程度呈正比，BMI还与食管癌和贲门癌的发病有关。

4. 系统性疾病

糖尿病并发周围神经病变致胃肠自主神经受累，帕金森病、进行性系统硬化症致食管平滑肌受累，均可使食管蠕动减弱，故常伴有胃食管反流病。干燥综合征（Sjögren syndrome）患者唾液分泌减少，影响食管化学清除，可致胃食管反流病。

【临床表现】

1. 胃灼热与反胃

胃灼热又称烧心，是胃食管反流病的典型症状。可伴有反胃，反流物呈酸味或苦味。但老年人的反胃、胃灼热症状不明显。

2. 胸　痛

胸痛是老年胃食管反流病的主要表现，表现为胸骨后或胸骨下烧灼痛、刺痛、钝痛。严重时可为剧烈刺痛，可放射到后背、胸部、肩部、颈部、耳后。胃食管反流引起的胸痛可不伴有胃灼热和反流，且老年人常常难以描述胸痛的性质。

3. 吞咽疼痛与吞咽困难

吞咽疼痛与吞咽困难在老年人中明显增多。持续、进展或引起患者不适的吞咽困难是食管狭窄或食管癌的报警症状，需要进一步检查。

4. 其　他

69%的 NERD 患者除胃灼热之外还有上腹痛。胃食管反流病患者常伴有睡眠障碍，主要是由于夜间的胃灼热和反流所致。不少老年人因为胃食管反流病发生吸入性肺炎。消化不良、早饱、腹胀、嗳气、恶心及食欲下降等也可在临床见到。

5. 食管外症状

反流性喉炎和反流性哮喘患者通常有胃灼热、反流等食管症状，但少部分患者以慢性咳嗽、慢性喉炎及哮喘为首发或主要表现。因此，对一些病因不明、久治不愈的上述疾病患者，要注意是否存在胃食管反流病。

【临床特点】

（1）老年胃食管反流病症状通常不典型，胃灼热、反流等特征性症状较轻或缺如，但内镜下食管黏膜病变较重，这可能与老年人群内脏感觉敏感性降低有关。

（2）临床表现以吞咽困难、食欲减退及呕吐等非典型症状以及食管外症状多见，增加了老年胃食管反流病诊断和疗效判断的难度。

（3）老年胃食管反流病极易与呼吸系统、心脏病及耳鼻喉科疾病等相混淆而导致误诊，严重者可发生吸入性肺炎、呼吸困难，甚至窒息，危及生命。

（4）在老年患者中食管炎更为严重，Barrett 食管、食管癌等并发症随着年龄的增长而增加，发生率较高。

【辅助检查】

1. 内镜检查

2012 年美国医生协会（ACP）发布最新《胃食管反流病内镜检查指南》指出：该操作并不适合胃食管反流病的第一步筛查，大多数胃灼热患者不需要常规内镜筛查。存在预警症状（如体重下降、贫血、出血迹象、胃癌和/或食管癌的家族史、使用非类固醇类抗炎药、进行性吞咽困难、吞咽痛、胃癌高发地区年龄＞40 岁）或可能出现并发症的高危患者（年龄＞50岁、男性、肥胖、白种人且有慢性胃食管反流病症状者）以及质子泵抑制剂（PPI）治疗4~8周无反应的患者，需要行内镜检查。有典型胃食管反流病症状的患者不需要做内镜检查。对不存在Barrett食管以及无新发症状的患者不推荐重复内镜检查。Barrett食管患者建议每3~5年复查一次。对于低级或高级不典型增生，建议持续内镜检查。内镜活检可与其他原因引起的食管炎和其他食管病变鉴别，但并非胃食管反流病诊断所必须。内镜检查是评估胃食管反流病最主要的手段，尤其是对反流性食管炎的诊断和严重程度评估，目前多采用洛杉矶分级法（表12-1）。

表12-1　胃食管反流病洛杉矶分级法

分级	局部表现
正常	食管黏膜没有破损
A级	一个或一个以上食管黏膜破损，长径小于5 mm
B级	一个或一个以上食管黏膜破损，长径大于5 mm，但没有融合性病变
C级	食管黏膜破损有融合，但小于75%的食管周径
D级	食管黏膜破损融合，至少达到75%的食管周径

2. 动态食管反流监测

动态食管反流监测包括传统pH值监测和pH值-阻抗监测，是诊断胃食管反流病的重要检查方法，可记录异常酸暴露与反流频率，了解反流情况及其与症状发生的关系。适用于NERD患者内镜或手术治疗前评估，以及难治性或难以确诊的胃食管反流病。

3. 食管吞钡X线检查

食管吞钡X线检查对诊断反流性食管炎敏感性不高，适用于吞咽困难的评估，其目的主要是评估有无狭窄等并发症和排除食管癌等疾病。

4. 食管测压

食管测压检查不用于诊断胃食管反流病，适用于抗反流手术前排除失弛缓症和严重低动力（如硬皮病样食管），以及辅助经鼻pH值-阻抗探头的定位。

【诊断】

1. 典型的症状

胃灼热、反流可初步诊断胃食管反流病，并采用PPI试验性治疗，如效果明显则胃食管反流病诊断成立。对症状不典型患者，需结合内镜检查、动态食管反流监测和试验性治疗进行综合分析作出诊断。

2. 内镜检查

内镜检查在胃食管反流病诊断中敏感度较低，作用有限，一旦发现食管黏膜破损，则具有很好的特异性。胃食管反流病相关性哮喘、慢性咳嗽以及喉炎的诊断不推荐内镜检查。

3. 动态食管反流监测

动态食管反流监测检查是评估反流与症状相关性的唯一方法，临床疑诊胃食管反流病时需要做此项检查。

4. PPI试验

给予标准剂量PPI，2次/天，疗程为1~2周，用于有典型反流症状但无预警症状的患者。对有食管外症状而同时胃食管反流症状明显的患者也需进行 PPI 试验。试验阴性不能排除胃食管反流病。

【鉴别诊断】

1. 胸　痛

胃食管反流病引起的胸痛易与心绞痛混淆，误诊率高，导致一些老年患者长期接受冠心病药物治疗。文献提示，30％～60％被疑为心绞痛的胸痛患者为食管源性胸痛，其中80％系胃食管反流病。胃食管反流病还需与其他可能引起非心源性胸痛的疾病鉴别，如贲门失弛缓症、弥漫性食管痉挛、胡桃夹食管、消化性溃疡、胆石症等。

2. 食管癌

食管癌的典型症状是进行性吞咽困难。内镜结合活检对食管癌的诊断有决定性意义。

3. 功能性消化不良

具有消化不良症状的患者约有 40％为胃食管反流病，通过反流性疾病调查问卷可发现是否有胃食管反流病的症状。

4. 药物引起的食管损害

食管蠕动功能下降在老年人中常见，可导致药物滞留。药物如含腐蚀成分且与食管黏膜长时间接触，则会导致食管损害。睡前服药并未充分饮水更易造成药物滞留和食管损害。损害部位常位于主动脉弓、增大的左心房或食管与胃连接处。常见引起食管损害的药物有氯化钾、铁剂和阿仑膦酸盐。因此，有食管功能障碍的患者应慎用上述药物。

5. 其他疾病

老年人群中胃食管反流病引起的咳嗽、咽喉疼痛、声音嘶哑等症状需与呼吸系统、耳鼻喉科疾病等鉴别。

【治疗】

老年胃食管反流病患者的治疗目标是缓解症状、愈合食管破损黏膜、预防和治疗并发症、减少复发。老年胃食管反流病的治疗方法遵循胃食管反流病的治疗原则。

(一) 改变生活方式

改变生活方式包括戒烟戒酒、避免夜餐、控制体重。夜间反流症状明显的患者推荐高枕卧位及睡前 2～3 小时禁食。2013 年 ACG 制定的《胃食管反流病诊治指南》并不推荐将禁食促反流食物（如巧克力、咖啡、酒、酸性或辛辣食物）纳入胃食管反流病的治疗方案，但临床医生可以依据实际情况选择性禁用与患者症状确切相关的食物。改变生活方式仅对部分患者有效，对多数患者来说并不足以缓解症状。

(二) 药物治疗

药物治疗适用于生活方式干预无效的胃食管反流病患者，主要包括抑酸和促动力药等。

1. 抑酸药物

质子泵抑制剂（PPI）是治疗老年胃食管反流病最常用的药物，疗效优于 H_2 受体拮抗剂，可以缓解 60％NERD 和 70％～80％ERD 患者的症状。无论短期还是长期使用，都有较好的安全性。①初始治疗：NERD 患者治疗首选 PPI，疗程应不少于 8 周；ERD 患者建议 PPI 治疗 8 周。PPI 初始剂量为 1 次/天，早餐前服用，若效果欠佳，可个体化调整用药次数及剂量。对夜间反流症状明显、用餐时间不固定以及睡眠障碍患者，推荐 2 次/天，也可采用 1 次/天 PPI 同时加用夜间睡前服用 H_2 受体拮抗剂。H_2 受体拮抗剂仅适用于轻度和中度胃食管反流病患者。②维持治疗：胃食管反流病具有慢性复发倾向，尤其老年患者，为减少症状复发，防止并发症发生，需考虑维持治疗。停用 PPI 后胃食管反流病症状反复和存在食管炎、Barrett 食管等并发症的患者，需要维持治疗。维持治疗的患者按照最低有效剂量服用，治疗应个体化。

2. 促动力药

促动力药包括多潘立酮、甲氧氯普胺（胃复安）、莫沙必利及伊托必利等。这类药物一般不单独使用，在抑酸药疗效不佳时才考虑联合应用。促动力药尤其适用于伴有胃排空延迟的患者。

（三）外科治疗

对需要长期治疗的胃食管反流病患者，外科治疗是一种选择。推荐的外科治疗包括腹腔镜下胃底折叠术和胃旁路术。证据表明，由经验丰富的医生对精心选择的慢性胃食管反流病患者开展手术，疗效与药物治疗相似。手术可能的并发症有胃轻瘫、吞咽困难、气顶综合征等。2013 年 ACG《胃食管反流病诊治指南》特别指出：有典型反流症状的患者、动态 pH 值监测结果异常与症状相关的胃食管反流病患者手术疗效佳，对 PPI 治疗无效的患者不推荐手术治疗。内镜治疗（如射频、聚硅酮注射及缝合）和经口无切口胃底折叠术均不推荐。老年患者多合并心肺疾病、糖尿病等，手术风险较高，但高龄并非是胃食管反流病外科治疗的绝对禁忌证。最新前瞻性临床研究表明，在老年胃食管反流病患者中开展腹腔镜下胃底折叠术是安全有效的，年龄在 65 岁以上的老年组术后疗效与青年组相似，病死率和并发症发生率低。

（四）难治性胃食管反流病的治疗

难治性胃食管反流病的诊疗流程如图 12-1 所示。

（五）并发症的治疗

治疗严重的胃食管反流病患者（洛杉矶分级法 C 级和 D 级）在 8 周的 PPI 治疗后，需复查内镜以排除潜在的 Barrett 食管。对 Barrett 食管的胃食管反流病症状，予以胃食管反流病相似的方式治疗。反流性狭窄患者，除抑酸治疗外，常需内镜下扩张。消化性狭窄扩张后的患者，为了改善吞咽困难症状以及减少重复扩张的需要，推荐维持 PPI 治疗；对胃食管反流病所致的难治性、复杂性狭窄患者，推荐局部注射糖皮质激素；对食管环患者，扩张后推荐 PPI 治疗。

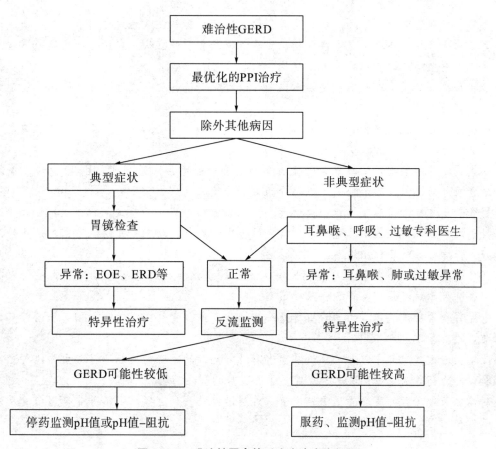

图 12-1 难治性胃食管反流病诊疗流程图

GERD：胃食管反流病；PPI：质子泵抑制剂；EOE：嗜酸性粒细胞性食管炎；ERD：糜烂性胃食管反流病。

资料来源：Katz P O，Gerson L B，Vela M F. Guidelines for the diagnosis and management of gastroesophageal reflux disease. Am J Gastroenterol 2013；108：308－328.

要点：

- 胃食管反流病（GERD）的直接致病因素是反流的胃和/或十二指肠内容物。
- 根据内镜下表现，胃食管反流病分为非糜烂性胃食管反流病（NERD）和糜烂性胃食管反流病（ERD）。根据临床表现，胃食管反流病分为食管综合征和食管外综合征。
- 老年人特殊的生理和病理特点，增加了胃食管反流病的发生。
- 年龄、性别、肥胖、系统性疾病是胃食管反流病及其并发症的危险因素。
- 胃食管反流病的临床表现多样，包括食管症状和食管外症状。胃灼热和反流是胃食管反流病典型反流综合征的特征性症状。
- 老年人的胃食管反流病症状通常不典型，以吞咽困难、食欲减退、呕吐等非典型症状以及食管外症状多见。
- 内镜检查并不适用胃食管反流病筛查，除非患者有预警症状和/或属于高危人群，内镜活检可与其他食管病变鉴别。
- 动态食管反流监测是诊断胃食管反流病的重要检查方法，适用于 NERD 内镜或手术治疗前评估，以及难治性或难以确诊的胃食管反流病。
- 胃食管反流病诊断基于：症状典型患者，可作出初步胃食管反流病诊断，PPI 试验阳性则诊断成立；症状不典型患者，常需结合内镜检查、动态食管反流监测和试验性治疗进行综合分析而作出诊断。
- 胃食管反流病需与食管癌、功能性消化不良等疾病鉴别，老年患者特别需要与冠心病、呼吸系统疾病、耳鼻喉科疾病鉴别。
- 老年胃食管反流病患者的治疗目标是缓解症状，愈合食管破损黏膜，预防和治疗并发症，减少复发。
- 改变生活方式对部分胃食管反流病患者有效，无效的患者需药物治疗，主要以抑酸药和促动力药等为主。PPI 是治疗胃食管反流病的一线药物。
- 对需要长期治疗的胃食管反流病患者，外科治疗是一种选择，高龄并非是胃食管反流病外科治疗的绝对禁忌证。

第二节　老年贲门失弛缓症

学习目的：

- 掌握贲门失弛缓症的临床表现及诊断。
- 熟悉贲门失弛缓症的定义、治疗。
- 了解贲门失弛缓症的流行病学特点、病因及病理。

典型病例：

患者，男性，69 岁，因"吞咽困难 8 月余"就诊。在过去 8 个月中，患者吞咽困难缓慢加重，能进液态食物，不能进食固态食物。患者体重减轻 10 kg，有胸痛，偶有胃灼热、反酸症状。钡餐透视显示食管末段狭窄，呈鸟嘴样改变，钡剂通过受阻，食管扩张 2.0 cm。食管测压显示食管下段括约肌压力为 34 mmHg，松弛不完全，食管内压升高，食管蠕动减弱。胃镜示食管 35～40 cm 处可见 2 个同步收缩环，其间黏膜糜烂发红，伴有黏液潴留，贲门进内镜有阻力。

临床问题：

1. 该患者的临床诊断是什么？

2. 对该患者应如何治疗？

【定义】

贲门失弛缓症（achalasia）是一种病因不明的原发性食管动力障碍性疾病。食管测压显示食管下段括约肌松弛功能受损，食管蠕动减少或消失；影像学检查可见食管扩张、远端平滑的鸟嘴样狭窄；内镜检查可见食管扩张，内有液态和食物残渣。

【流行病学特点】

贲门失弛缓症患病率约为 10/10 万，发病率约为 1/10 万。男性和女性的发病比例为 1.00：1.15。贲门失弛缓症可发生于任何年龄，发病高峰年龄段在 30～40 岁及 60 岁以后。因此，老年人群是贲门失弛缓症的高危人群。

【病因和病理】

贲门失弛缓症的病因迄今未明，一般认为是神经肌肉功能障碍所致。其发病与食管肌层内神经节细胞变性、减少或缺乏以及副交感神经分布缺陷有关，也可能与自身免疫、病毒感染有关。其病理特点表现为肌层淋巴细胞炎性浸润伴有损伤，可进展至完全取代肌层的神经节细胞。

【临床表现】

1. 吞咽困难

吞咽困难是贲门失弛缓症最常见和最早出现的症状，占 80％～95％。发病初期为间歇发作，随着疾病进展，后期则转为持续性。

2. 食物反流

食物反流和呕吐发生率高达 90％，呕吐多在进食后 20～30 分钟内发生，可将前一餐或隔夜食物呕出。在并发食管炎或食管溃疡时，反流物可含有血液。患者可因食物反流、误吸而引起反复发作的肺炎、气管炎、支气管扩张、肺脓肿或呼吸衰竭。

3. 胸骨后疼痛

40％～90％的患者出现胸骨后疼痛，但该症状在老年患者不多见。

4. 体重减轻

体重减轻与患者吞咽困难影响食物的摄取有关。病程长者体重减轻、营养不良、维生素缺乏等表现明显，极少出现恶病质表现。在疾病后期，极度扩张的食管可压迫胸腔内器官而产生干咳、气急、发绀和声音嘶哑等症状。

【辅助检查】

1. 食管钡餐透视检查

食管钡餐透视检查可见不同程度的食管扩张、食管蠕动减弱、食管末端狭窄（呈"鸟嘴"状）以及狭窄部黏膜光滑，这是贲门失弛缓症患者的典型表现。Henderson 等将食管扩张分为 3 级：Ⅰ级（轻度），食管直径小于 4 cm；Ⅱ级（中度），直径为 4～6 cm；Ⅲ级（重度），直径大于 6 cm，甚至弯曲呈 S 形。

2. 食管动力学检测

食管测压是贲门失弛缓症诊断的"金标准"。通常表现为食管平滑肌蠕动消失，食管下段括约肌松弛不全，食管下段括约肌压力常显著增高。依据食管高分辨率测压（high resolution manometry，HRM）结果，贲门失弛缓症可分为三型：Ⅰ型（经典失弛缓症）表现为食管蠕动显著减弱而食管内压不高；Ⅱ型表现为食管蠕动消失及全食管压力明显升高；Ⅲ型表现为食管痉挛，可导致管腔梗阻。该分型可用于判断手术疗效，Ⅱ型患者疗效最好，而Ⅲ型患者对手术治疗反应最差。

3. 内镜检查

内镜检查可排除器质性狭窄或肿瘤。内镜下贲门失弛缓症的特点包括：①食管内中到大量积食，多呈半流质状态覆盖管壁，黏膜水肿增厚，失去正常食管黏膜色泽；②食管体部扩张，有不同程度扭曲变形；③管壁可出现节段性收缩环，似憩室膨出；④贲门狭窄程度不等，直至完全闭锁不能通过。早期贲门失弛缓症内镜下可无显著异常，有时镜身通过贲门阻力感并不明显。

【诊断】

贲门失弛缓症的诊断基于吞咽困难、反流、胸骨后疼痛和体重减轻四大主要症状，推荐采用 Eckardt 评分系统进行贲门失弛缓症患者的诊断和分级。有上述症状者，需要接受食管钡餐透视、食管动力学检测和胃镜检查以明确诊断，这 3 种检查在贲门失弛缓症诊断中具有互补作用。2013 年 ACG 发布的贲门失弛缓症诊断推荐意见如下：

（1）对疑似贲门失弛缓症患者，如果内镜或食管钡餐透视检查无阳性发现，应在确诊前进行食管动力学检测。

（2）食管钡餐透视检查有以下表现支持贲门失弛缓症诊断：食管扩张；食管胃结合处狭窄，呈"鸟嘴征"；食管蠕动消失；食管钡餐排空功能差。

（3）对食管动力学检测结果可疑患者，推荐行食管钡餐透视检查，以评估食管排空功能和食管胃连接部形态。

（4）对所有贲门失弛缓症患者，应做食管内镜检查，以观察食管胃连接部和胃贲门部形态，排除假性贲门失弛缓症。

【鉴别诊断】

贲门失弛缓症需要与假性贲门失弛缓症、食管癌、食管神经症、心绞痛等疾病鉴别。

【治疗】

贲门失弛缓症尚无根治的手段。治疗目的是降低食管下段括约肌压力，使食管下段松弛，解除功能性梗阻，缓解患者症状，并防止食管进一步扩张。治疗方式主要包括药物治疗、内镜治疗以及手术治疗（图 12 - 2）。

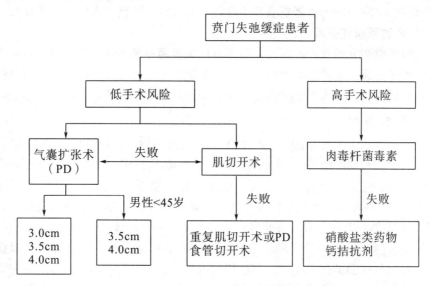

图 12 - 2 贲门失弛缓症治疗流程

编译自：Vaezi M F, Pandolfino J E, Vela M F. ACG Clinical Guideline: Diagnosis and Management of Achalasia. Am J Gastroenterol 2013, 108: 1 238 - 1 249. PD, pneumatic dilation

（一）药物治疗

贲门失弛缓症的治疗目前尚没有特效药，口服药物在现有治疗方式中效果最差。常用药物是钙拮抗剂与长效硝酸盐类药物，两种药物均能降低食管下段括约肌压力，但是疗效短暂，作用效果有限，不良反应频繁发生（低血压、头痛和外周性水肿等），长期应用可耐药。因此，药物治疗仅适用于不愿意或不能接受气囊扩张术和外科手术，以及肉毒杆菌毒素治疗失败的患者。

（二）内镜治疗

1. 内镜下肉毒杆菌毒素注射

内镜下肉毒杆菌毒素注射的主要机制是阻止神经肌肉连接处乙酰胆碱的释放，通过化学方法使食管下段括约肌去神经支配，从而降低食管下段括约肌压力，达到缓解患者症状的目的。该方法近期效果非常显著，75%以上患者在 1 个月内症状得到明显改善，不良反应和并发症少见。缺点是复发率高，远期效果差，疗效只能持续 6～9 个月，约 50% 患者症状缓解能持续 1 年以上。该方法主要适用于老年患者和有严重合并症的患者，也可用于无明确外科手术和气囊扩张治疗适应证的患者。

2. 内镜下气囊扩张术

内镜下气囊扩张术是治疗贲门失弛缓症最有效的非手术方式，是一线治疗方法。其原理是在试图保持黏膜完整的情况下，于胃食管连接部膨胀气囊，使肌纤维破裂，从而降低食管下段括约肌压力。气囊扩张的关键是扩张器直径的选择和正确的操作方法。该方法近期效果明显，症状缓解快，安全性较好。最近的研究结果显示，对腹腔镜下 Heller 肌切开术治疗失败或复发患者，气囊扩张术仍是安全有效的治疗手段。年龄在 45 岁以上、女性、扩张后食管下段括约肌压力小于 10 mmHg、HRM 显示为 Ⅱ 型贲门失弛缓症的患者疗效佳。但该方法有 1/3 患者出现远期复发。气囊扩张术并发症发生率低，穿孔发生率为 1.9%，年龄在 65 岁以上的患者更易发生穿孔。15%～35%患者术后发生胃食管反流病。

3. 经口内镜下肌切开术

经口内镜下肌切开术是一种新的内镜下贲门失弛缓症的治疗方法，创伤较小，并发症较少，近期效果显著，症状缓解明显，远期疗效需要进一步的观察。并发症有皮下气肿、气胸、化脓性纵隔炎等。该方法对医生内镜下操作技术要求较高，目前尚未临床推广。

（三）手术治疗

Heller 术是贲门失弛缓症的经典外科术式，有效率达 80%～90%，但因诸多不足已被微创手术取代。与胸腔镜下 Heller 术相比，腹腔镜下 Heller 术麻醉要求更低、对患者选择性更广，且腹腔镜下更容易行胃底折叠术。腹腔镜下 Heller 术症状缓解率为 90%，病死率为 0.1%。外科手术治疗贲门失弛缓症的最常见并发症是术后胃食管反流，因此需在原有 Heller 术基础上联合胃底折叠（包括 Dor 术式和 Toupet 术式）等抗反流措施。近期的系统评价表明，腹腔镜下 Heller 术联合抗反流手术是当前治疗贲门失弛缓症的最佳手术方式，疗效与气囊扩张术相当。多数临床医生因顾虑外科手术的风险，针对老年患者首选治疗方案是气囊扩张术或肉毒杆菌毒素治疗。但是，最新的临床证据证明，腹腔镜下 Heller - Dor 术对年龄在 60 岁以上的人群是安全有效的，也可作为老年人的一线治疗。

要点：

● 贲门失弛缓症是一种原发性食管动力障碍性疾病。

● 贲门失弛缓症的病因至今未明，一般认为是神经肌肉功能障碍所致。

● 贲门失弛缓症的四大临床表现为吞咽困难、胸骨后疼痛、体重减轻、食物反流。

● 贲门失弛缓症的常用辅助检查包括食管钡餐透视、食管动力学检测和内镜检查。

● 贲门失弛缓症的诊断基于四大临床表现（吞咽困难、胸骨后疼痛、体重减轻、食物反流）结合三项辅助检查（食管钡餐透视、食管动力学检测和内镜检查）。

● 贲门失弛缓症尚无根治手段，治疗目的是缓解患者症状。治疗方式包括药物治疗、内镜治疗以及手术治疗。

● 腹腔镜下 Heller 术联合抗反流手术和内镜下气囊扩张术是贲门失弛缓症的一线治疗方法。

● 内镜下肉毒杆菌毒素注射用于无明确外科手术和气囊扩张术适应证的患者。

参考文献

[1] Katz P O, Gerson L B, Vela M F. Guidelines for the diagnosis and management of gastroesophageal reflux disease [J]. Am J Gastroenterol, 2013, 108: 308-328.

[2] Shaheen N J, Weinberg D S, Denberg T D, et al. Upper endoscopy for gastroesophageal reflux disease: Best practice advice from the Clinical Guidelines Committee of the American College of Physicians [J]. Ann Intern Med, 2012, 157: 808-816.

[3] Fei L, Rossetti G, Moccia F, et al. Is the advanced age a contraindication to GERD laparoscopic surgery? Results of a long term follow-up [J]. BMC Surg, 2013, 13: S10.

[4] Vaezi M F, Pandolfino J E, Vela M F. ACG Clinical Guideline: Diagnosis and Management of

Achalasia [J]. Am J Gastroenterol, 2013, 108: 1238—1249.

[5] Stefanidis D, Richardson W, Farrell T M, et al. SAGES guidelines for the surgical treatment of esophageal achalasia [J]. Surg Endosc, 2012, 26: 296—311.

[6] Francis D L, Katzka D A. Achalasia: update on the disease and its treatment [J]. Gastroenterology, 2010, 139: 369—374.

[7] Eckardt A J, Eckardt V F. Treatment and surveillance strategies in achalasia: an update [J]. Nat Rev Gastroenterol Hepatol, 2011, 8: 311—319.

[8] Salvador R, Costantini M, Cavallin F, et al. Laparoscopic Heller Myotomy Can Be Used As Primary Therapy for Esophageal Achalasia Regardless of Age [J]. J Gastrointest Surg, 2014, 18: 106—111.

[9] Roll G R, Ma S, Gasper W J, et al. Excellent outcomes of laparoscopic esophagomyotomy for achalasia in patients older than 60 years of age [J]. Surg Endosc, 2010, 24: 2562—2566.

纵深阅读

1. Katz P O, Gerson L B, Vela M F. Guidelines for the diagnosis and management of gastroesophageal reflux disease. Am J Gastroenterol, 2013, 108: 308—328.

2. Vaezi M F, Pandolfino J E, Vela M F. ACG Clinical Guideline: Diagnosis and Management of Achalasia. Am J Gastroenterol, 2013, 108: 1238—1249.

（何馥倩　黄晓丽）

第十三章　老年缺血性肠病

学习目的：
- 掌握老年缺血性肠病的治疗原则。
- 熟悉老年缺血性肠病的临床特点及诊断要点。
- 了解老年缺血性肠病的定义和流行病学特点。

典型病例：

患者，男性，72 岁，因"上腹疼痛 4 小时伴呕吐 1 次"入院。体格检查：体温为 36.6 ℃，血压为 150/65 mmHg，心率为 94 次/分，意识清晰。肺部无明显异常，心浊音界向左扩大。腹软，上腹部轻压痛、无反跳痛，肠鸣音存在。入院诊断：①急性胃炎；②高血压；③腔隙性脑梗死。入院后 2 小时，患者腹痛加重，压痛部位扩大至全腹，听诊肠鸣音减弱，急诊腹部 B 超检查未见异常。予以静脉滴注抑酸、抗炎药后症状继续加重并解出鲜红色血便。

临床问题：

1. 导致该患者症状加重的原因是什么？

2. 该患者需要进一步做哪些检查？

缺血性肠病是一种由多种原因引起肠血流减少所致的肠缺血损坏，其症状表现不典型。近年来，其发病率呈逐渐升高趋势，老年人群中常见，常被误诊或漏诊。缺血性肠病如果能及时诊断并早期进行干预，可大大降低老年患者的病死率。因此，正确认识和治疗缺血性肠病有重要的临床意义。

【定义】

肠供血不足产生的疾病统称为缺血性肠病（ischemic bowel disease，IBD），是小肠和/或结肠因供血不足而发生的肠缺血损害，病变可累及整个消化道，但以结肠病变为主。它包括 3 种疾病：急性肠系膜缺血（acute mesenteric ischemia，AMI）、慢性肠系膜缺血（chronic mesenteric ischemia，CMI）和缺血性结肠炎（ischemic colitis，IC）。

【流行病学特点】

随着人口老龄化，动脉硬化相关疾病发病率增加。缺血性肠病的患病率也有所增加，但目前有关缺血性肠病患病率的流行病学资料尚不多见。国外研究结果表明，急诊监护病房每 1 000 名患者中就有 1 名急性肠系膜缺血患者；我国 90％缺血性结肠炎患者为老年患者（年龄≥60 岁）。国外文献报道因结肠缺血导致的直接死亡率约为 1.7/10 万人，死亡率随着年龄的增长而逐渐增高，女性略多于男性，国内尚缺乏可靠的流行病学资料。

【病因及危险因素】

胃肠的血液供应主要来源于腹主动脉的三大分支，即腹腔动脉、肠系膜上动脉及肠系膜下动脉。任何原因引起的肠血流量减少，不能满足肠管的需要而致肠壁缺血时，均可发生缺血性肠病。引起缺血性肠病的主要病理基础是局部血管病变、血流量不足或血液的高凝状态。

1. 血管病变

血管病变系主要病因，其中心脑血管疾病以动脉粥样硬化占首位。动脉粥样硬化导致肠壁的血液供应减少，同时体循环的各种栓子在肠壁的血管中也可以形成栓塞性病变。老年人的常见疾病，如高血压、心力衰竭、心律失常、心房颤动、各种原因所致的休克、机械性肠梗阻等都是危险因素。

2. 血容量不足

静息状态下胃肠动脉血流量占心排血量的 10%，体循环血容量不足时可引起肠缺血。高危因素有：心力衰竭、心肌梗死、休克、大出血、脓毒症（败血症）、心律失常、严重脱水、严重心瓣膜病等。此外，应用血管收缩药物及强心药物过量也可引起肠壁血液供应不足。

3. 高凝状态

血液高凝状态导致血流缓慢，易形成血栓而阻塞肠壁血管。例如，真性红细胞增多症、血小板增多症、肿瘤等疾病使血液呈高凝状态，均可诱发缺血性肠病。

4. 医源性因素

医源性因素包括动脉瘤切除术、主动脉手术、冠状动脉旁路移植术、肠切除术、肠镜、钡灌肠、妇科手术等。

5. 药物因素

可卡因、达那唑、地高辛、雌激素、苯异丙胺、利尿药、非类固醇类抗炎药（非甾体类抗炎药）等药物均可导致老年缺血性肠病发生。

6. 其 他

老年人便秘导致肠腔内粪块嵌塞、肿瘤压迫、肠梗阻等使肠腔压力增加，肠壁血液供应减少，也是重要的发病因素之一。

【预后】

缺血性肠病常无特有的临床表现，误诊、漏诊率较高。因此，早期症状和体征特别重要。对年龄大于 70 岁，诊断延迟超过 24 小时，伴休克、酸中毒的患者，预后差。国外报道，急性肠系膜缺血患者 90 天、1 年和 3 年累积生存率分别为 59%、43%和 32%。年龄校正的 Charlson 合并症指数可作为急性肠系膜缺血患者围手术期病死率及术后长期生存率的一个预测因子。缺血性结肠炎轻症多为一过性，通常在 1~3 个月内恢复，并不留后遗症；重症患者经积极处理，约半数可在 24~48 小时内缓解，1~2 周病变愈合，严重者3~7 个月愈合。

要点：
● 缺血性肠病是小肠和/或结肠因供血不足而发生的肠缺血损害，包括急性肠系膜缺血、慢性肠系膜缺血和缺血性结肠炎。
● 缺血性肠病直接死亡率约为 1.7/10 万人，死亡率随着年龄的增长而逐渐增高，发病率呈日益上升趋势。
● 缺血性肠病的主要病理基础是局部血管病变、血流量不足或血液的高凝状态。

【临床表现】

患者大多无特异性表现，尤其是在有大量合并症的老年人。通常为不同程度的腹痛、腹胀、恶心、呕吐及便血，症状轻重常与缺血范围和程度、侧支循环状况有关。

1. 急性肠系膜缺血

Bergan 提出急性肠系膜缺血三联征：剧烈上腹痛或脐周痛而无相应体征，器质性心脏病合并心房颤动和胃肠排空障碍。常以突发剧烈腹痛，伴频繁呕吐和腹泻为主要症状。腹痛最为突出，呈突发性绞痛或持续性钝痛，程度轻重不等，定位不确切，可局限或弥漫，局限者多位于脐周，提示小肠梗阻。早期体征较轻，与腹痛程度不成比例。约 75% 患者大便隐血阳性，部分重症患者可出现溃疡及穿孔，甚至休克。其常见伴随症状及发生率见表 13-1。

表 13-1　急性肠系膜缺血常见伴随症状及其发生率

常见伴随症状	发生率
呕吐	42%
心房颤动	33%
近期重大疾病	28%
腹泻	23%
高血压	20%
体重下降	18%
呕血	14%
黑便	12%
抗凝药的使用	10%
近期心肌梗死	6%

2. 慢性肠系膜缺血

慢性肠系膜缺血主要表现为间歇性中上腹疼痛，程度不一，常于进食 15~30 分钟后开始疼痛，持续 1~2 小时达高峰，随后腹痛逐渐缓解，蹲坐位或卧位可使部分患者腹痛缓解。因进食后可导致疼痛加重，患者常表现出畏食、体重下降，易被误诊为胃溃疡及胃癌。

3. 缺血性结肠炎

缺血性结肠炎（CI）的典型症状为腹痛、便血和腹泻三联征。腹痛为突发性绞痛，程度轻重不一，多于进食后加重，可持续数小时至数天，多在 24 小时内出现腹胀、腹泻、排鲜红色或暗红色血便。根据结肠缺血持续时间及缺血严重程度，可将缺血性结肠炎分为：轻度短暂肠缺血（30％～40％）、一过性结肠炎（15％～20％）、慢性结肠炎（20％～25％）、肠腔狭窄（10％～15％）、肠坏疽（15％～20％）、暴发性结肠炎等（＜5％）。

【实验室检验】

白细胞计数及乳酸水平升高对缺血性肠病的诊断都缺乏足够预测价值。许多生物标记如血清肌酸激酶（CK）、乳酸脱氢酶（LDH）、碱性磷酸酶（ALP）等，因缺乏确切的敏感度及特异度也不推荐用于临床。D-二聚体升高对本病诊断有一定意义，但其升高程度与病情严重程度的关系仍需进一步研究。血和尿肠型脂肪酸结合蛋白（I-FABP）是肠缺血很好的指标，可作为监测肠缺血、肠坏死的敏感指标，并有望成为监测肠缺血进展的指标。

【影像学检查】

1. 选择性腹腔动脉造影检查

肠系膜血管造影是评估消化道血管病变的"金标准"，可明确是否存在栓塞及栓塞的部位和严重程度，且是肠系膜动脉痉挛导致非闭塞性肠系膜缺血唯一的诊断方法，同时可直接行血管内药物灌注治疗及介入治疗。但其对诊断缺血性结肠炎的意义不大。

2. CT 血管成像检查

CT 血管成像作为非侵入性的检查方法，越来越被用于临床缺血性肠病的诊断。该检查对闭塞性肠系膜缺血诊断的敏感性可达 96％，特异性达 94％。其主要征象为肠系膜上动脉不显影，腔内充盈缺损，肠系膜上动脉钙化，肠腔扩张、积气、积液等。CT 血管成像对诊断非阻塞性肠系膜缺血的敏感性及特异性较差。

3. 其　他

腹部 B 超检查、X 线摄影作为最基本的检查，对缺血性肠病的诊断缺乏特异性，但可用于排除其他疾病。MRI 检查一般不用于急诊检查，对判断血栓的新旧、鉴别可逆性和不可逆性肠缺血有一定价值。

【结肠镜检查】

结肠镜是早期诊断缺血性结肠炎的重要手段，可确定病变范围及病变阶段，并行组织学诊断。借助内镜观察，缺血性肠病的特点如下：病变多位于左半结肠，呈节段性分布，边缘与正常黏膜界限清楚，可见部分黏膜充血、水肿、淤斑，黏膜下出血。黏膜呈暗红色，血管网消失，可有部分黏膜坏死，继之黏膜脱落，溃疡形成。若肌层受累被结缔组织替代，则易致肠管狭窄。严重的缺血病例，结肠发生透壁梗死，肠镜下可见灰绿色或黑色黏膜结节，假息肉、假瘤样改变及假膜可同时存在。Marston 等按病变程度将缺血性结肠炎镜下分为 3 型：一过型、狭窄型和坏疽型。急性肠系膜缺血如累及结肠，内镜改变与缺血性结肠炎大致相同；慢性肠系膜缺血内镜检查无确切意义，但可排除其他疾病。如出现腹膜刺激征、持续腹痛、便血及休克等为肠镜检查禁忌证。缺血性肠病借助内镜观察的表现需注意与炎症性肠病鉴别。

【诊断】

老年缺血性肠病尚无有效的诊断方法，其诊断依赖于对发病原因、临床表现、实验室检验及影像学检查等的综合判断。

要点：

- 急性肠系膜缺血三联征：剧烈上腹痛或脐周痛而无相应体征，器质性心脏病合并心房颤动和胃肠排空障碍。
- 慢性肠系膜缺血的主要表现为间歇性中上腹疼痛，常于进食 15~30 分钟后开始疼痛，持续 1~2 小时达高峰，随后腹痛逐渐缓解。
- 缺血性结肠炎的典型症状为腹痛、便血和腹泻三联征。
- 肠系膜血管造影是评估消化道血管病变的"金标准"。CT 血管成像对闭塞性肠系膜缺血诊断的敏感性可达 96%，特异性达 94%。

【治疗】

（一）治疗原则

对怀疑肠系膜缺血的患者应立即禁食，必要时给予胃肠减压、静脉营养支持。应密切监测血压、脉搏、每小时尿量，必要时测中心静脉压或肺毛细血管楔压。积极治疗原发病。纠正水、电解质平衡紊乱。早期使用广谱抗生素预防菌血症。

（二）诊治流程

老年缺血性肠病的诊治流程如图 13-1 所示。

（三）治疗方法

1. 急性肠系膜缺血

急性肠系膜缺血是一种危险程度不亚于急性心肌梗死及脑卒中的血管急症，如果在起病阶段得到及时治疗，其病死率可降低 30%；若开始治疗时间超过发病 6~8 小时，其病死率将成倍增长。其诊治流程见图 13-2。

（1）基本的重症监护治疗：任何一个急性肠系膜缺血的患者都需要根据重症监护原则进行诊断和治疗。通过补液维持血流动力学的稳定，纠正低血压、低血容量及心律失常。一旦确诊，立即使用血管扩张药：罂粟碱 30 mg 肌内注射，继以 30 mg/h 的速率经微量泵静脉泵入，1 或 2 次/天，疗程为 3~7 天。为了防止血栓闭塞的加重，急性期可用阿司匹林 200~300 mg/d 或氯吡格雷 150~300 mg/d。同时积极采取抗凝及溶栓治疗，尽早使用尿激酶 500 000 U，静脉滴注，1 次/天，同时立即使用 5 000 U 肝素静脉注射，随后再于 24 小时内经微量泵静脉泵入 20 000 U 起始剂量的肝素，疗程为 2 周。应早期使用抗生素治疗，抗菌谱需覆盖需氧菌及厌氧菌，如可使用第二代头孢菌素联合甲硝唑等。

（2）介入治疗：一旦诊断急性肠系膜动脉血栓，对有适应证者应尽早进行介入治疗。介入治疗包括直接通过导管抽吸血栓，或通过导管选择性注入重组组织型纤溶酶原激活剂（rt-PA）、尿激酶等进行溶栓治疗。其目的是使闭塞血管得到再通，同时有利于侧支循环的建立。如果病变在血管壁上，可考虑行经皮腔内血管成形术植入支架。对已经有腹膜

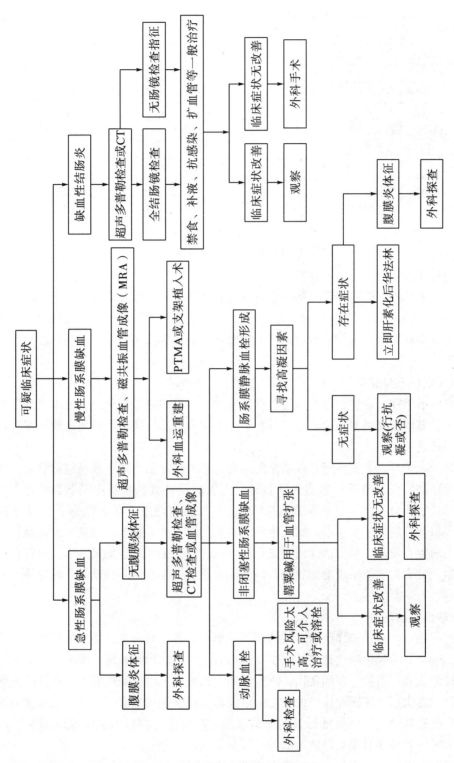

图 13-1 老年缺血性肠病诊治流程

PTMA：经皮肠系膜动脉成形术。

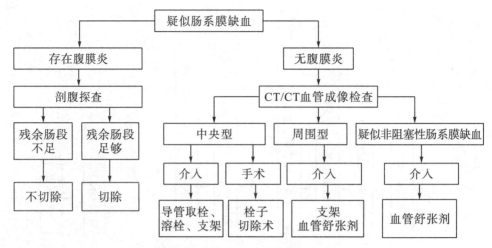

图13-2 急性肠系膜缺血诊治流程

炎或肠道坏死表现的患者，不能行介入治疗。

（3）手术治疗：已存在肠道坏死或发生腹膜炎的患者，以及介入治疗失败的患者，常常需要手术治疗。手术方式包括血管成形术、血管再通手术、主动脉-肠系膜动脉旁路手术等。但手术病死率极高，手术效果与病情轻重、肠黏膜损害程度、切除肠段长短及手术方式有关。

2. 慢性肠系膜缺血

（1）一般治疗：症状较轻者可通过饮食调整，少吃多餐，避免进食过多或进食不易消化的食物。餐后腹痛明显的患者亦可禁食，给予肠外营养。同时可使用血管扩张药以促进侧支循环的建立。

（2）介入治疗：对慢性肠系膜缺血的患者，介入治疗的目的主要是解除腹痛、改善营养不良及预防突发肠梗死。其适应证包括：①腹腔动脉或肠系膜上动脉狭窄超过70%，且有症状；②两支及两支以上系膜动脉病变，狭窄程度超过50%；③肠系膜动脉狭窄或阻塞，外科治疗后发生再狭窄。对无症状的腹腔动脉、肠系膜上动脉狭窄患者是否需要治疗，目前尚存在争议。介入治疗的方法包括单纯球囊扩张术及支架植入术。对存在肠管坏死或腹腔炎症者以及肠系膜动脉狭窄，病变同时累及多支空、回肠动脉开口等情况不适宜介入治疗。

3. 缺血性结肠炎

（1）一般治疗：任何怀疑缺血性结肠炎的患者，若没有行急诊手术的指征，都应该密切监测。治疗措施包括禁食禁饮以减少肠道对氧的需要，胃肠减压，维持体液平衡，预防静脉血栓形成及广谱抗生素的使用。抗生素的使用减少了由于肠道黏膜完整性缺失所造成的细菌移位并限制了坏死性缺血的发生。不推荐全身性使用激素，因其可能加重结肠缺血并增加穿孔的风险。为了增加结肠的血流灌注，应避免使用任何血管收缩剂及洋地黄制剂，同时通过补充血容量来保证足够的心排血量。

（2）手术治疗：对内科治疗无效的患者，往往需要手术治疗。手术指征包括：①穿孔、暴发性结肠炎、肠坏疽引起腹膜刺激征；②反复发热或脓毒症；③慢性失蛋白性肠病；④慢性节段性肠炎伴溃疡形成。对于伴有腹泻、下消化道出血或渗出性结肠炎等超过

14 天的罕见缺血性结肠炎患者，是否需要做结肠切除尚存在争议。

要点：

● 缺血性肠病的一般治疗包括：禁食，胃肠减压，静脉营养支持。监测血压、脉搏、每小时尿量，必要时测中心静脉压或肺毛细血管楔压。治疗原发病。纠正水、电解质平衡紊乱。早期使用广谱抗生素。

● 缺血性肠病进行介入治疗的指征：腹腔动脉或肠系膜上动脉狭窄超过70%，且有症状；两支及两支以上系膜动脉病变，狭窄程度超过50%；肠系膜动脉狭窄或阻塞，外科治疗后发生再狭窄。

● 急性肠系膜缺血的手术指征：腹膜刺激征；穿孔、暴发性结肠炎、肠坏疽；反复发热或脓毒症；慢性失蛋白性肠病；慢性节段性肠炎伴溃疡形成。

参考文献

［1］ Klar E，Rahmanian P B，Bücker A，et al. Acute mesenteric ischemia：a vascular emergency ［J］. Deutsches Ärzteblatt international，2012，109 (14)：249.

［2］ Debus E S，Müller-Hülsbeck S，Kölbel T，et al. Intestinal ischemia ［J］. International journal of colorectal disease，2011，26 (9)：1087−1097.

［3］ Moszkowicz D，Mariani A，Trésallet C，et al. Ischemic colitis：the ABCs of diagnosis and surgical management ［J］. Journal of visceral surgery，2013，150 (1)：19−28.

［4］ Renner P，Kienle K，Dahlke M H，et al. Intestinal ischemia：current treatment concepts ［J］. Langenbeck's Archives of Surgery，2011，396 (1)：3−11.

［5］ Fioole B，van de Rest H J M，Meijer J R M，et al. Percutaneous transluminal angioplasty and stenting as first-choice treatment in patients with chronic mesenteric ischemia ［J］. Journal of vascular surgery，2010，51 (2)：386−391.

［6］ Brandt L J，Feuerstadt P，Blaszka M C. Anatomic patterns，patient characteristics，and clinical outcomes in ischemic colitis：a study of 313 cases supported by histology ［J］. The American journal of gastroenterology，2010，105 (10)：2245−2252.

纵深阅读

缺血性肠病诊治中国专家建议（2011）写作组，中华医学会老年医学分会，《中华老年医学杂志》编辑委员会. 老年人缺血性肠病诊治中国专家建议. 中华老年医学杂志，2011，30 (1)：1−6.

（甘华田 杨昆）

第十四章　老年口腔疾病

学习目的：
- 掌握常见老年口腔疾病的病因及防治要点。
- 熟悉老年人口腔问题与全身健康和疾病的密切关系。
- 了解老年人口腔老化和常见问题的特点。

典型病例：

患者，女性，73岁，有2型糖尿病和慢性阻塞性肺疾病病史多年。近1周因左侧磨牙进食常有嵌塞痛住院治疗。体格检查：左下6远中邻面有一龋洞，洞内有大量腐质，探诊洞底酸痛明显，机械去腐敏感，叩诊阴性，冷热诊反应同对照牙，但冷刺激进入龋洞时，有明显激发痛，刺激去除后激发痛立即消失。右颊部口腔黏膜有3 mm×10 mm大小的长条形灰白色斑块，稍隆起于黏膜表面，质地致密，与周围组织界限清楚。

临床问题：
1. 目前困扰该患者的主要临床问题是什么？
2. 导致该临床问题可能的原因有哪些？
3. 对该患者，防治中的注意事项是什么？

随着年龄的增长，口腔组织在形态和生理功能方面也随着衰老而逐渐有所改变，如牙齿磨耗、黏膜变薄及唾液腺（涎腺）分泌减少等生理性变化不可避免，常产生一系列口腔疾病，如龋病、牙齿缺失、牙周病等，时常困扰老年人。如果老年人伴有吸烟饮酒等不良生活习惯，会显著增加老年口腔疾病的发生率。口腔功能障碍对衰弱或营养障碍的老年患者影响尤为显著。老年口腔问题并非小事，与老年人的全身健康状况密切相关，因此关注老年人的口腔问题十分必要。

第一节　老化引起的口腔生理变化及老年口腔疾病流行病学特点

一、老化引起的口腔生理变化

1. 牙槽骨组织

增龄性变化牙槽骨与身体其他部位的骨组织一样，可出现生理性的骨质疏松，骨密度逐渐减低，骨吸收大于骨形成，牙槽骨被吸收，牙槽嵴的高度降低。

2. 牙齿硬组织

增龄性牙齿硬组织的改变也很大，牙齿可出现重度磨损，而最明显是坚硬牙齿中间的牙腔（髓腔）变化。牙腔是由髓室和根管组成的，容纳对牙齿有形成、营养、感觉和防御功能的牙髓组织。随着年龄的增长，牙髓逐渐衰老，牙髓组织易发生营养不良性钙化，导致牙齿脆性增加，修复能力降低。

3. 牙　腔

牙腔随着老化变得越来越窄小，有时甚至会消失。位于牙齿根部的牙腔称为根管，由于生理或病理原因会发生结构和功能的变化，根管由粗变细，部分闭锁，甚至全部闭塞或堵塞。根管走向复杂化，根尖孔变窄，组织修复能力变差。

4. 牙周组织

牙周组织的增龄性变化主要为牙周膜厚度的变化。随着年龄的增长，牙周膜逐渐变薄，可能由于咀嚼肌强度下降，导致相应的牙周功能降低。也可能是由于老年人部分失牙后，剩余的牙齿所担负的咀嚼负荷加大所致。

5. 口腔黏膜

口腔黏膜组织的增龄性变化也比较明显，因为涎腺功能下降、分泌减少，口腔黏膜的表现常为色泽变淡、干燥。由于血管硬化和毛细血管的管腔变小，口腔黏膜上皮萎缩、变薄，对外界刺激的抵抗力差，对假牙负重和摩擦的承受力也降低，因此，老年人容易患口腔疾病。

老年人口腔组织生理功能及增龄性变化见表 14-1。

表 14-1　口腔组织生理功能及增龄性变化

口腔组织	生理功能	增龄性变化
牙齿		
釉质	构成牙冠表层	磨耗减少
牙本质	构成牙体的主质	磨耗减少，修复性牙本质形成
牙骨质	构成牙根表层	增生和吸收并存
牙根	支撑牙体	根管封锁
牙髓	营养牙齿	牙腔缩小，动脉及神经减少，纤维组织增生
牙槽骨	形成牙槽窝，固定牙龈	高度减小，牙的中隔吸收，无破骨细胞性吸收
唾液腺	湿润口腔，帮助消化食物	脂肪细胞代替了腺实质细胞，变形细胞带有核酸和细胞质的变化，小导管组织变化，淋巴组织堆积，唾液分泌减少
牙龈	适应咀嚼作用所加的压力和摩擦	神经被结缔组织包绕覆盖，神经数量减少、纤维化、阶段性和成网性退行性改变；牙龈动脉硬化，血管内壁增厚，牙龈毛细血管减少
口腔黏膜	屏障保护功能、感觉功能	变薄，缺乏弹性，色灰白，表面粗糙、干燥、角化过度，毛细血管减少，血管硬化
牙周膜	缓冲咀嚼压力	变薄，纤维及细胞减少，纤维玻璃样变和钙化
味蕾	感受味觉	数量减少、萎缩

二、老年口腔疾病流行病学特点

随着社会人口的老龄化进程，老年人群的口腔问题不容乐观。据世界卫生组织最新统计，口腔疾病已被列为继癌症和脑血管疾病之后的第三大疾病。第三次全国口腔健康流行病学调查结果显示，我国年龄为 65～74 岁的老年人中，龋病患病率为 98.4％，牙龈出血检出率为 68.0％，牙周袋检出率为 52.2％，口腔黏膜组织异常检出率为 7 965/10 万，口腔恶性肿瘤患病率为 30/10 万。牙齿缺失严重，年龄为 65～74 岁的老年人中，有牙齿缺失的比例为 86.1％，且随着年龄的增长而增高。值得注意的是，龋病的老年人中 78.9％～91.7％未治疗。国内苏少晨对养老院进行调查后发现，老年人牙周病总患病率为 96.63％，其中 63.38％为牙龈炎，32.67％为牙周炎，男性均高于女性。

最新口腔流行病学调查报告显示，我国龋病、牙周病等口腔病患病率高达 97.6％，几乎人人都或多或少地存在口腔问题。尽管国内大量研究发现，老年人牙列缺失或缺损、龋病、楔状缺损、牙周病检出率均较高，但修复率均较低，这与老年人的口腔自我保健意识普遍较差、重视程度不高关系密切，全民口腔保健意识仍然十分落后。调查结果显示，全国有 46％的人从未看过牙，90％以上看牙原因是急、慢性牙痛和其他口腔问题，定期检查和寻求预防措施的很少，甚至不到 3％。因牙齿磨损、松动、缺失等，致使咀嚼困难、拒摄冷热甜酸饮食，已成为当今社会老年人深感痛苦的普遍问题，严重地影响着老年人的身心健康。

> **要点：**
> ● 增龄使口腔各组织产生相应改变。
> ● 口腔疾病在老年人群中发病率非常高，老年口腔问题不容忽视。
> ● 我国居民口腔保健意识落后，口腔疾病检出率高，修复率低。

第二节　老年口腔健康标准与口腔疾病特点

一、老年口腔健康标准

随着时代的发展，生活水平不断提高，人们对幸福生活的标准也有所变化，保持牙齿健康的理念也越来越受到大家的关注。目前世界卫生组织已经将口腔健康列为人体健康的标准之一。世界卫生组织推荐的年龄在 65 岁以上的老年人的口腔健康标准包括：

（1）牙缺失在 10 个以内。

（2）牙患龋病和充填在 12 个以内。

（3）功能牙 20 个。

（4）患者的主观感觉如下：①对影响美观缺失牙的修复满意；②无疼痛症状；③无不可接受的牙石；④无不可接受的实质性异常；⑤牙𬌗关系在功能和美观上都能接受。

二、老年口腔疾病的临床特点

老年患者的口腔问题，就疾病本身而言，没有特殊性。不同之处在于老年人这个特殊人群，存在生理上的特殊性、共病、心理及社会关系的特殊性等。其特点归纳如下：

（1）老年口腔病的病因往往不十分明确，病程长，恢复慢，有时突然恶化。

（2）口腔组织病理改变多样、复杂，老年人的口腔改变可发生于口腔的所有组织，如牙体、牙周、黏膜、牙龈、颌骨、肌肉、关节。而这些组织的衰老改变也可直接影响老年人口腔疾病的发生、诊断和治疗。

（3）口腔多种疾病并存。老年患者的口腔疾病常为多种疾病同时存在，如牙体疾病、牙周病、牙列缺损同时存在。治疗复杂，所需时间长，还常常与全身性疾病相互交错，使病情更为复杂，增加其诊断和治疗难度。

（4）生理反应差。老年患者的身体各部分组织器官均有增龄性变化，表现为行动迟缓，记忆力下降、反应迟钝，对各种刺激的耐受性降低，且多伴有全身各系统疾病，免疫功能下降，生活自理能力下降，大多数由家人陪同就医。

（5）心理特点差异大。由于社会、家庭背景、本人身体状况的不同，老年人表现出不同的心理特点。多数老年人理解、沟通能力下降，部分老年人性格较孤僻、多疑、固执，有的对人缺乏信任感。对自己口腔疾病的治疗，要么急于求成，要么消极悲观。

（6）共病现象突出。随着医学的进步和发展，已经证明口腔疾病不是仅仅局限在口腔，它可以是全身多种疾病的病因。口腔疾病与心脑血管疾病、糖尿病、吸入性肺炎、神经内科疾病、消化系统疾病、肥胖症等多种疾病相关。研究发现，牙周病，尤其牙周炎可作为冠心病的独立危险因素，牙周干预治疗有望成为降低冠心病风险的有效措施之一。中等程度牙周炎患者患糖尿病的概率是正常人的 2.1 倍，重度牙周炎患者是正常人群的 3.1 倍。80％的老年吸入性肺炎是由于吸入口腔、咽部含有细菌的分泌物导致。

（7）没有明显的症状与体征。临床表现在初期不易察觉，症状出现后表现多样化。

（8）同一种口腔疾病的表现在不同的老年人差异大。

三、老年人口腔保健方法

1. 坚持刷牙

每天应早晚刷牙，晚间刷牙很重要，提倡每餐后刷牙。每次 3 到 5 分钟。由于老年人唾液腺退化、唾液分泌量减少，口腔的自我清洁功能减弱，只能通过及时刷牙清除口腔内的食物残渣，从而减少细菌滋生的可能，保持口腔健康。

2. 注重牙膏和牙刷的选择

由于唾液分泌量的减少，使得老年人口腔黏膜更为敏感，因此牙刷应大小适宜、毛刷质地要柔软。这样一方面可减少对口腔黏膜和釉质的磨损，另一方面更利于清洁口腔内部的各个角落。宜选择含氟牙膏，只有含氟牙膏才能对老年人的根面龋病起到预防作用。

3. 掌握正确的刷牙方法

错误的刷牙方法不仅不能达到清洁牙齿的目的，反而会造成牙齿和牙周组织的一定损害，如牙龈萎缩、牙颈部楔状缺损等，加重口腔疾病。目前，公认的科学刷牙方法是水平颤动法，在刷牙齿唇舌面时，牙刷刷毛要与牙齿表面呈 45°倾角，刷毛头指向牙根，使刷毛自然地进入龈沟和邻间区，部分刷毛压于龈缘上原地颤动。刷牙时应按照从左到右或者从右到左的顺序，为防止遗留牙面，每次移动牙刷时应有适当的重叠。这种方法能在清除牙齿缝隙和邻间区软垢的同时对牙龈进行按摩。

4. 剔 牙

即使采用了正确的刷牙方法，也仅能清除 70％左右的牙菌斑。牙菌斑仍旧会在牙齿邻面间残留，这时就需要借助牙线、牙签来辅助清除。老年人要适当应用牙签和牙线来清洁牙齿间嵌塞的食物残渣，正确使用牙签和牙线可以清除这些部位残留的软垢和食物残渣。在牙龈萎缩和牙间空隙较大的情况下应选择使用牙签来清除邻面菌斑和根分叉区。如果牙龈未萎缩，则使用牙线清洁牙齿邻面。

5. 提倡使用漱口水

刷牙主要清洁牙齿表面的软垢和牙菌斑，对口腔其他部位起不到充分清洁作用，这些部位也是引起口腔疾病的病因。适当使用漱口水对全面清洁口腔具有一定作用。

6. 保护义齿

对使用活动义齿（假牙）的老年人，应注意每次饭后取下义齿刷洗干净，临睡前取下浸泡在清水中，以防变形。发现戴用不合适，要及时找医生修改调整或更换义齿，切不可自己修改或坚持使用不合适的义齿，更不能一副义齿终身使用。

7. 养成良好的生活习惯

老年人应膳食平衡，摄入人体必需的糖类（碳水化合物）、脂肪、蛋白质、维生素、矿物质等，多吃新鲜蔬菜和水果，戒烟、不饮酒，避免不良刺激，多饮水以防口干。

8. 叩　齿

每日晨起和睡前进行叩齿，以增加牙周组织的功能和抵抗力。

9. 定期口腔健康检查

大多数口腔疾病，如牙周炎、龋病等在早期没有明显症状，只有通过口腔检查才会发现早期的病损，进行及时治疗可以预防疾病的进展。每半年或一年定期进行口腔检查，争取早期发现早期治疗，才能达到预防口腔疾病发生的目的。

> **要点：**
> - 老年口腔疾病有其特殊性，但就疾病本身没有特殊性，而不同在于老年人这个特殊人群，存在生理上的特殊性、共病、心理及社会关系的特殊性等。
> - 老年人口腔保健需坚持餐后刷牙，选择大小适宜、毛软的牙刷和含氟牙膏，水平颤动法刷牙，牙龈萎缩时结合牙签，牙龈未萎缩时结合牙线剔牙。提倡餐后漱口，养成良好的生活习惯，叩齿，保护义齿，定期进行口腔健康检查。

第三节　卧床老年人的口腔护理

长期卧床的老年患者多患有各种慢性疾病，由于这类患者生活不能自理，长期卧床使其口腔卫生状况不良，细菌在口腔内繁殖和定植。为预防患者口腔溃疡、吸入性肺炎等疾病的发生，须提高患者及护理人员对口腔护理重要性的认知度，并掌握正确的口腔护理方法。

一、口腔护理的适应证

（1）禁食、高热、昏迷。

（2）术后、气管插管、口腔疾病、危重病。

（3）生活不能自理。

二、口腔护理液的选择

口腔护理液的选择可根据患者症状及口腔情况进行选择，亦可根据患者口腔 pH 值选择，或根据患者痰培养或咽试子细菌培养结果进行选择。但由于老年人口腔黏膜变薄，损伤后不易修复，应选择刺激性小的口腔护理液，首选 0.9% 氯化钠注射液（生理盐水）、复方硼砂含漱液（朵贝液），次选碳酸氢钠。常用口腔护理液的作用及适应证见表 14-2，可根据患者的临床情况选用。

表 14-2 常用口腔护理液的作用及适应证

口腔护理液	作　用	适应证
0.9% 氯化钠注射液（生理盐水）	清洁口腔，但无杀菌作用	适用于暂时禁食，大手术后，轻度口腔炎，口腔酸碱度呈中性（pH 值等于 7）
复方硼酸溶液（朵贝尔液）	轻度抑菌、除臭	适用于放疗，口腔溃疡，口腔酸碱度呈碱性（pH 值大于 7）
1%～3% 过氧化氢溶液（双氧水）	防腐、防臭	适用于口腔感染有溃烂坏死组织，中度口腔炎
1%～4% 碳酸氢钠溶液	属碱性溶液	适用于真菌感染，血液病，口腔酸碱度呈酸性（pH 值小于 7）
0.02% 氯己定溶液（洗必泰溶液）	清洁口腔，广谱抗菌，对口腔黏膜、牙齿表面有很强的亲和力	适用于广谱预防口腔感染
0.02% 呋喃西林溶液	清洁口腔，广谱抗菌	适用于中度口腔炎，口腔酸碱度呈中性
0.1% 醋酸溶液	可抑制铜绿假单胞菌（绿脓杆菌）生长	适用于铜绿假单胞菌感染
2%～3% 硼酸溶液	酸性防腐溶液，有抑制细菌作用	适用于口臭、口腔感染
0.08% 甲硝唑溶液	甲硝唑作用于厌氧菌的 DNA 代谢过程，促使细菌死亡	适用于厌氧菌感染、放疗
替硝唑溶液	抗厌氧菌及原虫	适用于厌氧菌感染、放疗
中药漱口液（金银花、一枝黄花、野菊花）	清热、解毒、消肿、止血、抗菌	适用于口臭、牙龈出血、口腔黏膜破溃
中药漱口液（银花、甘草、薄荷、冰片）	有较好的防腐防臭作用	适用于口臭、预防口腔感染
碘附（碘伏）	是碘与表面活性剂结合而成的不稳定络合物，当接触黏膜时逐渐分解，缓慢释放出碘，氧化细菌原聚蛋白中的活性基因，并与蛋白的氨基结合使其变性，从而达到杀菌效果	预防口腔溃疡和口臭，为危重病患者首选口腔护理液
复方氯己定含漱液（含氯己定、甲硝唑等）	氯己定带有阳性电荷，吸附在带阴性电荷的牙齿、斑块和口腔黏膜表面，并逐渐释出，产生抑菌作用	除臭，防止口腔溃疡，具有强大的杀菌及去除牙菌斑作用，适用于 ICU 患者

续表14-2

口腔护理液	作　用	适应证
重组人表皮生长因子外用溶液（金因肽）	促进黏膜创面组织修复	适用于口腔溃疡
阿昔洛韦	抗病毒	适用于口唇周水疱
喉风散或冰硼散	清热、解毒、消肿	适用于口腔溃疡
2%利多卡因	局部麻醉	适用于口腔溃疡止痛
氧化镁漱口液	口腔表面形成保护层	具有抗菌效果
0.05%醋酸氯己定（力百傲）	起效快，杀菌谱广	适用于重症患者口腔护理
0.5%聚维酮碘溶液	有较强的氧化作用和杀菌作用	适用于口腔细菌感染，预防老年吸入性肺炎

三、口腔护理的方法

1. 评估患者

口腔护理前对患者的评估是为其实施安全护理的重要保证。评估内容包括患者的意识是否清楚、合作程度、有无气管导管及其插入深度和固定的方法。同时需评估患者口腔黏膜有无溃疡形成，口咽食物滞留程度，口腔有无异味，是否有义齿、龋病、牙菌斑等。

2. 口腔护理实施

（1）对意识清楚能配合的患者，首先做好健康教育工作，争取得到患者的配合。能自己进行刷牙的患者，护理人员帮助患者摆好体位，准备用物，患者刷牙过程中护理人员要耐心不要催促，以免引起呛咳；不能自己进行刷牙的患者，护理人员应注意动作轻柔，避免损伤口腔黏膜和牙龈，防止感染。

（2）对意识不清楚的患者，首先使患者平卧，头抬高15°偏向一侧。护理人员用止血钳夹紧浸有含漱液的棉球，棉球不宜过湿以防引起误吸。然后按口腔护理操作程序，擦拭牙齿各面、舌、口腔黏膜，最后用液体石蜡涂在患者的唇部，防止口唇干燥。操作过程中，护理人员的动作应做到"轻、快、准"。

（3）鼻饲患者存在吞咽功能障碍，多数伴有意识障碍，不能将口腔分泌物下咽。口腔分泌物存留在口腔中，成为细菌良好的培养基，是引发牙周病、口腔溃疡及吸入性肺炎的主要原因。进行口腔护理时，首先清理口腔分泌物。由于患者不能经口进食、唾液分泌减少及口腔干燥等原因，导致口唇及口腔内分泌物附着牢固，清除困难。先用棉球蘸橄榄油轻轻擦拭口唇、舌及口腔内黏膜，分泌物变松软后，再用纱布蘸水或过氧化氢溶液（出血时用过氧化氢溶液更好）擦拭，然后用小镊子一点点除去。注意不要损伤黏膜，护理人员需要有极大的耐心。最后再按常规的口腔护理方法为患者进行口腔护理。

（4）义齿的护理：对配戴义齿的患者，在每餐后，都应将义齿取下，去除残存牙上的食物残渣，用专用的牙刷和洗涤剂清洗义齿。洗刷之前用纸或毛巾垫在牙龈面，以免损伤义齿硬面。不可用热水烫洗，以防变形。睡前要取下义齿，放在凉水中浸泡。注意不要把带有金属部分的义齿浸泡过久，以免腐蚀。配戴义齿前用凉开水彻底清洗其上的化学药物和洗涤剂。

（5）气管插管患者的护理：由于经口气管插管的患者大多难以完成指令性命令，加之气管导管的影响，使得常规的口腔护理方法效果欠佳，不能达到较好的清洁口腔的目的。可采用 0.2％醋酸氯己定冲洗口腔。取平卧位，摆好患者体位，尽量使患者保持舒适。一般床头摇高 30～45°，患者头偏向一侧。做口腔护理前先吸净气管内和口腔内的痰液，以免引起误吸。气管导管操作前后应严格检查气管导管于门牙处的刻度，并在护理文书中做好记录，以防气管导管位置发生变化。对经口气管插管患者实施口腔护理时，首先要检查气囊，保证气囊充满气体。

3. 口腔护理时间

长期卧床的患者应每日进行 4 次，分别是晨起、三餐后。

> **要点：**
> ● 口腔护理对卧床患者极为重要，尤其对禁食、高热、昏迷、术后、口腔疾病、危重、气管插管等生活不能自理的患者。
> ● 由于老年人口腔黏膜变薄，损伤后不易修复，应选刺激性小的口腔护理液，故首选 0.9％氯化钠注射液、复方硼砂含漱液，次选碳酸氢钠。
> ● 口腔护理前，对患者的评估是为其实施安全护理的重要保证。通过评估实施有针对性的口腔护理。对长期卧床的患者应每日进行 4 次口腔护理，分别是晨起和三餐后。

第四节　老年常见口腔疾病的特点与防治

一、老年龋病

（1）龋病是牙齿硬组织在以细菌为主的多因素作用下发生的无机物脱矿、有机物分解，产生色（白垩色、黄褐色、黑褐色）、形（缺损成洞）、质（疏松软化）三方面改变的慢性进行性破坏的疾病，俗称"蛀牙""虫牙"。老年人由于牙龈萎缩，牙齿各面磨损，牙齿个别缺失而造成牙列紊乱，容易发生食物嵌塞；口腔生理功能下降，唾液分泌减少，冲洗菌斑能力下降，口腔卫生状态较差等原因，也使其龋病发生率较中青年有所增高。

（2）老年龋病发病率高，分布广，且不易发现。随着年龄的增长，以根面龋、牙骨质龋和邻面龋多见。国内流行病学调查结果显示，根面龋患病率为 63.6％，邻面龋患病率为 61.7％，主要与牙龈退缩比例增加有关。

（3）老年人龋病的危险因素与其他各年龄段患者相同，但由于老年人各项机能下降，某些危险因素在老年人中更容易发生。根据目前国内外研究结果显示，老年人龋病的危险因素与以下因素有关：口腔卫生差、食用含大量蔗糖的黏性食物、使用含氟牙膏时间不足、低学历、不能定期做口腔检查、居住在农村、女性、收入低、血清清蛋白（白蛋白）和磷低下、带有活动性义齿等。

（4）老年人龋病早期临床表现不明显，当发展到一定程度，龋损较深，常造成牙髓炎、根尖周炎，出现疼痛肿胀，轻者影响进食、休息，重者可造成口腔颌面部感染。

（5）通过问诊、视诊、探诊、温度刺激试验及 X 线检查，龋病容易被诊断。

（6）预防方法包括：①保持口腔清洁，控制细菌生长。②加强牙齿锻炼，提高抗龋能力。氟元素是人体进行正常代谢和促进健康所必需的一种元素，它对牙齿的坚固起着主要作用，还可以抑制细菌的生长。牙齿补充氟元素的方式很多，其中使用氟化物牙膏是一种简便而有效的途径。③改变饮食结构，控制糖的摄入。食物越来越精细，含糖量不断增加，如巧克力、奶糖、精制蛋糕等，这些软而黏的食物粘在牙齿表面，为致龋细菌提供了充足的"粮草"。因此，尽量限制此类食物的摄入量，多吃瓜果、蔬菜、蛋、肉类等食物，可以促进牙齿的健康。

（7）治疗方法：在脱矿部位局部使用高浓度的氟化物，去除脱矿的牙体组织（磨除），用充填材料替代磨除的牙齿结构。

二、老年牙齿缺损与磨耗

（1）牙齿缺损是指各种原因导致牙齿全部或部分的缺失。老年人牙齿长期磨耗易造成楔状缺损。楔状缺损是牙颈部呈楔状（亦称为"V"状）的慢性不可逆性的牙体硬组织缺损，多见于老年人前牙或第一前磨牙的唇、颊面。年龄愈大，楔状缺损愈严重。上颌牙楔状缺损患病率高于下颌牙，左侧牙患病率高于右侧牙。

（2）第一个常见的缺牙原因，可能是由于早期的龋病或意外事故造成的；第二个常见的导致缺牙的原因是牙周病导致牙齿松动，造成了咀嚼疼痛和咀嚼无力而拔除；第三个原因是在安装义齿时，部分相对健康的牙齿对义齿的制作或功能行使造成影响，就可能予以拔除。

（3）牙齿缺损可分为两大类，即全部缺牙和部分缺牙。全部缺牙即全口牙齿完全丧失，使面部下半部分的垂直高度降低，面容产生巨大改变，咀嚼能力严重受损。部分缺牙又包括单个或多个牙的缺失。

（4）预防方法：①正确刷牙。刷牙应采用从龈缘向切端方向"竖"刷，并选用软毛保健牙刷以减小摩擦，刷毛过硬者可先用温水浸泡一下再用，刷牙时用力适中，注意牙刷应定期（一般3个月）更换。在牙膏的选择上，尽可能用含氟或脱敏牙膏，牙膏的颗粒不可过粗、过硬。②在日常饮食中避免口腔内过酸，必要时可用弱碱液漱口，不吃过硬食物。③牙龈退缩者常伴有楔状缺损，牙齿楔状缺损一旦发生，应及早正确地治疗，以防病变发展侵入牙髓引起牙髓炎或根尖周炎，影响患者的生存质量。④如有夜磨牙症，应及时纠正。

（4）治疗方法包括：对已经发生牙齿缺损的老年人，首先应改正刷牙方法，轻症按牙本质过敏症脱敏治疗；重症应用牙科材料充填缺损，恢复牙冠形态；牙髓感染时则需做根管治疗。

三、老年牙周病

（1）牙周病是老年人口腔中的常见病和多发病之一。牙周病在疾病初期，自觉症状不明显，一般老年人在自觉症状加重时才去就医，因此许多牙齿因为牙槽骨破坏严重而不能保存。老年人牙齿缺失，除龋病和生理性的牙槽骨萎缩造成的以外，多半是牙周病发展的结果。牙周病可发生在牙周组织，包括牙龈、牙周膜、牙槽骨，以及牙根表面的牙骨质，所以牙周病包括各种牙龈炎、牙龈增生、牙周炎、牙周萎缩等，它们表现不同，症状有轻有重。

（2）老年牙周病的患病率和严重程度随着年龄的增长而增加，虽然不是致命的，但到老年，牙周炎的发展往往导致牙齿松动乃至失牙，使咀嚼功能减弱和丧失，影响全身健康，甚至牙周感染可导致或加重全身性疾病的发展。例如，美国研究报道甲型溶血性链球菌与每年 1/3 的细菌性心内膜炎有关。一项对 2 万人的 14 年追踪随访调查结果显示，牙周炎患者因冠心病入院或死亡的比例比无牙周炎者高 25%；口腔卫生差者患肺部慢性感染及肺功能降低的概率为口腔卫生好者的 1.77 倍；牙周炎未控制的糖尿病患者糖化血红蛋白水平明显升高，比牙周炎控制好者需用胰岛素的量大。

（3）老年人常伴系统性疾病，用药多而复杂，如未控制的糖尿病患者易发生牙周脓肿；高血压、冠心病患者服用硝苯地平（心痛定）等药物可导致牙龈增生；长期服用阿司匹林或其他抗凝血药物可导致牙龈自发出血。这些疾病都严重影响老年人身心健康，同时使患者牙周治疗更复杂化。

（4）预防方法包括对牙周病应着眼于预防，牙龈炎和牙周炎的预防主要靠保持口腔卫生和定期（每 6~12 个月）进行口腔检查和洁牙。因此，关键是控制和消除牙菌斑，目前最有效的方法是每天坚持正确刷牙，按摩牙龈，促进牙龈血液循环，增强牙龈组织的抗病能力。另外，要注意去除局部刺激因素，清洁牙齿和刮除牙周的牙石、牙垢，矫正不良修复体及矫治食物嵌塞。

（5）治疗包括早期牙周病在去除局部刺激因素、炎症消退后，可取得较好的疗效。牙周病的治疗方法包括龈下根面刮治，有时可能还需要手术治疗。局部使用抗菌药物（氯己定、四环素）和全身使用抗菌药物（米诺环素、甲硝唑）已经逐渐成为牙周病的其他辅助治疗手段。

四、老年口腔黏膜病

（一）复发性阿弗他溃疡

复发性阿弗他溃疡又称复发性口腔溃疡、复发性口疮、复发性阿弗他口炎等，是口腔黏膜病中最常见的溃疡类疾病，患病率高达 20% 左右，居口腔黏膜病的首位。因具有明显的灼痛感，故冠之以希腊文"阿弗他"——灼痛。复发性阿弗他溃疡呈周期性发作但又有自限性，为孤立的、圆形或椭圆形的浅表性溃疡。多发生在中年以上的人，特别是中老年妇女。

近年来的研究发现，复发性阿弗他溃疡属于一种自身免疫性疾病。主要临床表现为舌、唇、颊、腭和牙龈等处黏膜溃疡，常是孤立的 1 或 2 个，也有数目众多的，溃疡呈圆形或椭圆形，中央稍凹陷，周围有一圈红晕。溃疡有剧烈的烧灼样疼痛，遇酸、咸、辣和热时疼痛加重，患者流涎，说话、进食均感困难。溃疡常常经过一定时期复发，一般经过 7~10 天愈合。

预防方法主要是注意保持乐观情绪，加强营养，多吃瓜果蔬菜类，加强体育运动，增强体质和免疫力。治疗包括局部治疗和全身用药。①局部治疗：主要是消炎止痛，常用的含漱剂有 0.5% 普鲁卡因溶液，0.25% 金霉素溶液，可用口腔溃疡薄膜贴于患处，也可用 50% 三氯酸烧灼溃疡面，用 2.5% 醋酸泼尼松液 0.5 ml 加 1% 普鲁卡因 1.0 ml 注射于溃疡下方。②全身用药：主要是调节免疫力，增加营养素。常用的有口服左旋咪唑、维生素 B_1、维生素 C 及肌内注射胎盘球蛋白等。③中医辨证施治。

（二）口腔黏膜白斑

老年口腔黏膜白斑是指发生在老年人口腔黏膜上的角化性白色斑块损害。根据世界卫生组织提出的标准：白斑为白色斑块，在临床上或病理学上不能把它诊断为任何其他疾病者。白斑具有过度角化和上皮增生的病理改变，有些口腔黏膜白斑有癌变的可能，特别是位于舌缘、舌腹部及口底的白斑。口腔黏膜白斑临床表现为角化的乳白斑块，表面粗糙，界限清楚，明显高出黏膜表面，可能发生皲裂或溃疡，有的呈皱纸状。

治疗上首先要消除顾虑，纠正不良习惯，消除口腔内的尖锐牙尖或不良修复体等一切机械刺激因素，嘱患者切忌自己涂搽一些有刺激性的药物。如有义齿，应确保义齿质量可靠，不致刺激患病区。对吸烟者首先要求戒烟，暂不用药物治疗，每 1~3 个月复查 1 次。对不吸烟或戒烟 3 个月后病损不见消退者，可用氟尿嘧啶及维 A 酸局部涂搽治疗，可有较好的近期效果和一定的远期效果。一般服用维生素 A、维生素 B_{12}，或以鱼肝油局部涂搽患部有助于减轻症状，冷冻或激光治疗也是常用方法。如果发现斑块表面形成溃疡或颗粒凸起，应进行病理检查。对初诊时即确诊为白斑癌变者，可做手术切除，术后每隔半年或一年复查一次。因局部刺激因素或吸烟引起的白斑，当病因去除后，病变可减轻或完全消退，而对于发病原因不明显的白斑，目前尚无较理想的药物或其他治疗方法。

（三）口腔假丝酵母病

口腔假丝酵母病又称口腔念珠菌病，是假丝酵母（念珠菌）感染引起的口腔黏膜疾病。近年来，由于抗生素和免疫抑制剂在临床上的广泛应用，造成菌群失调或免疫力降低，口腔假丝酵母病的发生率相应增高。老年人由于唾液腺分泌功能减退、糖尿病、抗生素治疗、戴义齿等多因素影响，尤其对假丝酵母易感。使用吸入性糖皮质激素的患者也有较高的患病风险。

口腔假丝酵母病临床表现为弥漫性红斑、口角皲裂、凝乳样白斑或是义齿区域的红斑，或伴味觉功能失调、灼口、瘙痒和疼痛。

预防包括保持良好的口腔和义齿卫生，长期使用抗生素和免疫抑制剂的患者，或患慢性消耗性疾病的患者，均应警惕白假丝酵母感染的发生，特别要注意预防容易被忽略的深部假丝酵母病。使用吸入性皮质激素的患者应在使用完吸入剂后用清水漱口。治疗主要是局部或全身使用抗真菌药物。

五、口腔肿瘤

老年人口腔恶性肿瘤以癌为常见，肉瘤较少。口腔癌中绝大多数为鳞状细胞癌，其次为腺性上皮癌，还有基底细胞癌、未分化癌、淋巴上皮癌等。一般认为口腔前部癌分化程度高，口腔后部癌分化程度较低。口腔癌大部分发生于暴露部位，且常有癌前病变过程，这对口腔癌的早期发现、早期治疗是有利条件。

老年人常见的口腔癌有唇癌、舌癌、颊癌、牙龈癌等。不同部位的癌因破坏邻近组织、器官而出现不同的症状和功能障碍，如舌癌有明显的疼痛和不同程度的舌运动受限，影响吞咽、说话等功能，恶性程度较高，发展快，早期即可有淋巴结转移；龈癌常波及牙槽骨，易使牙齿松动或脱落，继续扩展可侵犯颌骨，在上颌骨可侵入上颌窦，在下颌骨可累及下牙槽神经，引起疼痛或麻木。口腔癌的转移，主要是循淋巴液引流至区域淋巴结，最常见的是颌下淋巴结和颈深淋巴结。少数可循血行转移。晚期可有远处转移，常见的转移部位是肺，并可出现恶病质。

预防：①消除或减少致癌因素。及时处理残根、残冠、错位牙，以及磨平锐利的牙尖，去除不良修复体和不良的局部或全口义齿。应注意口腔卫生，不吃过烫和有其他刺激性的食物，戒除烟、酒。在户外暴晒或有害工业物质接触下工作时，应加强防护措施。避免精神过度紧张或抑郁，保持乐观精神，对预防口腔癌的发生均有一定的意义。②及时处理癌前病变。③加强防癌宣传。④开展防癌普查。手术治疗目前是早期恶性肿瘤的主要治疗方法，凡肿瘤过于广泛或有远处转移者一般不宜手术，年老体弱或有全身器质性严重病变者，手术治疗也应慎重考虑。

要点：

- 老年牙周病是牙周组织的慢性破坏，对牙周病应着眼于预防，保持口腔卫生，定期进行口腔检查和洁齿是关键。
- 复发性阿弗他溃疡居口腔黏膜病的首位，具有明显的灼痛感，周期性复发但又有自限性，为孤立的、圆形或椭圆形的浅表性溃疡。局部治疗主要是消炎止痛；全身用药主要是调节免疫力，增加营养素。
- 口腔黏膜白斑表现为角化的乳白斑块，表面粗糙，界限清楚，明显高出黏膜表面，可能发生皲裂或溃疡。防治上首先应消除顾虑，纠正不良习惯，消除局部刺激因素，戒烟，定期复查等。
- 口腔假丝酵母病表现为弥漫性红斑、口角皲裂、凝乳样白斑或是义齿区域的红斑，或伴味觉功能失调、灼口、瘙痒和疼痛。预防上需保持良好的口腔和义齿卫生，使用吸入性皮质激素后需严格漱口。
- 口腔恶性肿瘤以癌为常见，且绝大多数为鳞状细胞癌，可发生在唇、舌、颊、牙龈等部位。

参考文献

［1］Costa S M，Martins C C，Bonfim Mde L，et al．A systematic review of socioeconomic indicators and dental caries in adults ［J］．International journal of environmental research and public health，2012，9（10）：3540-3574．

［2］Anderson C A，Curzon M E，Van Loveren C，et al．Sucrose and dental caries：a review of the evidence ［J］．Obesity reviews：an official journal of the International Association for the Study of Obesity，2009，10 Suppl1：41-54．

［3］O'Connor L．Oral health care ［M］．In：Boltz M，Capezuti E，Fulmer T，et al．Evidence-based geriatric nursing protocols for best practice．4th ed．New York（NY）：Springer Publishing Company，2012：409-418．

［4］Tuula Salo，Maria Siponen．Oral mucosal ulcers ［OL］．Duodecim Medical Publications Ltd，Last updated：2013-05-28．https://www.essentialevidenceplus.com/content/ebmg_ebm/150．

纵深阅读

李刚．老年口腔疾病防治指南．北京：人民军医出版社，2010．

（汪子琪　岳冀蓉）

第四篇

老年泌尿系统疾病

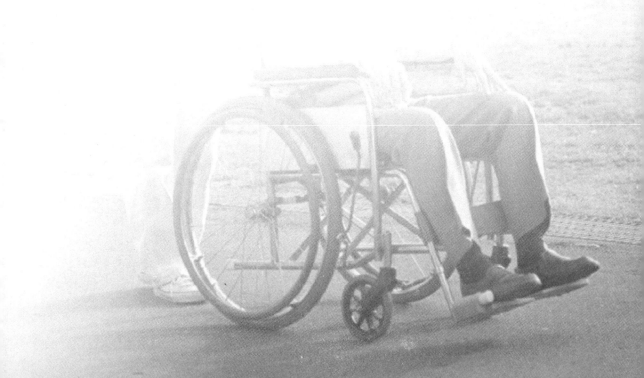

第十五章 老年慢性肾脏疾病

学习目的：

- 掌握老年慢性肾脏疾病的筛查、诊断和管理原则。
- 熟悉老年慢性肾脏疾病的定义和分期。
- 了解老年慢性肾脏疾病的流行病学特点。

典型病例：

患者，男性，77 岁，有高血压、2 型糖尿病、痛风、脑梗死、慢性阻塞性肺疾病病史 7 年以上。3 年前门诊查血常规提示血红蛋白为 100 g/L；查血生化提示血尿素氮（BUN）为 12 mmol/L，血清肌酐（Scr）为 160 μmol/L，估算肾小球滤过率（eGFR）为 42 ml/(min·1.73 m²)，尿清蛋白与肌酐比值为 890 mg/g。患者精神食欲可，每日尿量为 1 500～2 000 ml。给予低盐、低脂、低优质蛋白质饮食加用复方 α 酮酸，控制血压、血糖、血脂等治疗，病情基本稳定。1 周前患者服用"保健药"（成分不详）后，开始出现纳差、乏力、面部水肿、小便量减少（600～800 ml/d），双下肢水肿。1 天前患者因"气紧、不能平卧，伴咳嗽、咳黄痰、发热"急诊收入院。体格检查：体温为 38.6 ℃，脉搏频率为 115 次/分，呼吸频率为 20 次/分，血压为 170/65 mmHg。意识清楚，呼吸急促，端坐位，轻或中度贫血貌。双肺中底部闻及较多干、湿啰音。双下肢水肿。急诊检查提示：血红蛋白为 89 g/L，白细胞为 12×10^9/L，中性粒细胞分类为 0.90，BUN 为 20 mmol/L，Scr 为 320 μmol/L，eGFR 为 20 ml/(min·1.73 m²)，血钾为 6.0 mmol/L，二氧化碳结合力为 11 mmol/L。

临床问题：

1. 目前困扰该患者的主要临床问题是什么？
2. 导致该临床问题可能有哪些原因及加重因素？
3. 该患者需要进一步做哪些检查？
4. 该患者主要临床问题的诊断思路是什么？治疗原则是什么？

慢性肾脏疾病（chronic kidney disease，CKD）临床表现各异，早期可无症状，发展至晚期，即终末期肾病（end stage renal disease，ESRD），可表现为多种严重并发症，需要透析或肾移植。因此，早期筛查、规范合理地评估及管理对防止慢性肾脏疾病的发生，延缓其进展，改善老年患者的生存质量，降低病死率有重要的临床意义。

【定义】

根据 2012 年国际肾脏病组织制定的《肾脏病：改善全球预后（Kidney Disease：

Improving Global Outcomes，KDIGO)》（以下简称《KDIGO 指南》）的最新定义，慢性肾脏疾病是指：①肾脏损伤（肾脏结构或功能异常）持续 3 个月或以上，伴或不伴有肾小球滤过率（glomerular filtration rate，GFR）下降。肾脏损伤标志包括肾脏病理学检查异常（肾活检或影像学检查异常），血、尿成分异常和肾移植病史。② GFR 小于 60 ml/(min·1.73 m²) 持续 3 个月或以上，有或无肾脏损伤证据。临床上，一般用血清肌酐 GFR 估算公式，即估算肾小球滤过率（estimation of GFR，eGFR）对 GFR 进行评估。该定义范围既包含了需要肾脏专科医生处理的危及患者生命的终末期肾病，又包含了更常见，且更需要非肾脏专科医生积极早期预防、筛查与管理的早期和中期慢性肾脏疾病。在应用于老年人时，需要考虑老年人的生理特点和整体情况，否则容易导致误诊，增加患者心理负担和不必要的随访检查。

【流行病学特点】

慢性肾脏疾病已成为威胁人类健康的公共卫生问题。调查结果显示，世界各国慢性肾脏疾病的患病率差异较大，可能与研究采用的设计方案、诊断标准、实验室检验指标以及对影响因素（年龄和伴随疾病）的认识有关。国际上多个流行病学调查结果显示，随着年龄的增长，慢性肾脏疾病的患病率相应升高。1999—2004 年美国国家健康与营养监测（National Health and Nutrition Examination Survey，NHANES）报告显示，近 20 年间慢性肾脏疾病的患病率由原先的 10.3％增长至 13.2％，而在年龄大于 70 岁的老年人群中增幅最为明显，由 37％增至 47％。英国流行病学研究结果显示，慢性肾脏疾病的患病率约为 10％，而年龄大于或等于 65 岁的老年人群则高达 40％。2009—2010 年，我国慢性肾脏疾病患病率的横断面研究结果显示，成人慢性肾脏疾病的患病率为 10.8％，年龄（每增加 10 岁）与 eGFR 小于 60 ml/(min·1.73 m²) 和清蛋白尿发生风险密切相关。2012 年初我国发布的最新调查结果显示，慢性肾脏疾病的患病率达到 10.8％，患者人数达到 1.195 亿。

慢性肾脏疾病也给社会带来巨大的经济负担。2008 年，美国用于终末期肾病项目的总费用为 394.6 亿美元。国家老年医疗保险每年每人的总花费接近 66 000 美元，用于肾移植患者为 26 668 美元/（年·人），透析治疗患者 77 506 美元/（年·人）。我国目前尚无这方面的数据报道。随着世界人口老龄化，我国将成为世界上老年人最多的国家，慢性肾脏疾病的诊断和防治无疑也将成为我国老年医学的主要任务之一。

【预后】

老年慢性肾脏疾病更易进行性发展至终末期肾病，需要肾脏替代治疗维持生命。研究结果显示，年龄大于或等于 65 岁的慢性肾脏疾病患者需要透析的比例是一般人群的 7 倍。且患病人数逐年增加。进入美国国家老年医疗保险基金项目的终末期肾病受益人数：从 1973 年的 10 000 人，增至 2008 年的 547 982 人。然而大多数慢性肾脏疾病患者在未发展至终末期肾病前，就已死于心血管事件。无论早期慢性肾脏疾病还是终末期肾病均同样增加老年人发生心血管事件、认知功能和日常生活能力受损的风险，增加住院频率和延长住院日，严重影响老年人的生存质量，增加病死率。

研究结果显示，约一半的透析患者合并有 2 或 3 种疾病，住院次数和住院天数分别为

1.9 次/（年·人）和 12.8 天/（年·人），透析患者自我评价生存质量明显低于一般人群。2010 年美国肾脏病数据系统（United States Renal Data System，USRDS）报道，2008 年，美国有 88 620 名终末期肾病患者死亡。透析患者生存率逐年下降，第 1、2、5 年生存率分别为 81%、65% 和 34%。

> **要点：**
> - 慢性肾脏疾病是指肾脏损伤（肾脏结构或功能异常）持续 3 个月或以上，伴或不伴有 GFR 下降；或 GFR 小于 60 ml/（min·1.73 m²）持续 3 个月或以上，有或无肾脏损伤证据。
> - 慢性肾脏疾病在不同人群的患病率为 10%～30%。随着年龄的增长，慢性肾脏疾病的患病率相应升高。
> - 无论早期慢性肾脏疾病还是终末期肾病均同样增加老年人发生心血管事件、认知功能和日常生活能力受损的风险，增加住院频率和延长住院日，严重影响老年人的生存质量，增加病死率。

【诊断标准】

慢性肾脏疾病的诊断标准见表 15 - 1。

表 15 - 1　慢性肾脏疾病诊断标准[a]

肾损伤标志[b]
（1）清蛋白尿〔UAER≥30 mg/24 h；ACR≥30 mg/g（3 mg/mmol）〕
（2）尿沉渣异常
（3）肾小管相关病变
（4）组织学异常
（5）影像学所见结构异常
（6）肾移植病史
GFR 下降
GFR<60 ml/（min·1.73 m²）（GFR 分期：G_{3a}～G_5 期）

　a：以下任意一项指标持续超过 3 个月；b：至少满足一项；UAER：尿清蛋白排泄率；ACR：尿清蛋白与肌酐比值；GFR：肾小球滤过率。

【分期及危险分层】

根据 2012 年《KDIGO 指南》最新提出的慢性肾脏疾病分期指标，包括病因（cause）、GFR 和清蛋白尿（白蛋白尿，albuminuria），即 CGA 分期。该分期除了强调病因和清蛋白尿的重要意义外，还将 2002 年美国国家肾脏基金会制定的《肾脏病预后质量倡议（Kidney Disease Outcome Quality Initiative，KDOQI）》（以下简称《KDOQI 指南》）GFR 分期的 G_3 期分为 G_{3a} 期和 G_{3b} 期，已透析的 G_5 期分为亚组 G_{5D} 期，强调该类患者需要特别医疗照顾（表 15 - 2）。这是基于 2009 年 KDIGO 工作组发起的一项覆盖正常人群、高危人群和肾脏疾病患者群，包括 1 555 332 名研究对象的 Meta 分析。该 Meta 分析不仅发现尿清蛋白和 GFR 水平与慢性肾脏疾病患者的总不良结局均具独立相关性，而且通过分层分析发现，G_3 期患者，eGFR 较低组 $[30\sim44\ ml/(min\cdot1.73\ m^2)]$ 与较高组 $[45\sim59\ ml/(min\cdot1.73\ m^2)]$ 相比，不良结局风险显著升高。

表 15－2 慢性肾脏疾病的 GFR 分期

GFR 分期	GFR $[ml/(min\cdot1.73\ m^2)]$	表　述
G_1	≥90	正常或增高
G_2	60～89	轻度下降[a]
G_{3a}	45～59	轻或中度下降
G_{3b}	30～44	中或重度下降
G_4	15～29	重度下降
G_5	<15	肾衰竭

GFR：肾小球滤过率；a：相对于年轻成年人。在缺少肾脏损伤证据时，G_1 期和 G_2 期均不能诊断为慢性肾脏疾病。

2012 年《KDIGO 指南》指出对已确诊为慢性肾脏疾病的患者，综合 GFR 分期和清蛋白尿分期（表 15－3）进行风险评估，即评估发生肾脏和心血管并发症（如终末期肾病、心血管疾病死亡等）风险，进一步将慢性肾脏疾病患者危险分层为低危、中危、高危和极高危（表 15－4）。该危险分层法有助于非肾脏专科医生决定何时应该将慢性肾脏疾病患者转诊给肾脏专科医生及制订有针对性的临床干预及随访计划。

表 15－3 慢性肾脏疾病清蛋白尿分期及其近似换算

分级	UAER (mg/24 h)	ACR (mg/g)	PER (mg/24 h)	PCR (mg/g)	试纸条测定尿蛋白	表　述
A_1	<30	<30	<150	<150	阴性	正常或轻度升高
A_2	30～300	30～300	150～500	150～500	＋	中度升高[a]
A_3	>300	>300	>500	>500	＋或以上	重度升高[b]

清蛋白尿指标：UAER，尿清蛋白排泄率；ACR，尿清蛋白与肌酐比值。
蛋白尿指标：PER，尿蛋白排泄率；PCR，尿蛋白质与肌酐比值，试纸条法测定尿蛋白。
a：相对于年轻成年人水平；b：如肾病综合征，一般 UAER >2 200 mg/24 h，ACR>2000 mg/g。

【诊断思路及评估】

系统全面地了解并综合分析患者的病史、特殊的体格检查及相关的实验室及其他辅助检查是正确诊断老年慢性肾脏疾病的关键要素，其诊断思路及评估内容包括以下 6 个方面。

1. 明确慢性肾脏疾病的存在

满足慢性肾脏疾病定义中两项条件中任何一项，可确定慢性肾脏疾病的存在，详见表 15－1。

2. 除外急性肾损伤

肾损伤（肾结构或功能异常），或 GFR 小于 60 $ml/(min\cdot1.73\ m^2)$ 持续 3 个月或以上才能诊断慢性肾脏疾病。以下患者出现肾脏结构或功能异常，需除外急性肾损伤，不能立即诊断为慢性肾脏疾病：①既往无肾脏疾病病史；②既往无实验室检验结果；③既往无影像学检查结果。但以下情况，支持慢性肾脏疾病的诊断：①患者存在 3 个月以上的肾炎或肾病综合征病史；②长期夜尿；③肾性骨营养不良；④在无失血的情况下发生严重贫血；⑤超声显示双侧肾脏缩小，实质回声增强；⑥高磷血症和低钙血症伴甲状旁腺素（parathyroid hormone，PTH）升高。

表 15 - 4 慢性肾脏疾病危险分层、随访频率及转诊时机

GFR 分期	清蛋白尿 A_1 级			清蛋白尿 A_2 级			清蛋白尿 A_3 级		
	风险	监测频率	转诊	风险	监测频率	转诊	风险	监测频率	转诊
G_1	+	1	—	++	1	A	+++	2	B*
G_2	+	1	—	++	1	A	+++	2	B*
G_{3a}	++	1	A	+++	2	A	++++	3	B
G_{3b}	+++	2	A	++++	3	A	++++	3	B
G_4	++++	3	B*	++++	3	B*	++++	4+	B
G_5	++++	4+	B	++++	4+	B	++++	4+	B

风险评估内容：全因死亡率、心血管病死亡率、终末期肾病、急性肾损伤、慢性肾脏疾病（CKD）进展。

+：低危；++：中危；+++：高危；++++：极高危。

1~4+：分别代表 CKD 患者至少每年检测肾小球滤过率（GFR）和尿清蛋白的次数。

—：未具体指明监测或转科情况。

A：CKD 患者继续监测 GFR 和尿清蛋白；B：CKD 患者需转诊至肾脏专科；B*：首诊医生可根据当地肾脏专科医生会诊意见，讨论决定继续监测或转诊。

3. 寻找引起慢性肾脏疾病加重或进展的可逆性因素

老年慢性肾脏疾病患者肾功能进行性减退常常由多种因素所致，除原发疾病加重可引起慢性肾脏疾病进展外，还有各种继发因素（secondary factor）的参与，包括可逆性因素和不可逆性因素。及早识别并积极控制可逆性因素，对延缓老年慢性肾脏疾病进展非常重要。研究结果显示，常见引起老年慢性肾脏疾病加重的可逆性因素有：

（1）肾前性因素：心力衰竭、各种原因导致的循环血容量不足、低血压（如急性心肌梗死、心包炎）、使用非类固醇类抗炎药（非甾体类抗炎药）、使用血管紧张素转换酶抑制剂（ACEI）或血管紧张素受体拮抗剂（ARB）等。在老年慢性肾脏疾病患者中，近期出现肾功能急性下降，首先要筛查是否存在肾前性可逆性因素。

（2）肾后性因素：尿路梗阻。

（3）肾实质性因素：严重高血压、急性肾盂肾炎、急性间质性肾炎、造影剂肾病、中草药肾病、高钙血症等。

（4）血管性因素：单侧或双侧肾动脉狭窄，肾静脉血栓、动脉栓塞等。

（5）混合性因素：感染、创伤、严重胃肠出血、肾上腺功能减退症、甲状腺功能减退症、高蛋白负荷等。

4. 评估慢性肾脏疾病分期及进展程度

（1）慢性肾脏疾病分期：GFR 分期详见表 15 - 2 和表 15 - 3，基于 GFR 和蛋白尿分

期的慢性肾脏疾病危险分层见表 15 - 4。

（2）慢性肾脏疾病进展程度：目前慢性肾脏疾病进展的评定存在较大争议。2012 年《KDIGO 指南》指出慢性肾脏疾病进展评估可参照以下两点：①GFR 分期恶化。GFR 分期改变，且 eGFR 较基线值下降大于或等于 25%。②慢性肾脏疾病快速进展。eGFR 下降速率持续大于 5 ml/(min • 1.73 m²) 每年。

5. 评估慢性肾脏疾病并发症

慢性肾脏疾病常见并发症包括：

（1）心血管并发症：如心力衰竭、心律失常、顽固性高血压、尿毒症性心包炎等。

（2）电解质紊乱、酸碱平衡失调：如高钾血症、代谢性酸中毒等。

（3）感染：如呼吸道、泌尿道（尿路）、消化道感染等。

（4）尿毒症性脑病。

（5）肾性贫血及营养不良。

（6）慢性钙磷代谢紊乱，如肾性骨病、继发性甲状旁腺功能亢进症等。

6. 明确慢性肾脏疾病原发疾病

慢性肾脏疾病是指一类疾病，而非单一的特异性疾病。正确诊断和有效地控制引起慢性肾脏疾病的原发疾病，对延缓肾功能进行性减退，保留残存的肾功能具有重要意义。在许多老年人中，导致慢性肾脏疾病的病因常常并不十分明确。流行病学研究结果提示，引起老年慢性肾脏疾病的病因以血管疾病为主。

除以上 6 个方面，老年慢性肾脏疾病的评估内容还应同时重视老年综合评估（comprehensive geriatric assessment，CGA）指标，尤其对年龄在 75 岁以上的慢性肾脏疾病危险分层在 $G_3 \sim G_5$ 期和 G_{5D} 期（已行血液或腹膜透析）的衰弱患者。CGA 的核心内容除躯体功能指标外，还包括认知功能、日常生活能力（activity of daily living，ADL）、情感障碍、营养状况、用药、社会功能、经济条件等评估。目前有关老年慢性肾脏疾病综合评估及其对患者预后（终末期肾病发生率、GFR 下降、功能维持、生存质量及病死率）和临床管理策略制订的影响的研究很少，值得老年科医生进一步探讨。

要点：
- 慢性肾脏疾病的临床诊断思路和评估内容包括 6 大要点：明确慢性肾脏疾病的存在、排除急性肾损伤、寻找引起慢性肾脏疾病进展的可逆性因素、评估其分期及进展程度、评估其并发症和明确其原发疾病。
- 老年综合评估包括：日常生活能力、认知功能、情感障碍、用药、营养状况、社会支持及经济条件等。以上评估对老年慢性肾脏疾病很有价值，但还需临床深入研究。

【临床管理】

（一）管理原则

老年慢性肾脏疾病管理的目标是最大限度地延缓肾功能进行性减退，降低心血管事件风险，提高患者的生存质量和综合健康功能的维护，降低病死率。

管理内容包括以下几方面：①控制原发疾病；②纠正可逆性因素；③延缓肾功能减退；④防治并发症；⑤药物管理和患者安全；⑥肾脏替代治疗；⑦维护老年人综合健康功

能；⑧加强随访及患者教育。

管理具体策略：基于当前能获得的最佳证据（主要来源于《KDOQI 指南》和《KDIGO 指南》），结合老年人综合健康评估特点，介绍老年慢性肾脏疾病一体化管理模式，即按照慢性肾脏疾病的不同阶段或危险分层，选择不同的防治策略，进行早期和系统防治（表15－5）。

表 15－5　慢性肾脏疾病按分期的治疗策略

GFR 分期	GFR [ml/(min·1.73 m^2)]	治疗策略
G$_1$	≥90	病因诊断和治疗 治疗并发症 延缓疾病进展 减少心血管疾病危险因素
G$_2$	60～89	评估疾病是否进展和进展速度
G$_3$	30～59	评价和治疗并发症
G$_4$	29～15	准备肾脏替代治疗
G$_5$	<15 或透析	肾脏替代治疗

GFR：肾小球滤过率。

（二）具体管理措施

1. 控制原发疾病

有效控制原发疾病是老年慢性肾脏疾病治疗的基础和前提，也是有效延缓肾功能进行性减退，保护肾脏功能的关键。例如，对糖尿病肾脏疾病的老年患者，血糖的有效控制对延缓肾功能进行性减退是关键。

2. 纠正可逆性因素

除原发疾病加重可致肾脏功能减退外，常见引起 GFR 急性下降的原因有循环血容量不足、尿路梗阻、感染、静脉造影、某些抗生素（氨基糖苷类和两性霉素 B）、ACEI 或 ARB、环孢素和他克莫司、某些中草药（马兜铃酸）等。及时早期识别，纠正或去除上述可逆性因素有助于肾功能的恢复。

3. 延缓肾功能减退

延缓慢性肾脏疾病进展的防治需综合病因、并发症、合并症及各种危险因素。

（1）控制血糖：2012 年更新的《KDOQI 糖尿病和慢性肾脏疾病临床实践指南 (KDOQI Clinical Practice Guideline for Diabetes and Chronic kidney Disease)》指出：糖尿病肾脏疾病患者糖化血红蛋白（HbA$_{1c}$）目标值为 7.0％；有低血糖风险者，不推荐 HbA$_{1c}$ 低于 7.0％；预期寿命较短、存在合并症或低血糖风险者，HbA$_{1c}$ 的目标值可放宽至 7.0％以上（如老年糖尿病患者）。但在重度肾功能受损的慢性肾脏疾病患者（G$_4$ 和 G$_5$ 期），监测血糖控制情况，测定糖化血清蛋白比 HbA$_{1c}$ 更可靠，更要重视每日血糖记录日志。老年糖尿病伴慢性肾脏疾病患者更易发生低血糖，胰岛素剂量的调整和合理选用口服降糖药非常重要。可以参考 2013 年发布的《2 型糖尿病合并慢性肾脏病患者口服降糖药用药原则中国专家共识》。

（2）控制血压：2012 年《KDIGO 指南》指出，无论是否合并糖尿病，UAER 小于 30 mg/24 h 时，维持收缩压低于或等于 140 mmHg，舒张压低于或等于 90 mmHg；UAER 大于 30 mg/24 h 时，收缩压低于或等于130 mmHg，舒张压低于或等于80 mmHg。但老年患者应综合考虑年龄、合并症及并发症，并密切关注降压治疗相关的不良事件（如电解质紊乱、急性肾功能不全及直立性低血压等）。虽然已有研究结果显示，血压水平与相应并发症存在"J"形曲线，但《KDIGO 指南》尚未提出明确的血压下限值。ACEI 和 ARB 是慢性肾脏疾病患者的首选抗高血压药。

ACEI 和 ARB 具有降压及独立于降压的肾脏保护作用（降低肾小球囊内压及减少蛋白尿），从而延缓慢性肾脏疾病进展。2012 年《KDIGO 指南》推荐尿清蛋白中度升高（A_2 分期）的糖尿病患者使用 ARB 或 ACEI。尿清蛋白重度升高（A_3 分期），无论是否存在糖尿病，均推荐使用 ARB 或 ACEI。目前尚无足够证据支持联合 ARB 和 ACEI 在延缓慢性肾脏疾病进展中的价值。但在应用 ACEI、ARB 等肾素－血管紧张素－醛固酮系统（renin angiotension aldosterone system，RAAS）阻断剂时，需注意：①避免用于功能性肾动脉狭窄者；②GFR 小于 45 ml/(min·1.73 m²) 者宜从小剂量开始；③初始运用或加量时，应在 1 周内监测 eGFR 和血清钾；④偶发其他疾病，拟静脉造影、肠镜前肠道准备或手术前暂停用药；⑤GFR 小于 30 ml/(min·1.73 m²) 时可能仍具有肾脏保护作用，不一定中止用药。目前大多数有关 ACEI 和 ARB 在慢性肾脏疾病中的应用研究，很少纳入年龄大于或等于 75 岁的老年人，故建议在老年慢性肾脏疾病患者，尤其是高龄老年人，当 eGFR 小于 30 ml/(min·1.73 m²) 时，慎用 ACEI 和 ARB。

（3）控制尿蛋白：不论何种原发疾病所致的慢性肾脏疾病，将患者尿蛋白控制在 0.3 g/d 以下乃至正常范围，不仅可延缓慢性肾脏疾病的进展，还可减少或减轻心血管并发症的发生，是改善患者长期预后的重要环节。

（4）营养治疗：营养治疗的核心是低蛋白质饮食，低蛋白质饮食可以减少蛋白尿排泄，延缓慢性肾脏疾病进展。改善蛋白质代谢，可减轻氮质血症；改善代谢性酸中毒；减轻胰岛素抵抗，改善糖代谢；提高酯酶活性，改善脂代谢；减轻继发性甲状旁腺功能亢进等作用。《KDOQI 指南》指出 GFR 小于 25 ml/(min·1.73 m²) 者应予以低蛋白饮食 [0.6 g/(kg·d)]，可补充必需氨基酸或复方 α 酮酸制剂 0.1~0.2 g/(kg·d)。

（5）调脂治疗：2013 年 KDIGO 关于《慢性肾脏疾病血脂管理指南》指出：①对年龄大于或等于50 岁，GFR 小于 60 ml/(min·1.73 m²)，尚未透析或肾移植的慢性肾脏疾病患者（G_{3a}~G_5 期），推荐使用他汀类药物或他汀类药物联合依折麦布；②年龄大于或等于 50 岁，eGFR 大于或等于 60 ml/(min·1.73 m²) 的慢性肾脏疾病患者（G_1 和 G_2 期），推荐使用他汀类药物；③对已透析的成年慢性肾脏疾病患者（G_{5D} 期），建议不启动使用他汀类药物或他汀类药物联合依折麦布，但透析之前已在使用他汀类药物或他汀类药物联合依折麦布的患者可以继续使用；④对肾移植的成年慢性肾脏疾病患者，建议使用他汀类药物。

4. 防治慢性肾脏疾病并发症

（1）心血管并发症：是老年慢性肾脏疾病患者的主要并发症和死亡原因。老年慢性肾脏疾病患者的心血管疾病（cardiovascular disease，CVD）风险相对增高，且两者互为影响，合理的 CVD 管理将延缓慢性肾脏疾病进展。心血管并发症的防治应从慢性肾脏疾病确诊后就开始，包括 CVD 发病的传统危险因素（高血压、糖尿病及脂代谢紊乱等）和非传统因素，即慢性肾脏疾病人群特有的 CVD 危险因素（蛋白尿、肾小球滤过率下降、RAAS 活性增强、尿毒症毒素蓄积、贫血、矿物质－骨代谢异常、感染及营养不良等）。

《KDIGO 指南》提出，当出现缺血性心脏病或心力衰竭时，不要因并存慢性肾脏疾病而处理力度不够；出现胸痛时，应针对潜在心脏疾病或病变，采取与非慢性肾脏疾病患者一样的筛查和处理措施；对存在动脉硬化事件风险的慢性肾脏疾病患者，除非出血风险大于心血管获益，应予以抗血小板药物治疗；慢性肾脏疾病并发心力衰竭者，在治疗措施调整和/或临床症状恶化时，应加强 eGFR 和血清钾的监测。

（2）电解质紊乱、酸碱平衡失调：①高钾血症。高钾血症的防治措施包括：低钾饮食（1 500～2 700 mg/d）、避免空腹、尽可能避免使用升高血钾的药物（非类固醇类抗炎药、非选择性 β 受体阻滞剂）、根据血钾和 GFR 水平调整 RAAS 阻断剂剂量。急性高钾血症的有效治疗方法包括静脉补钙剂、胰岛素加葡萄糖和利尿排钾等，以上方法治疗无效时，尽早实施血液净化治疗。②代谢性酸中毒。现有随机对照试验显示，在慢性肾脏疾病伴代谢性酸中毒患者中，补充碱剂（碳酸氢钠、枸橼酸钠）可延缓慢性肾脏疾病进展、改善骨健康和营养不良状况。《KDIGO 指南》建议，慢性肾脏疾病患者血清碳酸氢盐浓度低于 22 mmol/L，如无禁忌证，可口服碳酸氢盐使其维持在正常范围。若补充碱剂治疗效果欠佳，严重代谢性酸中毒患者应及时实施血液净化治疗。

（3）感染：是慢性肾脏疾病患者重要的死亡原因。慢性肾脏疾病患者的感染风险是正常人的 3～4 倍。《KDIGO 指南》指出，疫苗可预防慢性肾脏疾病患者发生感染，虽然慢性肾脏疾病患者对疫苗反应性有所降低，但亦会像普通人群一样获益。除非有禁忌证，所有慢性肾脏疾病成人患者宜每年接种流感疫苗；G_4、G_5 期患者和肺炎高危人群（肾病综合征、糖尿病或接受免疫抑制剂治疗者）应接种多价肺炎疫苗；所有接种肺炎疫苗者宜5 年内复种；G_4 和 G_5 期患者应接种乙肝疫苗，并用血清学检测证实接种成功；在使用活疫苗之前应充分评估患者的免疫状态，并遵照官方或政府机构的正式文件。

（4）肾性贫血：贫血是慢性肾脏疾病的重要并发症，并与慢性肾脏疾病的进展和不良结局密切相关。《KDIGO 指南》指出，肾性贫血评估内容包括：血常规（包括网织红细胞）、血清铁、总铁结合力、转铁蛋白饱和度（serum transferrin saturation，TAST）、铁蛋白、血清叶酸、维生素 B_{12} 水平和大便隐血。以上检查有助于确定是否合并非肾性原因贫血（出血性、溶血性、血液系统肿瘤及营养不良），并在应用红细胞生成刺激剂（erythropoiesis-stimulating agent，ESA）前完善。治疗方案包括：①积极寻找病因，治疗原发疾病，特别是对于合并营养不良性贫血的慢性肾脏疾病患者，应首先依据病因给予铁剂、叶酸及维生素 B_{12} 治疗，观察疗效。②补充铁剂。补充铁剂通常是慢性肾脏疾病贫血初始治疗的有效方法，给药途径由医生、患者和当地的医疗资源情况共同决定。静脉补铁疗效肯定，蔗糖铁是最安全的静脉补铁制剂，其次是葡萄糖醛酸铁、右旋糖酐铁。③ESA 的应用。只有对诊断肾性贫血，且考虑贫血原因为红细胞生成素（erythropoietin，EPO）缺乏的慢性肾脏疾病患者才给予 ESA 治疗。除外其他贫血原因，在应用 ESA 前，首先要充分补充造血原料（铁、叶酸）。④不推荐将 ESA 用于活动性恶性肿瘤者或近期有恶性肿瘤病史者。⑤大多数慢性肾脏疾病患者应用 ESA 时，Hb 不宜超过 115 g/L。所有成人慢性肾脏疾病患者应用 ESA，Hb 不要超过 130 g/L。

（5）矿物质－骨代谢异常（mineral and bone disorder，MBD）：骨矿物质代谢和钙磷

平衡在慢性肾脏疾病早期即开始改变，并随着肾功能下降而进展，包括肾性骨营养不良（纤维性骨炎、骨软化症、无动力性骨病）和骨代谢异常相关性异位钙沉积。《KDIGO 指南》指出，GFR 小于 45 ml/(min·1.73 m²) 的成人慢性肾脏疾病（$G_{3b} \sim G_5$ 期）至少检测一次血清钙、磷、甲状旁腺素（PTH）和碱性磷酸酶活性。《KDIGO 指南》建议，对非透析患者，若缺乏症状或辅助检查证据支持的维生素 D 缺乏，不建议常规补充维生素 D 或类似物。双磷酸盐治疗的适应证包括：骨质疏松、糖皮质激素治疗、恶性疾病、佩吉特病。若缺乏强有力的临床证据，不建议对 G_4 和 G_5 期患者 [eGFR<30 ml/(min·1.73 m²)] 给予双磷酸盐治疗。

5. 药物管理和患者安全

对老年慢性肾脏疾病患者，药物的安全剂量范围比年轻人窄，更要重视药物的管理和安全性。《KDIGO 指南》指出，对已诊断慢性肾脏疾病和易发生本病的高危人群，以下情况易诱发急性肾损伤和加重慢性肾脏疾病，需谨慎用药。

（1）$G_{3a} \sim G_5$ 期患者因某些暂时性疾病状态导致发生急性肾损伤风险增高时，应暂停具有潜在肾毒性和经肾排泄的药物，如 RAAS 阻断剂、利尿药、非类固醇类抗炎药、二甲双胍、锂剂、地高辛等。

（2）慢性肾脏疾病患者应在医生或药师的指导下使用非处方药或蛋白营养品。

（3）不推荐慢性肾脏疾病患者接受中药治疗，这主要是考虑到很多中药含有马兜铃酸等肾毒性成分。

（4）$G_1 \sim G_{3a}$ 期患者可以继续服用二甲双胍，G_{3b} 期患者则要慎用，G_4 和 G_5 期患者禁用。

（5）接受肾毒性药物治疗者，应经常监测 GFR、电解质、药物浓度等。

（6）慢性肾脏疾病患者需要运用造影剂时应权衡利弊。

（7）对肠道准备试剂使用的建议：随着慢性肾脏疾病分期的升高，肾脏的钙磷调节能力相应降低，若需要肠道准备，$G_{3a} \sim G_5$ 期或存在磷酸盐肾病风险的患者不宜口服含磷肠道准备剂。

（8）慢性肾脏疾病患者对药物的排泄能力和不良反应的耐受能力降低，应根据 GFR 调整其用药剂量。例如，当 GFR 小于 30 ml/(min·1.73 m²) 时，β受体阻滞剂、大环内酯类抗生素均应减量 50%。

6. 肾脏替代治疗

肾脏替代治疗包括血液净化和肾脏移植。常用血液净化方式有血液透析、血液滤过及腹膜透析。随着医疗水平及肾脏替代治疗技术的进步，高龄已不再是肾脏替代治疗的禁忌证。但与年轻人相比，老年终末期肾病患者进行肾脏替代治疗面临更多的挑战，如决定是否、何时、何种肾脏替代治疗等需要考虑的因素更加复杂：①老年慢性肾脏疾病患者常合并多种老年综合征，如衰弱、跌倒、日常生活功能受损、认知功能障碍等；②老年人常存在更多非医疗因素的影响，如交通运输、家庭支持和收入受限；③老年人常患心血管疾病、多病共存及预期寿命缩短。在决定老年人肾脏替代治疗之前及方式时，以上因素均要综合考虑。

（1）肾脏替代治疗时机：老年人肾脏替代治疗明确的适应证与年轻人类似。但开始肾脏替代治疗之前要考虑到老年人肌肉容积常减少、进食及营养状况差，且多病共存，不能仅根据血尿素氮、肌酐和肌酐清除率水平。研究结果显示，老年慢性肾脏疾病患者早透析并不会有更多获益，甚至有害，透析可能加速残存肾功能的丧失。因此，对尚未进展至终末期肾病的老年人及其家庭成员提供开始肾脏替代的预后信息（如死亡发生率等）非常重要。最新《KDOQI 糖尿病和慢性肾脏疾病临床实践指南》指出，老年慢性肾脏疾病患者开始肾脏替代治疗的时机主要取决于肾脏替代治疗后的预后信息和患者的价值观两大因素。在中国，同时要重视家属的价值观和意愿。预后评估工具见表 15-6。

表 15-6　开始透析后 6 个月预后风险评分

（年龄≥75 岁）

危险因素	评分	总分	6 个月病死率
移动完全依赖他人帮助	3	0	8%
体质指数（BMI）<18.5	2	1	8%~10%
周围血管疾病 3 或 4 期	2	2	14%~17%
充血性心力衰竭 3 或 4 期	2	3~4	21%~26%
严重行为异常	2	5~6	33%~35%
无计划的启动透析治疗	2	7~8	50%~51%
活动性恶性肿瘤疾病	1	≥9	62%~70%
糖尿病	1		
节律障碍	1		

引自：Couchoud C，Labeeuw M，Moranne O，et al. French Renal Epidemiology and Information Network (REIN) registry：A clinical score to predict 6-month prognosis in elderly patients starting dialysis for end-stage renal disease. Nephrol Dial Transplant 24：1553-1561，2009.

（2）肾脏替代治疗方式的选择：老年慢性肾脏疾病患者选择肾脏替代治疗方式一定要坚持个体化原则，综合考虑合并疾病、认知功能、社会支持及日常生活能力状况。欧洲多项研究结果显示，血液透析和腹膜透析治疗的老年终末期肾病患者，在病死率或生存率和生存质量方面差异并无统计学意义。但相比血液透析需建立血管通路、较大地影响血流动力学、需要到医院等因素，腹膜透析（不需血管通路、对血流动力学影响小、可在家进行等）对老年人可能更有优越性。目前认为，只要老年终末期肾病患者全身健康状况良好，未合并多种疾病，也有肾移植的指征。肾移植并无特殊年龄限制，但实际临床上，由于多种因素影响，即使在欧洲发达国家和美国，接受肾移植治疗的老年终末期肾病患者数量也有限。

7. 综合健康功能维护

老年慢性肾脏疾病管理除针对肾脏疾病及其并发症外，同时更要重视老年患者整体健康功能状况的维护。2012 年《KDIGO 指南》提出了慢性肾脏疾病综合保守治疗模式，包括对症治疗、疼痛处理、心理治疗、精神支持、人文关怀（在家、医院或临终关怀机构），以及符合当地文化背景的丧亲支持，主要着力于延缓肾功能恶化、积极控制症状及提前护理规划等。终末期慢性肾脏疾病患者，身体状况和情绪状态与临终关怀机构的癌症患者相差无几。因此，该指南将恰当的临终关怀也作为保守治疗的重要部分。该模式对不愿或不能接受肾脏替代治疗的老年慢性肾脏疾病患者及其家庭具有重要意义。

8. 随访及患者教育

《KDIGO 指南》鼓励慢性肾脏疾病患者参加有关病情严重程度及盐、磷、钾和蛋白质摄入量方面的健康教育，接受专家的饮食建议和相关资讯。定期随访监测频率参见表 15 - 4。

要点：

- 老年慢性肾脏疾病的管理目标是最大限度地延缓肾功能进行性减退，降低心血管事件风险，提高患者生存质量和综合健康功能的维护，降低病死率。
- 老年慢性肾脏疾病的管理内容包括：控制原发疾病；纠正可逆性因素；延缓肾功能减退；防治并发症；药物管理和患者安全；肾脏替代治疗；维护老年人综合健康功能，加强随访及患者教育。
- 老年慢性肾脏疾病管理具体策略的制订是基于当前能获得的最佳证据，结合老年人综合健康评估特点，按照慢性肾脏疾病的不同阶段或危险分层，选择不同的防治策略，进行早期和系统防治，即一体化管理模式。
- 高龄已不再是肾脏替代治疗的禁忌证。但与年轻人相比，老年终末期肾病患者进行肾脏替代治疗面临更多的挑战，如决定是否、何时、何种肾脏替代治疗等需要考虑的因素更加复杂。
- 老年慢性肾脏疾病管理除针对肾脏疾病及其并发症外，同时更要重视老年患者整体健康功能状况的维护。

参考文献

[1] Kidney Disease：Improving Global Outcomes（KDIGO）CKD Work Group. KDIGO 2012 Clinical Practice Guideline for the Evaluation and Management of Chronic Kidney Disease [J]. Kidney inter，2013，3：1—150.

[2] National Kidney Foundation. KDOQI clinical practice guideline for diabetes and chronic kidney disease：2012 Update [J]. Am J Kidney Dis，2012，60（5）：850—886.

[3] Stevens L A，Viswanathan G，Weiner D E. CKD and ESRD in the Elderly：Current Prevalence，Future Projections，and Clinical Significance [J]. Adv Chronic Kidney Dis，2010，17（4）：293—301.

[4] Zhang L X，Wang F，Wang L，et al. Prevalence of chronic kidney disease in China：a cross-sectional survey [J]. Lancet，2012，379（9818）：815—822.

[5] 赖玮婧，刘芳，付平. 慢性肾脏病评估及管理临床实践指南解读——从 KDOQI 到 KDIGO [J]. 中国实用内科杂志，2013，33（6）：448—453.

[6] Kidney Disease：Improving Global Outcomes（KDIGO）Anemia Work Group. KDIGO Clinical Practice Guideline for Anemia in Chronic Kidney Disease [J]. Kidney inter，Suppl. 2012，2（4）：279—335.

[7] Berger J R，Hedayati S S. Renal Replacement Therapy in the Elderly Population [J]. Clinical Journal of the American Society of Nephrology，2012，7（6）：1039—1046.

纵深阅读

中国医师协会内分泌代谢科医师分会. 2 型糖尿病合并慢性肾脏病患者口服降糖药用药原则中国专家共识. 中国糖尿病杂志，2013，21（10）：865—870.

（吴红梅　陈小瑜）

第十六章　老年良性前列腺增生

学习目的：

● 掌握前列腺增生症的诊断及治疗流程。

● 熟悉 I－PSS、QOL 评分、排尿日记的应用。

● 了解前列腺增生的临床进展及临床进展的危险因素。

典型病例：

患者，男性，82 岁，有高血压、2 型糖尿病病史多年。近两年尿频、尿急明显，夜尿 6～8 次/夜，曾多次因没有及时找到厕所尿湿裤子，自觉排尿症状严重干扰生存质量，焦虑，自觉生活没有意义，不敢出门。直肠指检：前列腺均匀增大，质中。

临床问题：

1. 该患者的下尿路症状是由什么原因引起的？

2. 该患者需要进一步做哪些检查及评估？

3. 对该患者的治疗原则是什么？

【定义及相关术语】

1. 良性前列腺增生

良性前列腺增生（benign prostatic hyperplasia，BPH）是引起中老年男性排尿障碍的最为常见的一种良性疾病。其主要表现为组织学上的前列腺间质和腺体成分的增生、解剖学上的前列腺增大（benign prostatic enlargement，BPE），以及尿动力学上的膀胱出口梗阻（bladder outlet obstruction，BOO），下尿路症状（lower urinary tract symptoms，LUTS）为主要临床症状。

2. 下尿路症状

下尿路症状又称下泌尿道症状，主要表现为储尿期症状、排尿期症状、排尿后症状及相关并发症。2011 年中华医学会老年医学分会《老年良性前列腺增生/下尿路症状药物治疗专家共识》将良性前列腺增生导致的下尿路症状定义为 BPH/LUTS，以区别其他原因导致的下尿路症状。许多疾病是下尿路症状的病因，如膀胱疾病引起的逼尿肌无力或肾脏疾病等，但下尿路症状最常见的原因是良性前列腺增生。

3. 膀胱过度活动症

膀胱过度活动症（overactive bladder，OAB）指以尿急症状为特征的症候群，常伴有尿频和夜尿症状，可伴或不伴有急迫性尿失禁。

【流行病学特点】

良性前列腺增生是老年男性的常见疾病，组织学上良性前列腺增生的发病率随年龄的增长而增加，最初通常发生于男性40岁以后，到60岁时大于50%，80岁时高达83%。与组织学表现相类似，随着年龄的增长，排尿困难等症状也随之增加。大约有50%组织学诊断良性前列腺增生的男性有中度或重度下尿路症状。有研究结果表明，虽然亚洲人前列腺体积的增长率小于美洲人，但亚洲人较美洲人更易于产生中度或重度良性前列腺增生相关症状。随着人均寿命的增长，我国良性前列腺增生的发病率逐渐增加，已成为泌尿外科和老年医学中的一个重要课题。

要点：
- 良性前列腺增生的主要表现为组织学上的前列腺间质和腺体成分的增生、解剖学上的前列腺增大，以及尿动力学上的膀胱出口梗阻，下尿路症状为主要临床症状。
- 良性前列腺增生是老年男性的常见疾病，组织学上良性前列腺增生的发病率随年龄的增长而增加，80岁时高达83%。

【临床表现】

良性前列腺增生是缓慢进展的疾病，早期症状并不明显，随着病程进展，症状逐渐加重。良性前列腺增生下尿路症状的轻重并不与前列腺体积大小呈正比，而与增生后产生的尿道改变关系较大。根据尿动力学改变可分为三类：梗阻、逼尿肌不稳定和逼尿肌受损，三者可单独存在，也可混合出现。临床表现主要分为梗阻症状和刺激症状，晚期则出现相关并发症。

（1）梗阻症状（排尿期症状）：表现为排尿困难、费力，尿线细，终末滴沥，排尿延时，尿潴留，充溢性尿失禁等。

（2）刺激症状（储尿期症状）：表现为尿频、尿急、尿痛、夜尿增多、急迫性尿失禁、尿量少等。

（3）其他症状及并发症：如血尿、泌尿系统感染、膀胱结石、肾功能损害、下腹包块、肾盂积水、疝气等。

研究结果显示，在就诊的良性前列腺增生患者中，夜尿常作为最大困扰症状和第一主诉，可导致患者白天活力降低；增加家庭、工作和交通风险；增加患病风险及病死率等，严重影响患者的生存质量。其次是尿急、白天尿频、排尿不畅、尿痛等其他症状。

【诊断和评估】

不同国家的指南对良性前列腺增生诊断的侧重点有所不同。欧美国家更注重患者的下尿路症状及其对生存质量的影响，日本在关注下尿路症状的同时还关注前列腺体积增大。《2011版中国泌尿外科疾病诊断治疗指南》有关良性前列腺增生的诊断推荐为：以下尿路症状为主诉就诊的年龄在50岁以上的男性患者，首先应该考虑良性前列腺增生的可能。为明确诊断，需作以下临床评估。

1. 初始评估（必须完成）

（1）病史询问：包括下尿路症状特点、持续时间及其伴随症状；手术史、外伤史，尤其是盆腔手术或外伤史；有无性传播疾病、糖尿病、神经系统疾病；药物史（如应用影响膀胱出口功能的药物）；患者的一般状况；以及进行国际前列腺症状评分（international prostate symptom score，I - PSS）（表 16 - 1）和生存质量（the quality of life，QOL）评分（表 16 - 2）。I - PSS 标准是目前国际公认的判断良性前列腺增生患者症状严重程度的最佳手段。共 7 个问题，总分 0～35 分：轻度症状，0～7 分；中度症状，8～19 分；重度症状，20～35 分。生存质量（QOL）评分分为 0～6 分，是了解患者对下尿路症状伴随其一生的主观感受。

表 16 - 1 国际前列腺症状评分（I - PSS）

在最近 1 个月内出现的症状	无	在 5 次中					症状评分
		少于1次	少于半数	大约半数	多于半数	几乎每次	
1. 是否经常有尿不尽感？	0	1	2	3	4	5	
2. 两次排尿间隔是否经常短于两小时？	0	1	2	3	4	5	
3. 是否曾经有间断性排尿？	0	1	2	3	4	5	
4. 是否有排尿不能等待现象？	0	1	2	3	4	5	
5. 是否有尿线变细现象？	0	1	2	3	4	5	
6. 是否需要用力及使劲才能开始排尿？	0	1	2	3	4	5	
7. 从入睡到早起一般需要起来排尿几次？	没有 0	1次 1	2次 2	3次 3	4次 4	5次 5	

症状总评分＝

表 16 - 2 生存质量（QOL）评分

	高兴	满意	大致满意	还可以	不太满意	苦恼	很糟
8. 如果在您今后的生活中始终伴有现在的排尿症状，您认为如何？	0	1	2	3	4	5	6

生存质量（QOL）评分＝

（2）体格检查：包括外生殖器检查，排除尿道外口狭窄或畸形所致的排尿障碍；直肠指诊，了解前列腺的大小、形态、质地、有无结节及压痛、中央沟是否变浅或消失，以及肛门括约肌张力情况；局部神经系统检查（包括运动和感觉）。

（3）尿常规：可以确定下尿路症状患者是否有血尿、蛋白尿、脓尿及尿糖等。

（4）血清 PSA：前列腺癌、良性前列腺增生、前列腺炎都可能使血清 PSA 升高。因此，血清 PSA 不是前列腺癌特有的。另外，泌尿系统感染、前列腺穿刺、急性尿潴留、留置导尿管、直肠指诊及前列腺按摩也可以影响血清 PSA 值。血清 PSA 与年龄和种族有密切关系。一般男性在 40 岁以后血清 PSA 会升高，不同种族的人群 PSA 水平也不相同。血清 PSA 升高可以作为前列腺癌穿刺活检的指征。一般临床将 PSA 大于或等于 4 μg/L 作为分界点。血清 PSA 作为一项危险因素可以预测良性前列腺增生的临床进展，从而指导治疗方法的选择。

（5）超声检查：超声检查可以了解前列腺形态、大小、有无异常回声、突入膀胱的程度，以及剩余尿量（residual urine volume，又称残余尿量）。经直肠超声（transrectal ultrasonography，TRUS）还可以精确测定前列腺体积（计算公式为 0.52×前后径×左右径×上下径）。另外，经腹部超声检查可以了解泌尿系统（肾、输尿管）有无积水、扩张、结石或占位性病变。

（6）尿流率检查：尿流率有两项主要指标（参数），即最大尿流率（maximum flow rate，Q_{max}）和平均尿流率（average flow rate，Q_{ave}），其中最大尿流率更为重要。但是，最大尿流率减低不能区分梗阻和逼尿肌收缩力减低，必要时行尿动力学等检查。最大尿流率存在个体差异并有容量依赖性。因此，尿量在 150～200 ml 时进行检查较为准确，必要时可重复检查。

2. 根据初始评估结果，部分患者需要的进一步检查（可选择）

（1）排尿日记：对以夜尿为主的下尿路症状患者排尿日记很有价值，记录 24 小时排尿情况有助于鉴别夜间多尿和饮水过量。若配合动态血压监测，可了解频繁起夜对血压的影响，评估患者直立性低血压及跌倒的风险（表 16-3）。

表 16-3 排尿日记

日期	时间	排尿量（ml）	饮水量（ml）	备注（服药、睡觉、起床或特殊事件）

（2）血肌酐检测：良性前列腺增生导致的膀胱出口梗阻可以引起肾功能损害、血肌酐升高。

（3）静脉泌尿系统造影检查：伴有反复泌尿系统感染、镜下或肉眼血尿、怀疑肾积水或输尿管扩张反流、泌尿系统结石应做静脉泌尿系统造影检查。应该注意，当患者对造影剂过敏或者肾功能不全时禁止行静脉泌尿系统造影检查。

（4）尿道造影检查：怀疑尿道狭窄时建议做此项检查。

（5）尿动力学检查：是区分膀胱出口梗阻和膀胱逼尿肌收缩无力的有效方法。有以下情况，如多次尿流率检查尿量在 150 ml 以下，剩余尿量大于 300 ml，盆腔外科手术后，良性前列腺增生侵袭性治疗效果欠佳者，可以选择尿动力学检查。结合其他相关检查，排除神经系统病变或糖尿病所致神经源性膀胱的可能。

（6）尿道膀胱镜检查：怀疑良性前列腺增生患者合并尿道狭窄、膀胱内占位性病变时建议做此项检查。通过尿道膀胱镜检查可了解：①前列腺增大所致的尿道或膀胱颈梗阻特点；②膀胱颈后唇抬高所致的梗阻；③膀胱小梁及憩室的形成；④膀胱结石；⑤剩余尿量测定；⑥膀胱肿瘤；⑦尿道狭窄的部位和程度。

3. 不推荐检查的项目

CT 或 MRI 检查由于检查费用高，一般情况下不建议做，尽管在某些临床情况下此类检查有助于鉴别诊断。

4. 良性前列腺增生患者初始评估小结

（1）推荐检查项目：①病史及 I-PSS、QOL 评分；②体格检查（直肠指诊）；③尿常规；④血清 PSA；⑤超声检查（包括剩余尿量测定）；⑥尿流率。

（2）可选择检查项目：①排尿日记；②尿动力学检查；③静脉泌尿系统造影；④尿道造影；⑤尿道膀胱镜检查；⑥血肌酐。

（3）不推荐检查项目：①CT 检查；②MRI 检查。

【临床进展意义和评估】

良性前列腺增生是一种缓慢进展的前列腺良性疾病，其症状随着年龄的增长而进行性加重，并出现相应的并发症。

1. 良性前列腺增生临床进展的定义

不同的研究中，临床进展的定义有所不同。目前较为公认的显示良性前列腺增生发生临床进展的内容包括：下尿路症状加重而导致患者生存质量下降，最大尿流率进行性下降，急性尿潴留，反复血尿，复发性尿路感染以及肾功能损害等。良性前列腺增生患者接受外科治疗是疾病进展的最终表现形式。

2. 临床进展的评价指标

（1）下尿路症状加重主要通过 I-PSS 来评价。良性前列腺增生患者的 I-PSS 的评分逐年增加，年平均增幅为 0.29～2 分不等。

（2）最大尿流率进行性下降。随着年龄的增长，最大尿流率呈持续下降，平均每年下降达 2%。

（3）良性前列腺增生相关并发症的发生。急性尿潴留、反复血尿、复发性尿路感染、结石产生以及肾功能损害等为良性前列腺增生进展的表现，其中急性尿潴留和肾功能损害为主要指标。多项研究结果表明急性尿潴留每年累计发生风险为 6.8‰～12.3‰。

（4）良性前列腺增生手术治疗概率上升。手术治疗风险的加大、手术概率的升高是良性前列腺增生的临床进展标志。急性尿潴留是进行手术治疗的首要原因。

3. 良性前列腺增生临床进展的危险因素

（1）年龄：是良性前列腺增生临床进展的一个高危因素。40～49 岁年龄段每年仅有 0.3/1 000人，而年龄大于或等于 70 岁需要接受经尿道前列腺电切术治疗者每年有 10.9/1 000人。有研究发现：年龄大于或等于 62 岁的良性前列腺增生患者发生临床进展的可能性更大。

（2）血清 PSA：是良性前列腺增生临床进展的风险预测因素之一。国内外研究发现 PSA 可预测前列腺体积的增加、最大尿流率的改变，以及急性尿潴留发生的危险和需要手术的可能性。高血清 PSA 患者的前列腺体积增长更快。

（3）前列腺体积：是良性前列腺增生临床进展的另一风险预测因素，前列腺体积可预测良性前列腺增生患者发生急性尿潴留的危险性和需要手术的可能性。研究发现前列腺体积大于或等于 30 ml 的良性前列腺增生患者发生急性尿潴留的可能性是前列腺体积小于

30 ml 的 3 倍。前列腺体积大于或等于 30 ml 的良性前列腺增生患者发生临床进展的可能性更大。

（4）最大尿流率：可预测良性前列腺增生患者发生急性尿潴留的风险及临床进展的可能性。研究结果表明，最大尿流率小于或等于 12 ml/s 的良性前列腺增生患者发生急性尿潴留的风险是最大尿流率大于 12 ml/s 者的 4 倍。

（5）剩余尿量：可预测良性前列腺增生的临床进展，良性前列腺增生患者出现肾积水的发生率随着剩余尿量的增加而明显上升。

（6）症状评分：I-PSS 大于 7 分的良性前列腺增生患者发生急性尿潴留的风险是 I-PSS小于 7 分者的 4 倍。对无急性尿潴留病史的良性前列腺增生患者，储尿期症状评分及总的症状评分均有助于预测良性前列腺增生患者接受手术治疗的风险。

（7）长期高血压（尤其是高舒张压）、前列腺移行带体积及移行带指数也可能与良性前列腺增生的临床进展有关。

要点：
- 良性前列腺增生下尿路症状可分为三类：梗阻、逼尿肌不稳定和逼尿肌受损，三者可单独存在。
- 初始评估项目包括国际前列腺症状评分（I-PSS）、生存质量（QOL）评分、病史、体格检查、尿常规、血清 PSA、超声检查、尿流率检查。
- 可选择项目包括排尿日记、血肌酐检测、静脉泌尿系统造影、尿道造影、尿动力学检查、尿道膀胱镜检查。
- 目前公认的预测良性前列腺增生临床进展的指标是年龄、血清 PSA 及前列腺体积。

【治疗】

下尿路症状是良性前列腺增生患者的切身感受，最为患者本人所重视。由于患者的耐受程度不同，下尿路症状及其导致的生存质量下降是患者寻求治疗的主要原因。因此，下尿路症状以及生存质量的下降程度是治疗措施选择的重要依据。应充分了解患者的意愿，向患者交代包括观察等待、药物治疗、外科治疗在内的各种治疗方法的疗效与不良反应。治疗目标是关注疾病终点指标（以患者为中心的指标）：生存质量、急性尿潴留（AUR）发生率、前列腺手术率及不良反应发生率。治疗分三个阶段：第一阶段——等待观察，第二阶段——药物治疗，第三阶段——手术治疗。良性前列腺增生的治疗流程见图 16-1。

（一）第一阶段——观察等待

1. 定 义

观察等待是一种非药物、非手术的治疗措施，包括患者教育、生活方式指导、随访等。良性前列腺增生是前列腺组织的一种进行性的良性增生，其发展过程较难预测，经过长时间的随访，良性前列腺增生患者中只有少数可能出现尿潴留、肾功能不全、膀胱结石等并发症。因此，对大多数良性前列腺增生患者来说，观察等待可以是一种合适的处理方式，特别是患者生存质量尚未受到下尿路症状明显影响的时候。

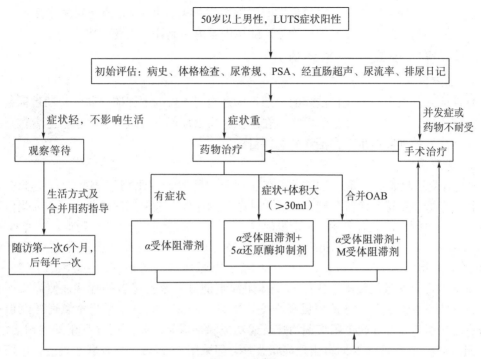

图 16 - 1　良性前列腺增生的诊疗流程

LUTS：下尿路症状；PSA：前列腺特异性抗原；OAB：膀胱过度活动症。

2. 观察等待指征及临床疗效

轻度下尿路症状（I－PSS≤7 分）的患者，以及中度以上症状（I－PSS≥8 分）同时生存质量尚未受到明显影响的患者可以采用观察等待。接受观察等待之前，患者接受全面检查（初始评估的各项内容）以排除各种良性前列腺增生相关合并症。有研究结果表明，接受观察等待的患者在随访至 1 年时 85％保持病情稳定，5 年时 65％无临床进展。

3. 观察等待的内容

（1）患者教育：应该向接受观察等待的患者提供良性前列腺增生疾病的相关知识，包括下尿路症状和良性前列腺增生的临床进展，特别应该让患者了解观察等待的效果和预后。同时还应该提供前列腺癌的相关知识。良性前列腺增生患者通常更关注前列腺癌发生的危险，研究结果显示，有下尿路症状人群中前列腺癌的检出率与无症状的同龄人群无差别。

（2）生活方式的指导：适当限制饮水可以缓解尿频症状，如夜间和出席公共社交场合时限制饮水。但每日水的摄入不应少于1 500 ml。适当限制酒精类和含咖啡因类饮料及辛辣食物的摄入。指导排空膀胱的技巧，如重复排尿等。精神放松训练，把注意从排尿的欲望中转移开。膀胱训练，鼓励患者适当憋尿，以增加膀胱容量和排尿间歇时间。

（3）合并用药的指导：良性前列腺增生患者常因为合并其他全身性疾病同时使用多种药物，应了解和评价患者这些合并用药的情况，必要时在其他专科医生的指导下进行调整以减少合并用药对泌尿系统的影响。治疗同时存在的便秘。

（4）随访：这是良性前列腺增生患者接受观察等待的重要临床过程。观察等待开始后第 6 个月进行第一次随访，以后每年进行一次随访。随访的目的主要是了解患者的病情发展状况，是否出现临床进展，以及良性前列腺增生相关合并症和/或绝对手术指征，并根据患者的愿望转为药物治疗或外科治疗。随访内容为初始评估的各项内容。

（二）第二阶段——药物治疗

1. 治疗目标

良性前列腺增生患者药物治疗的短期目标是缓解患者的下尿路症状，长期目标是延缓疾病的临床进展，预防合并症的发生。在减少药物治疗不良反应的同时保持患者较高的生存质量是良性前列腺增生药物治疗的总体目标。

2. 常用药物

（1）α受体阻滞剂：通过阻滞分布在前列腺和膀胱颈部平滑肌表面的肾上腺素能受体，松弛平滑肌，达到缓解膀胱出口动力性梗阻的作用。根据尿路选择性可将α受体阻滞剂分为非选择性α受体阻滞剂（如酚苄明）、选择性 α_1 受体阻滞剂［如多沙唑嗪（doxazosin）、阿夫唑嗪（alfuzosin）、特拉唑嗪（terazosin）］和高选择性 α_1 受体阻滞剂［如坦洛新（坦索罗辛），Tamsulosin $\alpha_{1A} > \alpha_{1D}$；萘哌地尔，Naftopidil $\alpha_{1D} > \alpha_{1A}$］。Meta 分析结果显示，与安慰剂相比，各种 α_1 受体阻滞剂能显著改善患者的症状，使症状评分平均改善 30%～40%、最大尿流率提高 16%～25%。临床研究的结果显示急性尿潴留良性前列腺增生患者接受α受体阻滞剂治疗后成功拔除导尿管的机会明显高于安慰剂治疗。α受体阻滞剂治疗后 48 小时即可出现症状改善，但采用 I-PSS 评估症状改善应在用药 4～6周后进行。连续使用α受体阻滞剂 1 个月无明显症状改善则不应继续使用。该类药物常见不良反应包括头晕、头痛、无力、困倦、直立性低血压、逆行射精等，直立性低血压更容易发生在老年人及高血压患者中。美国泌尿外科学会制定的《良性前列腺增生诊疗指南》指出，各种α受体阻滞剂的临床疗效相近，不良反应有一定的不同。如坦洛新引起的心血管系统不良反应的发生率较低，但是逆行射精的发生率较高。

（2）5α还原酶抑制剂：通过抑制体内睾酮向双氢睾酮的转变，进而降低前列腺内双氢睾酮的含量，达到缩小前列腺体积、改善排尿困难的治疗目的。适用于治疗有前列腺体积增大伴下尿路症状的良性前列腺增生患者。目前在我国国内应用的 5α还原酶抑制剂包括非那雄胺（finasteride）、度他雄胺（dutasteride）和依立雄胺（epristeride）。非那雄胺和依立雄胺为 Ⅱ 型 5α还原酶抑制剂，度他雄胺为 Ⅰ 型和 Ⅱ 型 5α还原酶的双重抑制剂。对良性前列腺增生临床进展高危性的患者，5α还原酶抑制剂可用于防止良性前列腺增生的临床进展，如发生尿潴留或接受手术治疗。临床试验的结果证实了非那雄胺的效果，缩小前列腺体积达 20%～30%，改善患者的症状评分约为 15%，提高尿流率 1.3～1.6 ml/s，并能将良性前列腺增生患者发生急性尿潴留和手术干预需要的风险降低 50% 左右。研究结果显示使用非那雄胺 6 个月后获得最大疗效。连续药物治疗 6 年疗效持续稳定。非那雄胺能减少良性前列腺增生患者血尿的发生率，研究结果显示经尿道前列腺电切术前应用非那雄胺（5 mg/d，4 周以上）能减少前列腺体积较大的良性前列腺增生患者手术中的出血量。该类药物常见的不良反应包括勃起功能障碍、射精异常、性欲低下，以及男性乳房女性化、乳腺痛等。

但基于两项大型随机对照试验数据，非那雄胺和度他雄胺虽然降低低危前列腺癌的检出率，但增加高分级前列腺癌的检出率。FDA 已修改 5α还原酶抑制剂类药物的说明书，添加了药物可增加罹患高分级前列腺癌风险的安全信息，建议临床医生应用 5α还原酶抑制剂治疗前应充分权衡其获益和潜在风险。5α还原酶抑制剂治疗可使血清 PSA 值在 6 个月时降低约 50%，但个别患者的血清 PSA 值下降程度可能不同。用药期间血清 PSA 值升高可能提示前列腺癌，即使血清 PSA 水平在正常范围内，也应进行进一步评估。5α还原酶抑制剂未获准用于前列腺癌的预防。

3. 联合治疗

（1）α受体阻滞剂和5α还原酶抑制剂联合应用：适用于前列腺体积增大、有下尿路症状的良性前列腺增生患者。良性前列腺增生临床进展危险较大的患者更适合联合治疗。有研究结果表明联合治疗显著降低良性前列腺增生临床进展的危险，长期疗效优于单药治疗。采用联合治疗前应充分考虑患者良性前列腺增生临床进展的危险性、患者的意愿和经济状况。

（2）α受体阻滞剂和 M 受体阻滞剂联合应用：对接受 α 受体阻滞剂单药治疗 BPH/LUTS储尿期中膀胱过度活动症症状改善不明显的中和重度下尿路症状患者，可以考虑联合应用 M 受体阻滞剂。常用 M 受体阻滞剂包括托特罗定、索利那新、奥昔布宁和丙哌维林。一般建议服用 3 个月 α 受体阻滞剂，若 BPH/LUTS 储尿期症状无显著改善者加用胆碱能受体阻滞剂，以进一步缓解症状。联合治疗在降低排尿频率、减少夜尿、改善 I－PSS 上优于单用 α 受体阻滞剂或安慰剂。此外，联合治疗可显著减少急迫性尿失禁次数，减轻尿急，明显改善患者的生存质量。

4. 中药和植物制剂

中药制剂如前列平、保前列、通尿灵等，而植物制剂如花粉制剂有尿通、前列康、舍尼通等。由于中药和植物制剂的成分复杂，难以判断具体成分生物活性和疗效的相关性。有待以循证医学原理为基础的大规模随机对照临床研究的证实。

5. 治疗的个体化原则

良性前列腺增生药物治疗应针对患者的症状、进展风险及治疗反应等因素，在药物剂量、疗程、联合用药等方面考虑个体化治疗。不同个体对 α 受体阻滞剂的反应不同，治疗剂量和疗程也存在差异。在治疗剂量方面，可采用剂量滴定来确定 α 受体阻滞剂的最佳治疗剂量；在疗程方面，对症状明显、临床进展危险较大的患者，采用 α 受体阻滞剂加 5α 还原酶抑制剂的联合治疗，建议疗程不短于 1 年。

（三）第三阶段——外科治疗

良性前列腺增生是一种临床进展性疾病，部分患者最终需要外科治疗来解除下尿路症状及其对生存质量所致的影响和并发症。

1. 适应证

（1）重度良性前列腺增生的下尿路症状已明显影响患者生存质量时可选择外科治疗，尤其是药物治疗效果不佳或拒绝接受药物治疗的患者，可以考虑外科治疗。

（2）良性前列腺增生出现以下并发症：反复尿潴留（至少一次拔管后不能排尿或两次尿潴留）；反复血尿，5α还原酶抑制剂治疗无效；反复泌尿系统感染；膀胱结石；继发性上尿路积水（伴或不伴肾功能损害）。

（3）良性前列腺增生合并膀胱大憩室、腹股沟疝、严重的痔疮或脱肛，临床判断不解除下尿路梗阻难以达到治疗效果者，应当考虑外科治疗。

剩余尿量的测定对判断良性前列腺增生所致下尿路梗阻程度具有一定的参考价值，但因其重复测量的不稳定性、个体间的差异，以及不能鉴别下尿路梗阻和膀胱收缩无力等因素，目前认为不能确定可以作为手术指征的剩余尿量上限。但是，如果剩余尿明显增多以致充溢性尿失禁的良性前列腺增生患者，应当考虑外科治疗。

2. 外科治疗方式

良性前列腺增生的外科治疗包括一般手术治疗、激光治疗以及其他治疗方式。良性前列腺增生的治疗效果主要反映在患者主观指标（如 I-PSS）和客观指标（如最大尿流率）的改变。治疗方法的评价则应考虑治疗效果、并发症以及社会经济条件等综合因素。目前经尿道前列腺电切术仍是良性前列腺增生治疗的"金标准"。

> **要点：**
> - 良性前列腺增生（BPH）的治疗包括观察等待、药物治疗、外科治疗。
> - 药物治疗策略包括α受体阻滞剂、5α还原酶抑制剂、联合应用α受体阻滞剂和5α还原酶抑制剂，以及α受体阻滞剂和M受体阻滞剂联合应用。
> - 外科治疗适应证：重度BPH的下尿路症状已明显影响患者生存质量且药物治疗效果不佳；BPH患者出现反复尿潴留、反复血尿，且5α还原酶抑制剂治疗无效；反复泌尿系统感染、膀胱结石、继发性上尿路积水（伴或不伴肾功能损害）；BPH合并膀胱大憩室、腹股沟疝、严重的痔疮或脱肛，临床判断不解除下尿路梗阻难以达到治疗效果者。

【注意事项】

（一）良性前列腺增生与其他内科疾病

良性前列腺增生与代谢综合征（metabolic syndrome，MS）常合并存在。中华医学会泌尿外科分会制定的《良性前列腺增生临床诊疗指南》指出，高血压、糖尿病、血脂异常等有可能成为判断良性前列腺增生临床进展的危险因素之一。老年人常多病共存，多药共用，老年科医生在诊治老年患者时更应该注重疾病之间的相互影响，积极防治各种危险因素，同时注意药物之间的相互作用，尽量精简用药。

（二）良性前列腺增生与老年综合评估

良性前列腺增生是一种慢性增龄性疾病，症状重者严重影响患者的生存质量，甚至导致患者焦虑、抑郁，给患者身心带来危害。老年综合评估（comprehensive geriatric assessment，CGA）是对老年人医学、心理和功能等进行多区域、多维度评估的诊断过程，现已逐渐发展为老年医学临床不可或缺的工具之一。通过对良性前列腺增生患者进行CGA，发现其心理问题和社会问题，在药物治疗的基础上同时开展心理疏导，解答患者的疑问和隐私问题，消除他们的心理负担，鼓励他们参加社交活动和适当的锻炼，对患者的生存质量及抑郁、焦虑情绪的改善有积极意义。

通过CGA对良性前列腺增生患者进行系统的术前评估并进行多学科综合干预，创造及选择适合的手术时机，对确保手术安全性、保障疗效、促进术后功能恢复等都将产生积极的影响。

（三）良性前列腺增生用药与共病的相互作用

1. 心血管疾病

冠心病、高血压、心力衰竭、心律失常患者慎用奥昔布宁。Q-T间期延长者慎用索利那新。严重心脏病患者慎用丙哌维林。托特罗定与华法林联合应用，可使国际标准化比值（international normalized ratio，INR）增高，增加出血风险。

2. 泌尿系统疾病

胆碱能受体阻滞剂在肾功能不全的患者慎用，并且有 $4\%\sim7\%$ 发生尿路感染。在严重肾功能损害（eGFR<30 ml/min）的患者，索利那新最大剂量不超过 5 mg/d，曲司氯铵最大剂量不超过 20 mg/d。对重度肾功能减退（eGFR<10 ml/min）患者禁用曲司氯铵。肾功能减退患者，托特罗定最大剂量不超过 2 mg/d。

3. 神经系统疾病

用于 BPH/LUTS 的抗胆碱能药物（托特罗定、索利那新、奥昔布宁、丙哌唯林）属外周型、器官选择性（膀胱）、亚型特异性（主要拮抗 M_2 受体、M_3 受体），其中枢神经系统的不良反应不常见，偶有头晕，少见思睡、失眠、意识模糊。有报道奥昔布宁、索利那新引起认知功能障碍，建议已有认知功能障碍的老年患者慎用胆碱能受体阻滞剂。

4. 消化系统疾病

联合应用的胆碱能受体阻滞剂作用于胃肠平滑肌 M 受体，抑制平滑肌收缩，可引起腹胀、便秘，故老年便秘患者应慎用。胆碱能受体阻滞剂主要通过肝药酶 CYP2D6 和 CYP3A4 代谢，高龄老年人 CYP 活性降低，应用胆碱能受体阻滞剂时宜酌情减量，并且避免与 CYP2D6 抑制剂（如氟西汀等）和 CYP3A4 抑制剂（如大环内酯类抗生素等）联合应用。

参考文献

[1] McVary K T, Roehrborn C G, Avins A L, et al. Update on AUA guideline on the management of benign prostatic hyperplasia [J]. J Urol, 2011, 185 (5)：1793—1803.

[2] McConnell J D, Roehrborn C G, Bautista O M, et al. Medical Therapy of Prostatic Symptoms (MTOPS) Research Group. The long-term effect of doxazosin, finasteride, and combination therapy on the clinical progression of benign prostatic hyperplasia [J]. N Engl J Med, 2003, 349 (25)：2387—2398.

[3] Oelke M, Bachmann A, Descazeaud A, et al. EAU guidelines on the treatment and follow-up of non-neurogenic male lower urinary tract symptoms including benign prostatic obstruction [J]. Eur Urol, 2013, 64 (1)：118—140.

纵深阅读

1. 朱刚，王建业，王东文，等. 老年人良性前列腺增生/下尿路症状药物治疗共识. 中华老年医学杂志，2011，30：889—893.

2. 那彦群，叶章群，孙光，等. 中国泌尿外科疾病诊断治疗指南. 北京：人民卫生出版社，2011.

（林秀芳 吴红梅 岳冀蓉）

第十七章 膀胱过度活动症

学习目的：

● 掌握膀胱过度活动症的诊断和治疗原则。

● 熟悉膀胱过度活动症的定义、病因及发病机制。

● 了解膀胱过度活动症的流行病学特点及尚需研究的问题。

典型病例：

患者，男性，80 岁，有慢性阻塞性肺疾病、帕金森病、糖尿病、高血压病史 15 年。近两年有尿不畅感，夜间小便次数多达 4 或 5 次/晚，但无尿痛。B 超检查提示前列腺长大，血清前列腺特异性抗原小于 4 μg/L。诊断"前列腺增生症"，服用非那雄胺 5 mg（1 次/天）和坦洛新 0.2 mg（1 次/晚），上述症状有明显好转。1 个月前老伴去世，上述症状加重，尿急、尿频突出，尤以夜尿次数明显增多（7 或 8 次/晚），1 周中有 2 次尿湿内裤，但无尿痛，伴尿阻塞感。尿常规和肾功能正常。B 超检查提示前列腺长大，膀胱剩余尿量约为 150 ml。

临床问题：

1. 该患者目前的主要临床问题是什么？

2. 导致该临床问题可能有哪些原因？该问题从哪些方面影响了患者？

3. 该患者需要进一步做哪些检查？

4. 对该患者的治疗原则是什么？

膀胱过度活动症（overactive bladder，OAB）是以尿急、尿频、夜尿、急迫性尿失禁等症状组成的症候群。其患病率随着年龄的增长有显著升高的趋势，尤其常常困扰中老年女性。膀胱过度活动症虽然不直接危及老年人的生命，但可引起许多并发症，严重影响老年人的生存质量。目前我国膀胱过度活动症患者的认知和就诊治疗状况并不理想，在不就医的患者中，约 80% 的人认为，膀胱过度活动症相关症状属于老年人的正常现象，不治疗也没关系。因此，大力在公众中进行膀胱过度活动症知识宣传，加强、提高老年医务工作者对膀胱过度活动症的早期识别、正确诊断和及时防治能力具有重要意义。

【定义】

1971 年 Batews 首先提出了"不稳定膀胱（unstable bladder）"这一概念。后来文献上又出现如逼尿肌不稳定（detrusor instability，DI），逼尿肌过度活动（detrusor overactive，DO）等不同的命名。2002 年国际尿控协会（International Continence Society，ICS）最新定义膀胱过度活动症是一种以尿急症状为特征的症候群，常伴有尿频和夜尿症状，可伴或不伴有急迫性尿失禁；尿动力学上可表现为逼尿肌过度活动（detrusor instability, or detrusor overactivity），也可为其他形式的尿道－膀胱功能障碍。膀胱过度活动症无明确的病因，不包括由急性尿路感染或其他形式的膀胱尿道局部病变所致的症状。

【流行病学特点】

目前膀胱过度活动症的流行病学调查结果差异较大，这可能与研究人群、所用名词及定义、调查方法等都有关系。据估计，全球5 000万～1亿人口患有膀胱过度活动症。国外多项大规模流行病学调查结果显示，膀胱过度活动症在男性患病率为7%～27%，女性为9%～43%。随着年龄的增长，膀胱过度活动症的患病率逐渐增高。2003年美国膀胱过度活动评价项目（NOBLE，5 204名≥18岁的成人参加）研究结果显示，膀胱过度活动症的患病率无性别差异，男性成人患病率为16%，女性为17%，其中年龄大于或等于40岁的男性和女性的患病率均增高（23%）。2007年欧洲癌症与营养前瞻性调查研究应用最新定义评估膀胱过度活动症，结果显示膀胱过度活动症总体患病率为11.8%（男性为10.8%，女性为12.8%），其中年龄大于或等于40岁的男性和女性患病率分别为13%和15%。2007年一项芬兰3 727名年龄为18～79岁的人群横断面调查（FINNO）结果提示，膀胱过度活动症男性患病率为7%，女性为9%。2010年我国首个大规模流行病学调查结果显示，膀胱过度活动症总体患病为5.2%，女性（5.6%）高于男性（4.8%）；随着年龄的增长呈明显上升趋势，年龄在40岁以上的人群总体患病率约为40岁以下人群患病率的10倍，达到11.3%。东北地区患病率最高，华北地区最低。研究结果表明，年龄在40岁以上的人群中，每10人中即有1名患者，但膀胱过度活动症患者的就医率仅为53%，甚至在未就医的患者中，仅26%表示将来会就医。

膀胱过度活动症虽然不会威胁患者的生命，但却严重影响患者的生存质量，给患者日常生活和工作带来极大困扰。2001年美国一项流行病学调查结果显示，膀胱过度活动症对生存质量的影响已超过糖尿病。欧洲癌症与营养前瞻性研究（EPIC）结果显示32%的患者感到膀胱过度活动症症状使他们很沮丧，28%的患者感到压力很大。尤其是年龄在65岁及以上的老年人更为突出。另外，膀胱过度活动症也给社会带来巨大的经济负担。在美国，2000年仅在膀胱过度活动症这一项上的支出就达126亿美元，与哮喘和骨质疏松的费用相当，位于关节炎、尿失禁、肺炎/流感、骨质疏松之后，居第5位，占全国卫生经费支出的2%。2007年德国膀胱过度活动症的相关费用也高达39.8亿欧元。遗憾的是，我国目前尚缺乏相关的流行病学数据。

要点：
- 膀胱过度活动症是一种以尿急症状为特征的症候群，常伴有尿频和夜尿症状，可伴或不伴有急迫性尿失禁。
- 膀胱过度活动症无明确的病因，不包括由急性尿路感染或其他形式的膀胱尿道局部病变所致的症状。
- 国内外多项流行病学研究结果提示随着年龄的增长，膀胱过度活动症的患病率逐渐增高。
- 膀胱过度活动症严重影响患者的生存质量，也给社会带来了巨大的经济负担。

【危险因素】

充分了解危险因素有助于早期预防膀胱过度活动症的发生和发展。现有研究结果显示，与男性膀胱过度活动症相关的危险因素有高龄、高体质指数、受教育程度低和已婚；与女性膀胱过度活动症相关的危险因素有高龄、饮酒、高体质指数、体力劳动者、受教育程度低、已婚、绝经、经阴道分娩、多次分娩、焦虑等。

【病因及发病机制】

膀胱过度活动症的病因及发病机制并不十分明确，目前公认的有以下四种：①逼尿肌不稳定，由非神经源性因素所致，储尿期逼尿肌异常收缩引起相应的临床症状；②膀胱感觉过敏，在较小的膀胱容量时即出现排尿欲；③尿道及盆底肌功能异常；④其他原因，如精神行为异常，激素代谢失调等。

> 要点：
> ● 积极了解相关危险因素有利于早期预防膀胱过度活动症。
> ● 膀胱过度活动症的病因及发病机制目前尚不完全明确，可能的发病机制包括逼尿肌不稳定、膀胱感觉过敏、尿道及盆底肌功能异常和其他原因等。

【筛查及诊断】

近年来，许多国家根据最新循证医学证据制定了相应的膀胱过度活动症诊治指南或临床路径，如 2012 年美国泌尿外科协会（American Urology Association，AUA）制定的《成人非神经源性膀胱过度活动症诊断和治疗指南》；2012 年加拿大妇产科学会（the Society of Obstetricians and Gynaecologists of Canada，SOGC）制定的《膀胱过度活动症药物治疗指南》，以及中华泌尿外科协会 2011 年更新的《膀胱过度活动症诊断治疗指南》。本节内容主要以中国的指南为基础，整合了美国 AUA 指南的部分内容。

2011 年中华泌尿外科协会制定的《膀胱过度活动症诊断治疗指南》推荐的膀胱过度活动症诊断步骤详见图 17－1。诊断评估内容分为筛选性检查和选择性检查。

1. 筛选性检查

筛选性检查是指所有患者都应该完成的基本检查项目。

（1）病史：①典型症状，如尿急、尿频、夜尿，伴或不伴急迫性尿失禁。尿急是指一种突发、强烈的排尿欲望，且很难被主观抑制而延迟排尿；尿频指患者主观感觉排尿次数过于频繁。通常认为成人排尿次数达到昼夜不少于 8 次，夜间不少于 2 次，平均每次尿量少于 200 ml 时考虑为尿频。急迫性尿失禁是指与尿急相伴随，或尿急后立即出现的尿失禁现象。夜尿指患者因尿意而觉醒，排尿不少于 2 次/晚。②相关症状，如是否伴排尿困难、尿失禁、性功能障碍等。③相关病史，如泌尿系统疾病及治疗史，男性生殖系统疾病及治疗史，女性月经、生育、妇科疾病及治疗史，神经系统疾病及治疗史。

在临床实践和科学研究时，常用标准化的症状问卷定量评估治疗前后膀胱过度活动症症状及其对患者生存质量的影响。常用问卷包括泌尿生殖困扰量表（Urogenital Distress Inventory，UDI）、UDI－6 简表（UDI－6 Short Form）、尿失禁影响问卷（Incontinence

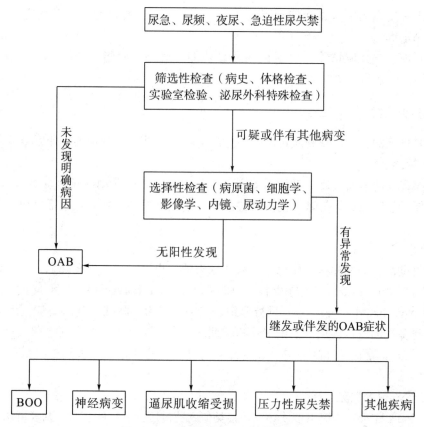

图 17－1　膀胱过度活动症诊断步骤

BOO：膀胱出口梗阻；OAB：膀胱过度活动症。

引自：宋波，杨勇，廖利民. 膀胱过度活动症诊断治疗指南//那彦群，主编. 中国泌尿外科疾病诊断
治疗指南. 北京：人民卫生出版社，2011.

Impact Questionnaire，IIQ）和 OAB 问卷（Overactive Bladder Questionnaire，OAB－q）。

（2）体格检查：①一般体格检查；②特殊体格检查，包括泌尿系统、生殖系统、神经
系统检查。

（3）实验室检验：尿常规。

（4）泌尿外科特殊检查：尿流率、泌尿系统超声检查（包括剩余尿量测定）。

2. 选择性检查

选择性检查是指如怀疑患者有某种病变存在，应该选择性完成的检查项目。

（1）病原学检查：如疑有泌尿或生殖系统炎症者应进行尿液、前列腺液、尿道及阴道
分泌物的病原学检查。

（2）细胞学检查：如疑有尿路上皮肿瘤者进行尿液脱落细胞学检查。

（3）泌尿系统平片、静脉泌尿系统造影、泌尿系统内镜、CT 或 MRI 检查：用于疑
诊泌尿系统其他疾病（如结石、肿瘤等）的患者。

（4）侵入性尿动力学检查：①目的。确定有无下尿路梗阻，评估逼尿肌功能。②指
征。侵入性尿动力学检查并非常规检查项目，但在以下情况时应进行侵入性尿动力学检
查：尿流率减低或膀胱剩余尿增多，首选治疗失败或出现尿潴留。在任何侵袭性治疗前，

对筛选检查中发现的下尿路功能障碍需进一步评估。③选择项目。如膀胱压力测定、压力 - 流率测定等。

（5）其他检查：尿培养、血生化（肝肾功能、血糖、血脂、电解质等）、血清 PSA（男性年龄在 40 岁以上者选查）等。

【鉴别诊断】

许多其他疾病也可出现膀胱过度活动症的症状。因此，仔细地鉴别非常重要。

1. 下尿路症状

下尿路症状与膀胱过度活动症的鉴别要点为：膀胱过度活动症仅包含有储尿期症状，如尿急、尿频、夜尿、尿失禁，而下尿路症状既包括储尿期症状，也包括排尿期症状，如排尿困难等。

2. 夜尿症

膀胱过度活动症的症状（尿急、尿频和尿失禁）也可能只发生在晚上，仅表现为夜尿症或遗尿症（nocturia）。需与夜间多尿（nocturnal polyuria）和低夜间膀胱容量（low nocturnal bladder capacity）进行鉴别。鉴别要点为：膀胱过度活动症夜间尿量一般偏少，夜间多尿的尿量多正常或偏多［睡眠期间尿量≥24 小时总尿量的 1/2（年轻人）～1/3（老年人）］，常见于睡眠障碍、心血管疾病患者，尤其是老年人和全身状况差的人更易发生。

3. 多饮导致的尿频

尿频（polydipsia）可能由多饮导致，很类似膀胱过度活动症的症状。两者可用频率 - 容量表进行鉴别：多饮导致的尿频表现为每次尿量正常或偏多，且与饮水量相关；膀胱过度活动症的尿频表现为每次尿量不多。此外，糖尿病也可出现尿频，但每次尿量较多。

4. 膀胱间质炎/膀胱疼痛综合征

膀胱间质炎/膀胱疼痛综合征（interstitial cystitis/bladder pain syndrome）可以表现为尿频、尿急，伴或不伴急迫性尿失禁等膀胱过度活动症的症状，两者鉴别关键点在于膀胱间质炎/膀胱疼痛综合征还伴有膀胱和/或盆腔疼痛，包括性交困难。

要点：
- 基于循证临床实践指南，膀胱过度活动症诊断评估内容分为筛选性检查和选择性检查。
- 许多其他疾病也可出现膀胱过度活动症的症状，如下尿路症状、夜尿症、多饮所致尿频、膀胱间质炎等，鉴别诊断非常重要。

【治疗】

治疗老年膀胱过度活动症的目标就是最大限度地缓解症状，防治并发症，提高老年人的生存质量。治疗原则包括危险因素及潜在病因的控制，对症处理，继发或伴发基础疾病的控制。本节主要以中国的指南为基础，整合了美国 AUA 和加拿大 SOGC 指南的部分内容。2011 年中华泌尿外科协会制定的《膀胱过度活动症诊断治疗指南》推荐的膀胱过度活动症治疗策略见图 17 - 2。治疗策略分为首选治疗和可选治疗，同时关注合理联合用药。

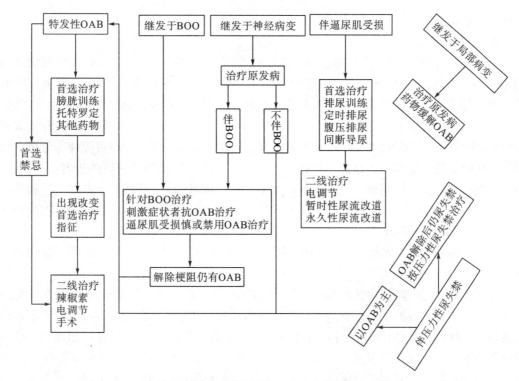

图 17－2　膀胱过度活动症治疗策略

BOO：膀胱出口梗阻；OAB：膀胱过度活动症。

引自宋波，杨勇，廖利民. 膀胱过度活动症诊断治疗指南//那彦群. 中国泌尿外科疾病诊断治疗指南（2011 年版）. 北京：人民卫生出版社，2011.

（一）首选治疗

首选治疗是指在无禁忌证、条件允许、患者及其亲属同意的情况下，将该治疗方案作为治疗膀胱过度活动症的首选方案，包括非药物治疗（膀胱行为治疗）和药物治疗，首选非药物治疗。

1. 膀胱行为治疗

（1）延迟排尿：逐渐使每次排尿量大于 300 ml。治疗原理是重新学习和掌握控制排尿的技能，打断精神因素的恶性循环，降低膀胱的敏感性。禁忌证为低顺应性膀胱，充盈期末逼尿肌压力大于 40 cmH_2O 的尿失禁患者。该方法需配合充分的思想工作和排尿日记等。

（2）定时排尿：适用于认知功能正常的老年人。根据患者排尿记录，如憋尿超过 3 小时会出现尿失禁，可指导患者 2 小时排尿一次。其间可能会出现数次尿急，嘱患者尽量忍住（如通过收缩肛门、双腿交叉等方法抑制尿急感）。一旦患者在 2 小时内能保持控尿，则可逐步延长排尿间隔直至达到满意的潴尿时间及控尿状态。该方法适合尿失禁严重且难以控制者，但不适合伴有严重尿频的老年人。

（3）提示排尿法：对认知障碍的老年人可采用提示排尿法，如根据排尿记录患者每 3 小时出现尿失禁，即要求患者每 2 小时排尿一次，同时注意改善老年人的起居环境，便于老年人上厕所。

（4）其他：如生物反馈治疗、盆底肌训练、催眠疗法等，但其治疗膀胱过度活动症的临床疗效有限。

2. 药物治疗

（1）一线药物：为 M 受体阻滞剂，包括托特罗定 $1\sim2$ mg，2 次/天；曲司氯胺或索利那新 $5\sim10$ mg，1 次/天。该类药物作用机制为：①通过拮抗 M 受体，抑制逼尿肌收缩，改善膀胱感觉功能及抑制逼尿肌不稳定收缩；②对膀胱具有高选择性作用。

（2）其他可选药物：①其他 M 受体阻滞剂，如奥昔布宁、丙哌唯林、溴丙胺太林（普鲁本辛）等。需要指出的是 M 受体阻滞剂在抑制逼尿肌收缩的同时可能使部分患者出现排尿困难，甚至尿潴留。因此，存在逼尿肌收缩乏力或膀胱出口梗阻的患者使用 M 受体阻滞剂时要慎重。②镇静、抗焦虑药，如米帕明（丙米嗪）、多塞平（多虑平）和地西泮（安定）等。③钙拮抗剂，如维拉帕米（异搏定）、硝苯地平（心痛定）等。④前列腺素合成抑制剂，如吲哚美辛（消炎痛）等。

（3）其他药物：目前证据显示黄酮哌酯疗效不确切，中草药制剂尚缺乏可信的临床证据。

（4）使用 M 受体阻滞剂的注意事项：①首选缓释剂型；②年龄大于 18 岁的女性可用奥昔布宁透皮贴剂或凝胶；③如患者膀胱过度活动症症状不能得到充分控制或患者不能耐受某种 M 受体阻滞剂的不良反应，可考虑调整剂量或改用其他类型 M 受体阻滞剂；④M 受体阻滞剂禁用于闭角性青光眼患者；⑤M 受体阻滞剂慎用于伴有以下情况的膀胱过度活动症患者：胃排空延迟、有尿潴留病史、服用其他抗胆碱能药物、衰弱等。

（二）可选治疗

出现以下 4 类情况为改变首选治疗的指征，可选择其他治疗方式：①无效；②患者不能坚持治疗或要求更换治疗方法；③出现或可能出现不可耐受的不良反应；④治疗过程中尿流率明显下降或剩余尿量明显增多。指南推荐的可选治疗方法及适应证如下：

（1）A 型肉毒素膀胱逼尿肌多点注射：对严重的逼尿肌不稳定具有疗效。

（2）膀胱灌注辣椒素类似物（resiniferatoxin，RTX）、透明质酸酶、辣椒素。以上物质可参与膀胱感觉传入，灌注后降低膀胱感觉传入，对严重的膀胱感觉过敏者可试用。

（3）神经调节：骶神经电调节治疗，对部分顽固的尿失禁尿急及急迫性尿失禁患者有效。

（4）外科手术：应严格掌握手术指征，仅适用于严重低顺应性膀胱、膀胱容量过小，且危害上尿路功能，经其他治疗无效者。手术方法可选逼尿肌横断术、自体膀胱扩大术、肠道膀胱扩大术、尿流改道术等。

（5）针灸治疗：足三里、三阴交、气海、关元穴针刺可能有助缓解症状。

（6）其他：一般不推荐留置导尿管作为治疗膀胱过度活动症的策略。

（三）联合治疗

由于膀胱过度活动症病因不明，部分患者治疗效果不佳，在选择治疗方法时建议：①膀胱训练虽可单独施行，但与药物治疗联合应用更易为患者所接受。②在药物治疗中，在一线药物的基础上，根据患者的情况配合使用其他药物。例如，对有明显神经衰弱、睡眠差及夜间尿频较重者增加镇静抗焦虑药物；对绝经后患者可试加用女性激素；对合并有轻度膀胱出口梗阻者，可与 α 受体阻滞剂联合应用；对症状较重，尤其合并有显著逼尿肌不稳定者可配合使用 1 或 2 种不同治疗机制的逼尿肌收缩抑制剂。用药剂量可从较小的剂量开始，逐渐加量直到出现疗效或不良反应；用药时间不宜过短，一般应持续用药 2 周后评估疗效（出现不良反应者除外），直至症状完全控制后逐渐减量。③A 型肉毒素、RTX 等可选治疗仅在症状重、其他治疗效果不佳时考虑使用。

（四）其他疾病中有关膀胱过度活动症症状的诊治原则

老年人常多病共存，其膀胱过度活动症常常不是一个独立的症候群，多是继发或是原发基础疾病伴存的症状，如老年男性的前列腺增生症、各种原因引起的膀胱出口梗阻、神经源性排尿功能障碍、各种原因所致的泌尿生殖系统感染等。由于这些疾病中的膀胱过度活动症症状常有其自身的特殊性，在此介绍几种临床常见疾病相关的膀胱过度活动症症状的诊治原则，以期能为临床在治疗老年人原发病的同时处理膀胱过度活动症症状提供帮助（图 17 - 2）。

1. 膀胱出口梗阻患者的膀胱过度活动症

（1）诊断原则：引起老年人膀胱出口梗阻的常见病因有良性前列腺增生、女性膀胱颈梗阻等。筛选的基本检查项目包括症状、最大尿流率、剩余尿等。若最大尿流率小于 15 ml/s，剩余尿量超过 50 ml 时考虑膀胱出口梗阻。根据情况，可进一步选择充盈性膀胱压力测定及压力 - 流率测定，确定有无膀胱出口梗阻、膀胱出口梗阻的程度以及逼尿肌功能。

（2）治疗原则：①针对膀胱出口梗阻的治疗，如 α 受体阻滞剂；②根据逼尿肌收缩功能状况制订相应的膀胱过度活动症症状治疗方法，逼尿肌收缩力正常或增强者可适当辅助使用抗膀胱过度活动症的治疗；逼尿肌收缩功能受损者慎用抗膀胱过度活动症治疗；③梗阻解除后膀胱过度活动症仍未缓解者应进一步检查，治疗可按膀胱过度活动症处理。

2. 神经源性排尿功能障碍患者的膀胱过度活动症

（1）诊断原则：引起老年人神经源性排尿功能异常的常见原因见于脑卒中、脊髓损伤和帕金森病等。

（2）治疗原则：①积极治疗原发病。②能自主排尿并希望维持自主排尿者，根据有无下尿路梗阻，对膀胱过度活动症进行相应处理。无下尿路梗阻者，参照以上膀胱过度活动症治疗原则；有下尿路梗阻者，按膀胱出口梗阻治疗原则。③对不能自主排尿者，按膀胱过度活动症治疗，以缓解症状。

3. 压力性尿失禁患者的膀胱过度活动症

（1）诊断原则：压力性尿失禁（stress urinary incontinence，SUI）在老年女性中常见。筛选检查发现以下情况者应怀疑可能同时存在压力性尿失禁：①病史和压力诱发试验提示既有急迫性尿失禁，又有压力性尿失禁表现；②生育前后和绝经前后控尿功能出现明显变化；③女性盆腔器官脱垂。进一步可选检查确定诊断：①体格检查，如膀胱颈抬举试验和棉签试验；②尿动力学检查，如膀胱测压、腹压漏尿点压或尿道压力描记；③排尿期膀胱尿道造影，了解膀胱颈和近端尿道关闭情况、下移或活动情况。检查目的在于确定是否合并压力性尿失禁，以及确定压力性和急迫性尿失禁的程度。

（2）治疗原则：①以膀胱过度活动症为主要症状者，首选抗膀胱过度活动症治疗；②膀胱过度活动症解除后，压力性尿失禁仍严重者，采用针对压力性尿失禁的相关治疗。

4. 逼尿肌收缩力受损患者的膀胱过度活动症

（1）诊断原则：筛选检查发现以下情况应高度怀疑膀胱过度活动症伴逼尿肌收缩力受

损。①排尿困难症状；②存在明显影响逼尿肌功能的疾病，如糖尿病和脑卒中等；③有逼尿肌功能可能受损的指征，如肛门括约肌松弛和会阴部感觉明显减退等；④最大尿流率小于 15 ml/s；⑤排尿困难严重，尿流率明显减低或有大量剩余尿，但前列腺不大者。可进一步选择检查确定诊断：①压力 - 流率测定提示低压 - 低流；②无膀胱出口梗阻。

（2）治疗原则：①一线治疗，如排尿训练、定时排尿；在检测剩余尿基础上适当使用抗膀胱过度活动症药物；辅助压腹排尿；必要时采用间歇导尿或其他治疗等；可加用 M 受体阻滞剂，降低膀胱出口阻力。②二线治疗，如骶神经电调节治疗、暂时性或永久性尿流改道等。

【随访】

临床医生应该定期随访老年膀胱过度活动症患者，对疗效、不良反应、费用、依从性以及患者及其亲属的价值观等 5 要素进行充分评估，及时调整治疗方案，个体化制定适合患者的临床治疗策略。

> 要点：
> ● 首选非药物治疗，如膀胱行为治疗、提示排尿等。
> ● 一线药物为 M 受体阻滞剂，包括托特罗定、曲司氯胺和索利那新。慎用于伴有以下情况的老年膀胱过度活动症患者：胃排空延迟、有尿潴留病史、服用其他抗胆碱能药物、衰弱等。
> ● 一般不推荐留置导尿管作为治疗膀胱过度活动症的策略。
> ● 老年人常多病共存，膀胱过度活动症常常不是一个独立的症候群，多是继发或原发基础疾病伴存的症状，如老年男性的前列腺增生症、各种原因引起的膀胱出口梗阻、神经源性排尿功能障碍、各种原因所致的泌尿生殖系统感染等。

参考文献

[1] 王驭良，许克新，胡浩，等. 北京地区成年女性膀胱过度活动症流行病学调查及对生活质量的影响 [J]. 中华泌尿外科杂志，2010，31（8）：550−554.

[2] Wyndaele J J. Overactive bladder, differential diagnosis, and clinical utility of fesoterodine [J]. International Journal of General Medicine，2012，5：943−951.

[3] Society of obstertricians and Gynaecologists of Canada（SOGC）. SOGC clinical practice guidelines：treatments for overactive bladder：focus on pharmacotherapy [J]. J Obstert Gynaecol Can，2012，34（11）：1092−1101.

纵深阅读

1. 宋波，杨勇，廖利民. 膀胱过度活动症诊断治疗指南//那彦群. 中国泌尿外科疾病诊断治疗指南. 北京：人民卫生出版社，2011.

2. Society of obstetricians and Gynaecologists of Canada（SOGC）. SOGC clinical practice guidelines：treatments for overactive bladder：focus on pharmacotherapy. J Obstert Gynaecol Can，2012，34（11）：1092−1101.

（吴红梅　陈小瑜）

第五篇

老年内分泌与代谢系统疾病

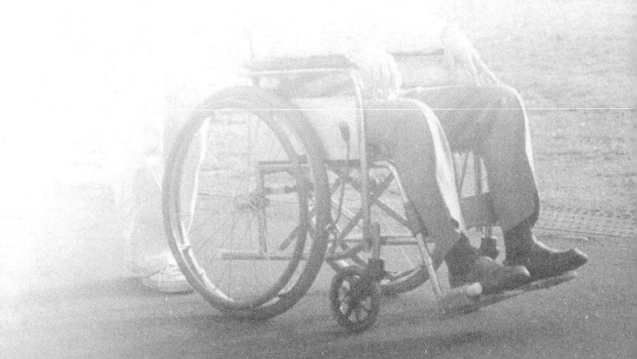

第十八章　老年糖尿病

学习目的：

● 掌握老年糖尿病的筛查、诊断、个体化评估和管理。

● 熟悉老年糖尿病的特点。

● 了解老年糖尿病的定义和流行病学特点。

典型病例：

病例一：患者，男性，75 岁，因"体检时发现血糖升高"入院行进一步检查。诊断为 2 型糖尿病。糖化血红蛋白（HbA_{1C}）为 9％，健康状况良好，无其他合并疾病。

病例二：患者，女性，80 岁，患"2 型糖尿病"10 年余，目前服用"拜糖平 100 mg，3 次/天"，睡前皮下注射"来得时 10 U"。合并有高血压病（10 年余）、冠心病（8 年）以及糖尿病周围神经病变（2 年）。近半年逐渐出现易于疲劳、活动减少、精神差。体重下降约 2 kg。现复查发现 HbA_{1C} 为 8.7％。

病例三：患者，女性，81 岁，患"2 型糖尿病"25 年，目前服用"拜糖平 50 mg，3 次/天"，早餐前和晚餐前分别皮下注射"诺和灵 50R 26 U 和 8 U"。合并有高血压病（20 年余）、重度骨质疏松症（10 年）、糖尿病周围神经病变（4 年余）及慢性肾功能不全（3 年）。近一年出现性格改变，记忆力下降，经常出门走失。复查 HbA_{1C} 为 8.5％。

病例四：患者，男性，77 岁，患"2 型糖尿病"1 年，目前服用"拜糖平 100 mg，3 次/天"。之前服用"格列吡嗪"控制血糖时，曾在 6 个月内发生过低血糖症状 3 次。合并有冠心病（8 年余，并于 2 年前行心脏冠状动脉支架植入）、前列腺增生症（5 年）。入院后诊断：胰腺癌伴十二指肠肠壁受累，胆胰管梗阻。入院后复查 HbA_{1C} 为 8.8％。

临床问题：

1. 这四位糖尿病患者的血糖控制目标应如何设定？

2. 评估和随访内容包括哪些？

3. 个体化管理应该包括哪些内容？

糖尿病是全球的一种流行病，患病率逐年增加。近年来国际知名的糖尿病组织，如美国糖尿病协会（American Diabetes Association，ADA）、欧洲糖尿病研究协会（European Association for the Study of Diabetes，EASD）、国际糖尿病联盟（International Diabetes Federation，IDF），以及中华医学会糖尿病学分会（Chinese Diabetes Society，CDS）陆续发表了糖尿病防治指南或共识。然而，随着全球老龄化的增速，老年糖尿病的发病也呈现令人担忧的快速增长。由于老年糖尿病患者常有多病共存，病情复杂，常合并衰弱和功能障碍，预后相对不良。糖尿病的管理受医疗保障水平、文化知识水平、职业经济地位、个人性格及接受能力的影响，预示着老年糖尿病与青中年的糖尿病在诊治方面有所不同。因此，对老年医学工作者而言，充分了解老年糖尿病的特点及特殊的诊治策略非常重要。

【定义】

老年糖尿病是指年龄大于或等于 60 岁的糖尿病患者（西方发达国家多以≥65 岁为分界），包括 60 岁（西方国家 65 岁）以前诊断和 60 岁（西方国家 65 岁）以后诊断的糖尿病。老年糖尿病约占糖尿病总人数的 55% 以上，绝大多数为 2 型糖尿病。糖尿病前期包括糖耐量减低（IGT）和空腹血糖受损（IFG）。

【流行病学特点】

2013 年全球糖尿病的患病人数估计为 3.8 亿，到 2035 年将高达 5.9 亿，而中国为全球糖尿病患者数最多的 5 个国家（中国、印度、美国、巴西和墨西哥）之一。随着人口老龄化在全球进展迅速，老年糖尿病患者群增长将更为迅猛。在美国，50% 以上的糖尿病患者为年龄在 60 岁以上的老年人；而 60 岁以上老年人中有四分之一患有糖尿病。在中国，2008 年进行的大规模流行病学调查结果显示，中国 60 岁以上人群糖尿病患病率为 20.4%。

糖尿病的患病率随着年龄的增长而增高。澳大利亚调查结果显示，年龄为 65~74 岁的老年人中，糖尿病患者占 18%；年龄大于或等于 75 岁的老年人中为 23%。中国调查数据显示，年龄为 60~70 岁的糖尿病患病率，男性为 18.8%，女性为 20.3%；年龄大于或等于 70 岁的男性和女性分别为 21.8% 与 22.0%。

老年糖尿病前期人群的增长也很迅速，并呈现增龄性变化。年龄大于或等于 60 岁的老年人中，IFG 为 14%，IGT 为 20%。美国老年人中，糖尿病前期患者近 40%。中国人群糖尿病前期患病率，年龄在 60~70 岁的老年人，男性为 24.1%，女性为 22.2%；年龄大于或等于 70 岁的老年人为 26.4%。

老年糖尿病患病率的总体趋势是发达国家高于发展中国家。我国北方高于南方、东部高于西部、城市高于农村，但无显著性别差异。

【预后】

由于老年糖尿病可以潜伏多年而无任何症状，因此，估计约超过 1/3 的糖尿病患者没有意识到自己患有糖尿病。但即使处于早期无症状的糖尿病患者，也会引起并发症，增加致残率和病死率。与无糖尿病的老年人相比，患糖尿病的老年人更易发生靶器官损害和并发症。糖尿病并发症包括动脉粥样硬化、神经病变、失明和肾功能不全等。与非糖尿病同年龄段老年人比较，老年糖尿病患者发生冠心病和脑卒中的概率是其 2 倍，发生失明危险增加近 40%，截肢概率可达 10 倍，预期寿命缩短 10 年，病死率增加近 2 倍。

有研究对糖尿病患者常见的重要结局进行调查发现，糖尿病患者的健康状况和生存质量受到严重影响。如果老年患者高血糖控制不佳，可引起乏力、消瘦、肌无力和功能下降。与无糖尿病老年人相比，糖尿病老年人更易发生各种老年综合征，如尿失禁、跌倒、衰弱、认知功能障碍以及抑郁等。此外，功能障碍和失能发生率也明显增高，如运动障碍增加 2~3 倍，日常生活功能下降增加 1.5 倍。

要点：
● 老年糖尿病患病率高且多为2型糖尿病。
● 老年糖尿病患者更易发生靶器官损害和并发症。
● 老年糖尿病患者更易发生各种老年综合征，导致功能障碍和失能。

【临床特点】

1. 异质性明显

老年糖尿病患者的年龄、病程、基本健康状态、并发症、合并症及预期生存期均不同。部分患者从中年发病以来，已有多年合并症；一些新诊断的患者可能有多年未诊断的合并症或并发症；另一些老年糖尿病患者十分衰弱，同时又合并多种慢性疾病，并有体力或认知功能损害；还有部分患者病情稳定、状况良好，且少有合并症。因此，在治疗中设立个体化的防治目标非常重要。

2. 起病隐匿，症状不典型

老年糖尿病常无症状或症状不典型，甚至被其他慢性疾病所掩饰。常无"三多一少"（即多饮、多食、多尿及体重减少）的糖尿病典型症状。往往因常规体检或因其他疾病检测血糖或尿糖时才被发现。其主要原因是：①老年人渴感中枢敏感性较年轻人低，不易出现口渴多饮；②老年人常伴有肾动脉硬化、肾小球滤过率降低，致使老年人肾糖阈较年轻人高，血糖轻度增高时不出现明显的多饮、多尿症状。一般认为，老年人空腹血糖超过12~13 mmol/L时才会出现多尿。老年人负荷后高血糖的比例明显高于成人，单纯测定空腹血糖可使部分糖尿病患者漏诊，故建议同时进行空腹血糖检测和口服葡萄糖耐量试验（OGTT）。老年糖尿病患者可表现为逐渐出现的难以解释的体重下降，同时也可出现与高血糖相关的一些不典型症状，如跌倒、尿失禁、虚弱及意识错乱等。

3. 常以并发症为首发表现

因老年糖尿病起病隐匿，可以存在多年而未得以发现。所以，一些老年糖尿病患者常以糖尿病并发症，如高渗状态、心脑血管意外、视力下降、蛋白尿或有症状的周围神经病变等为首诊表现。

4. 症状为非特异性

老年糖尿病患者常有疲乏、无力、轻度口渴、尿频、多汗、体温低、皮肤瘙痒或男性勃起功能障碍（阳痿）等非特异性症状，若临床上出现两种以上症状，应检测血糖以尽早了解糖代谢情况。

5. 偶有特殊表现

老年糖尿病患者有时伴有特殊表现，如肩关节疼痛、肌痛、精神心理改变、足部皮肤大疱、肾乳头坏死或恶性外耳炎，少数患者表现为低体温、恶病质、肌萎缩、认知功能减退等，需要注意识别。

6. 多病共存多见

多病共存是老年糖尿病的特点。老年人由于机体组织器官自然衰退，体内环境稳定性差，新陈代谢易发生紊乱，抗病能力减退，在病理情况下各系统之间相互影响，往往导致多病共存，免疫功能下降。调查研究结果显示，多数老年糖尿病患者合并3种以上疾病。

因此，发生大血管并发症的风险较微血管并发症的风险明显增高，所以控制心血管多重危险因素远较单纯的血糖控制重要。

7. 并发症多

老年糖尿病一般病程较长，易发生各种大血管或微血管并发症，如高血压、高脂血症、冠心病、痛风、糖尿病肾脏病变、糖尿病视网膜病变、糖尿病周围神经病变、皮肤瘙痒、脑卒中和各种感染。

8. 易发生非酮症高渗综合征和乳酸性酸中毒

老年糖尿病容易出现非酮症高渗综合征和乳酸性酸中毒，其病死率高达 40％。急性感染是最常见的诱发因素，而过量使用双胍类药物（尤其苯乙双胍）使肝脏处理乳酸能力减弱，乳酸堆积，易导致乳酸性酸中毒的发生。

9. 血糖控制不良或易发生用药不当

老年糖尿病患者自身保健能力差、依从性差及社会心理因素不佳往往使血糖控制差。调查发现，老年糖尿病患者真正坚持治疗、做好自我保健、血糖控制达标者不足 1/4。

10. 治疗依从性及耐受性差

由于记忆和认知能力下降、行动不便、体力不支或经济条件受限等，老年糖尿病患者对治疗依从性差。老年人具有以下特点：自主神经系统功能受损，交感神经和升血糖激素代偿机制缺陷，营养不良或进食不规律，认知功能障碍，饮酒，肝糖原储备不足，常服用多种药物（影响降糖药物代谢），肝肾功能衰退等。上述特点决定了老年糖尿病患者对治疗的耐受性较差，更易发生低血糖，尤其是严重低血糖。

11. 临床对老年糖尿病重视不够

临床对老年糖尿病重视不够，特别是在基层医院，老年糖尿病合并老年综合征的防治常被忽略。老年人的特点未纳入糖尿病防治方案中，治疗效果不尽如人意。

12. 预后相对不良

老年糖尿病合并高血压、冠心病、脑卒中，发生功能障碍及死亡的风险较非糖尿病患者明显增高。同时较其他老年人群更易发生老年综合征，出现抑郁、认知障碍、尿失禁、跌倒以及持续性疼痛等。

要点：
- 老年糖尿病异质性明显，起病隐匿，症状常不典型或呈非特异性，可能以并发症为首发表现，偶有特殊表现。
- 老年糖尿病常多病共存，并发症多，易发生非酮症高渗综合征和乳酸性酸中毒。
- 老年糖尿病患者治疗依从性及耐受性差，血糖常控制不良或易于发生低血糖。

【筛查】

1. 老年糖尿病筛查的重要性

众多的流行病学调查结果均提示老年糖尿病漏诊率很高。这些未诊断的糖尿病同样可以产生临床症状，导致并发症，或加重已经存在的合并症。2008 年，Wallander 的研究提示，年龄在 80 岁以上的老年人 34％存在未诊断的糖尿病。急性缺血性脑卒中的老年人中，46％为新诊断的糖尿病患者。如果能早期发现糖尿病或在糖尿病前期进行适当干预，有可能延缓糖尿病的发展。2008 年，发表在《柳叶刀（*The Lancet*）》的中国大庆研究提示，6 年充分的生活方式干预，可以防止或延缓糖尿病发生最长达 14 年。因此，建议在老年人中进行糖尿病筛查。

2. 筛查标准

老年人常常出现空腹血糖（fasting blood glucose，FPG）正常，而餐后血糖（postprandial blood glucose，PBG）升高。如果单纯以空腹血糖作为糖尿病筛查指标，则漏诊率较高。因此，推荐同时检查空腹血糖和口服葡萄糖耐量试验后 2 小时血糖浓度。IDF 指南建议，如果空腹血糖浓度大于或等于 5.6 mmol/L，但小于 7 mmol/L，则需要进行口服葡萄糖耐量试验。

3. 筛查方法

南亚共识指南不建议对所有老年人进行普查，但鼓励机会筛查。这表示，一有机会便应对老年人进行血糖监测，如在常规体检或因发热或其他并发疾病而进行血液检验时。然而，IDF 推荐所有老年人均应常规进行糖尿病的筛查。对于要进入老年护理机构的老年人，也要常规检测是否存在糖尿病。对功能正常的非糖尿病老年人，应该每 3 年进行一次糖尿病筛查。对糖尿病高危人群应该每年进行一次筛查。高危人群包括：超重和 BMI 大于或等于 25、一级亲属有糖尿病、有妊娠糖尿病病史、有高血压或脂代谢紊乱［尤其三酰甘油（甘油三酯，TG）升高和/或高密度脂蛋白胆固醇（HDL－C）降低］、曾有 IFG 或 IGT 者。对存在功能障碍的衰弱或痴呆老年人，需采取更为简化的筛查手段，如监测随机血糖。而对使用糖皮质激素或抗精神病药物的患者，尤其需要注意血糖的检查。

【评估方法】

对老年糖尿病患者应进行多维和多学科的全面评估，主要收集医疗情况、精神心理状态和功能活动能力等方面的信息，关注糖尿病如何限制和影响患者的日常活动。这些评估内容将有助于制订治疗方案、安排康复服务、进行年度评估（包括药物评估）、决定长期照护和计划临终关怀等。评估内容如下。

1. 糖尿病相关并发症的评估

（1）详细的眼底检查。

（2）糖尿病肾病的筛查。初次诊断评估内容：血肌酐和肾小球滤过率、尿常规、肾病指数（尿微量清蛋白和尿肌酐比值），如果肾病指数升高，则在 4 个月内重复评估两次，其中两次以上阳性，就应该进行干预。

（3）详细的神经检查。用 10 g 尼龙丝检查触觉，音叉检查振动觉。

（4）详细的足部检查。明确是否存在可能导致皮肤破损的结构异常。

（5）评估立位和卧位血压，因为直立性低血压是糖尿病神经损害的临床表现之一。

（6）评估泌尿生殖系统。自主神经病变可能出现膀胱功能障碍，导致尿路感染和肾脏损害；性功能障碍在老年糖尿病患者中发生率也较高。

（7）糖尿病知识评估。了解老年糖尿病患者关于糖尿病知识的掌握情况。

2. 合并症的评估

评估患者是否存在相关的危险因素，如高血压、高脂血症、吸烟。因为老年糖尿病患者心血管疾病发生率很高，有必要进行全面的心血管系统评估，了解是否有脑血管疾病、冠心病和周围血管疾病的证据。

3. 老年相关综合情况的评估

评估患者整体健康状况、疾病负担、预期寿命；收集用药史，评估药物清单，是否有药物导致血糖浓度升高，是否存在潜在的药物相互作用而影响糖尿病的治疗；进行饮食和营养评估，了解是否存在营养问题并进行糖尿病的营养干预，特别关注患者的饮食习惯、种族饮食偏好、膳食类型。需要评估老年人日常活动功能状态，评估老年人的认知功能以及是否存在其他精神疾病，如抑郁症、双相情感障碍等；评估老年人发生尿失禁、跌倒和疼痛的风险。同时，还需要评估糖尿病患者和照护者是否能完成与糖尿病相关的特定功能任务，如是否能完成自我血糖监测，是否能完成胰岛素自我注射。老年患者的社会经济状况和生活状态也需要评估，以了解家中是否有照护者，经济状态和文化程度如何。首诊糖尿病患者综合评估内容详见表 18 - 1。

表 18 - 1　首诊糖尿病患者综合评估内容

病史
年龄和发病时特征［是否有糖尿病酮症酸中毒（DKA）倾向］
饮食结构、锻炼习惯、营养状况，既往体重史，儿童和青少年时期生长发育状况
糖尿病教育史
既往治疗方案及治疗效果［糖化血红蛋白（HbA_{1C}）］
目前治疗方案（药物、饮食安排、体育活动、对行为方式改变的接受程度）
血糖监测结果及对结果的应对情况
DKA 发生率、严重性及诱因
低血糖发作情况、无意识低血糖发作、严重的低血糖事件（频率及诱因）
糖尿病并发症
微血管：视网膜病变、肾病、神经病变（糖尿病足、性功能障碍、胃轻瘫等）
大血管：冠心病、脑血管疾病、周围血管病变
其他：社会心理问题、口腔疾病

体格检查
身高、体重、体质指数（BMI）
血压（必要时测直立位血压）
眼底检查
触诊甲状腺
皮肤检查（黑棘皮病，胰岛素注射部位）
糖尿病足情况：视诊、触诊脚背动脉及胫后动脉、检查跟腱反射、本体觉、振动觉、10 g 尼龙丝检查触觉

实验室检验
HbA_{1C}（无近 2~3 个月的检查结果）
过去一年无以下检查结果：
血脂［总胆固醇、低密度脂蛋白胆固醇（LDL - C）、高密度脂蛋白胆固醇（HDL - C）、三酰甘油（甘油三酯，TG）］
肝功能
尿清蛋白排泄率（UAER）、尿清蛋白与肌酐比值（ACR）
肌酐清除率（Ccr）和估算肾小球滤过率（eGFR）
1 型糖尿病、血脂异常及大于 50 岁女性患者需检测促甲状腺激素（TSH）

【诊断标准】

目前常用糖尿病诊断标准有两个：1999 年世界卫生组织（WHO）使用口服葡萄糖耐量试验作为诊断参考和 2003 年美国糖尿病协会（ADA）使用空腹血糖作为诊断标准。

由于增龄的影响，空腹血糖和餐后 2 小时血糖均会逐渐升高。年龄在 30 岁后，空腹血糖每 10 年上升 0.05~0.1 mmol/L，餐后 2 小时血糖每 10 年上升 0.8 mmol/L。若采用 WHO 标准，这种生理变化可能引起对老年糖尿病患者的过高估计，而使用 ADA 标准又往往导致老年糖尿病诊断不足。老年糖尿病患者随着年龄的增长，空腹血糖往往并不增加，而餐后 2 小时血糖高于或等于 11.1 mmol/L，这类患者发生心血管事件风险也增高。南亚共识指出，老年糖尿病的诊断标准应遵从 WHO 指南。《中国 2 型糖尿病防治指南（2010 年版）》也指出，无论年龄，我国糖尿病患者均采用 1999 年 WHO 糖尿病诊断标准和糖代谢状态分类标准（表 18-2、表 18-3）。国际糖尿病联盟（IDF）专门针对老年糖尿病的指南也建议采用 1999 年 WHO 标准。很多指南都推荐采用糖化血红蛋白（HbA_{1C}）用于诊断糖尿病，以 HbA_{1C} 大于或等于 6.5% 为糖尿病的诊断标准。但是，因为该项检查标准化困难，我国暂时未采用。

表 18-2　WHO 1999 年糖代谢状态分类标准

糖代谢分类	静脉血浆葡萄糖（mmol/L）	
	空　腹	葡萄糖负荷后 2 小时
正常血糖（NGR）	<6.1	<7.8
空腹血糖受损（IFG）	6.1~7.0	<7.8
糖耐量减低（IGT）	<7.0	7.8~11.1
糖尿病（DM）	≥7.0	≥11.1

表 18-3　WHO 1999 年糖尿病诊断标准

诊断标准	静脉血浆葡萄糖（mmol/L）
1. 糖尿病症状（高血糖所导致的多饮、多食、多尿、体重下降等急性代谢紊乱表现）加随机血糖	≥11.1
或	
2. 空腹血糖（FPG）	≥7.0
或	
3. 葡萄糖负荷后 2 小时血糖	≥11.1

无糖尿病症状者，需另日重复检查复核；空腹状态指至少 8 小时没有进食热量，随机血糖指不考虑上次用餐时间。

> **要点：**
> - 推荐采用 WHO 1999 年糖代谢分类标准作为糖尿病筛查手段，并同时检查空腹血糖和口服葡萄糖耐量试验后 2 小时血糖浓度。
> - 对功能正常的非糖尿病老年人，应该每 3 年进行一次糖尿病的筛查。对糖尿病高危人群应该每年进行一次筛查。
> - 老年糖尿病的评估是多维和多学科的，包括糖尿病相关并发症、合并症和老年相关综合情况的评估。
> - 老年糖尿病的诊断仍采用 1999 年 WHO 糖尿病诊断标准。

【预防】

老年人是糖尿病的高危人群，预防是关键。老年人保持健康的生活方式和生活习惯是预防糖尿病的基础。建议对糖尿病前期或 HbA_{1c} 在 6.1%～6.4% 的老年人进行改变生活方式的干预，以减少未来发生糖尿病的机会。对衰弱的老年糖尿病前期患者，可以在家庭中实施一些简单的锻炼计划和生活方式调整，以减少糖尿病的发生。但是，不适合进行有可能导致体重减轻的饮食调整。而患有痴呆的老年糖尿病前期患者，常常对生活方式干预缺乏合作性，因此，要求干预计划简单，需要照护者和家庭成员的协作。

【治疗原则】

制订老年糖尿病管理计划的关键一步就是设定治疗目标。由于老年糖尿病的特点导致患者的异质性极大，预期寿命相差较大。因此，老年糖尿病的治疗和管理差异极大，治疗方案必须考虑合并存在的疾病和患者医疗情况的总体复杂性，管理方案较中青年糖尿病者更为复杂和多变。比如，老年糖尿病患者出现了严重糖尿病并发症，严格控制高血糖和血脂紊乱就不是必须的。合并明显精神和认知紊乱的老年糖尿病患者也不应进行严格的治疗计划。如果患者有发生严重低血糖的风险，血糖控制目标应该更高。与此相反，一些相对健康的老年患者，如果愿意在健康问题上花费大量精力和财力，此时进行复杂的多药干预，严格治疗方案是可行的。老年糖尿病患者的治疗原则具体包括以下 4 点：

（1）个体化的治疗措施和宣教。

（2）预防和治疗心血管疾病的危险因素。

（3）控制血糖，预防和治疗微血管并发症。

（4）筛查并干预老年综合征。

【血糖控制目标】

老年糖尿病患者的治疗需充分个体化，应始终根据老年人的功能状况、预期寿命、认知功能来设立糖化血红蛋白（HbA_{1c}）目标靶值，指导临床的治疗。

（1）美国糖尿病协会（ADA）建议的目标靶值：功能状况良好的老年患者小于 7.5%，身体衰弱或预期寿命短于 5 年的老年患者为 8%。

（2）美国退伍军人事务部建议的目标靶值：预期寿命大于 15 年且功能状况良好（无重大合并症）的老年患者为 7%，身体衰弱或预期寿命为 5～15 年（存在中度合并症）的老年患者为 8%，预期寿命短于 5 年（重大合并症）的老年患者为 9%。

（3）国际糖尿病联盟（IDF）建议的目标靶值：功能良好、能独立生活的老年患者为 7.0%～7.5%，功能依赖的老年患者为 7.0%～8.0%，功能依赖的衰弱和痴呆老年患者可放宽到 8.5%。

对具有晚期糖尿病并发症、导致生命有限的合并症或重大认知功能障碍的患者，合理做法是设定较为宽松的血糖控制目标。这些患者不大可能从降低微血管并发症的风险中获益，更有可能出现低血糖引起的严重不良反应。然而，糖尿病控制不良的患者又可能出现糖尿病急性并发症，如脱水、伤口愈合不良及高血糖高渗性昏迷。因此，应设立最低血糖控制目标以避免这些后果。

南亚共识建议，对伤口难以愈合或出现肺结核等并发感染的患者，设定较为严格的血糖靶值；对功能正常、认知能力完好并具有较长预期寿命的老年糖尿病患者，应设定同年轻人一样的血糖目标；不满足上述标准的老年糖尿病患者，血糖目标可使用个体化标准。但对所有患者，都应该避免引发急性高血糖并发症的风险。针对老年糖尿病患者的其他心血管事件风险进行治疗时，应考虑受益时间及患者的个体差异。几乎所有老年糖尿病患者都适合进行抗高血压治疗；而预期寿命至少等于一级或二级预防获益时间的患者，可以从降血脂和抗血小板治疗中受益。

要点：
- 建议对糖尿病前期或 HbA_{1C} 在 6.1%～6.4% 的老年人进行改变生活方式的干预。干预计划要简单，需照护者和家庭的协作。
- 老年糖尿病患者的治疗原则：个体化的治疗措施和宣教；预防和治疗心血管疾病的危险因素；控制血糖，预防和治疗微血管并发症；筛查并干预老年综合征。
- 国际糖尿病联盟（IDF）建议的 HbA_{1C} 目标靶值：功能良好、能独立生活的老年患者为 7.0%～7.5%，功能依赖的老年患者为 7.0%～8.0%，功能依赖的衰弱和痴呆老年患者可放宽到 8.5%。

【管理措施】

（一）心血管危险因素管理

糖尿病是心血管疾病的"等危症"，心血管疾病是糖尿病患者致死、致残的主要原因。在老年糖尿病患者中，随着年龄的增长，心血管疾病的发生呈指数级增加。

1. 血压管理

IDF 针对老年糖尿病患者，在 2013 年的指南中建议，功能正常的老年糖尿病患者，血压控制在 140/90 mmHg；而功能依赖的衰弱患者，血压控制在 150/90 mmHg。

2. 血脂管理

对患者进行血脂评估时，必须包括完整的血脂谱［三酰甘油（甘油三酯，TG）、总胆固醇、高密度脂蛋白胆固醇（HDL－C）、低密度脂蛋白胆固醇（LDL－C）］。ADA 和美国胆固醇教育计划（NCEP）均推荐，所有老年糖尿病患者均应服用他汀类药物，除非有他汀类药物使用禁忌证。对老年糖尿病患者，即便没有已知的心脏病史，也应将 LDL－C 控制在 2.6 mmol/L 以下。如果患者已经有明显心血管疾病，建议 LDL－C 低于

1.8 mmol/L，TG 低于 1.69 mmol/L，HDL-C 高于 1.0 mmol/L。对功能依赖的痴呆或衰弱患者，如果存在明显心血管疾病，也应使用他汀类药物，仅需要密切观察有无药物不良反应。同时，放宽血脂控制目标。

3. 阿司匹林

老年糖尿病患者应该每日服用阿司匹林，除非有使用禁忌证。

（二）高血糖管理

1. 血糖目标值

老年糖尿病患者的血糖控制目标值应该充分个体化，需要同时考虑功能状态、合并症（尤其是心血管疾病）、低血糖史及低血糖风险、是否存在微血管并发症等。设定血糖控制目标值后，当单独生活方式干预不能维持血糖于目标值时，即可开始口服降糖药物治疗。

2. 权衡各种因素并充分沟通

药物治疗期间，应维持生活方式干预。选择降糖药物时，应与患者本人或患者的主要照护者讨论治疗目标、药物剂量、给药方式和药物经济负担。同时还要考虑用药后风险：低血糖、体重增减、是否需照护者帮助、是否影响肝肾功能和有无胃肠反应或其他不良反应。开始药物治疗和调整药物剂量时，应该遵从"小量起始，小量增加"的原则，在 3 个月内逐渐使血糖达标。

3. 分级治疗

对功能良好，能独立生活的患者，HbA$_{1c}$ 目标值为 7.0%～7.5%，其分级治疗方案如下：

（1）一线治疗：如果无肾功能损害和其他禁忌证，二甲双胍始终是一线用药。初次使用的几周内，逐渐增加剂量，以减少胃肠反应。老年人使用二甲双胍需监测肾小球滤过率。如果二甲双胍不耐受或有禁忌证，可用磺脲类药物。老年人应该选用低血糖风险较小的磺脲类药物，避免使用格列本脲。也可考虑使用二肽基肽酶-4（DPP-4）抑制剂。对餐后高血糖和饮食习惯不固定的老年患者，可使用格列奈类降糖药物，但注意与其他药物[非选择性 β 受体阻滞剂、水杨酸类药物、非类固醇类抗炎药（非甾体类抗炎药）、大环内酯类和 ACEI]的相互作用。

（2）二线治疗：如果血糖未达标，应该在二甲双胍基础上加用磺脲类药物，或增加 DPP-4 抑制剂。如果口服降糖药物不耐受或有反指征，也可以考虑使用长效基础胰岛素。

（3）三线治疗：可以采用三种口服药物联合使用，或基础胰岛素，或预混胰岛素治疗。也可以使用胰高血糖素样肽-1（GLP-1）类似物治疗。但在老年人中，GLP-1 类似物可能引起胃肠不良反应，从而导致体重减轻，这对衰弱、低体重老年患者可能有害。

具体药物参见表 18-4。

4. 功能依赖者的降糖治疗

（1）对功能依赖老年患者，HbA$_{1c}$ 目标值为 7.0%～8.0%。使用口服降糖药时，应选择低血糖风险较小的药物。当使用胰岛素治疗时，应采用简化胰岛素治疗模式以减少低血糖风险。尽量避免复杂的给药方式，或避免治疗负担过重，以减少错误给药的风险。

表 18 − 4　常用降糖药物（不包括胰岛素）

通用名	英文名	每片剂量 (mg)	剂量范围 (mg/d)	作用时间 (h)	半衰期 (h)
二甲双胍	metformin	250、500、850	500～2 000	5～6	1.5～1.8
二甲双胍缓释片	metformin − XR	500	500～2 000	8	6.2
格列本脲	glibenclamide	2.5	2.5～15.0	16～24	10～16
格列吡嗪	glipizide	5	2.5～30.0	8～12	2～4
格列吡嗪控释片	glipizide − XL	5	5.0～20.0	6～12（达最大血药浓度）	2～5（末次血药后）
格列齐特	gliclazide	80	80～320	10～20	6～12
格列齐特缓释片	gliclazide − MR	30	30～120		12～20
格列喹酮	gliquidone	30	30～180	8	1.5
格列美脲	glimepiride	1, 2	1.0～8.0	24	5
消渴丸（含格列本脲）	Xiaoke Pill	250（0.25）	5～30 粒（含1.25～7.5 mg 格列本脲）		
罗格列酮	rosiglitazone	4	4～8		3～4
二甲双胍＋罗格列酮	Metformin＋rosiglitazone	500/2			
吡格列酮	pioglitazone	15	15～45	2（达峰时间）	3～7
瑞格列奈	repaglinide	0.5、1、2	1～16	4～6	1
那格列奈	nateglinide	120	120～360	1.3	
米格列奈钙片	mitiglinide calcium	10	30～60	0.23～0.28（达峰时间）	1.2
阿卡波糖	acarbose	50	100～300		
伏格列波糖	voglibose	0.2	0.2～0.9		
西格列汀	sitagliptin	100	100	24	12.4
沙格列汀	saxagliptin	5	5	24	2.5
艾塞那肽	exenatide	0.3/1.2 ml, 0.6/2.4 ml	0.01～0.02	10	2.4
利拉鲁肽	liraglutide	18 mg/3 ml	0.6～1.8	24	13

（2）对功能依赖的衰弱老年患者，HbA_{1C}可放宽到 8.5%。避免选用可能导致恶心等胃肠不适或体重过度减轻的药物（二甲双胍或 GLP - 1 类似物）。此类患者使用胰岛素，还有促进蛋白质同化的益处。

（3）对痴呆患者，HbA_{1C}可达 8.5%。照护者应接受糖尿病教育，以便能识别低血糖的细微症状，早期发现。

（4）对疾病终末期老年患者，控制血糖的目标是避免症状性高血糖和减少低血糖发生。在疾病终末阶段可以考虑停止包括胰岛素在内的药物治疗。

5. 胰岛素使用要点

（1）当需要胰岛素治疗时，应该毫不犹豫开始胰岛素治疗。

（2）可以采用 1 次/天的长效胰岛素，或 1 或 2 次/天的预混胰岛素。

（3）使用预填充的胰岛素注射笔可以减少剂量的错误。

（4）若无二甲双胍禁忌证，且患者可以耐受，应该继续使用二甲双胍。

常用胰岛素特点详见表 18-5。

表 18-5　常用胰岛素的比较

胰岛素制剂	起效时间	达峰时间	作用持续时间
短效胰岛素（RI）	15～60 min	2～4 h	5～8 h
速效胰岛素类似物（门冬胰岛素）	10～15 min	1～2 h	4～6 h
速效胰岛素类似物（赖脯胰岛素）	10～15 min	1.0～1.5 h	4～5 h
中效胰岛素（NPH）	2.5～3 h	5～7 h	13～16 h
长效胰岛素（PZI）	3～4 h	8～10 h	长达 20 h
长效胰岛素类似物（甘精胰岛素）	2～3 h	无峰	长达 30 h
预混胰岛素（HI 30R，HI 70/30）	0.5 h	2～12 h	14～24 h
预混胰岛素（50R）	0.5 h	2～3 h	10～24 h
预混胰岛素类似物（预混门冬胰岛素 30）	10～20 min	1～4 h	14～24 h
预混胰岛素类似物（预混赖脯胰岛素 25）	15 min	30～70 min	16～24 h
预混胰岛素类似物（预混赖脯胰岛素 50）	15 min	30～70 min	16～24 h

（三）营养膳食管理

1. 管理目标

老年糖尿病患者的营养必须能满足代谢的需要，这可以通过改变营养摄入和生活方式实现。主要目标是在保证血糖、血压和血脂处于安全水平的前提下，使营养摄入维持正常或接近正常的范围。老年科医生应了解医学营养治疗的基本原则，并为老年糖尿病患者提供支持。

2. 营养评估

所有老年糖尿病患者初次诊断时，都应接受营养评估。之后每年随访时均应进行再评估。

3. 注意引起营养不良的因素

老年糖尿病的饮食管理中，许多因素都可能影响老年人的饮食和营养状态。比如：失能致丧失准备食物的能力，缺乏社会支持而导致难以获得食物，经济困难，食欲和嗅觉下降，牙齿或口腔问题致咀嚼困难，认知功能障碍，由于交通不便或行动不便存在购物困难，膳食习惯根深蒂固，食物准备技能差（尤其老年丧偶男性），便秘次数增加等。根据不同因素，应个体化修改膳食质量、数量和频率。

4. 制定营养计划

营养计划应具有个性化，充分考虑患者的饮食习惯、宗教信仰和文化信仰、生理和认知功能状态。饮食计划应包含各种饮食组分，并且含量充足。确保膳食不仅准确，而且恰当。膳食应易于获得、可接受、可激起食欲、可实现、可吸收（可消化）且经济上可承受。

5. 服药与进餐

配合使用胰岛素或磺脲类药物的患者，用药时间必须和进餐时间一致，以减少低血糖发生。

6. 考虑特殊患者

对衰弱或痴呆患者，需要辨别是否存在营养不良或体重下降，以便于调整营养计划。尤其衰弱老年人，可能需要给予更多蛋白质和更高能量的饮食。对痴呆患者，可能存在进食困难，需要给予关注。而对疾病终末期老年患者，可能需要辅助工具（胃管或静脉内营养）来满足营养需求。

（四）运动管理

1. 老年运动管理的重要性

运动可改善胰岛素抵抗，对预防和治疗2型糖尿病有益。但很多老年糖尿病患者因其年龄较大、肥胖、合并多种疾病和并发症，难以进行有氧运动。越来越多的证据表明，坚持定期运动可部分预防因年龄增大而造成的健康恶化及肌肉质量和强度下降。胰岛素敏感性下降的部分原因也归于缺乏运动。老年人群更有可能是运动量不够，导致2型糖尿病风险也更高。如果坚持积极锻炼，很可能减少慢性血管疾病的发生并改善生存质量。

2. 老年运动获益内容

老年人运动的潜在受益包括提高运动耐受、提高血糖耐受、提高最大耗氧量、提高肌肉强度、降低血压、减少身体脂肪、改善脂质分布及增强健康感。

3. 运动前评估和筛查

老年糖尿病患者冠心病发生率高，且往往无症状或症状不典型。因此，在为老年糖尿病患者制订运动计划时，要充分考虑心脏疾病存在的可能，并进行筛查。此外，老年糖尿病患者常存在足部或关节损伤，因此，运动前和运动后都应仔细检查足部。

4. 定计划时考虑风险

由于运动可增加肌肉摄取葡萄糖，在使用降糖药物的患者，有导致低血糖的风险。对功能状态良好者，建议与其他非糖尿病患者一样，达到目标锻炼计划。对功能依赖的衰弱或痴呆患者，鼓励行低强度、改善免疫力和平衡力的居家锻炼计划，以增加上肢和腿部力量，改善活动能力，增加柔韧性为目的。对疾病终末期患者，可根据患者能力和健康状态，进行适当活动。若患者存在骨关节炎、帕金森病、视力损伤、重要器官功能储备不足时，运动应在熟悉的环境中进行，且运动应是等张性的，而不是等距的。

（五）教育和自我监测管理

（1）所有老年糖尿病患者都应该接受糖尿病教育，必要时还需要患者的照护者一起接受糖尿病教育。

（2）糖尿病教育内容应该个体化，包括糖尿病控制目标的设定、安全性、风险评估和并发症预防。教育应该在初次诊断时就进行，并且定期进行再教育。

（3）对用胰岛素或口服降糖药物的患者，考虑进行个体化血糖监测计划。对那些能够进行自我管理、功能良好的患者，要求其了解自我监测血糖的意义，在进行血糖监测的同时，把监测的结果用于强化生活方式的干预和调整治疗。对功能依赖患者，自我血糖管理教育应考虑患者的生理状态、神经功能障碍、合并症、视力、听力、手的灵巧度和社会状态等。强调对照护者的教育，并且由照护者进行血糖监测。监测不需要过于频繁，只要能避免低血糖和高血糖即可。对疾病终末期患者，除非使用糖皮质激素或发生低血糖风险较高，否则不采用持续血糖监测。

（六）低血糖管理

（1）低血糖是控制血糖过程中最应得到重视的短期风险，尤其对将血糖控制于正常范围的老年患者。老年糖尿病患者发生低血糖的机制并无特殊，但是，老年糖尿病患者更易发生低血糖，更难以从低血糖状态中恢复。同时，低血糖对老年人危害更大。在进行降糖治疗的老年患者，须随时携带葡萄糖片和食物。进行胰岛素治疗的老年人及其家庭和照护者，必须接受关于低血糖知识的教育，了解如何识别和紧急救治低血糖。

（2）医师应评估每位老年糖尿病患者发生低血糖的风险，并制定个体化方案来控制血糖的波动，减少低血糖风险。在常规临床治疗中，避免血糖浓度低于 6 mmol/L。当糖化血红蛋白低于 7% 时，需要警惕过度治疗的风险。使用胰岛素或某些磺脲类药物的患者，应监测血糖。一旦发生严重低血糖，应该对患者的药物和其他情况进行详细评估，了解低血糖的诱因。对功能依赖患者，优先选择低血糖风险小的药物。对衰弱和痴呆患者，强调照护者和患者的家庭成员接受低血糖教育。对社区居住的衰弱老年人，甚至需要准备紧急呼叫方案，以备低血糖发生时使用。对终末期患者，如果发生低血糖风险较高，可以考虑撤除降糖药物。

（3）2013 年，IDF 在最新老年糖尿病指南中，列出了老年糖尿病患者易于发生低血糖的众多因素：

1）糖尿病病程长；

2）使用胰岛素和磺脲类药物治疗；

3）多药应用；

4）以前曾发生过低血糖；

5）饮食不规律，糖类（碳水化合物）摄入不足，饮食和降糖治疗时间不匹配；

6）不能上街购物或食物准备能力下降；

7）与平时不一样的活动；

8）肾脏损害；

9）肝脏损害；

10）认知功能障碍；

11）吸收障碍、吞咽困难；

12）经皮内镜下胃造瘘（PEG）。

除上述因素外，自主神经系统功能受损、胰高血糖素分泌受损和镇静药物使用，也会加重低血糖发生和增加识别低血糖的困难。

【合并症及其干预】

1. 糖尿病肾病

如果有肾脏损害证据，治疗方案应包括 ACEI 或 ARB，且严格控制患者血压、血糖，监测肾病指数、肾小球滤过率和血钾，限制蛋白质摄入。对功能依赖的衰弱或痴呆患者，应加强营养状态的评估和干预，可放宽肾病指数的监测频率，但必须监测血肌酐和血钾。对终末期患者，可进一步放宽监测血肌酐和血钾的频率。

2. 糖尿病视网膜病变

早期发现糖尿病视网膜病变并给予治疗可以有效减少失明发生。因此，初次诊断时就应进行眼科检查，以后每1～2年复查1次。有糖尿病眼部疾病的患者，应良好控制血糖、血压和血脂。

3. 糖尿病足部疾病

老年糖尿病患者应每日详细检查足部。每次就诊时，医师应观察足部有无异常压迫、感染和溃疡。在初次就诊和每年随访时，应触诊脚背动脉，用 10 g 尼龙丝或音叉或针刺进行神经病变的检查。强调进行糖尿病足的教育，对足的评估、治疗和随访要根据老年糖尿病患者发生足部溃疡或截肢的风险来进行。对功能依赖的衰弱或痴呆患者，尤其强调照护者的教育和培训。

4. 糖尿病痛性神经病变

对神经病变的治疗，最基本的是优化血糖控制。控制疼痛的药物有多种，需要根据患者的具体病情和治疗反应来进行药物滴定治疗。对功能依赖的衰弱或痴呆患者，或终末期患者，对症止痛非常重要，可以减少患者的激越、增加摄食。但需要注意尽量避免使用影响认知功能的药物。

5. 糖尿病自主神经病变

老年糖尿病患者更容易合并自主神经病变，包括胃轻瘫、神经源性膀胱、心血管自主神经病变和性功能障碍。初次诊断和每年随访时应注意有无相关症状，并安排相应检查。

【合并老年综合征的防治】

1. 抑郁症

老年糖尿病中抑郁相当常见，但并未引起人们的足够重视。当患者病情出现了糖尿病本身难以解释的变化时，应使用抑郁量表进行筛查。若患者新近或反复出现抑郁症表现，对患者自身或他人有伤害行为时，应立即给予药物治疗或在症状出现2周内给药，并在6周内评估疗效，及时调整用药。

2. 认知功能损害

糖尿病与认知功能障碍密切相关，对老年糖尿病患者应常规进行认知状况检查，如对患者定期进行简易精神状态检查量表（MMSE）评估。目前发现高血糖是导致认知功能障碍的可治性原因，严格控制血糖能够改善老年糖尿病患者的认知功能损害。但反复发生的低血糖也可导致认知功能障碍，应给予充分警惕。

3. 多药应用

老年糖尿病患者因患有多种疾病，常同时使用多种药物。临床医生应及时检查并更新患者的药物清单，筛查和避免潜在不合理用药。

4. 尿失禁

老年女性糖尿病患者发生尿失禁的风险较高，应至少每年筛查一次。常见症状包括多尿、继发于神经性膀胱炎的充盈性尿失禁、自主功能不良、尿路感染等。当明确患者有可治疗的尿失禁原因时，应对其进行治疗。

5. 跌 倒

跌倒是老年人常见的问题。应询问每个就诊患者是否有跌倒史。若曾经有相关病史，医师应详细询问跌倒情况，包括对跌倒本身及相关危险因素的筛查。

6. 疼 痛

老年糖尿病患者的神经性疼痛及其他原因导致的疼痛常未得到合理治疗。在许多情况下，若医师能发现患者合并疼痛，治疗效果大多较好，并能显著改善其生存质量。故应在诊断之初，了解患者是否合并持续性疼痛，并定期检查，及时治疗。

【随访】

糖尿病是慢性疾病，要求长期随访。随访频率和强度取决于患者的治疗目标和治疗方案。应每1~3个月进行1次常规随访和评估，包括体重、血压、治疗方案中的生活方式干预的执行情况、家庭血糖监测数据、其他健康问题和心理问题，以评估和调整治疗方案。每3~4个月测定1次 HbA_{1C}。1年随访评估1次的内容包括眼科医师进行眼底检查，筛查早期糖尿病肾病，检查足部和神经病变，检测血脂，评估血压和吸烟状况，评估糖尿病自我管理和糖尿病教育，评估神经精神状态。

要点：
- 对老年糖尿病患者的管理应个体化。
- 心血管危险因素的控制是老年糖尿病成功管理中非常重要的一个方面。
- 对功能良好的能独立生活的老年糖尿病患者，糖化血红蛋白（HbA_{1C}）的目标值是 7.0%~7.5%。
- 老年糖尿病患者更易发生低血糖，并且更难以从低血糖状态中恢复，低血糖的危害更大。
- 应评估每位老年糖尿病患者发生低血糖的风险并制定个体化的方案来控制血糖的波动，减少低血糖的风险。
- 强调对老年糖尿病患者或照护者进行低血糖的教育。

参考文献

［1］ International Diabetes Federation. Managing older people with type 2 diabetes ［M］. Brussels: International Diabetes Federation, 2013.

［2］ American Diabetes Association. Standards of medical care in diabetes—2013 ［J］. Diabetes Care, 2013, 36 Suppl 1: S11－66.

［3］ China National Diabetes and Metabolic Disorders Study Group. Prevalence of diabetes among men and women in China ［J］. N Engl J Med, 2010, 362 (12): 1090－1101.

［4］ 中华医学会糖尿病学分会. 中国2型糖尿病防治指南 ［M］. 北京：北京大学医学出版社，2011.

［5］ Inzucchi S E, Bergenstal R M, Buse J B, et al. Management of hyperglycemia in type 2 diabetes: a patient-centered approach: position statement of the American Diabetes Association (ADA) and the European Association for the Study of Diabetes (EASD) ［J］. Diabetes Care, 2012, 35 (6): 1364－1379.

［6］ Sinclair A J, Paolisso G, Castro M, et al. European Diabetes Working Party for Older People 2011 clinical guidelines for type 2 diabetes mellitus ［J］. Executive summary. Diabetes Metab, 2011, 37 Suppl 3: S27－38.

［7］ Sinclair A, Morley J E, Rodriguez-Manas L, et al. Diabetes mellitus in older people: position statement on behalf of the International Association of Gerontology and Geriatrics (IAGG), the European Diabetes Working Party for Older People (EDWPOP), and the International Task Force of Experts in Diabetes ［J］. J Am Med Dir Assoc, 2012, 13 (6): 497－502.

［8］ International Diabetes Federation. Managing older people with type 2 diabetes ［M］. Brussels: International Diabetes Federation, 2013.

［9］ Sinclair A, Morley J E, Rodriguez-Manas L, et al. Diabetes mellitus in older people: position statement on behalf of the International Association of Gerontology and Geriatrics (IAGG), the European Diabetes Working Party for Older People (EDWPOP), and the International Task Force of Experts in Diabetes ［J］. J Am Med Dir Assoc, 2012, 13 (6): 497－502.

纵深阅读

Management of hyperglycemia in geriatric patients with diabetes mellitus: South Asian consensus guidelines. India J Endocr Metab, 2011, 15 (2): 75－90.

（李　峻）

第十九章　老年甲状腺疾病

学习目的：
● 掌握老年甲状腺疾病的诊断与治疗要点。
● 熟悉老年甲状腺病理的生理及临床特点。
● 了解老年甲状腺疾病的临床研究现状。

典型病例：

患者女性，76 岁，近 1 个月家人发现其嗜睡、情绪低落、食欲减低，曾于神经内科门诊就诊，行头颅影像学等相关检查无阳性发现。门诊体格检查：患者反应迟钝，贫血貌，皮肤粗糙，双下肢非凹陷性水肿。追问病史，患者 30 年前曾因"甲亢"行 ^{131}I 治疗，治疗后未再复查甲状腺功能。行甲状腺功能检查：TSH 高于 100 mU/L，T_4 低于 0.40 nmol/L，FT_4 为 0.45 pmol/L。予以左甲状腺素片治疗后患者意识清楚，生活能自理。

临床问题：

1. 老年甲状腺功能减退症的临床表现有何特点？

2. 老年甲状腺功能减退症的病因是什么？

3. 老年甲状腺功能减退症的诊断和治疗？

甲状腺疾病是常见内分泌疾病，国内外研究均显示老年人群是甲状腺疾病的高发人群。临床常见的老年甲状腺疾病主要包括甲状腺代谢相关疾病（单纯性和结节性甲状腺肿）、甲状腺炎性疾病（慢性淋巴细胞性甲状腺炎、亚急性甲状腺炎）及甲状腺良性和恶性肿瘤等。其中，甲状腺疾病导致的甲状腺功能变化对老年人危害较大，但由于其发病隐匿、临床表现不典型，往往不能得到及时诊治。因此，加强对老年人甲状腺疾病的重视，提高对老年甲状腺疾病的诊治水平至关重要。

第一节　老年甲状腺疾病的特点

1. 甲状腺功能改变患病率高

以甲状腺功能减退症（又称甲状腺功能减低症，简称甲减）为例，甲减的患病率为 2%～7%，亚临床甲减的患病率更高。有观察性研究发现，年龄大于 60 岁的女性检出率高达 20%，年龄大于 75 岁的男性检出率达 16%，其患病率女性可高达 5%～20%，男性为 3%～8%。

2. 临床表现不典型，易误诊

老年甲状腺疾病的表现与年轻人相比差异较大，年龄越大甲减的表现越不典型。老年甲减的主诉较少，多表现为厌食、体重减轻、水肿、心包积液、衰弱及活动减少等，易与衰老相混淆。亚临床甲减表现更为隐匿，容易漏诊或误诊。老年甲状腺功能亢进症（简称老年甲亢）也往往缺乏典型表现，患者年龄越大，其典型症状和体征越少。老年甲亢以体重减轻、乏力、淡漠为突出表现，少见食欲亢进、多见食欲减退。老年甲亢易发生心房颤动，进而发展为心力衰竭引起早期死亡，心房颤动也使脑卒中的危险性增加。

3. 甲状腺结节患病率逐年增高

甲状腺结节由于不引起患者不适，甚至难以被触及，常被患者和医生忽视，认为是少见疾病。实际上，甲状腺结节在人群中的发病率并不低，甚至远远超出一般估计。欧美资料表明，普通人群中甲状腺结节的发病率随着年龄的增长而不断增高。在美国年龄大于或等于 50 岁的人群中，可触及的甲状腺结节患病率约为 5％；如果 B 超检查，患病率可高达 50％~70％。我国中老年人的甲状腺结节患病率较高，且无论男女，结节患病率均随着年龄的增长逐渐增高。国内一项研究结果显示，938 名中老年人，男性和女性甲状腺结节超声检出率分别高达 37.16％和 45.70％。

4. 甲状腺癌发病率增高

甲状腺结节大部分是良性的，甲状腺癌的比例大约为 5％。美国大型调查结果显示，女性甲状腺癌年发病率为 20.3/10 万，高发年龄为 45~49 岁；男性年发病率为 11.6/10 万，高发年龄为 65~69 岁。在老年人群中甲状腺癌患者的病死率高于其他年龄组，美国 2000—2003 年甲状腺癌平均死亡年龄为 73 岁，因甲状腺癌而死亡的患者 24％年龄在 65~74 岁，年龄大于或等于 75 岁的占到 47％，年龄大于或等于 65 岁占死亡人数的 71％。因此，年龄是判断甲状腺癌预后最主要的因素。另外，甲状腺淋巴瘤和甲状腺未分化癌在老年人群中发病率明显高于一般人群。由于老年甲状腺癌恶性程度高，预后差，因此老年人甲状腺癌的首次治疗应该更积极。

5. 甲状旁腺疾病发病率增加

甲状旁腺疾病在欧美国家多见，在内分泌疾病中，其发病仅次于糖尿病和甲状腺疾病，居第 3 位。我国尚无甲状旁腺疾病发病率的报道，其发病较欧美等西方国家明显少见，但近 20 年有日渐增多趋势。越来越多的患者因血钙普查而无意发现高血钙，进而发现原发性甲状旁腺功能亢进，发病率较以往增加了 4~5 倍。西方国家甲状旁腺疾病的高发年龄段为 50~70 岁，而我国报道的发病年龄较轻，平均年龄为 35 岁左右，以甲状旁腺腺瘤为主，达 80％~90％。主要临床症状包括骨关节痛、骨折、骨质疏松、骨囊性变、病理性骨折、泌尿系统结石、疲劳、乏力、胃或十二指肠溃疡、精神抑郁、胰腺炎等。我国 90％患者有临床症状，但是由于临床表现没有特异性，因此要求临床医生高度重视甲状旁腺疾病。

总之，老年人甲状腺和甲状旁腺疾病起病隐匿，临床表现不典型，易误诊，临床医生应加强认识，重视疾病的危害，早期发现早期治疗。

第二节 老年甲状腺功能减退症

【流行病学特点】

老年甲状腺功能减退症（简称老年甲减）的患病率高于老年甲状腺功能亢进症（简称老年甲亢），女性明显高于男性。甲减的患病率随着年龄的增长而增加，老年临床甲减的患病率为 $0.5\% \sim 5\%$，亚临床甲减的患病率为 $5\% \sim 10\%$。

【病因】

老年甲减的病因与年轻人大致相同，是由于内分泌随着年龄的增长改变使老年甲减更容易发生。根据病变发生部位，甲减病因分为原发性甲减、中枢性甲减及甲状腺激素抵抗综合征三种。其中原发性甲减占所有甲减的 95% 以上。老年甲减最常见病因是慢性淋巴细胞性甲状腺炎（即桥本甲状腺炎，Hashimoto 病）。

【临床特点】

（1）老年甲减的症状较为隐匿，自觉症状少，缺乏特异性。多数患者表现为懒言少动、记忆力减退、易疲劳、眼睑水肿、心率减慢、血脂异常、厌食等。一些甲状腺功能降低的临床表现容易误诊为其他疾病，如皮肤干燥、皮肤弹性降低、反应迟钝、无力、便秘、贫血、低钠血症、骨关节炎、感觉异常、步态异常以及肌酸磷酸激酶升高等。这些症状往往起病隐匿，进展缓慢。

（2）实验室检验结果显示，血清总 T_3（TT_3）、游离 T_3（FT_3）、总 T_4（TT_4）、游离 T_4（FT_4）降低，而促甲状腺激素（TSH）升高；部分患者无临床症状，仅有 TSH 升高，而 T_3、T_4 正常。

【诊断】

根据 TSH 升高超过正常参考值范围上限，伴 T_4 下降或 T_3、T_4 下降，合并或不合并临床症状，老年甲减可诊断。目前，TSH 正常值上限仍存在争议，各实验室一般将参考范围界定为 $2.5 \sim 5~mU/L$。2012 年美国临床内分泌医师协会（AACE）和美国甲状腺学会（ATA）共同发布的《成人甲状腺功能减退症指南》建议，非妊娠成人的血清 TSH 的靶范围应为第三代测定方法的正常范围。在碘充足地区，如果测定的正常值上限未指明，上限值应考虑采用 $4.12~mU/L$。需注意的是，低 T_3 综合征常可与甲减诊断混淆。该疾病多见于甲状腺功能正常但患有严重的非甲状腺疾病的患者，表现为游离 T_3 降低但 TSH 并不升高，而反 T_3 升高，而这些患者进行甲状腺激素替代治疗是无效的。这在老年患者尤其合并有严重疾病的老年患者较为常见，需特别注意。

【治疗】

老年甲减的治疗主要是甲状腺激素替代治疗。

1. 治疗原则

（1）强调从小剂量开始，缓慢增加剂量，维持量低于年轻患者。并发心脏病者剂量更小，因大剂量甲状腺素能引起心绞痛等心脏症状。目前临床常用甲状腺素片和左甲状腺素片，需在医生指导下用药。

（2）注重临床效果。老年患者或伴有心绞痛者，由于甲状腺激素使用后致代谢率升高，加重心脏负担，可诱发或加重心绞痛，有时甚至引起心力衰竭。因此，对这类患者既要尽可能消除甲减症状，又要使患者耐受，不苛求激素水平达到正常。

2. 治疗目标

老年甲减的治疗目标是临床甲减症状和体征消失，TSH、T_4、FT_4维持在正常范围。老年个体中（年龄>80岁），23.9％个体的TSH为2.5～4.5 mU/L，12％个体TSH在4.5 mU/L以上。因此，随着年龄的增长，TSH正常参考值范围则可适当放宽。继发于下丘脑和垂体病变的甲减，不能把TSH作为治疗指标，而应将血清T_4、FT_4达到正常范围作为治疗目标。

3. 治疗方案

左甲状腺素（$L-T_4$）是老年甲减的主要替代药物，一般需要终身替代治疗。老年人T_4替代剂量较小，约1.0 $\mu g/(kg \cdot d)$。起始剂量通常较小，如25 $\mu g/d$，2～4周增加一次剂量，直至TSH正常。合并心脏疾病的患者可在开始时使用更小替代剂量，如12.5 $\mu g/d$。治疗目标是减少或去除甲状腺功能降低的症状，而不引起不可耐受的心脏症状加重（如心绞痛）。对黏液性水肿昏迷患者，应首先去除或治疗诱因，然后予以$L-T_4$ 300～400 μg静脉注射，继之$L-T_4$ 50～100 $\mu g/d$静脉注射，直至患者可以口服后换用片剂。如果没有$L-T_4$注射剂，可将$L-T_4$片剂磨碎后由鼻胃管管饲。在应用T_4治疗前，应静脉滴注氢化可的松200～400 mg/d以避免T_4替代治疗诱发的肾上腺危象。

要点：
● 老年甲减的症状通常不典型，进展较慢，而且很多症状与增龄有关，而被患者及其家属以及医生忽略，就诊时已很严重。
● TSH升高是甲减最早出现异常的指标，游离T_4是最特异的指标。
● 老年甲减应与低T_3综合征鉴别。
● 老年甲减一般需要终身替代治疗。
● 替代治疗需从小剂量开始，逐渐加量。
● 老年患者随着年龄的增长TSH目标值可适当放宽。

第三节　老年亚临床甲状腺功能减退症

【定义】

亚临床甲状腺功能减退症，简称亚临床甲减，是指血清TSH升高超过正常参考值范围上限，伴有游离T_4正常的疾病。

【流行病学特点及预后】

亚临床甲减的患病率随着年龄的增长而增高，女性多见。年龄超过60岁的妇女患病率可达到 20%左右。

亚临床甲减的主要危害包括：血脂代谢异常（总胆固醇和 LDL - C 升高）及其导致的动脉粥样硬化；发展为临床甲减。部分研究认为，亚临床甲减伴有左心室舒张功能和收缩功能异常，也是动脉粥样硬化和心肌梗死的重要危险因素之一，但尚缺乏大规模前瞻性研究结果证实。至今为止，尚无研究证实治疗亚临床甲减可降低病死率。

【诊断】

根据 TSH 升高超过正常参考值范围上限，游离 T_4 正常可诊断。由于亚临床甲减是一个实验室诊断，所以诊断前首先要排除其他原因引起的血清 TSH 增高，如低 T_3 综合征的恢复期、中枢性甲减、糖皮质激素缺乏等。抗过氧化物酶抗体（TPO 抗体）的存在增加了患病的风险，在 TPO 抗体阳性的患者中，患病率为 4.3%，而对没有检测出 TPO 抗体的患者，患病率是 2.6%。

【治疗】

美国甲状腺学会（ATA）和美国临床内分泌医师学会（AACE）专家小组已达成共识，在老年人中如果出现 TSH 持续高于 10 mU/L，就应该开始 $L - T_4$ 替代治疗。治疗的目标和方法与临床甲减一致，治疗中要定期监测血清 TSH，因为 $L - T_4$ 过量可以导致心房颤动和骨质疏松。若 TSH 为 4～10 mU/L，不主张给予 $L - T_4$ 治疗，应每 6～12 个月监测 TSH 的变化。部分外国学者认为，TPO 抗体滴度的升高通常意味着最终会出现甲状腺功能衰竭和显性甲减，此时需要开始对这些患者进行 T_4 替代治疗。目前对亚临床甲减的筛查意见也不一致，部分专家建议年龄在 60 岁以上人群（女性可放宽至 50 岁），有甲状腺手术或[131]I 治疗史或有非甲状腺相关的头颈部恶性肿瘤的放射治疗史者，既往甲状腺功能异常者，有自身免疫性疾病个人史和家族史者，有精神病史者，有胺碘酮或锂等用药史者等高危人群应筛查亚临床甲减。

> 要点：
> ● 老年亚临床甲减发病率高，TPO 抗体阳性的患者更高，需长期随访。
> ● 老年亚临床甲减的危害：不仅能导致甲减，而且能导致脂代谢异常和心血管疾病，是动脉粥样硬化和心肌梗死的重要危险因素。
> ● 老年亚临床甲减：进行性 TSH 升高或 TSH 持续高于 10 mU/L，需进行 $L - T_4$ 替代治疗。

第四节　老年甲状腺功能亢进症

典型病例：

患者，女性，64 岁，怕热、心悸 2 年余，于当地医院行心电图提示快速心房颤动，按冠心病治疗症状可缓解，但反复发作，于我院住院进一步治疗。入院体格检查：脉搏频率为 97 次/分，血压为 120/80 mmHg，消瘦、面色潮红，无眼球突出、甲状腺肿大。心率为 137 次/分，心律绝对不齐，第一心音强弱不等。心电图提示快速心房颤动心律，

$V_1 \sim V_6$导联 ST – T 压低 0.05 mV。甲状腺功能检查：TSH 为 0.007 3 mU/L，FT_3为 10.67 pmol/L，T_3为 3.96 nmol/L，FT_4为 26.31 pmol/L，T_4为 196.39 nmol/L。

临床问题：

1. 老年甲状腺功能亢进症的临床表现有何特点？

2. 老年甲状腺功能亢进症的诊断？

3. 老年甲状腺功能亢进症的治疗？

【流行病学特点】

甲状腺功能亢进症简称甲亢。老年人群中甲亢的患病率为 0.5%~2.3%。所有成人甲亢患者中有 15%~25%发生于年龄在 60 岁以上的老年人，女性患病率高于男性 10 倍。1980 年，北京医院报道年龄在 60 岁以上的老年人患甲亢者占同期甲亢者 4.7%，女性：男性为 3.5∶1。一组对 559 名无临床表现的老年人进行甲状腺功能测定调查，发现甲亢的检出率达 0.47%。可见甲亢是老龄人群常见的疾病。

【病因】

老年人最常见的是多结节性毒性甲状腺肿。值得注意的是老年人中甲状腺结节十分多见，伴有甲亢时不一定都是多结节性毒性甲状腺肿。此外，自身免疫性甲状腺病导致的甲亢，碘诱发甲亢在老年人中也常可遇到。其他类型甲亢在老年人中均为罕见。

1. 多结节性毒性甲状腺肿

多结节性毒性甲状腺肿是老年甲亢最常见病因，其病理生理学机制尚不明确，可能是因甲状腺中某些细胞对 TSH、胰岛素样生长因子、成纤维细胞生长因子等甲状腺刺激物反应敏感而呈结节状增生，发展成为滤泡腺瘤或腺瘤样增生，进而自发性产生甲状腺激素，引起甲亢。

2. Graves 病

Graves 病（GD）是促甲状腺素受体抗体（TRAb）刺激 TSH 受体引起甲状腺激素过度产生的一种自身免疫性甲状腺病，占所有甲亢的 85%左右，但在老年人中并不常见，女性发病率高。

3. 胺碘酮

胺碘酮是一种常用抗心律失常药物，胺碘酮含有 37%的碘，在碘充足地区，约 6%使用该药的患者发生甲亢。胺碘酮源性甲状腺毒症（AIT）分为两种类型：1 型为碘源性，2 型为甲状腺炎。1 型 AIT 是由于胺碘酮中碘含量高而引起的碘源性甲状腺毒症；2 型 AIT 是由于胺碘酮对甲状腺细胞的直接破坏造成的。两型 AIT 常鉴别不清，部分患者可合并两种情况。在碘充足地区，6%使用该药的患者出现 AIT，在碘缺乏地区，10%的患者出现 AIT。

【临床表现】

1. 症　状

老年患者的甲亢表现通常不典型，也可无症状，在常规检查中偶然发现。

（1）心血管系统：老年甲亢患者心率增快不如青年患者明显，心房颤动、心力衰竭和心绞痛是老年甲亢最常见表现，有时可成为老年甲亢的唯一特征。尤其在老年患者可见诱发或加重已存在或潜在的缺血性心脏病，进而诱发心力衰竭。10％～15％甲亢患者发生心房颤动，13％～30％的心房颤动老年患者有甲亢。甲亢患者发生心力衰竭时，30％～50％与心房颤动并存。因此，对新出现心房颤动、心绞痛或心力衰竭的老年人需进行甲亢筛查。

（2）消化系统：食欲亢进和体重明显减轻是甲亢的特征之一。但在老年患者，食欲亢进者不到1/4，相反1/3～1/2的患者厌食，并可伴其他胃肠症状，如腹痛、恶心和顽固性呕吐；甲亢常伴有腹泻，但在老年人也可有便秘。

（3）神经精神系统：T_3、T_4作用于神经系统，导致患者出现神经过敏、易于激动、烦躁多虑、多言多动等甲亢典型症状，但在老年人只占25％。有时老年甲亢患者反而表现为寡言、嗜睡、抑郁和神情淡漠，并显得衰老，甚至出现恶病质，这种情况称之为"淡漠型甲亢（apathetic hyperthyroidism）"，临床容易误诊或漏诊。甲亢长期未得到诊断和治疗，可以导致全身各器官极度衰竭，并易诱发危象，应予警惕。

（4）肌肉骨骼系统：患者可能主诉从椅子上起立困难（近端肌无力），部分表现为低钾周期性瘫痪。老年女性更多出现甲亢性骨质疏松，表现为骨骼脱钙、病理性骨折，应注意与老年骨质疏松症鉴别。

2. 体　征

（1）甲状腺肿：甲状腺肿是甲亢患者的主要临床表现之一，但不少老年患者甲状腺肿大常不明显。

（2）眼征：老年人常不明显。

3. 并发症

（1）甲亢性心脏病（简称甲心病）：是甲亢常见合并症，国内报告占住院甲亢患者的8.6％～17.5％。老年甲亢合并甲心病的比率更高。

（2）甲状腺危象：本症是甲亢最严重的并发症，老年人尤其危险。在甲亢未得到控制的情况下，受到应激刺激（如严重感染、外伤、手术），或重症甲亢患者进行[131]I放射治疗时未采取必要措施，都可导致甲状腺危象发生。

4. 实验室检验

TSH检测诊断甲亢的敏感性和特异性不低于98％，但确诊还需检测FT_4。大多数无症状的血清TSH低的患者，在临床上处于甲状腺功能正常状态，且T_3、T_4均正常，4～6周后复查TSH亦恢复至正常水平。

【诊断标准】

1. 老年甲亢的诊断标准

老年甲亢的诊断标准同成人甲亢诊断标准。①临床高代谢的症状和体征。②甲状腺体征：甲状腺肿和/或甲状腺结节，少数病例无甲状腺体征。③血清激素：TT_4、FT_4、TT_3、FT_3增高，TSH降低（一般低于$0.1\,mU/L$）。T_3型甲亢时仅有TT_3、FT_3升高。

2. 甲心病的诊断标准

①心脏扩大；②明显心律失常（心房颤动、室上性心动过速、室性心动过速、传导阻滞和频发期前收缩等）；③充血性心力衰竭；④心绞痛或急性心肌梗死；⑤甲亢控制后心脏损害明显好转或消失。在确诊甲亢的基础上，上述①～④条中符合任何一条加上⑤条，并排除其他原因导致的心脏病后，甲心病诊断可成立。其中以心房颤动（包括阵发性或持续性）发生率最高，其次是心脏扩大及心力衰竭，全心衰竭在老年人中更为多见。

3. 甲状腺危象的诊断标准

甲状腺危象（thyroid storm or thyroid crisis）也称为甲亢危象，表现为所有甲亢症状的急骤加重和恶化，多发生于较重甲亢未给予治疗或治疗不充分的患者，是甲亢最严重的并发症，病死率高达20%以上。常见临床表现包括：高热、大汗、心动过速（140次/分以上）、烦躁、焦虑不安、谵妄、恶心、呕吐、腹泻，严重患者可有心力衰竭，休克及昏迷。老年甲亢患者具有典型表现者较少，往往以某一系统的症状为突出表现，年龄在70岁以上的老年人更应警惕淡漠型甲状腺危象。甲状腺危象的诊断可依据甲状腺危象评分系统（表19-1）。

【治疗】

老年甲亢和年轻人一样可采取抗甲状腺药物、手术及放射性[131]I治疗。

1. 多结节性毒性甲状腺肿

多结节性毒性甲状腺肿患者使用抗甲状腺药物通常起效慢，且不能获得持久性缓解，可采用放射性[131]I进行治疗。由于出现多结节性甲状腺肿时甲状腺组织的活性发生改变，[131]I治疗后发生甲减的风险较低，但部分患者仍可能随着时间推移出现甲减，应常规监测甲状腺功能。老年人多同时患有其他疾病，与手术相关的风险随着年龄的增长而增加，衰弱老年人不建议手术治疗（手术前必须通过抗甲状腺药物使甲状腺功能恢复正常）。

2. Graves病

对患Graves病的老年患者，[131]I是首选治疗方法。[131]I治疗的并发症包括不可逆转的甲减，可能出现放射性甲状腺炎加重眼病。发生甲减后，可以用$L-T_4$替代治疗，可使患者的甲状腺功能维持正常。其他治疗方法包括使用抗甲状腺药物。大多数患者对抗甲状腺药物耐受良好，但少数过敏性体质者可出现白细胞减少、皮疹、肝炎和药物热等不良反应。对[131]I和内科药物治疗无效的患者可进行甲状腺次全切除术。

3. 毒性甲状腺腺瘤

对毒性甲状腺腺瘤多采用[131]I治疗。若怀疑存有恶性可能，或者不能耐受[131]I治疗的患者，可使用外科手术进行治疗。

4. 胺碘酮

国外指南建议在胺碘酮治疗前和开始治疗第1和第3个月时检查甲状腺功能，其后间隔3～6个月进行监测。1型AIT应使用甲巯咪唑治疗，2型AIT需使用糖皮质激素。在两种亚型不能明确鉴别时，可使用泼尼松（强的松）和甲巯咪唑联合治疗以稳定控制病情，其后再单独减量。若药物不能控制，可能需要甲状腺切除术治疗。治疗前需告知患者这种情况下进行甲状腺切除术会有较高的并发症发生率和病死率（9%），但延误或延期手术的死亡风险更高。

表 19-1 甲状腺危象评分系统

标　准	分数	标　准	分数
体温（℃）*		心血管系统	
37.2~37.7	5	心动过速（次/分）	
37.8~38.3	10	100~109	5
38.3~38.8	15	110~119	10
38.9~39.4	20	120~129	15
39.5~39.9	25	130~139	20
≥40	30	≥140	25
胃肠或肝功能异常		心房颤动	
无异常	0	无	0
轻度：腹泻、恶心、呕吐、腹痛	10	有	10
重度：黄疸	20	心力衰竭	
中枢神经系统表现		无	0
无异常	0	轻度	5
轻度异常：烦躁	10	中度	10
中度异常：谵妄、精神失常、嗜睡	20	重度	20
重度异常：抽搐、昏迷	30		分数
存在应激性事件			
无	0		
有	10		

判断标准：总分≥45分提示为甲状腺危象，总分25~44分为甲状腺危象前期，总分<25分可排除甲状腺危象。

＊原文为华氏温度。

编译自：2011年ATA/AACE《甲亢和其他病因甲状腺毒症诊治指南》。

要点：
- 心房颤动、心力衰竭和心绞痛有时可成为老年甲亢的唯一表现，极易误诊。
- 老年患者高代谢的症状常不典型，相反表现为乏力、厌食、抑郁、嗜睡、体重明显减轻，称为"淡漠型甲亢"。
- 老年甲亢首选[131]I治疗，[131]I治疗后的患者应随访甲状腺功能，以早期发现甲减。

第五节　老年甲状腺结节

甲状腺结节是指甲状腺细胞在局部异常生长所引起的散在病变。甲状腺结节很常见，5%～15%的甲状腺结节为恶性，即甲状腺癌。多数良性甲状腺结节不需要特殊处理，定期随访即可。因此，甲状腺结节评估的要点是良恶性结节的鉴别。

（1）结节增长快伴疼痛多为恶性，但急剧增大伴疼痛多为甲状腺腺瘤内出血或急性甲状腺炎。

（2）良性结节多质软光滑、活动性好；恶性多为固定、无痛，且伴邻近淋巴结肿大。

（3）影像学检查囊性多为良性，恶性多为实质性，且有淋巴结转移。

（4）同位素扫描良性多为热结节或温结节，恶性多为冷结节。

（5）良性结节多无临床症状，定期复查影像学检查即可。恶性结节早期也无症状，晚期增大可以出现压迫症状，如吞咽困难、声音嘶哑、呼吸困难等。老年人即使甲状腺结节为恶性，大多数也以恶性程度较低的乳头状或乳头滤泡状癌居多，预后良好。

研究结果显示，甲状腺结节患者如伴有 TSH 低于正常，其结节为恶性的比例低于伴有 TSH 正常或升高者。因此，所有甲状腺结节患者均应检测 TSH。血清甲状腺球蛋白不能鉴别甲状腺结节的良恶性。降钙素（calcitonin，CT）由甲状腺滤泡旁细胞（C 细胞）分泌。血清降钙素大于 100 ng/L 提示甲状腺髓样癌（medullary thyroid carcinoma，MTC）。但是，MTC 的发病率低，血清降钙素升高但不足 100 ng/L 时，诊断 MTC 的特异性较低，因此，2012版中国指南不建议也不反对应用血清降钙素指标筛查 MTC。

高分辨率超声检查是评估甲状腺结节的首选方法，直径大于 1 cm 且伴有血清 TSH 降低的甲状腺结节，应行甲状腺^{131}I 或^{99m}Tc 核素显像，判断结节是否有自主摄取功能。不建议将 CT、MRI 检查和^{18}F－FDG PET 作为评估甲状腺结节的常规检查。凡是直径大于 1 cm 的甲状腺结节，均可考虑做细针穿刺活检（fine needle biopsy，FNAB）；直径小于 1 cm 的甲状腺结节，不推荐常规行 FNAB。体积增大超过 50% 的甲状腺结节，是 FNAB 的适应证。

多数良性甲状腺结节仅需定期随访，不需要特殊治疗。少数情况下，可选择手术治疗、TSH 抑制治疗、^{131}I 治疗或者其他治疗手段。多数甲状腺良性结节的随访间隔为 6～12 个月；暂未接受治疗的可疑恶性或恶性结节，可以缩短随访间隔时间（图 19－1）。

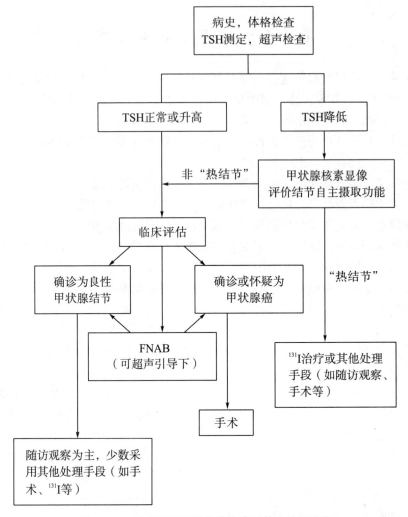

图 19-1 成人甲状腺结节的临床评估和处理流程

FNAB：细针穿刺活检；TSH：促甲状腺激素。

引自：2012中国《甲状腺结节和分化型甲状腺癌诊治指南》。

参考文献

［1］The American Geriatrics Society. 现代老年医学概要［M］. 第六版. 田新平，谢海雁，沈悌，主译. 北京：中国协和医科大学出版社，2012.

［2］Lee J S，Buzková P，Fink H A，et al. Subclinical thyroid dysfunction and incident hip fracture in older adults［J］. Arch Intern Med，2010，170（21）：1876-1883.

［3］中华医学会内分泌学分会，中华医学会外科学分会，中国抗癌协会头颈肿瘤专业委员会，等. 甲状腺结节和分化型甲状腺癌诊治指南［J］. 中华内分泌代谢杂志，2012，28（10）：779-797.

［4］Co-sponsored by the American Association of Clinical Endocrinologists and the American Thyroid Association. Clinical Practice Guidelines for Hypothyroidism in Adults［J］. Endocr Pract，2012，18（6）：988-1028.

纵深阅读

2011 ATA/AACE Hyperthyroidism and Other Causes of Thyrotoxicosis: Management Guidelines of the American Thyroid Association and American Association of Clinical Endocrinologists. Thyroid. 2011 Jun, 21 (6): 593-646.

（陈景言　陈平）

第二十章　老年血脂异常

学习目的：

● 掌握血脂异常的危险分层和治疗。

● 熟悉血脂异常的筛查和诊断，危险因素的预防措施。

● 了解血脂异常的流行病学特点和心血管疾病的关系。

典型病例：

患者，男性，75 岁，因发现血糖升高 12 年，双下肢麻木、疼痛 1 个月入院。入院后查血糖为 12.1 mmol/L，甘油三酯为 4.5 mmol/L，总胆固醇为 6.3 mmol/L，HDL-C 为 0.85 mmol/L，LDL-C 为 2.6 mmol/L。入院后诊断为：①2 型糖尿病，糖尿病周围神经病变；糖尿病下肢动脉狭窄；②高血压病（3 级，高危）；③血脂异常。

临床问题：

1. 该患者的血脂异常为哪一类？

2. 如何评估和治疗该患者的血脂异常？

大量循证医学证据表明，血清总胆固醇或低密度脂蛋白胆固醇升高是冠心病和缺血性脑卒中的独立危险因素之一。尽管大量随机对照试验结果证实了调脂治疗的安全性和有效性，但是由于大多数试验的纳入标准为年龄在 70 岁以下的心血管疾病高危患者，因此，临床医生对老年人群，尤其高龄老年人群的调脂治疗能否获益，以及长期治疗的安全性心存疑虑。本章从循证医学角度，阐述老年患者血脂异常的诊断和治疗。

第一节　概　述

临床所重视的血脂异常主要是总胆固醇（total cholesterol，TC）、低密度脂蛋白胆固醇（low density lipoprotein cholesterol，LDL-C）及三酰甘油（甘油三酯，triglyceride，TG）升高，高密度脂蛋白胆固醇（high density lipoprotein cholesterol，HDL-C）降低。由于对动脉粥样硬化起致病作用的血脂主要是 LDL-C，现在划分心血管病危险水平及制定调脂治疗目标时都主张用 LDL-C。

美国国家胆固醇教育计划的防治指南（ATPIII）根据大量流行病学调查与临床研究证据，提出了血脂分层方案，该方案对老年人同样适用（表 20-1）。

表 20 - 1 血脂水平的参考标准

分 层	TC (mmol/L)	LDL-C (mmol/L)	HDL-C (mmol/L)	TG (mmol/L)
合适范围	<5.18	<3.37	≥1.04	<1.76
边缘升高	5.18~6.18	3.37~4.13		1.76~2.26
升高	≥6.19	≥4.14	≥1.55	≥2.27
降低			<1.04	

TC：总胆固醇；LDL-C：低密度脂蛋白胆固醇；HDL-C：高密度脂蛋白胆固醇；TG：三酰甘油（甘油三酯）。

一、血脂的增龄性变化

纵向研究结果显示，成年以后 TC 与 LDL-C 随着年龄的增长而上升，在相同的生活条件下，年龄在 50 岁以前男性高于女性，50 岁以后则女性高于男性。男性从青春期到 50 岁左右，TC、LDL-C 随着年龄的增长逐渐升高，直到 70 岁有一个平台期，以后随着年龄的增长轻度降低。老年人出现的 TC、LDL-C 下降，HDL-C 升高，主要见于体重下降的老年人，年龄不是主要因素。女性在 25 岁之前，血清胆固醇轻度高于男性；在 25~55 岁，血清胆固醇也逐渐升高，但增加的幅度略低于男性；到 55~60 岁，女性和男性血清胆固醇基本接近；以后年龄段则高于男性。

血清胆固醇的增龄性变化主要是由于 LDL-C 的升高，而 HDL-C 随年龄变化不大，女性比男性大约高 0.26 mmol/L。年龄相关的 LDL-C 升高的原因目前尚不清楚，肝脏中 LDL-C 受体下降，导致 LDL-C 降解下降可能是主要原因。我国人群血脂水平虽比发达国家低，但这种男性、女性变化规律基本一致。在北京居民调查中，青年人 TC 均值为 4.4 mmol/L，而中老年人群已达 5.2 mmol/L。老年男性 TC 和 LDL-C 比青年期约高 30%，女性由于更年期上升幅度比男性更大。

二、老年血脂增高的流行病学特点

据统计，美国有 32% 的老年男性和 52% 的老年女性患有高胆固醇血症（血清总胆固醇>6.2 mmol/L）。国内的调查报告显示，年龄在 60 岁以上的老年人，高脂血症（高胆固醇血症和高三酰甘油血症）的总检出率男性为 13.8%，女性为 23.5%。

三、老年血脂异常的影响

老年人是发生心脑血管事件的高危人群，血脂异常是心脑血管事件的危险因素之一。对老年人群的流行病学研究结果显示，老年人总死亡率及心血管疾病病死率与 LDL-C 水平呈"U"型关系，LDL-C 低于 2 mmol/L（77 mg/dl）或高于 5 mmol/L（193 mg/dl）时，总死亡率及心血管疾病病死率升高，这可能和这类患者往往体重较轻有关；LDL-C 为 3~4 mmol/L（115~154 mg/dl）时总死亡率和心血管疾病病死率最低。

相当高比例的老年人患有心血管疾病。例如，年龄在 65 岁以上的男性中，接近半数死于冠心病，而肿瘤和感染导致的死亡分别不到 25% 和 2%。老年女性由于冠心病导致的死亡甚至更高（>56%），而肿瘤导致的死亡尚不到 20%。

在老年人中，高胆固醇血症和冠心病的相关性已经得到了很多研究的支持。随机对照试验结果显示，血脂异常患者经他汀类药物治疗后，心血管疾病的患病率和病死率的绝对下降在年龄为 65 岁以上老年人比 65 岁以下者更加显著。在既往有心肌梗死病史，且血清 LDL - C 高于或等于 3.24 mmol/L（125 mg/dl）的老年人，使用他汀类药物治疗可以减少 60～100 岁的老年人新发冠脉事件的发生率，而且还可以减少 60～90 岁的老年人新发脑卒中率。血清 LDL - C 降至低于 2.34 mmol/L（90 mg/dl）的老年人新发冠脉事件和脑卒中率降低最明显。在心血管健康研究（cardiovascular health study，CHS）中，对 1 250 名年龄在 65～80 岁的女性和 664 名男性随访 7.3 年，这些患者没有心血管疾病，但有高胆固醇血症。结果发现，他汀类药物可以使全因死亡率明显下降 44%，使心血管事件发生率降低 56%。

四、老年调脂治疗现状

尽管循证医学提供了老年患者接受调脂治疗的有效性和安全性的有力证据，但研究发现老年人的高胆固醇血症存在明显的治疗不足现象。心血管健康研究（CHS）对 5 000 名（社区居住）65 岁以上老年人进行随访研究的结果显示，1989—1990 年中有调脂治疗适应证的男性仅有 4.5% 和女性 5.9% 使用了降血脂药。到 1995—1996 年也仅分别上升到 8.1% 和 10.0%。国内叶平调查发现，虽然从 1997 年开始他汀类药物在不稳定型心绞痛患者中的应用有逐年增长的趋势（从 1997 年的 7.2% 上升至 2002 年的 42%），但仍存在明显的不足。血清总胆固醇水平的达标率（<4.68 mmol/L）较低（1997 年为 27.2%，2002 年为 42%），与国际上的调查结果非常相似。

要点：
- 由于对动脉粥样硬化起致病作用的主要是 LDL - C，现在划分心血管病危险水平及制定调脂治疗目标时都主张用 LDL - C。
- 血清胆固醇的增龄性变化主要是由于 LDL - C 的升高，而 HDL - C 随年龄变化不大。
- 在老年人中，高胆固醇血症和冠心病的相关性已经得到了很多研究的支持。血脂异常患者经他汀类药物治疗后，心血管疾病的患病率和病死率绝对下降。
- 尽管他汀类药物的应用有逐年增加的趋势，老年人的高胆固醇血症仍存在明显的治疗不足现象。

第二节　老年血脂异常的诊断、分型和危险分层

鉴于目前老年人群研究数据缺乏，血脂异常的诊断和危险分层方案参考 2007 年《中国成人血脂异常防治指南》和 2010 年《中国血脂异常老年人他汀类药物使用专家共识》。还需注意排除有无全身系统性疾病和部分药物（如利尿药、β 受体阻滞剂、糖皮质激素等）引起的继发性血脂异常。

一、血脂异常的诊断标准

血脂异常的诊断标准详见表 20 - 1。

二、高脂蛋白血症的表型分型法

世界卫生组织（WHO）制定了高脂蛋白血症分型，共分为 6 型，即 I、II_a、II_b、III、IV 和 V 型。这种分型方法对指导临床上诊断和治疗高脂血症有很大的帮助，但也存在不足之处，其最明显的缺点是过于繁杂。从实用角度出发，血脂异常可进行简易的临床分型，详见表 20 - 2。

表 20 - 2　血脂异常的临床分型和 WHO 分型

分型	TC	TG	HDL - C	WHO 分型
高胆固醇血症	增高	—	—	II_a
高三酰甘油（甘油三酯）血症	—	增高	—	IV、I
混合型高脂血症	增高	增高	—	II_b、III、IV、V
低高密度脂蛋白血症	—	—	降低	

TC：总胆固醇；TG：三酰甘油（甘油三酯）；HDL - C：高密度脂蛋白胆固醇。

三、血脂异常的危险分层

血脂异常的危险分层分为低危、中危和高危。冠心病等危症是指非冠心病患者 10 年内发生主要冠状动脉事件的危险与冠心病相同，或者新发和再发缺血性心血管事件的危险高于 15%，包括糖尿病、有症状的颈动脉疾病、缺血性脑卒中、短暂性脑缺血、周围动脉疾病、腹主动脉瘤等（表 20 - 3）。

表 20 - 3　血脂异常危险分层方案

危险分层	TC 5.18～6.19 mmol/L 或 LDL - C 3.37～4.13 mmol/L	TC≥6.20 mmol/L 或 LDL - C≥4.14 mmol/L
无高血压且其他危险因素数≤2	低危（<2.5%）	低危（<5%）
高血压或其他危险因素≥3	低危（<5%）	中危（5%～10%）
高血压且有 1 或 2 个其他危险因素	中危（5%～10%）	高危（10%～15%）
高血压且其他危险因素≥3	高危（10%～15%）	极高危（>15%）

TC：总胆固醇；LDL - C：低密度脂蛋白胆固醇。

其他危险因素：包括年龄（男性≥45 岁，女性≥55 岁）、吸烟、糖尿病、低高密度脂蛋白胆固醇、肥胖和早发缺血性心血管疾病家族史。括号内为 50 岁患者今后 10 年发生缺血性心血管疾病的绝对危险。

要点：
- 血脂异常的临床分型有高三酰甘油血症、高胆固醇血症、混合型高脂血症和低高密度脂蛋白血症。
- 血脂异常的危险分层分为低危、中危、高危和极高危。危险程度越高，10 年内心血管事件发生率越高。

第三节　老年人调脂治疗的安全性、指征和目标

一、老年人调脂治疗的安全性

由于老年人常患有多种慢性疾病需服用多种药物治疗，加之老年人有不同程度的肝肾功能减退，药物代谢动力学改变，易于因药物的相互作用而发生不良反应。然而，目前关于老年血脂异常的研究证据有限，尚待进一步大样本高质量的研究。有限的大型临床试验并未发现他汀类药物在老年患者中不良反应增加的证据。PROSPER 研究对年龄在 70 岁以上的老年患者进行前瞻性观察，尽管每名老年患者平均服用 3.6 种药物，普伐他汀组患者最多用药达 16 种，安慰剂组达 14 种，但合并使用普伐他汀未见明显的不良反应，肝酶的升高和肌病的发生率与安慰剂组相同。对 LIPID、CARE 等研究的老年亚组分析显示，虽然老年组患者伴有其他严重不良事件（如癌症、呼吸和胃肠疾病、肾病等）的数量显著增高，但接受他汀类药物治疗的老年患者上述事件的发生率并不高于安慰剂组。

二、血脂异常的治疗指征和目标

冠心病和冠心病等危症患者，在未来 10 年内均具有极高的发生缺血性心血管事件的综合危险，需要积极调脂治疗。血脂异常的治疗指征和目标值见表 20-4。

表 20-4　血脂异常的治疗指征和目标值

危险分层	条　件	LDL-C 目标	开始非药物治疗（TLC）	考虑药物治疗
低危	0 或 1 个危险因素	<4.16 mmol/L	≥4.16 mmol/L	≥4.94 mmol/L；两可值：4.16~4.91 mmol/L
中危	2 个以上危险因素，10 年 CAD 风险<10%	<3.38 mmol/L	≥3.38 mmol/L	≥4.16 mmol/L
中高危	2 个以上危险因素，10 年 CAD 风险 10%~20%	<3.38 mmol/L	≥3.38 mmol/L	≥3.38 mmol/L；两可值：2.6~3.35 mmol/L
高危	CVD、DM，或 10 年 CAD 危险>20%	<2.6 mmol/L	≥2.6 mmol/L	≥2.6 mmol/L
极高危	DM＋CAD，急性冠脉综合征，多个严重或控制不佳的危险因素	<1.82 mmol/L	≥2.6 mmol/L	≥2.6 mmol/L；两可值：1.82~2.57 mmol/L

LDL-C：低密度脂蛋白胆固醇；TLC：治疗性生活方式改变；CAD：冠心病；DM：糖尿病；CVD：心血管疾病。

要点：
- 大规模的临床试验未发现他汀类药物在老年患者中引起不良反应增加的证据。
- 血脂异常的危险分层不同，开始治疗的时机和 LDL-C 的目标值也不同。

第四节　老年高脂血症治疗的非药物措施

一、治疗性生活方式改变

治疗性生活方式改变（therapeutic life-style change，TLC）是血脂异常、高血压、高血糖等多种心血管疾病危险因素的治疗基础和首要措施，主要是针对生活中可以改变的心血管危险因素（如吸烟、饮食结构不合理、肥胖、超重、缺乏体力活动等）采取积极的改善措施。其主要措施有：戒烟、限盐、限酒、加强有氧运动、减少饱和脂肪酸和胆固醇的摄入，增加蔬菜、水果、杂粮、粗粮、豆类、鱼类和可溶性膳食纤维的摄入，减轻体重等（表 20-5）。

表 20-5　治疗性生活方式改变的基本要素

要　素	建　议
减少使 LDL-C 增加的营养素	
饱和脂肪酸*	<总热量的 7%
膳食胆固醇	<200 mg/d
增加能降低 LDL-C 的膳食成分	
植物固醇	2 g/d
可溶性纤维素	10~25 g/d
总热量	调节到能够保持理想的体重或能够预防体重增加
体力活动	包括足够的中等强度锻炼，每天至少消耗 836.8 kJ（200 kcal）热量

　*：反式脂肪酸虽然属于不饱和脂肪酸，但也能够升高低密度脂蛋白胆固醇（LDL-C），不宜多摄入。

二、运动对老年高脂血症的重要性

美国疾病与预防控制中心和运动医学协会报告，24%的老年人完全不运动，54%的老年人活动不够。对高胆固醇血症的老年人，应尽量采用适合自己的有氧运动计划。老年冠心病患者的心脏康复训练被证明可以产生轻度或中度血脂代谢改善，总胆固醇可以下降约5%，三酰甘油下降约15%，LDL-C 下降约3%，HDL-C 上升约6%。对存在明显高三酰甘油血症和低 HDL-C 血症的老年人，这种改善更加明显，HDL-C 可以升高 15%。运动对血脂代谢异常的改善作用可以和药物的治疗作用相互叠加，而且有助于老年人体能和整体生理功能状态的改变，提高老年人的生存质量。

另有研究发现，经常运动和不运动的老年人群血浆 HDL-C 水平的差异大于年轻人。经常参加运动的老年人血浆 HDL-C 水平明显高于不运动者；即使是低强度运动的女性也比不运动组血浆 HDL-C 水平明显高，提示老年妇女中等量运动亦可提高血浆 HDL-C 水平。同时也观察到，经常参加运动的老年男性血浆三酰甘油水平明显降低。

三、合理饮食对老年高脂血症的重要性

饮食结构的改变非常重要。最近研究发现，既往美国心脏协会（American Heart

Association，AHA) 推荐的低热量、低脂肪、高糖类饮食反而导致三酰甘油升高和
HDL－C降低。现在有逐渐降低糖类含量、增加蛋白质摄入量的趋势。低脂肪、低糖类的
膳食结构可以增高 HDL－C，但是这种膳食结构的长期效应比较小，仅仅能降低 LDL－C
2%～5%。因此，在膳食的选择中，应该注意避免可能引起 HDL－C 降低的膳食结构。
大豆来源的蛋白质替代动物源性蛋白质可以降低 LDL－C 和三酰甘油。最近研究发现，
对轻度的高脂血症患者，用植物醇酯代替脂肪作为他汀类药物治疗的补充，可以额外降低
LDL－C 10%～15%。在膳食结构中增加可溶性膳食纤维含量，可以降低血清胆固醇水
平，特别适合容易便秘和患结肠疾病的老年人。饮食结构的调整是效价比非常高的治疗措
施，特别是对使用调脂药物不能达到降脂目标的患者。在欧洲 11 个国家进行的一项针对
年龄为 70～79 岁的老年人的研究发现，地中海饮食和健康的生活习惯，可以降低心血管
的全因死亡率超过 50%。

> **要点：**
> - 治疗性生活方式改变是血脂异常的治疗基础和首要措施。
> - 运动对血脂代谢异常的改善作用可以和药物的治疗作用相互叠加，而且有助于老年人
>   体能和整体生理功能状态的改变，提高老年人的生存质量。

第五节 老年血脂异常的药物治疗

一、老年药物调脂治疗的注意事项

在对老年人进行调脂治疗时，临床医生需要考虑的情况有：

(1) 老年人的器官功能、智力、饮食习惯、营养状态、药物费用、其他心血管药物的
选择及肾功能的监测。

(2) 老年患者进行降脂时的血脂治疗目标值与普通成人相同。老年人对药物的不良反
应可能十分敏感。

(3) 降血脂药用于老年冠心病的一级预防和二级预防是一个长期的治疗过程。许多老
年患者接受调脂治疗的同时需使用其他药物治疗并存疾病，因此需要合理使用降血脂药，
应注意因药物的相互作用而引起的不良反应。

(4) 老年患者的心排血量低、肝肾功能减退以及可能存在多药联合应用等情况，使医
生在选择降血脂药时应特别留意。一般说来，老年人耐受性较好的降血脂药是他汀类药物
和贝特类药物。

(5) 治疗严重的混合型高脂血症需他汀类药物与贝特类或烟酸类药物联合使用时，宜
根据药物代谢动力学特点，选择发生药物相互作用较少的药物，并从各自的小剂量开始，
严密观察不良反应，监测肝功能和肌酸激酶。

二、常见降血脂药

常见的降血脂药有他汀类药物、贝特类药物、烟酸及胆固醇吸收抑制剂等。

1. 他汀类药物

(1) 他汀类药物的作用：对老年人启用他汀类药物，在具体品种的选择上应根据治疗

强度、药物间相互作用和对 LDL-C、HDL-C 和三酰甘油的作用等综合考虑。他汀类药物除了直接降脂的效应外，还有很多间接作用，如改善内皮功能、减少炎症和氧化应激反应、抑制血小板聚集、改善纤溶等，这些作用导致易碎斑块变得稳定，促进新血管的形成。他汀类药物还可以降低深静脉血栓的风险，有报道称还可能减少痴呆的发生。此外，有观察性研究发现，长期使用他汀类药物的患者骨折发生率降低，这对老年人非常有利。

（2）他汀类药物对动脉粥样硬化性心血管疾病（atherosclerotic cardiovascular disease，ASCVD）一级和二级预防的证据：他汀类药物在老年人群 ASCVD 一级和二级预防中的使用指征一直存在争议。对他汀类药物临床试验老年亚组的分析和部分针对老年人设计的随机对照试验研究，证实了其降低老年人心脑血管事件发生及死亡风险的作用。但是，目前尚缺乏专为年龄在 80 岁以上的高龄老年人设计的他汀类药物防治 ASCVD 的临床试验证据。2013 年，美国心脏病学会（ACC）与美国心脏协会（AHA）联合颁布了《2013 版成人降胆固醇治疗降低 ASCVD 风险指南》，该指南不再关注 LDL-C 治疗目标，而是关注患者群体。对以下 4 种患者（表 20-6），新指南推荐使用适度或高强度的他汀类药物治疗（表 20-7）。

表 20-6 从他汀类药物治疗获益的 4 组患者

以下 4 组患者可从他汀类药物治疗中获益：

1. 确诊 ASCVD 者

2. 原发性 LDL-C 升高（≥4.9 mmol/L）者

3. 年龄在 40~75 岁、LDL-C 为 1.8~4.9 mmol/L 的糖尿病患者

4. 无 ASCVD 与糖尿病，但其 10 年 ASCVD 风险大于或等于 7.5% 者

ASCVD：动脉粥样硬化性心血管疾病；LDL-C：低密度脂蛋白胆固醇。

编译自：2013 年 ACC/AHA 成人降胆固醇治疗指南。

对不属于上述 4 组他汀类药物获益人群的患者，可进行相关生物标志物与无创检测，为风险评估提供更多依据

评估 10 年 ASCVD 风险的参考工具：http://my.americanheart.org/professional/StatementsGuidelines/PreventionGuidelines/Prevention-Guidelines_UCM_457 698_SubHomePage.jsp.

表 20-7 不同剂量他汀类药物的治疗强度

强效他汀类药物治疗（每日剂量平均降低 LDL-C 幅度高于或等于 50%）	中效他汀类药物治疗（每日剂量平均降低 LDL-C 幅度为 30%~50%）	弱效他汀类药物治疗（每日剂量平均降低 LDL-C 幅度低于 30%）
阿托伐他汀 40~80 mg 瑞舒伐他汀 20~40 mg*	阿托伐他汀 10~20 mg 瑞舒伐他汀 5~10 mg 辛伐他汀 20~40 mg 普伐他汀 40~80 mg 洛伐他汀 40 mg 氟伐他汀（缓释）80 mg（分 2 次服） 氟伐他汀 40 mg 匹伐他汀 2~4 mg	辛伐他汀 10 mg 普伐他汀 10~20 mg 洛伐他汀 20 mg 氟伐他汀 20~40 mg 匹伐他汀 1 mg

LDL-C：低密度脂蛋白胆固醇。

*：瑞舒伐他汀 40 mg 目前在我国尚未获批。

该指南提出他汀类降血脂药对 ASCVD 一级预防（表 20-8）和二级预防（表 20-9）

的应用建议。对 LDL－C 低于 4.9 mmol/L、年龄大于 75 岁的老年患者（无论是否患有糖尿病），建议在决定服药的初始剂量、维持剂量或治疗强度时应综合考虑潜在 ASCVD 获益、药物不良反应、药物之间相互作用及患者依从性，谨慎使用。因此，对老年人群，特别是高龄老年人，他汀类药物一级预防 ASCVD 还需谨慎。对老年患者血脂异常的治疗应该根据患者的具体情况综合分析，选择恰当的治疗策略和控制水平。

表 20－8　ACC/AHA 指南他汀类药物 ASCVD 一级预防的应用建议

指南推荐	证据级别
LDL－C≥4.9 mmol/L 或 TG≥5.6 mmol/L	
需除外继发性高脂血症，不需评估 10 年 ASCVD 风险	ⅠB
若不能耐受，则可使用所能耐受的最大强度他汀类药物治疗，使 LDL－C 水平至少下降 50%	ⅡaB
1.8 mmol/L≤LDL－C≤4.9 mmol/L 的糖尿病患者	
年龄在 40～75 岁的糖尿病患者，需启动或长期服用中等强度的他汀类药物治疗	ⅠA
评估 10 年 ASCVD 风险高于或等于 7.5% 时则要增加他汀类药物治疗强度	ⅡaB
年龄大于 75 岁的糖尿病患者，在决定服药的初始剂量、维持剂量或治疗强度时应综合考虑潜在 ASCVD 获益、药物不良反应、药物之间相互作用及患者依从性	ⅡaC
1.8 mmol/L≤LDL－C≤4.9 mmol/L 的非糖尿病患者	
评估其 10 年 ASCVD 风险，以便指导他汀类药物治疗强度	ⅠB
若 10 年 ASCVD 风险高于或等于 7.5%，需用中到高强度的他汀类药物治疗	ⅠA
若 10 年 ASCVD 风险低于 7.5%，则中等强度他汀类药物治疗即可	ⅡaB
启动他汀类药物治疗之前，医生与患者之间应充分沟通，尤其是不在表 20－6 所列 4 组患者之内的 LDL－C 低于 4.9 mmol/L 者或经定量风险评估后风险较大时	ⅡbC
医生应向患者详细解释他汀类药物降低潜在 ASCVD 风险方面的获益、药物不良反应、药物之间相互作用，了解患者的治疗意向	ⅡaC
年龄大于 75 岁、服用影响他汀类药物代谢的其他药物、同时服用多种药物或需复杂药物治疗方案的疾病的患者，服用任何剂量他汀类药物时需小心谨慎	ⅡaC

ASCVD：动脉粥样硬化性心血管疾病；LDL－C：低密度脂蛋白胆固醇；TG：三酰甘油（甘油三酯）

编译自：2013 年 ACC/AHA 成人降胆固醇治疗指南。

表 20－9　ACC/AHA 指南他汀类药物 ASCVD 二级预防的应用建议

指南推荐	证据级别
临床已诊断 ASCVD 的患者，若年龄小于或等于 75 岁，且无用药禁忌，无论性别，均应启动并长期服用大剂量他汀类药物治疗	ⅠA
患者不能耐受强效他汀类药物治疗或出现他汀类药物相关性不良反应，可尝试中等强度他汀类药物治疗	ⅠA
对 75 岁以上的老年患者，启动强效或中效他汀类药物治疗时需权衡心血管获益与药物不良反应风险、药物之间相互作用、患者依从性	ⅡB

ASCVD：动脉粥样硬化性心血管疾病。

编译自：2013 年 ACC/AHA 成人降胆固醇治疗指南。

(3) 他汀类药物与老年肝功能：老年人使用他汀类药物一般是安全的，对肝功能的影响一般发生在开始使用他汀类药物的 4~12 个月，且呈剂量依赖性。因此，无特殊情况，一般不需要特别监测肝功能。启动他汀类药物治疗或调整用药剂量后 4~12 周需复查空腹血脂水平，此后每 3~12 个月复查 1 次。若有其他临床指征，亦需检测相应指标。坚持改善生活方式、规律服药后，临床上需监测并评估药物疗效及其安全性。正常情况下，ALT/AST 升高不超过正常值上限的 3 倍，不需要停药，应充分评估老年人调脂治疗的风险与获益比，以达到更好的治疗效果，可以减量或换用他汀类药物；若 ALT/AST 升高超过正常值上限的 3 倍，应停药。及时发现，尽早停药或减量是防治老年人发生他汀类药物肝损害的关键。

(4) 他汀类药物相关的肌损害：①有肌痛或乏力，不伴肌酸激酶增高；②肌炎，有肌痛或乏力，伴肌酸激酶增高；③横纹肌溶解，有肌痛或乏力，伴有肌酸激酶显著增高（超过正常值上限 10 倍），并出现血肌酐升高，常有尿色变深及肌红蛋白尿，可引起急性肾衰竭。临床试验中报道老年人群使用他汀类药物治疗后肌损害症状发生率是 0.8%~13.2%。多数临床试验结果显示，老年人使用常规剂量的他汀类药物，肌损害的发生率很低，对老年人群是安全的。但是，随着年龄的增长，老年人生理性改变导致肌力减弱和功能减退，此时他汀类药物引起的肌肉不良反应，对身体的功能状态和生存质量可能发生影响。部分患者在尚无肌酶升高或肌病发生时即可出现不利影响，如肌无力降低了患者的生存质量并增加跌倒风险。用药期间如有其他可能引起横纹肌溶解的急性或严重情况，如脓毒症、创伤、大手术、低血压和抽搐等，应暂时停药。

(5) 他汀类药物与老年肾功能：目前无老年人使用他汀类药物与肾功能关系的相关资料，尚未发现他汀类药物引起的直接肾损害，也未证实其肾脏保护作用。由于肾功能不全患者多是心血管疾病的高危人群，可能更需要他汀类药物治疗。肾功能不全患者容易发生他汀类药物相关的不良反应，应根据肾功能不全的严重程度调整他汀类药物剂量，并监测肝功能、肌酶的变化。由于老年人的肾功能随着年龄的增长而减退，肌酐合成减少，可能造成部分中和重度肾功能不全的老年患者血肌酐水平正常，因此，老年人使用他汀类药物应当同时评估肾功能情况，关注肾功能变化。

2. 贝特类药物

(1) 应用指征：贝特类药物是非常有效的降低三酰甘油（TG）的药物，可以使血浆三酰甘油降低约 50%。轻度的高三酰甘油血症患者也可以降低 25%~30%，同时可以升高 HDL - C 11%~14%，降低 LDL - C 约 11%。目前尚无针对年龄在 75 岁以上的老年人进行的贝特类药物改善血脂代谢、降低心血管事件的大型临床研究。因此，TG 轻度或中度升高（2.26~5.64 mmol/L）时，降胆固醇治疗仍是首要目标。当 TG 重度升高时（≥5.65 mmol/L）应立即启动降低 TG 的药物治疗，以预防急性胰腺炎。在他汀类药物治疗有效降低 LDL - C 后，TG 增高成为心血管疾病残余风险的重要组成部分。

(2) 药物安全性：氯贝丁酯（氯贝特）和非诺贝特的胃肠不良反应发生率略低于吉非贝齐，大约为 5%。因此，对合并有胃肠问题的老年人，贝特类药物应首选前两者。两个临床研究结果显示，吉非贝齐可以降低临床事件的发生率。但是，对 LDL - C 几乎无作用，而且与他汀类药物等其他药物的相互作用风险较高，对容易多药共用的老年人应慎重使用。目前临床上所有贝特类药物中，非诺贝特似乎更适合老年人：一天一次使用，不良反应较少，与他汀类药物相互作用发生率低，对 TG 作用更强，可以轻度升高 HDL－C 和降低 LDL－C。所有贝特类药物都通过肾脏排泄，肾功能下降会导致药物血浆浓度升高，肌病发生率增高。因此，对肾功能下降者，应注意调整剂量。

（3）联合用药注意事项：由于发生肌肉症状与横纹肌溶解风险明显增高，指南不建议吉非贝齐与他汀类药物联合应用。只有当 TG 高于 5.65 mmol/L 或在降低 ASCVD 事件方面的获益超过潜在风险时，方可考虑非诺贝特与弱效或中效他汀类药物联用。启用非诺贝特前通过血清肌酐水平及估算肾小球滤过率（eGFR）评估肾脏功能，服药 3 个月后复查，此后每 6 个月复查 1 次。若 eGFR 小于 30 ml/(min·1.73 m^2)，即中或重度肾功能不全时，不建议应用非诺贝特。

3. 烟 酸

烟酸可以全面改善血脂代谢状况，包括降低总胆固醇和 LDL－C 约 15%，降低三酰甘油 25%～30%，同时升高 HDL－C 25%～40%。烟酸是目前升高 HDL－C 最有效的药物。基于现有证据，对代谢综合征患者，HDL－C 的靶目标应该为 40 mg/dl (1.04 mmol/L)，有心血管高危因素的老年患者也可以使用。烟酸可以将小而密的 LDL 颗粒变成大而疏的 LDL 颗粒，从而降低了致动脉粥样硬化能力。因此，其对治疗代谢综合征的老年患者非常重要。

烟酸的主要副作用是皮肤潮红，但发生率不高。起始剂量为 250～500 mg/d，1 个月后增加至 500～1 000 mg/d，直到最大剂量 3 000 mg/d。肝损害发生率较他汀类药物高，特别当剂量为 2 000～3 000 mg/d 时。肝酶轻度升高不需要停药，但须加强对患者的观察和随访。有报道该药可能导致糖耐量减低或糖尿病患者的血糖波动，对糖尿病患者需要密切观察血糖。其他不良反应有结膜炎、鼻塞及腹泻。缓释制剂不良反应轻，易于耐受。

启动烟酸治疗之前，应检测肝功能、空腹血糖或 HbA$_{1c}$ 及尿酸水平，并在药物加量至维持剂量过程中，复查上述指标，此后每 6 个月复查一次。若出现明显不良反应时，包括转氨酶升至正常值上限 2～3 倍，存在顽固的皮肤不适、持续高糖血症、急性痛风发作或无法解释的腹痛或胃肠症状，新发心房颤动或体重减轻等，则需要停药。

4. 胆固醇吸收抑制剂

依折麦布是一类新型胆固醇吸收抑制剂，通过抑制小肠对胆固醇的吸收起作用。主要用于原发性高胆固醇血症，每天单药应用 10 mg 可以降低 LDL－C 15%～20%，与他汀类药物联合应用可以降低 LDL－C 20%～25%。依折麦布可以轻度升高 HDL－C，降低三酰甘油约 10%。与他汀类药物联合应用耐受性好，肝酶升高发生率低、程度轻。对轻度肝功能异常不需要调整剂量，对肾功能异常和老年人亦不需要调整剂量。

要点:

● 血脂异常的治疗要根据心血管危险因素的评定,首选他汀类药物治疗,胆固醇和 LDL-C 是首要治疗目标。

● 要根据患者的合并临床情况,选择合适的他汀类药物治疗强度。

● TG 轻度和中度升高(2.26~5.64 mmol/L)时,降胆固醇治疗仍是首要目标。当 TG 重度升高(≥5.65 mmol/L)时应立即启动降低 TG 的药物治疗,以预防急性胰腺炎。

● 老年人初次使用他汀类药物应密切观察,尽量降低剂量,尽量减少多药共用等。

● 对年龄大于 75 岁的患者,应将强效他汀类药物治疗方案降低为中效他汀类药物治疗方案。

参考文献

[1] Hong S, Liquan C Jun X. Treatment of dyslipidemia in the elderly [J]. J of Geriatric Cardiology, 2011, 8: 55-64.

[2] Hunt D, Young P, Simes J, et al. Benefits of pravastatin on cardiovascular events and mortality in older patients with coronary heart disease are equal to or exceed those seen in younger patients: Results from the LIPID trial [J]. Ann Intern Med, 2 001, 134: 931-940.

[3] Glynn R J, Koenig W, Nordestgaard B G, et al. Rosuvastatin for primary prevention in older persons with elevated C-reactive protein and low to average low-density lipoprotein cholesterol levels: exploratory analysis of a randomized trial [J]. Ann Intern Med, 2010, 152: 488-496.

纵深阅读

Stone N J, Robinson J, Lichtenstein A H, et al. 2013 ACC/AHA Guideline on the Treatment of Blood Cholesterol to Reduce Atherosclerotic Cardiovascular Risk in Adults: A Report of the American College of Cardiology/American Heart Association Task Force on Practice Guidelines. Circulation, 2013 Nov 12.

(贾卫国)

第二十一章　老年痛风

学习目的:
- 掌握高尿酸血症和痛风的诊断与鉴别诊断,以及针对相应危险因素的预防措施。
- 熟悉高尿酸血症和痛风的定义、流行病学特点及临床特点。
- 了解老年高尿酸血症和痛风的常见治疗药物。

典型病例:

患者,男性,69 岁,痛风病史 7 年。因左脚跗趾关节肿痛 2 天入院。体格检查:心、肺、腹无异常。左脚跗趾关节红肿、皮温升高,疼痛,不能触碰。右脚跗趾痛风石形成。患者既往高血压病史、高脂血症史。辅助检查:血尿酸为 645 μmol/L。

临床问题:

1. 该患者痛风的可能原因有哪些?

2. 如何评估该患者痛风的严重程度?

3. 对该患者应如何处理?

随着饮食结构的改变,自 20 世纪 80 年代以来,我国老年高尿酸血症 (hyperuricemia,HUA) 的患病率逐年升高,尤其经济发达城市和地区,HUA 患病率高达 5%~23.5%,与西方发达国家水平接近。痛风可以表现为无症状的高尿酸血症,或疼痛难忍的急性关节炎,也会导致慢性痛风石性痛风。

【定义】

痛风(gout)是一种代谢性疾病,是因为过饱和的单钠尿酸盐晶体从含高尿酸的体液中析出而沉积在关节和肌腱,引起周围关节的急性炎症。其临床表现为无症状的高尿酸血症、疼痛难忍的急性关节炎、慢性痛风石性痛风、尿酸结节瘤及尿酸性肾病。痛风与腹型肥胖、原发性高血压、高脂血症、糖尿病及胰岛素抵抗也密切相关。男性和绝经后女性的血尿酸超过 420 μmol/L,绝经前女性的血尿酸超过 350 μmol/L 称为高尿酸血症。

【流行病学特点】

我国对高尿酸血症的流行病学研究主要集中在沿海地区,入选的病例也多以干部健康体检居多。多项研究结果显示高尿酸血症的发病率较前明显升高,发病人群主要见于年龄在 40 岁以上的中老年人,尤其是年龄在 60 岁以上的老年人。有研究1 500名老年人的结果显示,老年人高尿酸血症的人数占总人数的 17.6%,且随着年龄的增长,高尿酸血症的人数及血尿酸水平也逐渐增高,提示年龄可能是影响老年人血尿酸水平的因素之一。

痛风发病率具有显著的年龄特征，它虽可见于各年龄层，但原发性痛风以中年人最多见，40～50 岁是发病的高峰年龄。年龄在 60 岁以上的发病率占全部病例的 11.6%；女性相对高，占 29%。

【病因】

痛风发生具有多因素，分为原发性和继发性两大类。

1. 原发性痛风

原发性痛风均为遗传性疾病，老年人中少见。

2. 继发性痛风

继发性痛风分为尿酸生成过多或尿酸排泄减少。

（1）尿酸生成过多：①酶及代谢缺陷；②细胞过量破坏；③细胞增殖，如造血系统疾病——白血病、骨髓瘤、红细胞增多症等；④外因导致，如高嘌呤饮食，过量饮酒。

（2）尿酸排泄减少：①肾清除减少。老年人常见，与肾衰竭、药物等因素有关。②细胞外液量减少。老年人进食少、发热、过度利尿等常常发生脱水，导致细胞外液减少。

要点：
- 痛风是因为过饱和的单钠尿酸盐晶体从含高尿酸的体液中析出沉积在关节和肌腱引起的周围关节的急性炎症。
- 原发性痛风以中年人多见，年龄在 40～50 岁是发病的高峰。
- 痛风的发生原因可分为原发性和继发性两大类。

【临床特点】

（1）继发性痛风较多，老年痛风中女性所占比例较大。

（2）常有痛风前驱症状，表现为游走性关节刺痛、低热、乏力、皮肤潮红、瘙痒等。老年痛风往往影响多关节，与慢性疼痛或长期服用某些药物有关。

（3）老年痛风较易影响手部小关节，老年女性多见，有时与骨关节炎较难鉴别，关节边缘侵入性改变和骨溶解是痛风的特征性改变。

（4）老年痛风患者常同时患有高血压、动脉硬化、糖尿病和不同程度肾功能不全。

（5）动脉硬化导致肢端血运不畅，痛风关节炎表现为关节持续红肿。由于老年痛阈升高，较少见强烈的关节剧痛，以钝痛的慢性关节炎多见。

（6）在疾病早期极易发生痛风石，且可以发生在非典型部位。

【临床表现】

1. 高尿酸血症

高尿酸血症可无临床表现，仅有血尿酸持续性或波动性增高，进展为痛风或肾脏病变的概率与血尿酸值或持续时间成正比，最终仅 5%～10% 高尿酸血症患者进展为痛风。

2. 急性期痛风

急性期痛风（急性痛风性关节炎）是原发性痛风最常见的临床类型，也是促使患者就诊的主要原因。常午夜起病，患者因关节疼痛而惊醒，在 12 小时左右达高峰，呈撕裂样、刀割样或咬噬样，难以忍受。90％患者最先被影响的是第一跖趾关节和下肢的其他关节，受累关节及周围软组织出现明显红、肿、热、痛，功能受限。部分患者可有发热、头痛、心悸、恶心等全身性症状，可伴有白细胞升高、红细胞沉降率增快。受寒、劳累、饱食、饮酒、高嘌呤饮食、外伤、手术、感染都可能是诱发因素。

3. 痛风石及慢性关节炎

痛风石是痛风的特征性损害，多发生于耳廓、前臂伸面、第一跖趾、手指、肘部等。长期显著的高尿酸血症未得到满意的控制，尿酸盐结晶沉积在关节周围、腱鞘及皮下结缔组织中形成的黄白色赘生物即痛风石。严重者皮肤表面菲薄、表皮破溃，排出白色粉状或糊状物质。不过因尿酸盐有抑菌作用，一般不易继发感染。临床表现为持续的关节肿痛、压痛、畸形、功能障碍。

4. 肾脏病变

（1）慢性肾损害：肾病尸体检验证实 90％～100％的痛风患者有肾脏损害，出现腰痛、水肿、血压升高、蛋白尿等，晚期出现肌酐清除率下降、尿素氮升高，直至发展为尿毒症。

（2）尿酸性尿路结石：原发性痛风患者 20％～25％并发尿酸性尿路结石，肾结石可能出现于痛风性关节炎之前。结石可引起肾绞痛、血尿、排尿困难、尿路感染、肾盂扩张和积水等。单纯尿酸盐结石 X 线摄影不能发现，B 超检查因无损伤、经济、简便、阳性率高而被推荐为筛查尿酸性结石的首选。

（3）急性尿酸性肾病：因大量尿酸盐结晶广泛阻塞肾小管腔，导致急性泌尿系统梗阻，最终导致急性尿酸性肾病。其表现为少尿、无尿及迅速发展的氮质血症，甚至肾衰竭。临床上多见于继发性痛风患者，常因多种恶性肿瘤及其放疗、化疗（肿瘤溶解综合征）等原因造成。

【诊断标准】

老年高尿酸血症和痛风的诊断与普通人群并无明显区别。根据患者的病史、临床表现及相关辅助检查一般可以确立诊断。凡中老年男性在诱因基础上，突然半夜出现典型关节炎发作或尿酸性结石肾绞痛发作都应考虑痛风的诊断。

1. 痛风的确定诊断

要利用偏光显微镜，检查由疼痛关节中抽取出的关节液，可以看到白细胞吞噬着针状的尿酸钠结晶盐。但有经验的医生可根据患者的详细病史诊断，可以有 95％以上的准确率。

2. 血尿酸值只供辅助诊断参考

急性痛风发作时，查血尿酸，约 30％在正常范围内；但只要以后继续检查，尿酸值通常会升高。反之，血尿酸过高的人国内有 1.2 亿（约人口的 10％），关节疼痛不一定是痛风。若收集 24 小时尿液测尿酸含量，可以初步分辨出痛风或高尿酸是生产过剩或是排泄不良引起，这对决定使用哪一种降尿酸药物也有帮助。

3. 当前国内外采用的痛风诊断标准

当前国内外采用的痛风诊断标准是美国风湿病协会于 1977 年制定的痛风诊断标准，共计 9 条：①急性关节炎发作 1 次以上，在 1 天内即达到发作高峰；②急性关节炎局限于个别关节；③整个关节呈暗红色；④第一趾关节肿痛；⑤单侧跗关节炎急性发作；⑥有痛风石；⑦高尿酸血症；⑧非对称性关节肿痛；⑨发作可自行终止。凡具备该标准 3 条以上，并可除外继发性痛风者即可确诊。

4. 国内简易诊断依据

（1）反复发作的非对称性、非游走性第一趾跖尤其是趾关节、踝关节或四肢其他关节红、肿、热、痛，可自行终止，秋水仙碱治疗有特效。

（2）高尿酸血症，且能排除其他因素所致之继发性高尿酸血症。

（3）痛风结节或关节积液中证实有尿酸盐结晶存在。

凡具有上列 3 项中任何 2 项即可确诊痛风。

【鉴别诊断】

1. 风湿性关节炎

风湿性关节炎多发于大关节，呈游走痛，抗"O"常增高。

2. 类风湿关节炎

类风湿关节炎（rheumatoid arthritis，RA）多见于年轻女性，好发于手足近端小关节，关节肿胀呈梭形、对称性，类风湿因子阳性。类风湿关节炎晚期 X 线检查可见关节面狭窄不平，骨质缺损及骨质疏松。

3. 假性痛风

假性痛风（pseudogout）发病年龄较大，以膝关节最多累及，关节滑囊液检查含焦磷酸钙结晶或磷灰石，X 线检查显示软骨骨化，血液中尿酸不高。

4. 其　他

急性痛风性关节炎还需与蜂窝织炎、丹毒、化脓性关节炎、创伤性关节炎、反应性关节炎等鉴别。

> **要点：**
> ● 老年痛风继发性较多，女性居多，常有痛风前驱症状，较易影响手部小关节，以钝痛的慢性关节炎多见，早期易发现痛风石。
> ● 临床表现包括高尿酸血症、急性期痛风（急性痛风性关节炎）、痛风石及慢性关节炎和肾脏病变。
> ● 根据患者的病史、临床表现及相关辅助检查一般可以确立诊断。

【治疗】

（一）高尿酸血症的治疗目标

（1）尽快终止急性关节炎发作。

（2）防止关节炎复发。

（3）纠正高尿酸血症，防止因尿酸沉积于肾脏、关节等所引起的并发症。

（4）防止肾脏的尿酸结晶石形成。

（5）预防和治疗糖尿病、肥胖、高血压及血脂异常等并发症。

（6）降低心脑血管事件发生风险。

（二）分阶段治疗

痛风的治疗分为对急性痛风的处理和处理慢性痛风性关节炎患者的高尿酸血症，常包括三个阶段：①治疗急性痛风；②降低尿酸水平，预防尿酸盐晶体沉积到组织，特别是关节；③降低血尿酸浓度进行预防性治疗。

1. 急性发作期的控制

痛风性关节炎常用的三种药物是非类固醇类抗炎药、秋水仙碱和皮质类固醇类药物（表 21-1，图 21-1）。

表 21-1　急性痛风的药物治疗一览表

药　物	剂　量	不良反应/评价
非类固醇类药物（非甾体类药物，NSAID）		
吲哚美辛	25～50 mg，4 次/天	对有溃疡病和弥散性血管内凝血（DIC）的患者禁用，不良反应包括胃病、肾病、肝功能障碍、中枢神经系统功能障碍及可逆性血小板功能障碍，对充血性心力衰竭的患者可能引起液体超负荷
萘普生	500 mg，2 次/天	
布洛芬	800 mg，4 次/天	
舒林酸	200 mg，2 次/天	
酮洛芬	75 mg，4 次/天	
秋水仙碱	每小时口服 0.5～0.6 mg，直到不良反应出现或 6 mg 的最大剂量	剂量依赖的胃肠不良反应，静脉给药不正确会导致骨髓抑制，肾衰竭和死亡
皮质类固醇类药物		
口服	第一天泼尼松 0.5 mg/kg，然后逐渐较少到每天 5 mg	液体潴留，影响伤口愈合
肌内注射	曲安奈德 60 mg 肌内给药，如有必要 24 小时后重复给药	或许要求重复注射，有软组织萎缩的危险
关节内	大关节给药 10～40 mg 小关节给药 5～20 mg 药物包括己曲安奈德、曲安奈德或甲泼尼龙（甲基强的松龙）	单关节受累首选
促肾上腺皮质激素（ACTH）	40～80 U 肌内给药，如有必要，每 8 小时重复给药	要求重复注射，要求垂体-肾上腺轴完整，刺激盐皮质激素释放会导致液体超负荷

注：另外也有选用 COX-2 抑制剂的，依托考昔是唯一用于临床的 COX-2 抑制剂。它大大降低了胃肠不良反应，但会增加血栓的危险性。所以，缺血性心脏病患者、脑血管疾病患者以及中或重度心力衰竭的患者应避免，还可能影响血压。

（1）非类固醇类抗炎药（非甾体类抗炎药，NSAID）：能快速起效，吲哚美辛常是首选药物，其他 NSAID 也可以选用，但应该避免使用阿司匹林，因其与尿酸竞争肾小管上皮的载体，减少尿酸的排泄，从而可诱发急性发作。所有 NSAID 都有较严重的胃肠不良反应，包括出血和溃疡，所以对有溃疡病史、充血性心力衰竭和慢性肾衰竭的患者要谨慎使用。传统 NSAID 不耐受或有禁忌时，可使用选择性环氧化酶-2（COX-2）抑制剂如塞来昔布等，但应注意其心血管系统不良反应。对老年人其不良反应相对更明显，使用时应特别谨慎。

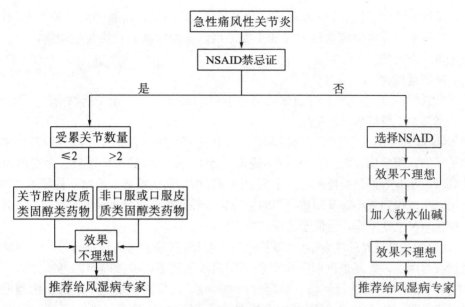

图 21 - 1 急性痛风性关节炎治疗流程

NSIAD：非类固醇类抗炎药（非甾体类抗炎药）。

（2）秋水仙碱：是有效治疗痛风急性发作的传统药物，应在痛风发作 36 小时内使用。传统建议首次剂量 1.0 mg，以后每 1～2 小时给 0.5 mg，总量不超过 6 mg。而美国风湿病学会（ACR）2012 年更新指南推荐的剂量则明显减少，以提高患者的耐受性，减少不良反应，而疗效不受影响。即首日 2 次服药后 12 小时开始 2 或 3 次/天规则用药直至症状缓解。老年患者应减量使用，以免引起肾功能损害。秋水仙碱的不良反应较多，毒性较大，表现为：①肾功能欠佳者易中毒。使用小量、常量、大量均可中毒，症状包括重症腹泻、重症肌无力、肾衰竭等。②与他汀类药物（如辛伐他汀）联合应用可引起急性肌病。

（3）皮质类固醇类药物：单关节痛风对关节内皮质类固醇类药物注射反应较好，常用于不能耐受 NSAID、秋水仙碱或肾功能不全者。1 或 2 个大关节受累者可予关节腔内注射，多关节受累或关节位置不宜接受关节腔注射者可口服泼尼松，不能口服者可予以静脉或肌内注射甲泼尼龙。为避免停药后症状反跳，可停药时加用小剂量秋水仙碱或 NSAID。因老年人机体免疫力较低，需用糖皮质激素的患者也应十分慎重。对已经使用者，应特别注意感染与出血风险。

（4）黑皮质激素 3 型受体（MC3 - R）激动剂：可以抑制促肾上腺皮质激素（ACTH）的抗炎作用，故可作为新一类抗炎药用于痛风性关节炎的临床治疗。

2. 间歇期及慢性期治疗

痛风的生化基础是高尿酸血症，控制急性期炎症的药物都不能降低血尿酸水平，因此急性发作控制后必须积极寻找引起高尿酸血症的原因，并进行长期的降尿酸治疗。其目的是预防尿酸盐的进一步沉积造成关节及肾的损害，并促进已沉积的尿酸盐晶体溶解，预防痛风急性发作。其目标是将血尿酸降至 297～356 μmol/L。降尿酸治疗是连续的、长期的，甚至是终身的。

降尿酸治疗措施包括改变生活方式和降尿酸药物的使用等。

（1）改变生活方式：包括减肥、戒酒、低嘌呤饮食、多饮水及进食碱性食物等，其中戒酒尤为重要。酒精不仅增加尿酸形成，还可降低尿酸排出，饮酒（尤其是啤酒）往往是降尿酸治疗失败和导致痛风急性发作的主要原因。含嘌呤高的食物包括动物内脏、沙丁鱼、凤尾鱼、肉汤等。

（2）降尿酸药物：

1）使用时机：经非药物治疗血尿酸仍高于 420 $\mu mol/L$ 时应给予药物治疗，均应在急性发作控制至少 2 周后再开始使用。

2）降尿酸药物的剂量原则：与控制急性发作用药原则不同的是，降尿酸药的使用应从小剂量开始，缓慢加大剂量（每 3～4 周加 1 次），使血尿酸水平缓慢、平稳降至目标值，然后以最小有效剂量维持治疗。小剂量逐渐递增给药法可减少药物不良反应，如可避免大量尿酸盐沉积到肾小管及间质引起的急性尿酸性肾病，避免血尿酸水平急剧下降而诱发痛风性关节炎急性发作，也便于发现药物不良反应。

3）降尿酸药物选择的注意事项：降尿酸药的具体选择要考虑尿酸排泄量、肾功能及有无肾结石等因素，尤其是促尿酸排泄药的使用限制较多。一种简单的判断方法是根据 24 小时尿中尿酸排泄量进行评价，如超过 1 000 mg，且排除肾功能不全及使用利尿药引起的血尿酸升高，则考虑高尿酸血症主要是由于尿酸产生过多，选用别嘌醇；若低于 600 mg 且肾功能正常，肌酐清除率（Ccr）大于 50 ml/min，无肾结石的痛风患者，可选用促尿酸排泄药，使用时要注意多饮水（＞2 L/d）及碱化尿液，维持尿 pH 值在 6.15 左右。轻度肾功能异常时仍可选用促尿酸排泄药，但是肾小球滤过率小于 30 ml/min 时促尿酸排泄药则不能发挥作用。

4）抑制尿酸合成药物：①别嘌醇（别嘌呤醇）。我国常用，50～300 mg/d，一次晨服，服用方便，患者依从性好，且肾功能不全者仍可使用，但需调整剂量（Ccr≥90 ml/min 患者 300 mg/d，Ccr≥60 ml/min、≥30 ml/min 及＜30 ml/min 的患者则口服 200 mg/d、100 mg/d 及 50～100 mg/d，Ccr＜15 ml/min 时禁用）。大多数患者对别嘌醇耐受良好，约 2％患者可出现轻度变态反应（过敏反应，皮疹及瘙痒）。别嘌醇引起的严重毒副作用"别嘌醇过敏综合征"少见，一旦出现则可致死，病死率高达 20％。已有研究结果证明，别嘌醇相关的严重超敏反应与白细胞抗原 $HLA-B^*5801$ 基因密切相关，而亚裔人群中该基因的阳性率比白种人高［（6％～8％）∶2％］。因此，使用该药前，有条件者应先行基因检测。该药排泄并不随着年龄的增长而逐渐减少，但其活性代谢产物（氧嘌醇）的排泄量与年龄呈负相关，因而老年患者用该药后容易发生不良反应。另有研究结果表明，老年患者使用别嘌醇累积剂量大于 400 g 或连续用药超过 3 年以上，可增加患白内障风险。②非布索坦。2009 年美国 FDA 批准其用于治疗痛风，40～80 mg/d，药疹发生率明显低于别嘌醇，应用数月后预防痛风发作才起效。因此，治疗初期痛风发作可能增加，老年人应慎用。

5）促进尿酸排泄药物：仅适合于肾功能良好者，主要用于尿酸排泄减少型，及对别嘌醇过敏或疗效不佳者。因 90％以上高尿酸血症为肾脏尿酸排泄减少型，因此促尿酸排泄剂适用人群更广。老年患者在使用前，应检查肾功能，明确有无尿路结石或慢性尿酸盐肾病，肾功能不正常或有尿路结石时应慎用，急性尿酸性肾病禁用。用药期间多饮水，保持尿量，服用碳酸氢钠碱化尿液。①苯溴马隆：在中国应用广泛，适用于原发性和继发性高尿酸血症，痛风性关节炎间歇期及痛风结节肿。长期使用对肾脏无显著影响，但 Ccr 小于 20 ml/min 时无效。初始剂量为 50 mg/d，早餐后服用，逐渐加量至 100 mg/d，根据尿酸水平调至维持剂量，并长期服药。不良反应较少，可出现胃肠不适、腹泻、皮疹，罕见肝功能损害。②丙磺舒：适用于痛风，ACR 推荐首选的促尿酸排泄药物。初始剂量为 0.25 g，每日 2 次。两周后逐渐增加剂量，最大剂量为 2 g/d。不良反应主要有胃肠症状、皮疹、药物热、一过性肝酶升高及粒细胞减少。对磺胺过敏、肝肾功能不全、继发性高尿酸血症者禁用本药。若用药期间痛风急性发作，可继续服用原有剂量，同时加秋水仙碱或 NSAID。③尿酸氧化酶：催化尿酸氧化成更易溶解的尿囊素，从而直接分解体内过多的尿酸，是降尿酸治疗的新选择，其中培戈洛酶（pegloticase）是一种特异性聚乙二醇化尿酸酶，用于降尿酸及减少尿酸盐结晶的沉积，在欧洲获得治疗致残的痛风石性痛风患者。

6）联合治疗：若单药治疗不能使血尿酸水平达标，则可考虑联合治疗。主要是抑制尿酸合成药物与促进尿酸排泄药物联合，同时其他排尿酸药物也可作为补充（如氯沙坦、非诺贝特），辅助降低痛风患者的尿酸水平。

（3）碱性药：当尿 pH 值小于 6.0 时需碱化尿液。pH 值为 6.2～6.9 有利于尿酸盐结晶溶解和排出，但尿 pH 值大于 7 易形成草酸钙及其他结石。因此，碱化尿液过程中要监测尿 pH 值，同时保持尿量，这对预防和治疗痛风相关性肾脏病变是必要的措施。①碳酸氢钠（小苏打）：每次 1 g，每日 3 次。因本药在胃内产生二氧化碳，可增加胃内压，引起嗳气、腹胀等，长期大量服用可引起碱血症及电解质紊乱，诱发充血性心力衰竭和水肿。②枸橼酸钾钠合剂：每次 10～30 ml，每日 3 次。使用时应监测血钾，避免高钾血症发生。

（4）肾脏病变的治疗：痛风相关性肾脏病变是降尿酸药物治疗的指征，选用别嘌醇，同时碱化尿液并保持尿量。慢性尿酸盐肾病如需利尿时，避免使用影响尿酸排泄的药物（噻嗪类利尿药）。如出现肾功能不全，可进行透析治疗，必要时肾移植。对尿酸性尿路结石，经合理降尿酸治疗，大部分可溶解或自行排出，体积大且固定者可行体外冲击碎石、内镜取石或开放手术取石。对急性尿酸性肾病应迅速有效降低急剧升高的尿酸，除别嘌醇外，尿酸氧化酶可选择，其他处理同急性肾衰竭。

3. 血尿酸达标后的长期维持治疗

血尿酸达标后，长期维持方案包括：

（1）预防性抗炎治疗（参考间歇期和慢性期治疗）。

（2）规律监测血尿酸（调整降尿酸药物过程中每 2～5 周监测 1 次，达标后每 6 个月监测 1 次）及药物不良反应。

（3）痛风症状和体征消失后，应继续坚持所有治疗（饮食、生活方式干预及药物治疗），以保证血尿酸长期维持在目标值以下。

【预后】

老年痛风诊断并不困难，预防和治疗也有效，因此预后相对良好。如果及早诊断并进行规范治疗，大多数老年痛风患者可正常生活。慢性期病变经治疗有一定逆转，皮下痛风石可缩小或消失，关节症状和功能可获改善，相关的肾脏病变也可减轻。高尿酸血症可引起血管内皮损伤和肾脏的慢性损害，加重胰岛素抵抗，增加糖尿病和代谢综合征、高血压、冠心病、脑卒中等发生的风险，应将高尿酸血症作为一个全面的心血管危险因素来综合管理。

要点：
- 高尿酸血症治疗目标：尽快终止急性关节炎发作，防止关节炎复发，防止并发症发生。
- 痛风的治疗分为对急性痛风的处理和处理慢性痛风性关节炎患者的高尿酸血症。
- 痛风性关节炎常用的三种药物是 NSAID、秋水仙碱和皮质类固醇类药物。
- 降尿酸治疗措施包括生活方式的改变和降尿酸药物的使用。

参考文献

[1] Khanna D，Fitzgerald J D，Khanna P P，et al. 2012 American College of Rheumatology guidelines for management of gout. Part 1：systematic nonpharmacologic and pharmacologic therapeutic approaches to hyperuricemia [J]. Arthritis Care Res（Hoboken），2012，64：1431－1446.

[2] Khanna D，Fitzgerald J D，Khanna P P，et al. 2012 American College of Rheumatology guidelines for management of gout. Part 2：therapy and anti-inflammatory prophylaxis of acute gouty arthritis [J]. Arthritis Care Res（Hoboken），2012，64：1447－1461.

[3] Gonzalez E B，FACP，FACR，et al. Musculoskeletal disorders [J]. Medical and surgical disorders，2010：495－509.

[4] Sivera F，Andrés M，Carmona L，et al. Multinational evidence-based recommendations for the diagnosis and management of gout：integrating systematic literature review and expert opinion of abroad panel of rheumatologists in the 3e initiative [J/OL]. Ann Rheum Dis，2014，73：328－335. doi：10.1136/annrheumdis－2013－203325.

[5] Paola Primatesta，Estel Plana，Dietrich Rothenbacher. Gout treatment and comorbidities：a retrospective cohort study in a large US managed care population [J]. BMC Musculoskeletal Disorders，2011，12：103－109.

[6] Cea-Soriano L，Rothenbacher D，Choi H K，et al. Contemporary epidemiology of gout in the UK general population [J]. Arthritis Research & Therapy，2011，13：R39.

纵深阅读

中华医学会内分泌学分会. 高尿酸血症和痛风治疗中国专家共识. 2013.

（孙倩倩　王双）

第六篇

老年神经精神系统疾病

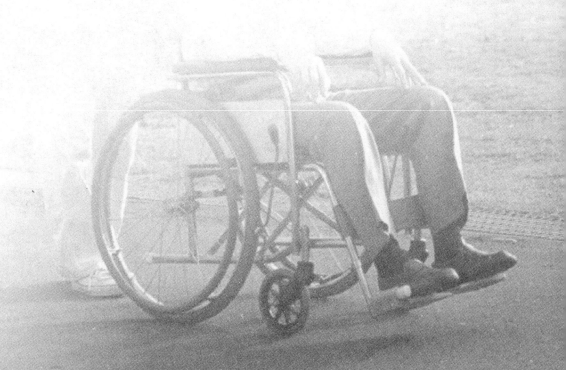

第二十二章　老年认知功能障碍与痴呆

学习目的：
- 掌握阿尔茨海默病的临床表现及治疗。
- 了解痴呆的筛查。
- 了解其他类型的认知障碍。

典型病例：

患者，男性，84岁，10年前开始出现不能叫出老同事的名字，忘记别人交代的事情，反复问家人同一个问题。8年前开始话少，不爱出门，刚吃过饭不记得吃过。6年前开始出现藏东西的行为。4年前开始不认识家人，夜间游走，有走丢的情况。3年前在公共场所大小便，在家中踢打镜子。1年前卧床，大小便失禁，不能自己进食。

临床问题：
1. 该患者的主要诊断可能是什么？
2. 该患者的治疗策略是什么？
3. 临床常用的筛查方法是什么？
4. 对该患者有哪些治疗手段？

第一节　概　述

年龄在65岁以上的老年人1/3自述有记忆力下降，但多数不是病。正常年龄相关的记忆力下降通常很轻微，且对患者日常生活和社交没有太大的影响。正常的老年人尽管学习过程较慢，但仍然保持了学习能力。然而，痴呆不是老化的正常表现。

【定义】

1. 痴　呆

痴呆（dementia）是一种以认知功能受损为核心症状的获得性智能损害综合征，认知损害可涉及记忆、学习、定向、理解、判断、计算、语言、视空间等，其智能损害的程度足以干扰日常生活能力或社会职业功能。

2. 认　知

认知（cognition）指通过心理活动（如形成概念、知觉、判断或想象）获取知识。习惯上将认知与情感、意志相对应。认知也称之为认识，是指人认识外界事物的过程，或者说是对作用于人的感觉器官的外界事物进行信息加工的过程。它包括感觉、知觉、记忆、思维等心理现象。

3. 痴呆的精神行为症状

痴呆的精神行为症状（behavioral and psychological symptoms of dementia，BPSD）是指痴呆患者经常出现紊乱的知觉、思维、心境及行为等。常见的表现为焦虑、抑郁、淡漠、激越、妄想、幻觉、睡眠障碍、冲动攻击、行为怪异、饮食障碍、性行为异常等。

4. 淡漠

淡漠（apathy）是对外界刺激缺乏相应的情感反应，即使对与自己有密切利害关系的事情也是如此。患者对周围发生的事情漠不关心、无动于衷，面部表情呆板，内心体验贫乏。

5. 激越

激越（agitation）是指伴有严重运动性不安的焦虑。患者表情痛苦，手足无措，不停地改变身体姿势，有时言语表达也出现问题，句子丧失完整性，语词重复等。

【流行病学特点和疾病负担】

痴呆是老年人的常见病，且发病率随着年龄的增长而增加。研究结果表明：年龄在60岁以上，每5年发病率约增加1倍；60岁以上的老年人中，有10%左右患痴呆；而年龄在80岁以上的老年人中，这个比例达到33%以上。甚至有研究报告，社区中年龄在85岁以上的老年人痴呆发生率高达47%。阿尔茨海默病是最常见的痴呆类型，约占所有病例的2/3；血管性痴呆占15%~25%，而血管性痴呆与阿尔茨海默病混合型痴呆占22%~25%。近年路易体痴呆也较为常见，占20%左右。

随着人均寿命的延长，今后30年痴呆患者的数量将成倍增长。痴呆对社会有重大影响，据统计，每年痴呆的总耗资可达1000亿美元，包括药费、护理费和家庭照护费用。对照护患者的家属来说，需要消耗大量的时间和情感付出，近一半的痴呆患者的照护者有抑郁等心理问题。因此，痴呆不仅对患者本人带来不良影响，同时也降低了照护者的生存质量，增加社会负担。2010年欧洲关于阿尔茨海默型老年痴呆症指南报告，全欧洲的痴呆相关花费每年约为1410亿欧元，其中56%用于非正式照料。每位痴呆患者的年均花费约为2.1万欧元。据估计，每10万人中会有350人因痴呆致残，远远高于糖尿病致残人数（247人/10万）。

【预后】

痴呆是一种致死性疾病，其生存期受多种因素影响。不同年龄诊断痴呆，预期寿命不同。例如，年龄在65岁诊断痴呆，中位生存期是9年（比预期寿命减少67%），而年龄在90岁以上诊断痴呆，中位生存期是3年（比预期寿命减少39%）。另外，痴呆患者的生存期还受患者本人的具体情况影响。痴呆患者比同龄人更容易入住医疗或照护机构，出现细菌性肺炎、充血性心力衰竭、脱水、十二指肠溃疡和尿路感染的可能性更高。肺炎、发热和进食障碍常发生在重度痴呆患者中，导致患者病死率增加。

【分类】

可以导致痴呆的原因很多，按照病因可分为：

（1）原发神经系统疾病导致的痴呆：如阿尔茨海默病、血管性痴呆、炎症性痴呆、正常颅内压脑积水、脑肿瘤、外伤、脱髓鞘病等。

（2）神经系统以外疾病导致的痴呆：如甲状腺功能减退症、维生素（如叶酸、维生素 B_{12}）缺乏和中毒性痴呆（如酒精中毒）。

（3）同时累及神经系统及其他器官的疾病导致的痴呆：如艾滋病、梅毒、Wilson 病等。

> **要点：**
> 　　痴呆是老年期常见的致死性疾病，发病率与年龄呈正相关，疾病负担重，应引起重视。

第二节　阿尔茨海默病

【病因】

阿尔茨海默病（Alzheimer's disease，AD）分为早发型和迟发型两种。早发型 AD（家族型）占 1‰，与基因突变有关，属于常染色体显性遗传；迟发型 AD 多数在 65 岁以后起病，受遗传和环境因素的共同影响。

【病理学改变】

AD 的大体变化是脑萎缩，萎缩最开始出现于海马区、内嗅皮质，之后逐渐扩大，晚期可以出现全脑萎缩。

AD 的镜下改变包括神经元缺失、淀粉样物质沉积和神经纤维缠结，后两者是 AD 特异性的改变。多数在尸体解剖时得到证实。淀粉样物质又叫老年斑，存在于细胞外，多见于海马、颞叶和额叶。AD 另一个特异性的改变是神经细胞内的神经纤维缠结，是异常磷酸化 tau 蛋白。AD 患者的神经纤维缠结以海马出现最多，其次是杏仁核和颞叶，晚期可出现在其他部位。

【危险因素和保护性因素】

1. 危险因素

（1）年龄：AD 首要的危险因素就是年龄，在 65～69 岁，痴呆的年发病率是 0.6%，70～79 岁是 1%，75～79 岁达 3.3%，85 岁以上为 8.4%。痴呆的发病率逐年增加，直到 90 岁都无明显下降的趋势。

（2）遗传：如果父母都患病，则年龄在 80 岁时患 AD 的风险可高达 54%，是单亲患病的 1.5 倍，是父母都不患病的 5 倍。若一级亲属中有 AD 患者，则终身患病的风险是 39%，约为正常人群的两倍。有的基因突变如载脂蛋白 E-4 也与迟发型 AD 有关。

（3）其他：轻度认知障碍、动脉粥样硬化、高血压、糖尿病、高脂血症、脑血管事件都可能是 AD 的危险因素，但还需要临床研究进一步证实。

2. 保护性因素

AD 的保护因素有：休闲娱乐、有氧锻炼、力量训练，以及血脂、高血压和糖尿病的良好控制。

> **要点：**
> ● 迟发型 AD 常见，与年龄、遗传等密切相关。
> ● AD 的病理学改变主要是特定部位神经元缺失、淀粉样物质沉积和神经纤维缠结。
> ● 年龄、遗传背景是 AD 的重要危险因素，休闲娱乐、有氧锻炼、力量训练可能是 AD 的保护性因素。

【临床表现】

AD 患者一般经历轻、中、重三个阶段，各阶段表现如下。

1. 轻 度

多数患者的主要症状是逐渐出现的记忆力下降，表现为不能学习新东西，不能记忆新信息，才吃过饭不记得吃过些什么，刚读过的报纸、看过的电视不记得内容。理财、出门转车等一些复杂的操作开始变得困难，跟人聊天不能像以前那样生动有趣，不记得吃药。患者可能出现退缩、淡漠，家人会发现患者变得"不爱管事，不想操心"而把更多事情交给老伴或者孩子；不愿出门，不愿交往，整天待在家里。

多数患者有情绪问题，可以表现为焦虑甚至抑郁，他们发现自己的记忆力下降，担心能力下降可能会让别人看不起，有些患者会试图掩饰症状。理解能力下降可能造成误会，患者可以表现为"脾气变大了"，家人和朋友会感觉患者变得偏执。也有一部分患者会表现为"脾气变好了"，曾经相当有主见、有个性的人变得不再锐利。

在此阶段，体格检查和影像学检查无阳性发现，但病理学改变已经开始，内侧颞叶已经有淀粉样物质沉着，脑细胞内出现神经纤维缠结。

此阶段的特点是患者工作和社交能力下降，但是能独立生活和做出合理判断。治疗重点在于改善认知能力，关注情绪。

2. 中 度

记忆力进一步下降，可能吃过饭都不记得，很多熟悉的人不认识了。同时患者开始出现精神行为症状，在熟悉的地方也可能迷路，出现幻觉（发生率在 20% 以上）。AD 的幻觉以视幻觉为主，即看见不存在的人或物，听幻觉及嗅幻觉较为少见。也可能会有妄想（发生率在 30% 以上），如坚信家里来了小偷、保姆偷了家里的东西，或者家人被陌生人替代。

此阶段影像学检查已经能看见脑萎缩，以颞叶萎缩为主。脑电图也开始出现异常的 θ 慢波。病理学改变包括神经元缺失、淀粉样物质沉着和神经纤维缠结。

日常生活能力下降（如穿衣、洗漱等出现困难），多数患者会出现体重减轻。此阶段患者日常生活已经需要别人给予一定程度的帮助，治疗重点在于维持日常生活功能和安全。

3. 重 度

生活完全依赖他人，说一句完整的句子都有困难甚至完全失语。肢体僵硬，患者常采取屈曲位，拖着脚走路直至完全失去行走能力。大小便失禁。有时候会出现癫痫发作，患者日常生活不能自理，长期卧床可能出现压疮、皮肤感染、尿路感染等，通常死于呼吸道感染。

影像学检查发现中度或重度脑萎缩，脑电图见 δ 慢波，此阶段重点在于护理。

> **要点：**
> - 轻度 AD 以认知受损尤其是记忆力下降为主要表现，常伴情绪反应，脑大体改变不明显而镜下改变已经开始。
> - 中度 AD 开始出现精神行为症状，生活需要他人帮助，脑大体改变已出现。
> - 重度 AD 开始出现神经系统异常体征，生活依赖他人，脑大体改变明显。

【辅助检查】

1. 实验室检验

常规实验室检验如血常规、生化，甲状腺功能，血清叶酸、维生素 B_{12} 水平，甲状腺激素水平，血重金属检查，梅毒血清学检查等无特异性改变，但对鉴别诊断有帮助。脑脊液异常检查发现 Aβ42 降低和 tau 蛋白升高。基因检测主要对早发型 AD 有帮助，但因为发病率低而未作为常规诊断手段。

2. 影像学检查

脑 MRI 检查优于脑 CT 检查。脑 MRI 检查的特征性表现为颞叶的萎缩。单光子发射计算机体层摄影（SPE－CT）检查见后顶枕交界处血流下降，最近一些新的检查手段如 PET－CT 或者脑功能磁共振检查也可以看见相应区域的变化。淀粉样物质显像可显示老年斑的位置。

3. 脑电图检查

AD 的脑电图没有特异性，早期脑电图常正常，中期可以看见 θ 慢波，晚期可以看见 δ 慢波。但这些变化都不是 AD 所特有的。

【神经心理学检查】

神经心理学检查包括认知功能评估，精神行为症状评估和日常生活能力评估。这些评估主要通过量表进行。

1. 认知功能评估

认知功能评估包括记忆功能评估和执行功能评估。常用的量表有简易精神状态检查量表（MMSE），蒙特利尔认知评估（MoCA），AD 评估量表认知部分（ADAS－cog）等。常用量表的敏感性和特异性见表 22－1。

2. 精神行为症状的评估

痴呆的精神行为症状（BPSD）用来描述痴呆的非认知症状群（淡漠、精神异常、激越）。大多数痴呆患者和 35%～75% 的轻度认知损害（mild cognitive impairment，MCI）患者会出现 BPSD，故辨别神经心理症状很重要。BPSD 伴随着认知功能减退、生存质量的下降以及照护的增加。躯体疾病和环境刺激作为可能因素需要被排除。多种整体评价量表用于评估 BPSD 和治疗后的病情改变。评价依赖于知情者报告和 CERAD－BRSD 的神经精神检查。对评估治疗效果，多大的量表结果分值变化代表临床意义的改善仍不明确。很多用于评估痴呆患者激越和抑郁的量表也被证明有效。康奈尔痴呆抑郁量表（CSDD）

综合了照护者和患者的调查信息。15 项老年抑郁量表也可应用于 AD，但 CSDD 评定抑郁具有更高灵敏度和特异度，且不受痴呆严重程度影响。

表 22-1　AD 认知功能评估常见筛查工具

筛查工具	灵敏度	特异度
神经心理学工具		
AD8	93.3%（痴呆和非痴呆）	76%（痴呆与非痴呆）
MMSE	80%～85%	76%～80%（痴呆和非痴呆）
七分钟筛查	93%	93%（AD 与各种抑郁和痴呆相比）
ACE	94%	89%（AD 与 NC 及其他痴呆相比）
MOCA	90%	90%（轻度 AD 与 MCI 和 NC 相比）
Mattis DRS	85%	85%（AD 与 FTD 相比）
画钟试验	67%	97%（极轻 AD 与 NC 相比）
成套 CERAD	80%	81%（轻度 AD 与 MCI 和 NC 相比）
5 词测试	91%	87%（AD 与功能性记忆障碍相比）
特定认知区域的评估		
A 情节记忆		
逻辑记忆	89%（自由回忆）	87%（极轻 AD 与 NC 相比）
FCSRT	80%（自由和线索回忆）	90%（MCI 转化与无转化相比）
CVLT	50%（自由和线索回忆）	98%（轻度 AD 与 MCI 和 NC 相比）
分类线索回忆	88%	89%（极轻 AD 与 NC 相比）
RAVLT	50%（0 分）（自由回忆和认知）	97%（AD 与其他类型痴呆相比）
B 语义记忆（分类流畅性）		
Boston 命名	整体准确度：77%（AD 与 NC 相比）	
视空间能力		
BVRT	无数据	无数据
执行功能	无数据	无数据
WCST	无数据	无数据

　　MMSE：简易精神状态检查量表；ACE：Addenbrooke's 认知检查；MOCA：蒙特利尔认知评估；FCSRT：自由和线索选择性回忆测试；CVLT：加利福尼亚语言学习测试；RAVLT：Rey 听觉语言学习测试；BVRT：Benton 视觉保留测试；WCST：威斯康星卡片分类测试；TMT：线索标记测试；AD：阿尔茨海默病；MCI：轻度认知损害；FTD：额颞叶痴呆；NC：正常对照组。

3. 日常生活能力的评估

　　痴呆的诊断需要评估患者的日常生活能力（ADL），也需要评估个人和机构照料的需求。ADL 分为基础性（如洗漱、如厕）和工具性（如购物、理财）两种，后者对病程早期的认知损害更敏感。ADL 的判断没有"金标准"。12 个系统评价中，基于知情者的痴呆残疾评价和 Bristol ADL 是最有用的。ADL 能反应临床痴呆分级量表得分，已被广泛用于痴呆严重程度分级。

【合并症的评价】

AD 患者，特别是老年人，通常有伴发疾病，如抑郁症、心血管疾病、呼吸系统疾病、感染、关节炎、其他神经疾病，以及睡眠障碍、摔倒、大小便失禁、药物不良反应。伴发疾病和 AD 患者受损的认知功能状况密切相关。筛查和治疗伴发疾病有助于改善 AD 患者的认知状况。

【诊断】

1. 病　史

通过患者或知情者获取的病史应着重于受累的认知区域、疾病病程、对日常生活能力的影响，以及其他相关的非认知症状。既往史、合并疾病、家族史、受教育程度都十分重要。

2. 体格检查

神经系统检查和一般体格检查对区分 AD 和其他原发性变性疾病、继发性痴呆、相关疾病尤其重要。

3. 诊断标准

目前国际上有两个主要的疾病分类系统，即世界卫生组织的《国际疾病分类》第十版（ICD-10）和美国精神病学会的《精神疾病诊断与统计手册》第四版（DSM-Ⅳ）。两个系统关于痴呆诊断标准均要求以下 4 点：①记忆力减退；②其他认知能力减退；③认知衰退足以影响社会功能；④排除意识障碍、谵妄等导致的上述症状。ICD-10 标准具有较好的稳定性，不同国家、不同诊断者间一致性较好（Kappa 系数为 0.69）。DSM-Ⅳ 痴呆诊断标准应用广泛，但尚缺乏对其稳定性的验证。然而研究发现与 DSM-Ⅳ 标准相似的 DSM-Ⅲ-R 标准有很好的可信度（kappa 为 0.5～0.9）。

关于 AD 的诊断标准，通常推荐美国神经病学、语言障碍和脑卒中-老年痴呆与相关疾病学会工作组（NINCDS-ADRDA）标准。NINCDS-ADRDA 和 DSM-Ⅳ 都包括以下 3 个方面：①首先符合痴呆的标准；②痴呆的发生和发展符合 AD 的特征——潜隐性起病、进行性恶化；③需排除其他原因导致的痴呆。但是两者之间有区别：①NINCDS-ADRDA 要求痴呆的诊断必须由神经心理学检查证实，而 DSM-Ⅳ-R 没有这一要求；②DSM-Ⅳ 要求认知损害影响日常生活，NINCDS-ADRDA 只将其作为一个支持指标，而非必需条件；③NINCDS-ADRDA 从不同确定程度上规定了 AD 的诊断标准，包括很可能 AD、可能 AD、确诊 AD，还列出了支持的标准和排除的标准。以病理检查为"金标准"的研究发现 NINCDS-ADRDA 很可能 AD（probable AD）标准的敏感度较高，为 83%～98%，但因缺乏明确的诊断性标志物，导致其特异度较低，区别 AD 和正常老年人的特异度为 69%。

要点：

- AD 的诊断主要依赖排除诊断。首先符合痴呆的诊断标准，其次痴呆的发生和发展符合 AD 的特征，潜隐性起病，进行性恶化，排除其他原因导致的痴呆。
- 支持诊断的特点——MRI 检查结果显示内侧颞叶（海马、内嗅皮质和杏仁核）萎缩；CSF 异常（Aβ42 降低和 tau 蛋白升高）；PET 检查的典型发现（颞叶糖代谢减低或者淀粉样物质显影）；常染色体显性遗传的家族型 AD。
- 不考虑 AD——起病急，早期出现步态异常、震颤或者行为改变；有神经系统的定位体征，如偏瘫和早期的锥体外系体征；其他可能引起认知症状的疾病如脑血管疾病、重度抑郁症以及其他可能导致痴呆的疾病。
- 在以下情况需要专科会诊：不能确诊是否存在早期痴呆，可能属于 AD 以外的其他痴呆类型，年龄在 65 岁以前发病的痴呆和有家族史的痴呆。

【预防】

1. 一级预防

一级预防是指在认知正常的个体预防可能发生的痴呆，这是 AD 管理的最终目标。AD 存在很多危险因素，其中一些不可改变（如年龄、性别、基因型）。但流行病学研究证实，某些潜在可改变危险因素与 AD 相关，包括：血管性危险因素（高血压、吸烟、糖尿病、心房颤动、肥胖）以及头部外伤，而保护因素包括抗高血压药、非类固醇类抗炎药、他汀类药物、激素替代疗法、高教育水平、饮食、锻炼、参与社会和智力活动。然而，控制上述因素是否能降低发生痴呆的风险尚不清楚。

有系统评价发现目前没有充分证据证明他汀类药物可以减低 AD 风险。而"女性健康行动记忆研究"发现女性绝经后使用雌孕激素替代治疗会显著增加痴呆风险。通过治疗高血压来预防痴呆（包括 AD）是目前研究最多的领域。然而，由于研究过程中发生心血管性终点事件，多数随机对照试验提前结束，结果可信度不高。

2. 二级预防

二级预防指预防存在 MCI 但尚无痴呆的个体发展为 AD。MCI 是指出现轻度记忆障碍和/或其他认知功能障碍，但不影响个体的社会职业或日常生活能力，是介于正常老化和早期老年痴呆之间的一种临床状态。MCI 患者进展为 AD 的机会是正常人群的 3 倍左右。目前的研究结果发现，胆碱酯酶抑制剂、维生素 E、银杏、抗炎药都不能有效预防 MCI 转化为 AD。

【治疗】

（一）药物治疗

AD 治疗的目标是维护患者的功能，推迟入住照护机构的时间。有效的治疗包括改善认知，维持日常生活能力，控制精神行为症状。改善认知和维持日常生活能力的药物主要分为两大类：胆碱酯酶抑制剂和 N-甲基-D-天门冬氨酸受体拮抗剂。

1. 胆碱酯酶抑制剂

AD 患者因为脑内胆碱乙酰转移酶的产生减少，因而乙酰胆碱合成减少，皮质胆碱功能受损。因此，早期治疗 AD 的研究集中在如何提高乙酰胆碱含量。应运而生的是胆碱酯酶抑制剂，也是目前对痴呆有效的药物种类之一。常见的四种胆碱酯酶抑制剂是：他克林、多奈哌齐、卡巴拉汀和加兰他敏。他克林是最早的药物，但因为具有肝毒性而使用不多。多奈哌齐、卡巴拉汀和加兰他敏对维持 AD 患者的日常生活能力，改善认知和行为症状有益。碱酯酶抑制剂治疗重度 AD 的研究不多，结果不完全一致。有研究提示有效，有研究认为无效。但因为多奈哌齐良好的耐受性，可与家属协商，观察疗效决定是否使用。

（1）多奈哌齐：多个研究证实多奈哌齐对轻、中度 AD 患者的认知功能有改善，但是停药后疗效就会消失，说明该药并不能阻止 AD 的病理进程。多奈哌齐对 AD 的神经精神症状也有效。初始剂量为每天 5 mg，4 周后加到每天 10 mg。不良反应方面，多奈哌齐耐受性较好，胆碱能不良反应如腹泻、恶心、呕吐轻微且是一过性的，发生率约为 20%。

（2）卡巴拉汀：对轻、中度痴呆有效，疗效与多奈哌齐相似，消化道不良反应多于多奈哌齐。其不良反应较明显，常见恶心、呕吐、厌食和头痛，与食物同服能减少恶心。建议用法：从 1.5 mg 2 次/天开始，每两周加量一次，直到 6 mg 2 次/天。目前在研制透皮贴剂以减少不良反应，每天一帖，与口服 6 mg 2 次/天疗效相当。如果治疗中断数天，需要重新从小剂量开始。

（3）加兰他敏：对轻、中度 AD 有效，有研究证实对重度 AD 患者也能改善日常生活能力。推荐剂量为每天 16 mg 或 24 mg。不良反应主要是消化道症状如恶心、呕吐、腹泻、厌食和体重下降，发生率多于多奈哌齐。有研究发现在轻度认知障碍患者中使用加兰他敏与病死率增加有关。但用于 AD、血管性痴呆和混合型痴呆的患者则没有类似发现。

2. N - 甲基 - D - 天门冬氨酸受体拮抗剂

美金刚是 N - 甲基 - D - 天门冬氨酸受体拮抗剂的代表药物。目前关于美金刚的证据主要来自于中度和重度痴呆患者；也有证据提示美金刚对轻度痴呆有效，但疗效较弱。2003 年美国已批准将美金刚用于中度和重度痴呆。一些胆碱酯酶抑制剂与美金刚联合应用的研究结果提示，联合应用可能带来更多的益处，但尚需更多高质量研究加以证实。美金刚的不良反应比胆碱酯酶抑制剂少，主要的不良反应是头晕，少见的有谵妄、幻觉，部分 AD 患者可能增加激越和妄想行为。推荐剂量为 10~20 mg/d。

3. 其他药物

（1）抗氧化剂：维生素 E 和塞利吉林（一种单胺氧化酶抑制剂）。目前的证据说明对轻、中度 AD 患者使用每天 2 000 U 的维生素 E 有可能在一定程度上延缓功能恶化，但是不能改善认知，维生素 E 可以单用或者与美金刚联合应用治疗轻、中度痴呆，但不推荐作为 AD 的预防用药。塞利吉林治疗 AD 无效。

（2）其他：雌激素替代治疗、抗炎药物（无效且增加心血管事件风险）、他汀类药物、维生素 B、ω - 3 脂肪酸，但效果均不确切。

4. 药物的疗程

轻、中度痴呆建议长期服用。重度痴呆患者，因为认知损害已非常严重，生存质量差，如果治疗不能继续带来益处，应该停用药物。当考虑患者对药物没有反应时，可以试着停用药物 1~2 周，如果认知进一步下降，再重新加用，否则可以停用。

（二）非药物治疗

1. 支持治疗

保持适当的外界刺激对 AD 患者的功能维持是有好处的，因此照护者或者伴侣给予的支持至关重要。

2. 营养治疗

痴呆患者由于进食少易出现营养不良，继而容易出现病死率增高和并发症增多。高热量食物能有助于痴呆患者增加体重，但是在维持功能和改善生存方面的证据较少。而刺激食欲（如加低盐酱油、辣椒、胡椒、葱、姜、蒜、芥末等）和辅助进食（喂食、管喂等）是否能增加体重尚不清楚。

3. 康复治疗

部分研究发现锻炼如作业训练可能改善患者的身体功能，减缓痴呆患者的功能丧失，减少照护费用。其最重要的优点是没有不良反应，但疗效需要进一步的研究证实。认知康复是针对轻度痴呆患者进行的，目的是延缓认知下降，目前研究质量良莠不齐。认知康复可能是项有潜力的可行的治疗措施，但是需要更多的高质量证据。

（三）行为问题的治疗

行为问题比记忆障碍更令人困扰。AD 患者精神行为症状发生率为 61%～92%，病情越重，精神行为症状越多。而精神行为症状常又导致更严重的功能损害。很多痴呆患者因为出现激越、攻击行为、幻觉或抑郁而被送往长期照护机构。

痴呆患者的攻击行为常常是有原因的。常见的原因有：误解、恐惧（如不能认出熟悉的地点或人物）、疼痛或不适、抑郁和睡眠障碍。

幻觉和妄想与认知损害程度相关，幻觉预示入驻照护机构和死亡。精神病症状中妄想比幻觉多见，重度痴呆患者发生率约为 30%。一项对轻、中度痴呆患者进行的长期随访研究发现：研究开始时妄想的发生率是 34%，随访期间发生率是 70%，而幻觉是从 7% 发展到 33%。最常见的妄想是认为房屋有人入侵，找不着的东西是被盗了，家庭成员被冒名顶替以及配偶不忠。AD 患者的幻觉发生率约为 20%，多数是视幻觉，听幻觉和嗅幻觉较少见。视幻觉发生在痴呆早期应考虑路易体痴呆的可能。

分析前驱表现，找到攻击行为的原因，多数情况是不需要使用药物的。不困扰的幻觉和妄想也不需要药物治疗。适度使用抗精神病药有效，但需注意不良反应。利培酮（维思通）0.25～0.5 mg 2 次/天对控制行为症状有帮助，疗程不宜超过半年。

（四）睡眠障碍的治疗

25%～35% 的 AD 患者有睡眠障碍。AD 患者的睡眠障碍原因很多，主要是焦虑和抑郁、白天体力活动不足、夜尿以及药物不良反应。治疗上首选非药物治疗：上床时间不要太早，避免白天打盹，增加白天的体力活动，避免睡前饮酒、咖啡等有神经兴奋作用的物质。运动加上光线治疗能有效改善夜间觉醒。不建议把药物治疗作为首选。

【痴呆患者的安全性问题】

需要特别关注痴呆患者的安全性问题。如果痴呆患者独立管理财产的能力出现损害，需要在早期做好财产的安排。痴呆患者都有走失可能，尤其是地点定向能力受损且有行动能力的患者,需要有人监护并做好防范。患者如果表达出要找什么人、找什么地方或者找什么事情做(如说要去上班或者访友),定向力出现问题(如在家找不到厕所,在家也说要回家),可能就是走失的先兆。在患者衣物或身上佩戴身份识别标识,以便于走失后能安全回家。此外,应注意防止意外伤害如摔倒、烫伤、割伤等,房间内最好不要有台阶,地板应防滑,通道不要堆砌杂物并保持通畅等。如果患者必须自己做饭,应在痴呆早期学习使用微波炉。如果患者照顾自己的能力已经出现问题,可能出现脱水、营养不良、生病不能及时就医等问题,需要有人监护或者入住照护机构。

> **要点:**
> - MCI 转化为 AD 风险高于正常人群。不推荐对 MCI 患者常规使用胆碱酯酶抑制剂。
> - 轻度痴呆患者建议使用胆碱酯酶抑制剂。
> - 中度痴呆患者推荐在胆碱酯酶抑制剂的基础上加用美金刚或单用美金刚。
> - 重度痴呆患者推荐继续使用美金刚,部分患者可以停药。
> - 目前 AD 还不能治愈。

第三节 其他常见的老年痴呆

其他类型的老年痴呆从临床表现、辅助检查和治疗上与 AD 存在差异。如果临床表现不像 AD,建议请专科会诊。

一、血管性痴呆

血管性痴呆(vascular dementia,VAD)是一种以脑血管疾病为基础,临床表现为痴呆的临床综合征。典型的患者有脑血管事件历史,且认知损害与脑血管事件存在时间关系。考虑诊断 VAD 的患者需要进行危险因素如高血压、糖尿病的筛查及控制。虽然胆碱酯酶抑制剂和/或美金刚对 VAD 是否有益尚不确定,但由于 VAD 和 AD 常同时存在,对怀疑 VAD 的患者使用以上药物是合理的。要延缓 VAD 的进展,经典的治疗方案是多奈哌齐 10 mg/d 加上美金刚 30 mg/d。

二、额颞叶痴呆

额颞叶痴呆(frontotemporal dementia,FTD)一般在 55~60 岁起病,发病率不随着年龄的增长而增加,75 岁以后发病的罕见。常有行为改变,患者有进行性的行为问题和性格改变。认知受损往往出现在行为异常和性格改变之后。常有运动症状,包括进行性核下瘫、皮质基底核变性和运动神经元疾病。强握、吸吮反射等在 AD 晚期才出现的症状会较早出现。影像学表现主要是额颞叶的萎缩。需要与其他神经退行性痴呆、额叶结构性疾病和精神科疾病进行鉴别。诊断主要靠临床表现,但需要做头颅 MRI 检查以排除其他疾病。

如果患者的精神行为症状加重,在药物治疗之前需要排除谵妄、疼痛和其他躯体不适。额颞叶痴呆的患者在药物治疗时易出现锥体外系不良反应、过度镇静等,因此应当从小剂量开始给药,用药过程中也需要反复评估。推荐使用 5 - 羟色胺再摄取抑制剂

（SSRI）1 或 2 次/天或曲唑酮 27 mg 1 次/天治疗 FTD 的神经行为症状。非典型抗精神病药不作为首选，因为比较容易出现锥体外系不良反应。小剂量喹硫平（12.5～25 mg）的锥体外系不良反应发生率稍低。需要告知家属此类药物可能导致病死率升高。

不推荐应用胆碱酯酶抑制剂治疗 FTD。但是，当不能鉴别是 AD 还是 FTD 的时候，尝试使用胆碱酯酶抑制剂还是可以的。非药物治疗包括锻炼、环境改变、加强监督、职业疗法、言语治疗、看护者支持等。额颞叶痴呆患者的生存期一般不超过 10 年。

三、路易体痴呆

路易体痴呆（Dementia with lewy bodies，DLB）的特征性表现包括"核心症状"（视幻觉、帕金森病、认知能力波动）和其他症状（睡眠障碍、晕厥等）。患者的痴呆和帕金森病症状常同时或在一年内相继发生。病理学改变是脑中出现路易体。与 AD 早期记忆力损害为主不同，DLB 早期的认知损害主要表现在注意力和执行能力方面。有意义的检查包括 SPE－CT 和 MRI 检查等。诊断主要根据临床表现和辅助检查。需要与其他退行性痴呆、谵妄、药物中毒和癫痫进行鉴别。

治疗上推荐非药物治疗，因为不良反应明显少于药物治疗。胆碱酯酶抑制剂可以用于治疗路易体痴呆。患者对抗精神病药物较为敏感，通常只需要很小剂量。如果胆碱酯酶抑制剂不能很好地控制患者的精神症状，需要小心地使用小剂量的非典型抗精神病药物（如喹硫平 12.5 mg/d）。对帕金森病不稳定的患者推荐使用左旋多巴。美金刚治疗路易体痴呆时可能增加幻觉和妄想。有快眼动睡眠障碍的患者可在睡前使用氯硝西泮 0.25 mg 或褪黑素 3 mg。路易体痴呆的病程平均为 8 年。

四、帕金森病性痴呆

帕金森病性痴呆（Parkinson disease dementia，PDD）患病的危险与年龄相关，PDD 患者的痴呆在患帕金森病一年后出现。尽管多数患者的病理学改变是路易体，但临床表现迥异于路易体痴呆。早期认知损害不明显，但是会出现特征性的执行功能和视空间受损。需要与路易体痴呆、进行性核下瘫、多系统萎缩、皮质基底核退化进行鉴别。推荐使用胆碱酯酶抑制剂治疗，美金刚疗效不确定，且可能引起幻觉及神经精神症状的加重。PDD 的患者对抗精神病药以及治疗帕金森病的药物耐受力下降，需要注意剂量，必要时可以使用小剂量的喹硫平或氯氮平。使用氯氮平时需要监测白细胞水平。避免给患者使用传统抗精神病药和抗胆碱能药物以免加重帕金森病症状。对运动症状的治疗同单纯帕金森病。

> **要点：**
> ● 胆碱酯酶抑制剂可用于血管性痴呆和路易体痴呆，对帕金森病性痴呆可能也有效。
> ● 美金刚可以治疗路易体痴呆，但可能增加幻觉和妄想；治疗血管性痴呆有一些证据。

参考文献

[1] Shadlen M F, Larson E B. Risk factors for dementia [J/OL]. Literature review current through：Dec 2013. hptt://www.uptodate.com.

[2] Press D, Alexander M. Treatment of dementia [J/OL]. Literature review current through：Dec

2013. hptt://www. uptodate. com.

［3］ Bruce L Miller，Suzee E Lee. Frontotemporal dementia：Treatment ［J/OL］. Literature review current through：Feb 2013. hptt://www. uptodate. com.

［4］ Randolph C. Frontotemporal dementia：Clinical features and diagnosis ［J/OL］. Literature review current through：Feb 2013. hptt://www. uptodate. com.

［5］ Press D，Alexander M. Treatment of behavioral symptoms related to dementia ［J/OL］. Literature review current through：Feb 2013. hptt://www. uptodate. com.

［6］ Wright C B. Treatment and prevention of vascular dementia ［J/OL］. Literature review current through：Feb 2013. hptt://www. uptodate. com.

［7］ Hake A M，Farlow M R. Clinical features and diagnosis of dementia with Lewy bodies ［J/OL］. Literature review current through：Feb 2013. hptt://www. uptodate. com.

［8］ Rodnitzky R L. Parkinson disease dementia ［J/OL］. Literature review current through：Feb 2013. hptt://www. uptodate. com.

［9］ Hake A M，Farlow M R. Prognosis and treatment of dementia with Lewy bodies ［J/OL］. Literature review current through：Feb 2013. hptt://www. uptodate. com.

［10］ Rodnitzky R L. Parkinson disease dementia ［J/OL］. Literature review current through：Feb 2013. hptt://www. uptodate. com.

［11］ McDade E M，Petersen R C. Mild cognitive impairment：Prognosis and treatment ［J/OL］. Literature review current through：Feb 2013. hptt://www. uptodate. com.

［12］ 李涛，王华丽，杨渊韩，等. 中文版《AD8》信度与效度的初步研究 ［J］. 中华内科杂志，2012，51（10）：777－779.

纵深阅读

《中国痴呆与认知障碍诊治指南》2012版。

（周　焱）

第二十三章 老年抑郁症

学习目的：

● 掌握老年抑郁症的临床表现、诊断及治疗原则。

● 熟悉老年抑郁症的定义及常见的治疗药物。

● 了解老年抑郁症的流行病学特点、危险因素及预后。

典型病例：

患者，男性，72 岁，老伴于 3 年前去世后独居，1 年前开始出现失眠、入睡困难、多梦、易醒、早醒。同时伴有情绪低落，兴趣爱好减少，整日待在家里，疲倦乏力，懒于活动。有时精神容易紧张、乱发脾气。医生问诊过程中，患者眉头紧锁，语音低，语速慢，自称每日精神差，高兴不起来，生活没有意义，不如"一死了之"。未引出幻觉、妄想。记忆力、理解力、计算力及其他认知功能无明显缺损。

临床问题：

1. 该患者的异常表现是由什么原因引起的？

2. 如何评估该患者的异常？

3. 对该患者应如何处理？

老年抑郁症（depressive syndrome in the elderly）是发生于老年人群的一组抑郁相关症状群，是由各种原因引起的一种心境障碍。抑郁症是一种高患病率、高复发率、高自杀率的精神疾病，在老年人中常导致躯体功能障碍和认知损害。目前综合性医院的老年科医生对老年抑郁症的识别率低，漏诊和误诊率高，治疗不规范。因此，提高老年科医生对老年抑郁症的认识度，促进临床规范化治疗至关重要。

【定义】

老年抑郁症是见于老年人群的一组特殊的抑郁相关症状群，它既有成年人群抑郁症的共性，也有其自身特点。抑郁症是一种心境障碍，即个体在较长时间内体验到和表现出来的、较为稳定的异常情绪状态。临床上，主要表现为情绪低落或兴趣较少、思维迟滞、活动较少等精神运动抑制的症状，或者沮丧、苦恼、好发脾气等精神运动激越的特征。这些症状极大地损害了患者的社会功能，给患者和家人带来极大的痛苦和负担。

很多情况下，老年患者具有抑郁症状但是不足以诊断抑郁症，可以被称为亚临床抑郁。

【流行病学特点】

老年抑郁症涉及的病因性疾病广泛而复杂，目前尚缺乏准确全面的临床流行病学资料。成年人抑郁症的年发病率为 $2\%\sim5\%$，终身患病率大体在 $10\%\sim20\%$。与成年人比较而言，老年人罹患抑郁症的风险明显增加，因此人群患病率具有一定程度的升高。1970 年英国伦敦的社区调查发现，寻求社区医疗服务的年龄在 65 岁以上的老年人中，32% 具有抑郁症状。有的研究者认为，在患有躯体疾病的老年人中，抑郁症的患病率可高达 50%。

抑郁症及亚临床抑郁，其患病率的高低与老年人的就诊机构以及使用的诊断方法有关。老年人群中，亚临床抑郁十分常见，患病率约为 15%。亚临床抑郁往往被医务人员忽视，误认为不需要治疗。然而事实并非如此，亚临床抑郁往往导致医疗资源过度使用，失能增加，甚至导致高病死率。

WHO统计，患有抑郁症的老年人占老年人口总数的 $7\%\sim10\%$，患有其他躯体疾病的老年人其患病率可达 50%。$1\%\sim4\%$ 的老年人有重度抑郁症表现，年发病率在 $1\%\sim2\%$，女性的发病率是男性的两倍。一项研究调查了 9 个欧洲国家年龄在 65 岁以上的城市人群，抑郁症的患病率是 $8.8\%\sim23.6\%$，医疗机构老年抑郁症患者患病率多于社区人口，$10\%\sim12\%$ 的住院患者患有重度抑郁症，而初级保健患者中仅 $6\%\sim9\%$。

抑郁症具有发病率高、易复发、高致残率的特点，给国家和社会带来沉重的经济负担。全球每年用于抑郁症的医疗费用总计约为 600 亿美元。美国每年有 1 100 万人患临床抑郁症，总健康费用中 4% 用于治疗抑郁症，高达 430 亿美元；其中仅 90 亿美元（28%）是直接医疗费用，其余 340 亿美元是因患者致病或致残后所造成的各种损失。世界卫生组织发表的《2001 年世界卫生报告》强调，抑郁症目前已成为世界第四大疾病，而到 2020 年时可能成为仅次于心脏病的第二大疾病。

【病因及危险因素】

老年抑郁症的病因及危险因素较为复杂，包括遗传、共患躯体疾病、社会心理因素、神经生物学因素等。

1. 遗传背景与人格因素

虽然现在普遍认为老年抑郁症是在一定遗传背景下，由外部刺激诱发神经环路改变或递质失调引起，但其最终病理生理机制并未完全理清。不过可以肯定的是，它不是一种功能性疾病。研究结果显示，老年抑郁症的发生与人格因素关系密切。人格特征中具有较为明显的焦虑、强迫、冲动等特质的个体易发生抑郁症。具有这类性格的老年人在出现躯体不适，慢性病久治不愈或各种不良生活事件时，会持续和泛化紧张感与忧虑，从而形成强大而持久的精神压力，进而引起抑郁症。

2. 共患躯体疾病

老年人易患多种躯体疾病，疾病引起机体的病理生理变化、药物治疗及患病所产生的心理影响可能成为老年抑郁症的发病原因。最常继发于心血管疾病、糖尿病、脑血管疾病及甲状腺疾病。老年期常见疾病如阿尔茨海默病、路易体痴呆、帕金森病也常伴发抑郁症。有证据显示，老年心脑血管疾病患者易患抑郁症，并相互影响，抑郁症反过来又增加心脑血管疾病的发生和死亡风险。有研究发现，20％～25％的冠心病患者出现严重抑郁症状，可能与神经内分泌和神经免疫的一系列改变有关。脑卒中后抑郁症是脑卒中的常见并发症，其发生率多为40％～60％，脑卒中部位和严重程度与抑郁症的发生有一定关系。

3. 社会心理因素

老年人遭受各种心理应激（即各种负性生活事件）的机会增加，如丧偶、独居、社会地位改变、经济困难及社会支持缺乏，如果同时合并躯体功能障碍则会加重老年人的孤独、寂寞、无用及无助感，成为情绪低落的心理根源。

4. 神经生物学因素

①神经化学异常：老年人大脑的某些部位，与情感关系密切的一些神经递质如5-羟色胺（5-HT）、去甲肾上腺素（NE）和多巴胺（DA）的含量明显降低。当然这些变化可能与大脑的衰老有一定关系，神经递质功能不足并非是老年抑郁症的特异性改变，但可能是一个重要的易感因素。②神经内分泌改变：近年的研究提示，老化过程可以影响下丘脑-腺垂体系统的功能。随着年龄的增长，血浆皮质醇水平也增加。老年人皮质醇分泌增加可能与海马的NE不足有密切关系。研究提示，神经内分泌异常可能使老年人特别是老年女性易患抑郁症。③大脑结构和病理改变：随着CT和MRI等新技术的日渐成熟，对老年抑郁症患者脑结构和功能异常的研究逐渐增多。脑白质高密度影、散在而细微的缺血灶等结构改变提示老年抑郁症的发生可能存在心脑血管因素。发病年龄较晚者其大脑有明显的萎缩，表现为脑回变窄、脑室扩大，尽管上述异常发现与疾病结局的关系仍不明确，但至少表明脑结构和功能异常是老年抑郁症危险因素之一。

【预后】

研究发现，年龄是抑郁症患者自杀的独立危险因素，年龄越大，患抑郁症后自杀的可能性也就越大。有研究结果显示，老年抑郁症3年随访仅有26％的痊愈率，37％治愈后有一次复发，25％反复发作，12％的患者在整个随访期间未能治愈。老年抑郁症预后不良可能与慢性躯体疾病有关，与老年认知功能损害也有关系，老年期不良的人格特征可能影响个体的发病以及疾病的预后。

要点：
- 抑郁症主要表现为情绪低落或兴趣较少、思维迟滞、活动较少等精神运动抑制症状，或者沮丧、苦恼、好发脾气等精神运动激越的特征。
- 抑郁症具有发病率高、易复发、高致残率的特点，给国家和社会带来沉重的经济负担。
- 老年抑郁症的病因及危险因素较为复杂，与遗传、共患躯体疾病、社会心理因素、神经生物学因素有关。

【临床特点】

随着老年人对躯体疾病及精神挫折耐受力的减退，与年轻患者相比，老年抑郁症患者更多地表现为躯体症状而不是抑郁情绪或负罪感。另外，老年患者合并疼痛、无力及睡眠障碍的症状较其他年龄阶段更加明显。

1. 疑病症状——疑病性

有研究结果表明，年龄在 60 岁以上的老年抑郁症中，65.7% 的男性和 62% 的女性患者具有疑病症状。大约 1/3 的老年患者以疑病症状作为疾病的首发症状。疑病的内容涉及消化系统和心血管系统较多，患者因为腹痛不适、便秘或大便稀溏，以及心悸、胸闷等症状就诊于相关的内科门诊。

2. 焦虑激越——激越性

焦虑激越常见于 45 岁以后起病的较为严重的抑郁症，可以是继发症状，也可以是患者的主要症状。临床表现为焦虑恐惧，终日担心自己和家人可能将要遭遇种种不幸，甚至出现大祸临头的感觉，以至于坐卧不安、搓手顿足、夜夜失眠，反复追念以往不快的往事，喋喋不休地述说自己的不幸或悲惨的过去或将来，对生活失去兴趣和信心，严重者会频繁地出现自杀念头，甚至出现自杀行为。

3. 症状躯体化——躯体性

老年抑郁症患者和其照护者常常忽略甚至否认各种各样的躯体症状，直到患者出现自杀企图或行为才引起重视。这类因为躯体症状掩盖抑郁症状而反复就诊于综合医疗机构的抑郁症，又称为"隐匿性抑郁"。这些躯体情况有：①消化系统方面，食欲下降、胸腹胀满、便秘或腹泻等；②呼吸系统方面，胸闷气急、咽喉堵塞等；③心脑血管方面，心慌、心悸、头晕、头紧等，以及其他方面的躯体不适如乏力、失眠等。各种各样查无实据或与检查结果明显不符的躯体疼痛是老年抑郁症最常见的躯体症状。研究和临床经验表明，上述症状抗抑郁治疗可以取得明显的疗效。

4. 妄想症状——妄想性

老年抑郁症患者多有妄想症状，尤以疑病妄想和虚无妄想为典型。这类妄想一般以老年人的心理状态为前提，与生活环境和生活态度有关。在治疗上，给予小剂量的抗精神病药物进行干预可以取得较好的疗效。

5. 自杀倾向——自杀性

老年抑郁症患者自杀的风险增加。有研究认为，55% 的老年患者在抑郁状态下自杀，往往发生在躯体疾病的情况下，且自杀成功率高。有调查发现，自杀成功与未遂之比，年龄在 40 岁以上者为 20 : 1，60 岁以上者为 4 : 1。导致自杀的危险因素包括孤独、经济状况恶化、焦虑、激越等。

6. 认知功能改变

老年抑郁症可以引起认知功能改变，以执行障碍尤为突出，一旦出现提示预后差和对治疗反应不佳。面对这类患者时，临床医生尤其要谨慎，因为合并执行障碍通常意味着患者额叶和前额叶功能减退，环路受损，需要考虑是否合并其他器质性疾病。

【评估原则】

老年抑郁症是一组相互关联的症状组合，是一个综合征，其临床判定主要基于相关的精神疾病诊断标准中抑郁发作的条目：症状条目要够、严重标准要足、时间标准要充分。老年抑郁症的疾病诊断存在两种形式，其一是单一疾病诊断，如抑郁症、躯体疾病所致的精神障碍、物质所致精神障碍等；其二就是共病诊断，即抑郁症与其他精神疾病或躯体疾病的共同诊断，如抑郁症与焦虑症，抑郁症与糖尿病、高血压等。

【筛查方法】

老年抑郁症识别率低，为了早期识别常使用一些筛查量表。评定抑郁症的临床评定量表较多，常用方法如下（表23-1）：

1. 快速筛查方法

询问以下两个问题："近1个月来，你是否做事情提不起精神或兴趣?"和"近1个月来，你是否开心不起来，忧郁或感到失望?"如果有其中之一的情况，则需进一步做详细精神检查或建议专科诊治。

2. 老年抑郁量表

老年抑郁量表（GDS）为自评量表，简易版本包括5项，操作简单，适用于较广泛的老年人群。第一项问题回答"否"或5项中有2项回答"是"时，应怀疑抑郁症可能。

3. PHQ-9量表

PHQ-9量表为自评量表，条目简单、使用简便，由美国《精神疾病诊断与统计手册》第四版（DSM-Ⅳ）的9条症状学标准发展而来，用于筛查或诊断抑郁症，也可用于评估患者对治疗的反应。每个条目有四个选项："完全不会""好几天""超过1周""几乎每天"。每项分别为0、1、2、3分，总分范围为0~27分。10~14分为轻度抑郁症，15~19分为中度抑郁症，大于或等于20分为重度抑郁症。

4. 汉密尔顿抑郁量表

汉密尔顿抑郁量表（HAMD）是目前使用最为广泛的抑郁量表。它能较敏感地反映抑郁症状的变化，被认为是治疗学研究的最佳评定工具之一。其总分能较好地反映抑郁症的严重程度，病情越轻总分越低。但是，对老年人而言，HAMD敏感性较低。

表23-1 常用抑郁量表的比较

	敏感性	特异性	门诊患者	住院患者	认知功能缺损
快速筛查法	97%	67%	适合	不确定	不适合
老年抑郁量表	94%	81%	适合	适合	不确定
PHQ-9量表	88%	88%	适合	不确定	不确定
汉密尔顿抑郁量表	90%	75%	适合	适合	适合

【辅助检查】

1. 心理测验及评估

（1）抑郁症状评估——抑郁自评量表（SDS）/汉密尔顿抑郁量表（HAMD），用于评定患者抑郁症的严重程度。

（2）焦虑症状评估——焦虑自评量表（SAS）/汉密尔顿焦虑量表（HAMA），用于评定患者焦虑的严重程度。

（3）人格评估——明尼苏达人格量表，反映患者的心理状态和特征。

（4）智力测验——韦克斯勒成人智力量表第三版（WAIS-Ⅲ），用于鉴别患者的迟滞症状究竟是抑郁症所致还是痴呆所致。

2. 实验室检验

（1）下丘脑－垂体－肾上腺轴（HPA轴）检查：地塞米松抑制试验（DST），大约50％的抑郁症患者口服地塞米松后可的松的分泌未被抑制，即DST阳性。重度抑郁症患者的总体敏感性为44％，老年抑郁症患者的总体敏感性为65％。对某些抑郁症患者可通过DST预测或监测长期治疗的结果。在抑郁症患者中可以发现的HPA轴功能异常包括：高可的松血症；昼夜分泌节律改变，即不出现正常人夜半时分的谷底；DST脱抑制；肾上腺体积增大；ACTH所引起的糖皮质激素分泌增强；脑脊液中CRH水平升高；ACTH对外源性CRH反应迟钝。一般来说，抑郁程度越重，年龄越大，HPA轴异常越明显。

（2）下丘脑－垂体－甲状腺轴（HPT轴）检查：甲状腺功能障碍在抑郁症患者中很常见。1％～4％的抑郁症患者出现明显的甲状腺功能减退症状，4％～40％的患者表现出甲状腺功能减退症的亚临床状态。伴亚临床症状的甲状腺功能减退患者多有认知功能损害，并且对传统的精神科治疗反应较差，采用甲状腺素替代治疗会出现抑郁症的行为表现如活动减少等症状的明显改善。大约有30％的患者在抑郁症期间，促甲状腺素释放激素（TRH）试验反应曲线平坦，其中有少数患者在抑郁症康复后依然表现出TSH反应曲线平坦。病程较长的抑郁症和病史中有暴力、自杀行为的患者中，出现TSH曲线平坦的可能性较大。

（3）多导睡眠图检查：抑郁症患者的多导睡眠图异常包括：①快速眼动（rapid eye movement，REM）睡眠的潜伏期缩短；②慢波睡眠消失；③REM睡眠密度增加，在睡眠的最初几小时内更为明显。

（4）脑影像学检查：老年抑郁症患者有必要进行常规的脑结构检查，有助于诊断和鉴别诊断。

【诊断】

目前临床上主要采用CCMD-3（《中国精神疾病分类方案和诊断标准》第三版）中关于抑郁症的诊断标准。

1. 症状标准

症状标准包括以心境低落或兴趣减少为主，并且与其处境不相符合，并至少有以下症状中的4项。

（1）兴趣丧失、无愉快感。

（2）精力减退或疲乏感。

（3）精神运动性迟滞或激越。

（4）自我评价过低、自责，或内疚感。

（5）联想困难或自觉思考能力下降。

（6）反复出现想死念头或有自杀、自伤行为。

（7）睡眠障碍，如失眠、早醒，或睡眠过多。

（8）食欲降低或体重明显减轻。

（9）性欲减退。

2. 严重标准

严重标准包括社会功能严重受损，或给本人造成痛苦或不良后果。

3. 病程标准

（1）符合症状标准和严重标准至少已持续 2 周。

（2）可存在某些分裂症的症状，但不符合分裂症的诊断。若同时符合分裂症标准，在分裂症状缓解后，满足抑郁发作标准至少 2 周。

4. 排除标准

排除标准包括排除器质性精神障碍，或精神活性物质和非活性物质所致抑郁症。

【鉴别诊断】

1. 躯体疾病

躯体疾病（尤其是慢性躯体疾病）容易导致抑郁情绪，甚至发展为与抑郁症合并存在的状态。内分泌系统疾病（特别是甲状腺功能紊乱）常与抑郁症共存，严重的抑郁症患者也可以出现甲状腺功能激素指标的异常，可能与抑郁症患者的下丘脑－垂体－甲状腺轴功能异常有关。因躯体疾病服用的某些药物，如 α-甲基多巴、普萘洛尔、类固醇和抗肿瘤药物等，也可诱发抑郁症。鉴别诊断时应详细了解病史和用药史，仔细分析情感症状与躯体疾病及用药之间的关系。

2. 晚发性精神分裂症

晚发性精神分裂症在病程中可出现兴奋和抑郁症状。晚发性精神分裂症的症状特征是非协调性的思维、情感、意志行为障碍，缓解期间，留有残存症状或人格缺损。而抑郁症患者精神活动的协调性好于精神分裂症，间歇期基本正常。

3. 痴 呆

部分老年抑郁症患者可出现较明显的认知功能损害症状，类似痴呆表现，如计算力、记忆力、理解和判断能力下降，要与阿尔茨海默病和其他脑退行性改变的痴呆鉴别。痴呆起病非常缓慢，在抑郁症状出现之前就已存在记忆力和定向力减退且进行性加重，通过使用抗抑郁药物治疗抑郁情绪和行为可有改善，但基本的认知功能损害不会改善。

4. 药物滥用或依赖

长期使用精神活性药物或突然戒断可以出现类似抑郁症的表现。

5. 中枢神经系统疾病

中枢神经系统疾病如帕金森病、神经系统肿瘤、脑血管疾病或神经系统变性疾病由于存在大脑实质的损害，合并抑郁症的比率增高，需要高度重视中枢神经系统疾病导致抑郁症或合并抑郁症。

要点：
● PHQ-9 量表用于筛查或诊断老年抑郁症，也可以用来评估患者对治疗的反应。
● 老年抑郁症的诊断应注意与痴呆鉴别。

【治疗】

（一）治疗流程

老年抑郁症的治疗流程见图 23-1。

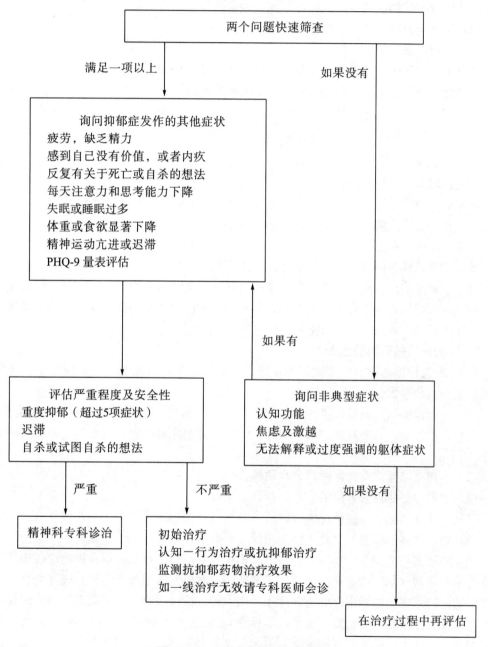

图 23-1　老年抑郁症的诊治流程

（二）治疗原则

（1）正确诊断。

（2）治疗前向患者及其家人阐明药物性质、作用和可能发生的不良反应及对策，以获取最好的用药依从性。

（3）明确疾病的病程特点，针对不同时期采用相应治疗措施。

（4）个体化合理用药。

（5）尽可能单一用药。

（6）治疗期间密切观察病情变化和不良反应并及时处理。

（7）力争症状完全或大部缓解并达到最大限度的康复，坚持三期全程治疗。

（8）根据生物 - 心理 - 社会医学模式，社会心理因素为抑郁症重要危险因素之一，故在药物治疗基础上辅以心理治疗可望取得更佳疗效。

（三）药物治疗

1. 抗抑郁药物治疗原则

抗抑郁药物治疗原则包括：①药物选择应建立在对患者完整的诊断评估基础上，应特别关注患者的躯体疾病与合并用药。②单一药物为主，一般不推荐两种以上抗抑郁药物联用，对难治性病例在足量、足疗程，同类型和不同类型抗抑郁药物、组内间换药无效或部分有效时才考虑联合用药。③药量个体化，使用最低有效剂量。④精心选药，注意药物相互作用。⑤足量治疗，在无药物不良反应的情况下，逐渐将药物剂量滴定至治疗剂量。尽管不同抗抑郁药物的疗效有细微的差别，但其差别主要表现在不良反应上。⑥抗抑郁药物应至少使用 6~12 周，以决定药物是否有效。

2. 常用抗抑郁药物的选择

对 12 种抗抑郁药物治疗疗效分析发现，米氮平、艾司西酞普兰、文拉法辛、舍曲林是最有效的治疗药物。

（1）抗抑郁药物一般治疗推荐首选用文拉法辛缓释药、艾司西酞普兰、阿戈美拉丁、安非他酮、米氮平。对心脏病和脑卒中等疾病并发抑郁症的患者，宜选用舍曲林、西酞普兰等。

（2）非典型抑郁症首选氟西汀、舍曲林。

（3）严重抑郁症首选米氮平、帕罗西汀或文拉法辛。

（4）轻度抑郁症与一过性抑郁障碍首选氟西汀，次选氟伏沙明、马普替林。

（5）焦虑性抑郁首选西酞普兰、艾司西酞普兰、米氮平、吗氯贝胺等。

（6）增效剂与抗抑郁药物联合应用。抑郁症患者选用一种抗抑郁药物治疗仅部分有效时常加用增效剂（如甲状腺素、锂盐、丁螺环酮或非典型抗精神病药物）或将两种抗抑郁药物联用。抗抑郁药物联用疗效通常优于单用一种抗抑郁药物，如用氟西汀治疗时加用曲唑酮，西酞普兰治疗时加用安非他酮，选择性 5 - 羟色胺再摄取抑制剂（SSRI）类药物加用低剂量米氮平等，都是较好的选择。但老年患者多药共用应特别注意药物不良反应。基本原则应是将不同作用机制的药物联用，以避免不良反应。

6 种常用 SSRI 药物的推荐剂量和用法参见表 23 - 2，抑郁症治疗方案的选择见表 23 - 3。

表 23 - 2　6 种 SSRI 药物的推荐剂量和用法

药　名	规格（mg）	常用治疗量（mg/d）	最高剂量（mg/d）	用　法
氟西汀	20	20～40	60	1 次/天
帕罗西汀	20	20～40	60	1 次/天
舍曲林	50	50～100	200	1 次/天
氟伏沙明	50	100～200	300	1 或 2 次/天
西酞普兰	20	20～60	120	1 次/天
艾司西酞普兰	5、10	10	20	1 次/天

SSRI：选择性 5 - 羟色胺再摄取抑制剂。

表 23 - 3　抑郁症治疗方案的选择

严重程度	药物治疗	药物联合心理治疗	心理治疗	电抽搐治疗（电休克治疗）
轻或中度	选择	对存在社交及人际关系问题的患者可能有效	选择	对特定患者有效
重度无精神症状	选择	选择	不选择	选择
重度伴精神症状	选择并联用抗精神症状药物	选择	不选择	选择

（四）治疗疗程

老年抗抑郁药物的疗程分为急性期、巩固期和维持期治疗。

1. 急性期

急性期的治疗目标是逆转急性发作，控制症状，尽量达到临床痊愈。一般药物治疗 2～4 周开始起效，如果用药治疗 6～8 周仍无效，改用同类另一种药物，或作用机制不同的另一类药物。

2. 巩固期

巩固期的治疗目标是预防复燃，治疗至少 4～6 个月，使用药物的剂量应与急性期治疗剂量相同。

3. 维持期

维持期的治疗目标是预防复发，首次抑郁症发作维持治疗 3～4 个月，如有 2 次以上复发，则维持治疗至少 2～3 年甚至更长。维持期治疗疗程应该根据以往发作频率和严重程度而定。如果患者反复发作并有自杀意念或行为，需要对患者进行终身治疗。主要的治疗方法为心理治疗、药物治疗以及电抽搐治疗（电休克治疗）。

（五）心理治疗

研究结果表明，心理治疗对轻度抑郁症、药物干预并不持续有效的老年人群，可改善预后，并有助于预防复发。老年患者常选用认知 - 行为治疗、人际关系心理治疗和家庭治疗等心理治疗方法。多种心理治疗方法合并使用比单一采用某种方法更有效。

【预防复发】

（1）加强对老年人群的精神卫生知识宣传，早期发现，早期治疗。

（2）坚持维持治疗：老年抑郁症的治疗分为急性期治疗、巩固治疗及维持治疗三个阶段。坚持维持治疗是为了防止复发及促使社会功能的良好恢复。原则上应继续使用急性期治疗有效的药物，并剂量不变。研究结果表明，年龄在 60 岁以上的老年抑郁症患者，第一次发病后 24 个月内的复发率高达 70%，同时缓解期也逐渐缩短。发病年龄越大，复发次数越多，再次复发的危险性也越高。

> **要点：**
> ● 老年人抗抑郁药物选择遵循合理用药、个体化用药原则，从小剂量开始，密切监测不良反应。
> ● 目前证据提示 SSRI 已成为老年抑郁症患者的一线治疗药物。
> ● 重度抑郁症患者，可选用抗抑郁药物和抗精神病药联合治疗或电抽搐治疗。
> ● 老年抑郁症复发率高，应坚持维持治疗，用药剂量、强度、频率均应与急性期有效药物保持一致。

参考文献

[1] Lebowitz B D, Pearson J L, Schneider L S, et al. Diagnosis and treatment of depression in late life: Consensus statement update [J]. JAMA, 1997, 278: 1186.

[2] Espinoza R T, Unützer J, Peter P, et al. Diagnosis and management of late-life depression [J/OL]. Uptodate (Jan 2014). http://www.uptodate.com/contents.

[3] Pearce J, Carney S. Enjoying the golden years: diagnosing and treating depression [M] //Evidence-Based Geriatric Medicine: A Practical Clinical Guide. [S. l.]: Blackwell Publishing Ltd, 2012.

[4] Alan J G, Marlene P F, John C M, et al. Practice Guideline for the treatment of Patients With Major Depresive Disorder, Third Edi-tion [G]. American Psychiatric Asociation, 2010, 10.

纵深阅读

江开达. 抑郁障碍防治指南. 北京：北京大学医学出版社，2007.

（海　珊）

第二十四章 脑卒中

学习目的：

● 掌握腔隙性脑梗死、脑血栓形成、短暂性脑缺血发作以及脑出血的临床表现和诊断，预防措施及其治疗。

● 熟悉腔隙性脑梗死、脑血栓形成、短暂性脑缺血发作以及脑出血的定义。

● 了解腔隙性脑梗死、脑血栓形成、短暂性脑缺血发作以及脑出血的流行病学特点、病因及常见治疗药物。

典型病例：

患者，男性，74岁，晨起如厕时倒地，家人扶起后发现左腿无力、活动不灵，左手活动困难，时有饮水呛咳，言语不清。随后到医院就诊。既往有高血压病史，血压控制尚可。体格检查发现：意识清楚，眼球活动未见异常，左侧鼻唇沟略浅，伸舌略左偏，咽反射减弱。口齿不清。颈软，无抗力。左上肢肌力为1级，左下肢肌力为3级。右侧上下肢肌力为5级。左侧肢体腱反射减弱。左下肢病理征阳性。

临床问题：

1. 该患者发生脑卒中的危险因素有哪些？如何预防？

2. 如何区分该患者为出血病变还是缺血病变？

3. 该患者急性期如何治疗？

脑卒中（如脑梗死、脑栓塞、脑出血等）是老年人的常见病、多发病，是全世界公认的严重威胁人类生命和健康的三大疾病之一。随着生活水平的不断提高，脑卒中的发病日趋增高。因此，正确认识脑卒中尤为重要。

第一节 概 述

【定义】

脑血管疾病（cerebrovascular disease，CVD）是脑血管异常导致的脑部病变。脑卒中（stroke）是急性脑循环障碍所致的局限性或全面性脑功能缺损综合征，或称急性脑血管事件。

【流行病学特点】

脑血管疾病的发病率、死亡率、患病率和致残率均高。根据我国城市和农村的统计资

料，年龄在 60 岁以上的老年人脑血管疾病的平均患病率和死亡率更高，分别为
1 325.7/10 万和 886.1/10 万。脑卒中的患病率随着年龄的增长而增加，93％发生在 50 岁
及以上人群，并且大约年龄每增加 10 岁，患病率增加 1 倍。年龄为 65～75 岁脑卒中的患
病率是 0.45％，75～85 岁患病率增长到 0.93％。脑梗死患病率为 97.90/10 万，蛛网膜下
腔出血为 4.17/10 万。目前心脑血管疾病是我国人群死亡的首要原因，占总死因的百分比
已由 1957 年的 10.07％上升到 1997 年的 39.4％。我国每年有 195 万新发生的脑卒中患
者，每年 100 万死于脑卒中。在我国现存的 600 万脑卒中患者中 75％不同程度地丧失劳
动力，其中 40％丧失劳动能力和日常生活能力，每年用于脑卒中的直接花费与间接花费
高达几百亿。

【危险因素】

脑卒中危险因素见表 24－1。

表 24－1　脑卒中危险因素

不可改变因素	可改变因素
增龄	高血压
男性	糖尿病
种族	血脂异常
遗传	心血管疾病
	无症状颈动脉狭窄
	缺乏体力活动
	饮酒过量
	肥胖
	吸烟
	睡眠呼吸紊乱
	高同型半胱氨酸血症

要点：
- 脑卒中、冠心病和肿瘤是导致人类死亡的三大疾病。
- 年龄的增长、男性、高血压、糖尿病、心血管疾病、血脂异常、颈动脉狭窄、肥胖、吸烟、睡眠呼吸紊乱和高同型半胱氨酸血症等是缺血性脑卒中的危险因素。

第二节　缺血性脑卒中

【临床分类】

缺血性脑卒中临床较多见，占全部脑卒中患者的 70％～80％，是由于脑动脉硬化等
原因使脑动脉管腔狭窄，血流减少或完全阻塞，脑部血液循环障碍，脑组织受损而发生的

一系列症状。缺血性脑卒中主要分大动脉粥样硬化性缺血性脑卒中、腔隙性脑梗死、心源性脑栓塞、其他病因所致缺血性脑卒中。

（一）短暂性脑缺血发作

短暂性脑缺血发作（TIA）是指脑或视网膜局灶性缺血引起的神经功能障碍短暂性发作，临床症状持续时间通常不超过 1 小时，并且无脑梗死的证据。TIA 是缺血性脑卒中的预警事件。约 5% 的短暂性脑缺血发作患者在 48 小时内发生缺血性脑卒中，约 10% 的短暂性脑缺血发作患者在 90 天内发生缺血性脑卒中。TIA 的患者患心肌梗死及严重脑卒中的危险性增加。逐渐加重的短暂性脑缺血发作（Crescendo TIA）指在 24 小时内发作 2 次或更多次，是一种临床急症，应及时处理。因此，TIA 应与脑卒中同等对待。

1. 病因及发病机制

TIA 有多种发病机制。颈内动脉或椎基底动脉严重狭窄、远端血管分支阻塞、一过性低血压及心律失常均可引发。临床症状与累及的动脉供应区域有关。

2. 临床症状

最常见的是运动障碍，可以只出现肢体一部分或面部一侧感觉障碍，视觉丧失或失语发作。

（1）颈内动脉系统 TIA：颈内动脉供血区 TIA 可产生不同的症状，包括肢体无力、感觉缺失、失语、偏侧忽略、同向性偏盲。短暂的单眼全盲（一过性黑蒙）为视网膜中央动脉供血区缺血所致。视野模糊或变暗，几秒钟达高峰，通常几分钟内消失。在部分患者的视网膜动脉分支中可见到栓子（Hollenhorst 斑块）。

（2）椎基底动脉 TIA：椎基底动脉 TIA 的症状可累及大脑（视野缺失或皮质盲）、脑干（脑神经和长束征，有时为交叉性或双侧性）以及小脑。

（3）部分 TIA 表现为纯偏瘫或纯偏侧感觉缺失，提示实质内小的深穿支血管本身的病变。反复发作的 TIA 患者通常每次发作类型及症状相同。

3. 诊断及鉴别诊断

（1）诊断要点：

1）起病年龄大多在 50 岁以上，有高血压、高脂血症、糖尿病等。

2）突然而短暂的局灶性神经功能缺失，持续时间通常不超过 1 小时。

3）常反复发作，常按一定的血管支配区刻板地出现。

4）发作间歇期无神经系统定位体征。

5）无颅内压增高。

6）排除其他类似疾病。

（2）鉴别诊断：非 TIA 的症状见表 24 - 2。

1）短暂的发作性神经系统疾病：如偏头痛、心律失常、痫性发作、低血糖及神经症须注意鉴别。

2）可逆性缺血性神经功能缺损：发作时间超过 24 小时才消失或有轻度后遗症者被称为可逆性缺血性神经功能缺损。

表 24 - 2　非短暂性脑缺血发作的症状

不属 TIA 特征的症状	不考虑 TIA 的症状
不伴椎基底动脉障碍 TIA 体征的意识丧失	进展性感觉障碍
强直性和/或阵挛性痉挛	单纯性眩晕
躯体多处持续性、进展性症状	单纯性头晕眼花
闪光暗点	单纯性吞咽障碍
	单纯的构音障碍
	单纯复视
	大小便失禁
	伴意识障碍的视觉丧失
	伴有头痛的局灶症状
	单纯的精神错乱
	单纯的遗忘症
	单纯的猝倒发作

TIA：短暂性脑缺血发作。

（二）大动脉粥样硬化性缺血性脑卒中

脑动脉主干或皮质支动脉粥样硬化导致管腔闭塞和血栓形成，引起脑局部供血中断，脑组织缺血缺氧导致软化坏死，出现局灶性神经系统症状和体征。由此引起的缺血综合征不仅取决于闭塞部位，也取决于既往是否有脑损害、侧支循环及局部特定动脉供血的变异，包括 Willis 环变异。

1. 病因及发病机制

大脑前、中、后动脉，颈内动脉和椎基底动脉的动脉粥样硬化，在脑血流降低、血流灌注不足时，或在动脉–动脉性栓塞时引起脑局部供血中断，脑组织缺血缺氧导致软化坏死。

2. 临床症状

（1）大脑前动脉闭塞：可导致以对侧下肢远端为主的无力、麻木及感觉缺失，可伴有尿失禁、失语、运动忽视。

（2）大脑中动脉闭塞：可导致对侧肢体无力、感觉缺失和同向性偏盲、失语、失认、失用。

（3）大脑后动脉闭塞：通常导致对侧同向性偏盲（距状回皮质缺血），而黄斑（中心）视野保留。当累及优势半球时，还可引起失读（但不伴失语或失写）。

（4）颈内动脉闭塞：可以无临床症状，也可导致大面积梗死。最常受累的部位是大脑中动脉分布区，临床表现的轻重取决于侧支循环或侧支代偿情况。

（5）椎基底动脉闭塞：可以表现为双侧长束（运动或感觉）受累的症状和体征、交叉性的运动和感觉障碍、半身分离性感觉障碍、小脑体征、昏迷、眼球辐辏不能或眼震、核间性眼肌麻痹、Horner 征及脑神经症状或体征（如单侧耳聋或咽喉肌力弱），脑干梗死。

3. 诊断要点

（1）起病年龄多在 50 岁以上，多伴有冠心病、高血压、高脂血症、糖尿病等疾病。

（2）多于静息中突然发病。

（3）脑局灶性损害症状及神经系统定位体征，可归因于某颅内大动脉闭塞综合征。

（4）脑部影像学提示大血管供血区梗死。

（三）腔隙性脑梗死

1. 病因及发病机制

腔隙性脑梗死是由于高血压引起小的深穿支动脉（直径$<500\ \mu m$）闭塞或动脉源性栓塞导致脑软化灶或腔隙形成。主要发生在大脑前、中、后动脉和椎基底动脉的深穿支动脉及其分支，病理改变主要为小动脉透明变性。

2. 临床症状

Fisher（1982 年）曾描述 20 多种不同的综合征。常见的腔隙综合征包括纯运动性轻偏瘫、纯感觉性脑卒中、感觉运动障碍和假性延髓性麻痹、同侧共济失调性轻偏瘫及构音障碍、手笨拙综合征。纯运动性轻偏瘫通常涉及面部、上肢、下肢或上下肢同时受累，不伴有感觉缺失，主要是由于腔隙灶破坏了内囊或脑桥的皮质脊髓束。纯感觉性脑卒中的临床特点是面部、上肢或下肢的麻木或感觉异常，可能与丘脑感觉核损害有关。双侧额叶多发的腔隙性梗死可导致假性延髓性麻痹。

3. 诊断要点

（1）多发于年龄在 40~60 岁或以上的中老年人，多伴有高血压、糖尿病等。

（2）多于白天活动中急性起病。

（3）孤立性神经功能缺损，符合腔隙综合征表现，无意识障碍。

（4）脑部影像学符合小血管闭塞特点。

（四）心源性脑栓塞

1. 病因及发病机制

来源于心脏、动脉的栓子或其他原因不明的栓子随血流阻塞脑动脉，脑局部供血中断，导致脑组织缺血缺氧导致脑组织软化、坏死。

2. 临床症状

临床症状与栓塞的脑血管有关，参见动脉粥样硬化性脑血栓形成。

3. 诊断要点

（1）青壮年多见，有心房颤动病史。

（2）活动中急骤发病。

（3）数秒至数分钟达高峰，常伴痫性发作。

（4）脑部影像学表现符合栓塞特点，如多发病灶、不符合血管分布、大面积病灶。

（五）其他病因所致缺血性脑卒中

1. 机　制

动脉夹层、复杂偏头痛、脑静脉系统血栓形成、烟雾病、遗传性、免疫性、感染性、线粒体脑病（MELAS）、药物和毒物、创伤等可引起脑梗死。

2. 临床症状

除闭塞的脑血管所致的神经系统功能障碍外，还伴有病因所致疾病的症状。

3. 诊断要点

临床表现或脑部影像学不能解释前三种病因，即动脉粥样硬化性大血管闭塞、腔隙性脑梗死和心源性脑栓塞，则提示有其他病因亚型。

【评估与诊断】

从采集病史和体征、影像学检查、实验室检验、诊断要点、病因分型五个方面进行评估与诊断。

1. 病史和体征

（1）病史采集：明确有无心脑血管疾病的危险因素，神经症状出现的时间、发生及进展特征，是否伴随偏头痛、痫性发作，有无感染、创伤及妊娠史，既往用药史及药物滥用情况。

（2）体征：评估气道、呼吸功能和循环功能，进行一般体格检查和神经系统检查。

（3）评估病情严重程度：通常使用中国脑卒中患者临床神经功能缺损程度评分量表（1995）、美国国立卫生院脑卒中量表（NIHSS）、斯堪的纳维亚脑卒中量表（SSS）进行评估。

2. 影像学检查

影像学检查主要包括脑部病变检查和血管病变检查两个方面（表 24 - 3）。

表 24 - 3　脑部和血管病变的影像学检查

脑部病变检查	血管病变检查
计算机体层摄影（CT）平扫：首选	颈动脉超声
多模式 CT：尚未肯定	经颅多普勒（TCD）
标准磁共振成像（MRI）	磁共振血管成像（MRA）
多模式 MRI：弥散加权成像（DWI）、灌注加权成像（PWI）、水抑制成像（FLAIR）、梯度回波（GRE）	CT 血管成像（CTA） 数字减影血管造影（DSA）

3. 实验室检验

实验室检验包括血糖、血脂、肝功能、肾功能、血电解质、全血细胞计数、心肌标志物、凝血指标检查，必要时行血气分析及毒理学检查等（表 24 - 4）。

4. 缺血性脑卒中诊断要点

（1）急性起病。

（2）局灶性神经功能缺损。

（3）症状和体征持续数小时以上。

（4）脑 CT 或 MRI 检查有梗死病灶，并排除脑出血和其他病变。

5. 病因分型

对急性缺血性脑卒中患者进行病因分型有助于判断预后、指导治疗和选择二级预防措施。当前国际广泛使用 TOAST 病因分型，将缺血性脑卒中分为大动脉粥样硬化型、心源性栓塞型、小动脉闭塞型、其他明确病因型和不明原因型等。

表 24－4　诊断缺血性脑卒中的检查

所有患者都应做的检查	部分患者必要时选择的检查
脑计算机体层摄影（CT）平扫	毒理学筛查
或磁共振成像（MRI）	血液酒精浓度
血糖、血脂、肝功能、肾功能	妊娠试验
血电解质	血气分析（若怀疑缺氧）
心电图和心肌标志物	腰椎穿刺（若怀疑蛛网膜下腔出血而 CT 未显示
全血细胞计数	或怀疑脑卒中继发于感染性疾病）
凝血酶原时间（PT）	脑电图（若怀疑痫性发作）
国际标准化比值（INR）	
活化部分凝血活酶时间（APTT）	
氧饱和度	
胸部 X 线摄影	

【诊断流程】

急性缺血性脑卒中诊断流程应包括如下 5 个步骤（图 24－1）：

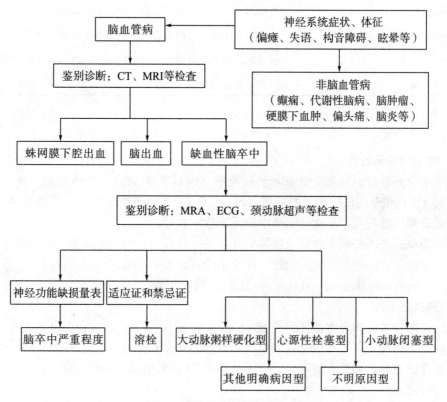

图 24－1　脑血管疾病诊断流程

CT：计算机体层摄影；MRI：磁共振成像；ECG：心电图；MRA：磁共振血管成像。

（1）是否为脑卒中？排除非血管性疾病。

（2）是否为缺血性脑卒中？进行脑 CT 或 MRI 检查排除出血性脑卒中。

（3）脑卒中严重程度？根据神经功能缺损量表进行评估。

（4）能否进行溶栓治疗？核对溶栓的适应证和禁忌证。

（5）病因分型。参考 TOAST 标准，结合病史和体征、实验室检验、脑部和血管病变的检查等资料确定病因。

【鉴别诊断】

脑卒中的鉴别诊断要点见表 24-5。

表 24-5　脑卒中的鉴别诊断要点

疾　病	临床特点
心因性疾病	无脑神经异常，神经系统表现不符合血管分布，体格检查结果不符
痫性发作	有痫性发作史，有目击的痫性发作，发作后期
低血糖	有糖尿病史，血糖低，意识水平下降
有先兆的偏头痛（复杂性偏头痛）	有类似事件的病史，前驱先兆，头痛
高血压脑病	头痛，谵妄，血压显著升高，脑水肿，痫性发作
Wernicke 脑病	有酗酒史，共济失调，眼肌麻痹，意识模糊
中枢神经系统脓肿	有药物滥用史，心内膜炎，医用装置植入伴发热
中枢神经系统肿瘤	症状逐渐加重，其他原发性恶性病变，以痫性发作起病
药物中毒	锂盐、苯妥英、卡马西平

【治疗】

1. 脑卒中单元治疗

脑卒中单元治疗能显著降低患者的病死率（绝对下降 3%）、生活依赖（独立生活的患者增加 5%）和专门机构照顾的需要（减少 2%）。各种类型的患者，不论性别、年龄、脑卒中亚型和严重程度，都能从脑卒中单元治疗中获益。

脑卒中单元是医院病房的独立区域，并配备一批多学科的专业人员。该治疗小组的核心学科包括医学、护理学、物理治疗、作业治疗（occupational therapy，OT）、言语和语言治疗（speech and language therapy，SLT）、社会工作。

2. 高血压治疗

除准备溶栓者应积极将血压控制在 180/100 mmHg 以下外，其余患者的血压在 24 小时内均应谨慎处理。需要降压处理的血压阈值为 200/110 mmHg；既往有高血压病史且正在服药治疗的患者，如果病情稳定，可于脑卒中 24 小时后即开始恢复降压治疗。

3. 溶栓治疗

溶栓治疗是目前最重要的恢复血流措施，适宜溶栓的年龄为 18~80 岁。重组组织型纤溶酶原激活剂（r-TPA）的静脉溶栓时间窗为 4.5 小时。发病 6 小时内的缺血性脑卒中患者，如不能使用 r - TPA 可使用尿激酶静脉溶栓。参照 NINDS 及 ECASSÓ 试验，适应溶栓的患者其 NIHSS 评分应为 7~25 分。

4．抗栓治疗

抗栓治疗包括抗血小板、抗凝及降纤（即降纤维蛋白原）三个方面。除溶栓患者需于溶栓 24 小时后开始使用阿司匹林外，其余患者均应尽早使用阿司匹林 150~300 mg/d，并根据患者具体情况，维持 2~4 周后改为预防剂量 50~150 mg/d，应注意个体差异谨慎选择。

抗凝治疗不能降低病死率和致残率，即使对少数特殊患者，也应慎重选择。发生深静脉血栓形成（DVT）及肺栓塞（PE）风险高且无抗凝禁忌的患者，推荐给予低剂量的低分子量肝素进行预防。

降纤治疗应经过严格筛选，用于起病 6~12 小时内的急性脑梗死患者，伴高纤维蛋白血症者更合适。

5．神经保护

目前临床上使用的神经保护剂种类较多，如依达拉奉、胞磷胆碱、神经节苷脂、吡拉西坦以及钙拮抗剂等，但只有依达拉奉被证实安全有效。此外，Meta 分析提示起病 24 小时内口服胞磷胆碱的患者 3 个月时全面功能恢复的可能性显著高于安慰剂组，但急性期静脉使用胞磷胆碱的有效性及安全性尚需证实。

6．并发症的处理

（1）脑水肿与颅内高压：应降低颅内压，维持生命功能。发病 48 小时内，年龄在 60 岁以下恶性大脑中动脉梗死伴严重颅内压增高的患者，若内科治疗不满意，可考虑脑外科减压术。

（2）早期活动预防吸入性肺炎（AP）、深静脉血栓形成和压疮等并发症。不推荐预防性应用抗生素，应选用适当的抗生素治疗脑卒中后感染。

（3）体温升高可能是中枢性高热或并发感染，与临床转归不良有关。脑卒中患者体温升高，应迅速寻找感染灶并给予适当的治疗，不推荐预防性应用抗生素治疗。

（4）早期补液、应用弹力长袜可降低静脉血栓栓塞的发生率。对深静脉血栓形成或肺栓塞高危患者，可皮下注射小剂量肝素或低分子量肝素。

（5）过去没有癫痫病史，不推荐预防性应用抗惊厥药。

（6）伴营养不良而非吞咽困难的脑卒中患者，应经口补充营养。若吞咽功能受损，应早期开始鼻饲。发病 2 周内，不考虑经皮胃造口肠内营养。

7．康复治疗

即使接受了包括溶栓在内的最佳脑卒中单元治疗，能完全恢复的脑卒中患者不到1/3。康复治疗旨在使存在残疾的脑卒中患者实现并维持最佳的躯体、智力、心理和/或社会功能。康复的目标已从最初的尽量减轻功能缺损转变为通过更加复杂的干预以促进患者的积极参与。脑卒中患者应早期开始康复治疗。

要点：
● 缺血性脑卒中主要分动脉粥样硬化性大血管闭塞、腔隙性脑梗死、心源性脑栓塞、其他明确病因型和不明原因型。
● 中老年高血压及动脉硬化患者多发。
● 突然起病，出现局灶性神经功能缺失的症状和体征，并可用某颅内动脉闭塞解释。
● CT 或 MRI 检查发现梗死病灶可以确诊。
● 所有脑卒中患者都能从脑卒中单元治疗中获益。
● 除准备溶栓者，需要降压处理的血压阈值为 200/110 mmHg。
● 除溶栓患者需于溶栓 24 小时后开始使用阿司匹林外，其余患者均应尽早使用阿司匹林 150~300 mg/d。

第三节　脑　出　血

【定义】

脑出血（intracerebral hemorrhage，ICH）是指原发性非外伤性脑实质内出血。脑出血多由高血压、先天性脑血管畸形等因素所致。由于血管破裂，血液溢出，压迫、破坏脑组织引起神经功能缺损。这类患者占脑卒中的 20%~30%。

【病因及危险因素】

大多数自发的脑实质内出血好发于供应基底核、丘脑和脑干的小动脉区域，通常由高血压或动脉粥样硬化所致。少数脑出血是由于淀粉样变性血管病所致，脑肿瘤、拟交感类药物、凝血障碍及小动静脉畸形等均可引起脑出血。其他的危险因素包括老龄、吸烟、酗酒和低血清胆固醇。

【临床症状】

脑出血通常在 30 分钟内自发停止，但危重患者可有持续出血，引起持续颅内压增高，导致脑内重要结构受损和脑疝而死亡。

1. 内囊出血

内囊出血最常见的部位是豆状核，出现对侧偏瘫，偏身感觉障碍和偏盲，可有失语或意识障碍。

2. 大脑脑叶出血

大脑脑叶出血好发于后 2/3 脑叶，机制尚不清楚。单个或多个脑叶出血，临床上与脑梗死的临床表现相似。

3. 脑干出血

脑干出血可使患者突然昏迷伴四肢瘫痪及眼球凝视运动障碍，少量出血与脑梗死的临床表现相似。

4. 小脑出血

小脑出血表现为呕吐、严重共济失调，通常不伴有意识障碍、肢体无力和感觉缺失。

如病灶压迫脑干可导致昏迷，预后较差。

【诊断要点】

（1）常见于高血压患者。

（2）活动中或情绪激动时突然起病。

（3）迅速出现局灶性脑损害的症状和体征，可伴严重头痛、呕吐及意识障碍。

（4）脑部影像学发现脑出血病灶。

【治疗】

1. 一般治疗

所有患者均需要在脑卒中单元治疗，如果病情需要，应进入神经科重症监护室治疗。对患者的病情变化及躯体功能进行连续监测，运用 NIHSS 评分和 GCS 进行神经功能评分。患者应卧床休息，抬高床头、镇静、止痛，监测颅内压（ICP）和血压，保持呼吸道通畅，保持水、电解质平衡和营养。

2. 降颅内压治疗

颅内压增高、脑水肿和血肿占位效应都会使脑出血后的致残率和病死率升高。可选用甘露醇、利尿药、甘油果糖等。

3. 控制血压

收缩压（SBP）高于 200 mmHg 或平均动脉压（MAP）高于 150 mmHg，应持续静脉给药降压，每 5 分钟测量 1 次血压。SBP 高于 180 mmHg 或 MAP 高于 130 mmHg，有证据支持或怀疑 ICP 升高，应监测 ICP，间断性或持续性静脉给药降压。SBP 高于 180 mmHg 或MAP 高于 130 mmHg，没有证据支持或怀疑 ICP 升高，间断性或持续性静脉给药适当降压（MAP 110 mmHg 或目标血压 160/90 mmHg），每 15 分钟重复检查。目标血压为170/100 mmHg或 MAP 为 125 mmHg。

4. 并发症的治疗

（1）不推荐所有患者早期预防性治疗癫痫，但是可以选择性应用于脑叶出血的患者。对其他患者，当癫痫发作时再给予治疗。抗癫痫治疗连续应用 30 天，逐渐减量最后停药。如果癫痫再次发作，则需要长期抗癫痫治疗。

（2）伴轻偏瘫或偏瘫，预防静脉血栓栓塞，需给予间歇气压疗法并穿弹力袜。对大多数脑出血患者而言，外科手术的有效性尚不明确。

（3）其他的一般治疗（发热、预防 AP、静脉血栓等）与缺血性脑卒中患者相同。

5. 手术治疗

小脑出血伴神经功能进行性恶化者，或伴脑干受压者，或伴梗阻性脑积水者需尽快行血肿清除术。幕上脑叶血肿大于 30 ml 且血肿距脑表面在 1 cm 以内者，可行标准开颅血肿清除术。不推荐在发病 96 小时内常规应用颅骨切除术清除幕上血肿。

6. 康复治疗

由于进行性功能残疾的潜在严重性和复杂性，所有脑出血患者均应进行康复治疗，且康复开始越早越好。

要点：
- 脑出血是指原发性非外伤性脑实质内出血。
- 多由高血压、先天性脑血管畸形等因素所致。
- 多为中年以上，活动中突然起病，迅速出现局灶性脑损害的症状和体征，伴严重头痛、呕吐及意识障碍。
- CT 检查发现脑出血病灶可以确诊。
- 并发症的治疗要点：降低颅内压，维持生命功能；不推荐预防性应用抗生素；过去没有癫痫病史，不推荐预防性应用抗惊厥药；伴营养不良、非吞咽困难的脑卒中患者，应经口补充营养。
- 应早期开始康复治疗。
- 脑出血患者需降颅内压治疗，可选用甘露醇、利尿药、甘油果糖等；目标血压为 170/100 mmHg 或 MAP 为 125 mmHg。

第四节　脑卒中的预防

循环医学证据表明，对脑卒中的危险因素进行早期干预，可以有效地降低脑卒中的发病率。

【一级预防】

脑卒中的一级预防是指预防发病，即通过早期改变不健康的生活方式，积极控制各种危险因素，达到使脑卒中不发生或推迟发生的目的。开展综合性预防措施（如健康教育以及控制危险因素），根据危险因素的数量，危险因素是否已造成相应的并发症，危险因素的严重程度等，进行分级干预。

1. 防治高血压

高血压的治疗目标是提高控制率、减少脑卒中等合并症的发生。防治措施包括：膳食限盐、减少膳食脂肪含量、减轻体重、适当体育运动、戒烟、减少饮酒量、保持乐观心态、提高应激能力，以及长期坚持抗高血压药物治疗。

2. 戒　烟

吸烟者劝其戒烟。动员全社会参与戒烟，提倡公共场合禁止吸烟，以减少被动吸烟。

3. 防治血脂异常

高脂血症患者应积极行调脂治疗；血脂正常，但已发生心血管事件或高危的高血压患者、糖尿病患者，需改变不健康的生活方式和应用他汀类药物。

4. 防治糖尿病

有心脑血管疾病危险因素的人群应定期检测血糖。对糖尿病患者要进行疾病的宣教，使其合理饮食，进行适当的体育锻炼，并服用降糖药或使用胰岛素控制血糖。

5. 防治心脏病

对非瓣膜病性心房颤动患者，应该使用华法林抗凝治疗，监测国际标准化比值（INR），使其范围控制在 2.0～3.0（对年龄大于 75 岁者，INR 应控制在 1.6～2.5）；对冠心病、心力衰竭等患者还要积极治疗原发病；对心脏瓣膜病、先天性心脏病等患者，可酌情进行外科手术治疗。

6. 限　酒

加强科学宣传教育，限酒可以减少脑卒中的发生。对不饮酒者不提倡用少量饮酒来预防心脑血管疾病。

7. 控制体重

劝说超重者和肥胖者采用健康的生活方式、增加体力活动等措施减轻体重，成年人体质指数应控制在 28 以内或腰/臀围比小于 1，体重波动范围小于 10%。

8. 治疗颈动脉狭窄

对无症状性颈动脉狭窄的患者，不推荐手术治疗或血管内介入治疗，首选阿司匹林等抗血小板药或他汀类药物治疗。对反复 TIA 发作或首次脑卒中的轻症患者，如果颈动脉狭窄程度超过 70%，可行颈动脉内膜剥脱术，或血管内介入治疗。

9. 适度的体育活动和合理膳食

建议每周至少进行 3 或 4 次适度的体育锻炼活动，如慢跑、快走，或其他有氧代谢活动等，每次活动时间不少于 30 分钟。提倡饮食多样化，每天总脂肪摄入量应少于总能量的 30%，减少饱和脂肪酸和胆固醇的摄入，每天钠盐摄入少于 8 g。每天增加 1 份水果或蔬菜可使脑卒中的危险性降低 6%。

【二级预防】

二级预防是指针对已发生过一次或多次脑卒中的患者，寻找脑卒中事件病因，纠正所有可干预的危险因素，从而达到降低脑卒中再发的目的。

1. 病因预防

对已发生脑卒中的患者必须选择必要的影像学检查或其他实验室检验，尽可能明确患者的脑卒中类型及相关危险因素，针对病因采用合理治疗措施。对可干预的危险因素进行病因学预防，包括一级预防的所有措施。

2. 脑卒中后血压管理

在改变生活方式的基础上，合理选择有效的抗高血压药物治疗。过度降压会导致脑血流灌注不足或脑白质疏松，降压需平缓。

3. 抗血小板治疗

对大多数缺血性脑卒中后的患者，建议使用抗血小板药物干预血小板聚集，主要包括阿司匹林、双嘧达莫（潘生丁）、噻氯匹定（抵克立得）和氯吡格雷等。缺血性脑卒中初次发生后应早期服用小剂量阿司匹林（50~150 mg/d），对有胃溃疡病史、应用阿司匹林抵抗或不能耐受患者可改用氯吡格雷 75 mg/d。阿司匹林与双嘧达莫的联合使用较单独使用其中任何一种制剂更为有效且不增加如出血之类的不良反应。

4. 抗凝治疗

对已诊断为非瓣膜病变性心房颤动诱发的心源性栓塞患者应使用华法林治疗，INR应控制在 2.0~3.0；不能使用华法林者，只能选择阿司匹林治疗。

5. 干预 TIA

反复 TIA 患者发生脑卒中风险极大，所以应积极寻找并治疗 TIA 的病因。

6. 认知功能障碍的干预

脑卒中后认知功能障碍及痴呆的发生率较高，血管性痴呆是仅次于阿尔茨海默病的痴呆类型。脑卒中后早期应用阿司匹林进行干预，有助于防止痴呆的发生。

7. 预防抑郁

脑卒中后抑郁症的发生率为 30%～50%，是影响患者预后的一项重要因素。对已经发生抑郁症的患者应选择药物治疗，可选用 SSRI，单一用药效果不佳时可辅以心理治疗。

8. 健康教育

针对不同的危险因素制订个体化的健康教育方案，使患者充分认识脑卒中发病的危险因素及危害，从而加强自我保健意识，同时帮助个人建立合理的生活方式。对高危患者需定期体检，增加患者对药物治疗的依从性，让患者认识到脑卒中的一些常见危险因素，如高血压、糖尿病及心房颤动等慢性疾病，必须长期治疗才能有效控制，才能更好地预防脑卒中。

> **要点：**
> - 脑卒中的一级预防包括：积极控制高血压、糖尿病、心血管疾病、血脂异常、颈动脉狭窄、肥胖、吸烟等心脑血管疾病危险因素，适度的体育活动和合理膳食。
> - 脑卒中的二级预防包括：控制心脑血管疾病的危险因素，给予抗血小板聚集治疗，必要时抗凝治疗，干预认知功能障碍及抑郁，进行健康教育。

参考文献

[1] Di Pasquale G，Urbinati S，Pinelli G. Cardiac investigation in patients with cerebrovascular disease：pathophysiology，diagnosis and management [M]. Malden：Blackwell science，1998.

[2] Wolf P A，Abbott R D，Kannel W B. Atrial fibrillation as an independent risk factor for stroke：the Framingham Study [J]. Stroke，1991，22：983−988.

[3] Zhang X，Patel A，Horibe H，et al. Cholesterol，coronary heart disease，and stroke in the Asia Pacific region [J]. Int J Epidemiol，2003，32：563−572.

[4] Amamnco P，Benavente O. EXPRESS transient isehemie attack study：Speed the process [J]. Stroke，2008，39：2400−2401.

[5] Menon R，Kerry S，Norris J W，et al. Treatment of cervical artery dissection：a systematic review and meta-analysis [J]. J Neurol Neurosurg Psychiatry，2008，79：1122−1127.

纵深阅读

Clinical Neurology. Greenberg MD，PhD，Roger P. Simon MD，Michael J. Aminoff MD，David A. Eighth edition. June 1，2012.

（罗　方）

第二十五章　老年帕金森病

学习目的：
- 掌握老年帕金森病的症状、诊断与鉴别诊断。
- 掌握老年帕金森病的治疗原则，熟悉帕金森病的治疗。
- 了解老年帕金森病的发病机制及流行病学特点。

典型病例：

患者，男性，72 岁，1 年前发现其动作缓慢，行动较困难，有时伴双上肢抖动，长期便秘。既往有高血压和冠心病史。临床检查发现：意识清楚，面部表情僵硬，轻微伸舌震颤，其余脑神经无异常发现。四肢肌力 5 级，肌张力增高伴震颤。腱反射减弱。感觉系统未见异常。病理征无异常。头部 MRI 检查结果显示双侧基底核区和半卵圆中心腔隙性脑梗死，脑白质脱髓鞘，脑萎缩。

临床问题：
1. 该患者的临床特点是什么？
2. 该患者目前的主要诊断是什么？为什么？
3. 该患者的治疗原则是什么？

帕金森病（Parkinson's disease，PD）又称震颤麻痹，多数患者在 60 岁以后发病，主要表现为动作缓慢，手脚或身体其他部分的震颤，身体失去柔软性，变得僵硬。帕金森病是老年人中最常见的神经变性疾病之一，在年龄大于 65 岁的人群中，1‰患有帕金森病。随着人口的老龄化，其发病率逐年上升，给家庭和社会都造成了负面影响。因此，正确认识和治疗帕金森病对老年科医生而言非常重要。

【定义】

帕金森病是一种中枢神经系统变性疾病，主要是因位于中脑部位"黑质"中的细胞发生病理性改变后，多巴胺的合成减少，抑制乙酰胆碱的功能降低，则乙酰胆碱的兴奋作用相对增强。两者失衡的结果便出现了"震颤麻痹"。原因不明的多巴胺减少导致的震颤麻痹，在医学上称为"原发性震颤麻痹"，即帕金森病；有明确病因者则称为"震颤麻痹综合征"，即帕金森综合征（Parkinsonism，Parkinson's syndrome）。

1817 年，帕金森病首先由英国医师 James Parkinson 进行详细描述，其临床表现主要包括静止性震颤、运动迟缓、肌强直和姿势步态障碍，同时患者可伴有抑郁、便秘和睡眠障碍等非运动症状。帕金森病是中老年期常见的隐匿起病、缓慢进展的中枢神经系统变性疾病，也是老年人致残的主要原因之一。

【流行病学特点】

据统计，帕金森病的患病率随着年龄的增长而增高，年龄在 50 岁以上人群的患病率为 500/10 万；60 岁及 60 岁以上则明显增加，为 1 000/10 万。综合世界各国资料，帕金森病的患病率为 10/10 万~405/10 万。世界各地患病率的性别分布均显示男女患病之比接近或男性比女性略高。我国年龄大于 65 岁的老年人中，帕金森病的患病率为 1.7％。大部分帕金森病患者为散发病例，仅有不到 10％的患者有家族史。

要点：
● 帕金森病是一种中枢神经系统变性疾病，主要病变是中脑黑质细胞变性，多巴胺合成减少。
● 帕金森病的患病率随着年龄的增长而增高。

【病因】

帕金森病的主要病变是中脑黑质，尤其是致密带的多巴胺能神经元变性，导致其变性的原因尚不清楚。近年来，对帕金森病的病因研究主要集中在增龄、环境危险因素和遗传因素三个方面。

1. 增 龄

帕金森病在中老年发病明显增多。但目前研究结果显示，增龄只是帕金森病发病的促发因素。

2. 环境危险因素

近年来发现 1-甲基-4-苯基-1,2,3,6-四氢吡啶（MPTP）对神经黑色素有高度亲和力，攻击黑质的黑色素神经元，使之发生慢性进展的变性。长期接触锰尘、一氧化碳中毒等也可引起帕金森病的症状。

3. 遗传因素

流行病学、病例对照、双胞胎研究均提示，帕金森病可能有遗传倾向。研究结果显示，约 15％的帕金森病患者有家族史，呈常染色体显性遗传，外显率低。近年来发现肝细胞色素氧化酶 P_{450}（CYP2D6）的几种基因突变与帕金森病有明显相关性。此外不同个体对帕金森病的易感性可不相同（遗传易感性）。谷胱甘肽转硫酶（DEFG）基因的突变增加患帕金森病的危险性。

【发病机制】

1. 病理改变

帕金森病的主要病理改变是含色素神经元变性、缺失，以黑质致密部多巴胺能神经元最显著。借助显微镜观察，可见神经细胞减少，黑质细胞黑色素消失，黑色素颗粒游离散布于组织和巨噬细胞内，伴不同程度神经胶质增生。正常人黑质细胞随着年龄的增长而减少，黑质细胞在 80 岁时从原有 42.5 万减至 20 万个，帕金森病患者少于 10 万个，出现症状时多巴胺能神经元丢失 50％以上，蓝斑、中缝核、迷走神经背核、苍白球、壳核、尾状核及丘脑底核等也可见轻度改变。

残留神经元细胞质中出现嗜酸性包涵体——路易（Lewy）小体是帕金森病的重要病理特点，Lewy 小体是细胞质中蛋白质组成的玻璃样团块，中央有致密核心，周围有细丝状晕圈。

2. 神经生化改变

多巴胺和乙酰胆碱（Ach）作为纹状体两种重要神经递质，功能相互拮抗，维持两者平衡对基底核环路活动起重要调节作用。脑内多巴胺递质通路主要为黑质－纹状体系，黑质致密部多巴胺能神经元自血流摄入左旋酪氨酸，在细胞内酪氨酸羟化酶（TH）作用下形成左旋多巴（$L-dopa$），再经多巴胺脱羧酶（DDC）作用生成多巴胺；通过黑质－纹状体束，多巴胺作用于壳核、尾状核突触后神经元，最后被分解成高香草酸（HVA）。帕金森病患者黑质多巴胺能神经元变性丢失、黑质－纹状体多巴胺通路变性，纹状体多巴胺含量显著降低，使 Ach 系统功能相对亢进，是导致肌张力增高、动作减少等运动症状的生化基础。

> **要点：**
> ● 帕金森病的主要病变是中脑黑质致密带的多巴胺能神经元变性。
> ● 帕金森病的发病与增龄、环境危险因素及遗传基因有关。

【临床表现】

帕金森病平均发病年龄为 55～60 岁，以肌强直、震颤及运动减少为三大主要症状，发病方式多以月或年为单位缓慢起病。帕金森病的首发症状见表 25－1。

表 25－1 帕金森病的首发症状

症 状	百分比（%）
震颤	70.5
动作僵硬或缓慢	19.7
灵巧性丧失和/或书写障碍	12.6
步态障碍	11.5
肌肉疼痛、痉挛	8.2
抑郁、神经质或其他精神障碍	4.4
言语障碍	3.8
全身疲劳、肌无力	2.7
流涎	1.6
手臂摆动丧失	1.6
面具脸	1.6
吞咽困难	0.5
感觉异常	0.5

1. 静止性震颤

震颤多由一侧上肢远端（手指）开始（60%～70%），渐扩展到同侧下肢及对侧肢体，呈 N 字形进展（65%～70%）；自一侧下肢开始者（25%～30%）次之。下颌、口唇、舌及头部常最后受累。典型表现呈搓丸样动作，静止时出现，精神紧张时加重，随意动作时减轻，睡眠时消失。

2. 肌强直

肌强直是锥体外系病变引起的，表现为肌张力升高，呈齿轮样或铅管样强直（10%）。

3. 运动迟缓

患者表现为随意动作减少，包括始动困难和运动迟缓（10%）。最初表现为精细活动如扣纽扣、系鞋带等困难，以及行走时上肢摆动减少。由于面肌活动减少可出现瞬目减少、面具脸。

4. 姿势步态异常

患者站立和行走时不能维持身体平衡，在突然发生姿势改变时不能做出反应，呈慌张步态（12%）。

5. 自主神经症状

在病程的不同阶段可出现自主神经症状（如顽固性便秘、出汗异常、性功能障碍、直立性低血压），可见皮脂腺分泌亢进所致的"脂颜"；认知、情感和行为症状（抑郁、幻觉），睡眠障碍，体重减轻也常见；精神症状中以抑郁最多见，焦虑、激动、谵妄状态也较多见；14%～80%患者逐渐发生痴呆，病程平均为 20 年左右。

【辅助检查】

（1）实验室检验一般均正常。血常规、血液生化、尿常规、脑脊液常规等检查均无异常。

（2）脑脊液中多巴胺的代谢产物高香草酸（HVA）及 5‐羟色胺的代谢产物 5‐羟吲哚醋酸（5‐HIAA）的含量均减少，去甲肾上腺素的代谢产物（MHPC）减少。

（3）尿中 HVA 的排泄量减少。

（4）脑 CT、MRI 检查无特征性表现。仅在部分智力减退的患者可见脑萎缩。

（5）脑电图上除基础波形稍呈慢波化外，无明显变化。

【诊断标准】

国际常用的帕金森病诊断标准是英国帕金森病协会脑库的帕金森病标准。该诊断标准分 3 个诊断步骤：第一步是帕金森综合征的诊断，第二步是排除非帕金森病的帕金森综合征（表 25‐2），第三步是确认帕金森病的诊断（表 25‐3）。

经过临床病理对照研究验证，该项临床诊断标准，对帕金森病的病理诊断具有较高的阳性预测率和阴性预测率。尽管如此，基于英国帕金森病协会脑库和加拿大的临床病理研究发现，帕金森病的临床诊断错误率仍高达 25%。因此，帕金森病的鉴别诊断非常重要。

表 25 - 2 帕金森病的排除标准

反复脑卒中（中风）发作史伴帕金森病症状阶梯式进展

反复头外伤史

肯定的脑炎史

动眼危象

起病前服用过抗精神病药物

亲属中有一人以上同患此病

持续不进展

症状和体征局限于一侧超过 3 年

核上性凝视麻痹

小脑征

早期出现严重的自主神经受累

早期出现严重痴呆，影响记忆、语言和运用能力

Babinski 征阳性

头部影像学发现脑肿瘤或交通性脑积水

大剂量左旋多巴治疗无效（除外吸收不良）

1 - 甲基 - 4 - 苯基 - 1,2,3,6 - 四氢吡啶（MPTP）暴露史

表 25 - 3 支持帕金森病诊断的阳性标准

具备下列 3 条以上可诊断为临床肯定的帕金森病：

单侧起病

存在静止性震颤

病程呈进行性

不对称性特征持续存在，起病侧受累更重

对左旋多巴反应良好（70%～100%）

严重的左旋多巴所致的舞蹈动作

左旋多巴疗效持续 5 年以上

临床病程 10 年以上

【鉴别诊断】

老年帕金森病的鉴别诊断可从两方面来进行，一方面是从帕金森病主要症状来鉴别，另一方面是帕金森病与帕金森综合征的鉴别。

1. 从帕金森病的主要症状进行鉴别

（1）震颤：①生理性震颤，震颤比较明显；②小脑意向性震颤，自主运动时震颤加重；③动作性震颤，当将身体主动维持在某一姿势时就出现；④特发性震颤，多有遗传史，缓慢进展，常于 20～30 岁时发病，为持续双手和前臂位置性或运动性震颤，语音震

颤或头部孤立的震颤，不伴肌张力障碍；⑤老年性震颤，动作时加重，累及面部和头部；⑥甲状腺功能亢进性震颤，快速细微震颤伴有甲状腺肿大和眼球突出；⑦中毒性震颤，起病较快，应仔细询问用药情况，如乙醇、锂、三环类抗抑郁药物和丙戊酸钠。

（2）肌强直/少动：①痉挛性肌强直，锥体束病变所引起；②原发性直立性低血压（Shy-Drager 综合征），锥体外系症状伴有直立性低血压和明显的自主神经功能障碍，阳痿和无汗等；③甲状腺功能亢进引起的肌张力增高；④橄榄脑桥小脑萎缩，锥体外系症状伴有小脑症状，对左旋多巴无效；⑤亨廷顿舞蹈症的肌强直型；⑥纹状体黑质变性，表现为双侧僵直、少动、姿势障碍、锥体束征和自主神经功能障碍。

（3）眼球运动障碍：①进行性核上性麻痹，颈部和肩部僵直，肌张力障碍姿势、眼球辐辏运动麻痹，先是下视不能，继之上视不能，构音不全、吞咽困难和痴呆；②肝豆状核变性，为铜代谢障碍引起，临床上表现为肌张力增高、震颤、构音不全和智力缺陷，肝肿大和眼角膜有色素环。

（4）痴呆：①痴呆伴路易小体，认知功能障碍出现较早且较明显；②帕金森病－痴呆综合征；③Jakob - Gerutzfeldt 病，锥体外系症状伴有锥体束征，进行性痴呆，面部和舌部肌肉阵挛性抽搐和脑电图异常。

2. 帕金森病与帕金森综合征的鉴别

（1）帕金森病：诊断帕金森病主要依靠临床观察。①至少要具备 3 项典型症状和体征，即静止性震颤、少动、强直和位置性反射障碍等其中的 3 项；②是否存在不支持诊断帕金森病的不典型症状和体征，如锥体束征、失用性步态障碍、小脑症状、意向性震颤、凝视麻痹、严重的自主神经功能障碍、明显的痴呆症状；③脑脊液中高香草酸减少，对确诊早期帕金森病和鉴别帕金森病与特发性震颤、药物性帕金森综合征有益。

（2）继发性帕金森综合征：①药物性帕金森综合征，药物性帕金森综合征与帕金森病在临床上很难区别，重要的是依靠有无服用抗精神病药物等的历史。药物性帕金森综合征的症状两侧对称，有时可伴有异动症，往往先于一侧肢体出现。如临床鉴别有困难，可暂时停用抗精神病药物。如为药物引起者，一般数周至 6 个月后帕金森综合征的症状即可消失。②血管性帕金森综合征，多无震颤，常伴有局灶性神经系统体征（如锥体束征、假性延髓麻痹、情绪不稳等），病程多呈阶梯样进展，左旋多巴制剂治疗一般无效。

（3）症状性帕金森综合征（异质性系统变性）：①进行性核上性麻痹，有时与帕金森病很难鉴别。进行性核上性麻痹的临床表现主要为动作减少，颈部强直并稍后仰及假性延髓麻痹、向上凝视麻痹和痴呆。②橄榄脑桥小脑萎缩，临床上表现为少动、强直，甚至静止性震颤，但多同时有共济失调等小脑症状，伴脑桥症状。CT 检查可见特征性的改变。血谷氨酸脱羧酶活力减低。③纹状体黑质变性，与帕金森病很相像，临床上很难鉴别，主要依靠病理诊断。若临床上应用左旋多巴治疗无效时，应考虑纹状体黑质变性可能。④Shy-Drager 综合征，临床表现为直立性低血压、大小便失禁、无汗、肢体远端小肌萎缩等，有时也可伴帕金森综合征。若发现患者有帕金森综合征和轻度自主神经系统障碍症状，需要与帕金森病鉴别。

帕金森病与帕金森综合征的鉴别要点详见表 25 - 4。

表 25 - 4　帕金森病与帕金森综合征的鉴别要点

疾病	运动徐缓僵硬	震颤	痴呆	其他特征	左旋多巴反应性	对抗精神病药物的敏感性
帕金森病	有（四肢）	有	常出现在后期		有	＋
药源性帕金森综合征	有（四肢）	没有			没有	＋＋
进行性核上性麻痹（PSP）	有（躯干）	没有	早期出现	结合凝视麻痹（向下）	没有	
路易体痴呆（DLB）	有（躯干）	没有	早期出现	幻觉	最初有	＋＋＋
血管性帕金森综合征	有（四肢）	没有	有些患者有	锥体束征	没有	＋
多系统萎缩	有	没有	有	小脑锥体束征（OPCA）自主神经功能异常（SDS）	最初有一些	

选自 2006 年澳大利亚家庭医师（Australian Family Physician）杂志

【诊断流程】

帕金森病的诊断流程详见图 25 - 1。

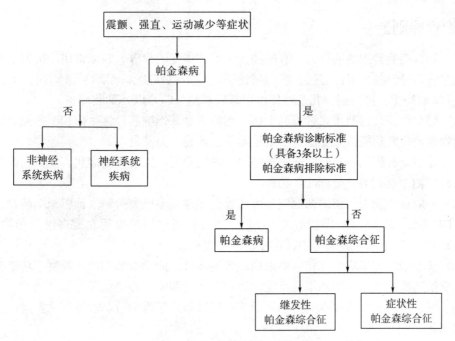

图 25 - 1　帕金森病诊断流程

【病情程度分级】

Hoehn 和 Yahr 制定的帕金森病病情程度分级法在临床应用较广，共分为 5 级，详见表 25 - 5。

表 25 - 5　Hoehn - Yahr 帕金森病病情程度分级法

级别	临床表现
Ⅰ级	症状为单侧性，无功能性障碍或仅有轻度障碍
Ⅱ级	症状为双侧性障碍，但仍可维持正常姿势；日常生活、工作多少有些障碍，但仍能从事
Ⅲ级	可见直立反射（righting reflex）障碍，一定程度的活动受限，但仍可从事某些职业方面的工作；功能性障碍轻度或中度，但仍能不依赖他人独立生活
Ⅳ级	功能性障碍重度，仅靠自己的能力生活困难，但不依靠支撑仍可勉强站立、步行
Ⅴ级	不能站立，不依靠帮助则只能勉强在床上或轮椅上生活

要点：
- 帕金森病以肌强直、震颤及运动减少为三大主要症状。
- 脑脊液中多巴胺的代谢产物高香草酸（HVA）及 5 - 羟色胺的代谢产物 5 - 羟吲哚醋酸（5 - HIAA）的含量均减少；尿中 HVA 的排泄量减少；脑 CT、MRI 检查无特征性表现；脑电图上除基础波形稍呈慢波化外，无明显变化。
- 帕金森病诊断按英国帕金森病协会脑库的帕金森病诊断标准：具备 3 条以上支持帕金森病诊断的阳性标准可肯定帕金森病的临床诊断。
- 帕金森病需要与继发性帕金森综合征及症状性帕金森综合征鉴别。

【治疗原则】

（1）帕金森病常用的治疗方法有药物、手术、康复治疗等。临床常用的抗帕金森病药物包括左旋多巴、复方卡比多巴、抗胆碱能药物、多巴胺受体（DR）激动剂、单胺氧化酶 - B（MAO - B）抑制剂、儿茶酚邻位甲基转移酶（COMT）抑制剂。

（2）帕金森病代偿期指患者虽已发病，但尚未显著影响其日常生活和工作能力，主要应采用物理治疗及功能锻炼方法，尽量推迟使用药物，尤其是左旋多巴类药物。

（3）几乎所有病例一旦开始药物治疗均需终身服药，以便控制症状。复方左旋多巴仍是目前治疗帕金森病的"金标准"药物。

（4）一般在功能失代偿的初期应尽可能首选非左旋多巴类药物（抗胆碱能药物、金刚烷胺、DR 激动剂、MAO - B 抑制剂等），疗效不佳可加用或换用左旋多巴类药物治疗。但年龄在 65 岁以上的患者可考虑首选左旋多巴类药物。

（5）药物治疗方案应个体化，即根据患者的年龄、症状类型和严重程度、功能受损的状态、所给药物的预期效果和不良反应，以及患者的职业、经济状况等选择药物。

（6）几乎所有的抗帕金森病药物均须从小量开始、缓慢增量，进行剂量滴定，达到最小有效剂量。

（7）当单药治疗不能维持疗效时，可考虑联合用药。但是，应权衡利弊，不能随意加减药物，更不能突然停用药物。当联合应用多种抗帕金森药物出现不良反应（如精神症状）时，应逐步减量或停药。一般根据后上先撤的原则，按如下先后顺序撤药：苯海索（安坦）—金刚烷胺—司来吉兰—DR 激动剂—左旋多巴。

（8）经规范化药物治疗后无效或疗效明显减退，尤其是有运动波动或异动症的患者方可考虑立体定向外科手术治疗。

【药物治疗】

（一）保护性药物治疗

保护性治疗的目的是延缓疾病的发展，改善患者的症状。原则上，帕金森病一旦被诊断就应及早进行保护性治疗。目前临床上作为保护性治疗的药物主要是 MAO－B 抑制剂司来吉兰。曾报道司来吉兰加维生素 E 治疗可延缓疾病发展（约 9 个月），可推迟左旋多巴使用的时间。此外，多项临床试验提示 DR 激动剂和大剂量辅酶 Q_{10} 可能有神经保护作用。

（二）早期帕金森病治疗

早期帕金森病（Hoehn－Yahr Ⅰ－Ⅱ级）的治疗策略如图 25－2 所示。

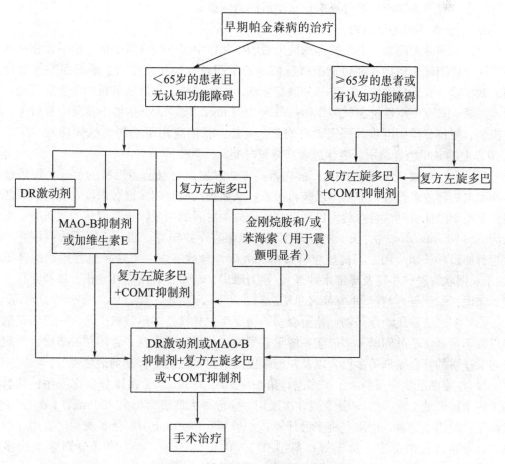

图 25－2 早期帕金森病的治疗策略

CMOT：儿茶酚邻位甲基转移酶；DR：多巴胺受体；MAO－B：单胺氧化酶－B。

1. 开始用药时间

疾病早期若病情未对患者造成心理或生理影响，应鼓励患者坚持工作，参与社会活动和医学体疗。可适当暂缓用药。若疾病影响患者的日常生活和工作能力，则应开始症状性治疗。

2. 首选药物原则

（1）年龄小于 65 岁的患者，且不伴认知障碍：①DR 激动剂；②司来吉兰，或加用维生素 E；③复方左旋多巴加 COMT 抑制剂；④金刚烷胺和/或抗胆碱能药，震颤明显而其他抗帕金森病药物效果不佳时，选用抗胆碱能药；⑤复方左旋多巴，一般在①、②、④方案治疗效果不佳时可加用。但在某些患者，如果出现认知功能减退，或因特殊工作之需，需要显著改善运动症状，复方左旋多巴也可作为首选。根据美国、欧洲治疗指南，首选①方案，也可首选②或④方案；若由于经济原因不能承受高价格的药物，则可首选③方案；若因特殊工作的需要力求显著改善运动症状，或出现认知功能减退，则可首选④或⑤方案，或可小剂量应用①、②或③方案，同时小剂量合用⑤方案。

（2）年龄大于或等于 65 岁的老年患者，或伴认知障碍者：首选复方左旋多巴，必要时可加用 DR 激动剂、MAO－B 抑制剂或 COMT 抑制剂。老年男性患者尽可能不用苯海索，除非是有严重震颤并明显影响日常生活能力的患者。

3. 帕金森病的主要药物

（1）抗胆碱能药物：由于帕金森病患者的纹状体中多巴胺含量降低，胆碱能相对占优势，因而抗胆碱能药物可通过调节多巴胺与乙酰胆碱（ACh）的动态平衡而发挥治疗作用。常在帕金森病早期使用，可部分改善症状。抗胆碱能药物属低效抗帕金森病药物，常用苯海索，具有中枢性抗胆碱能作用，每次 2～4 mg，3 次/天。主要不良反应有口干、视物模糊、便秘、排尿困难，严重者有幻觉、妄想，长期应用可能影响认知功能。年龄在 70 岁以上的老年患者慎用。老年患者应减量开始。

（2）金刚烷胺（amantadine）：抗病毒药，通过加强突触前多巴胺的合成，促进纹状体神经末梢释放多巴胺，抑制多巴胺再摄取，从而提高纹状体多巴胺浓度，有抗胆碱能作用。常用于轻症病例。与左旋多巴联合应用可减少后者的用量，提高症状的改善率。常用量为 50～100 mg/d，3 次/天。对改善少动、肌强直疗效较好。服药 1 周无效应停药，不宜盲目加量和长期应用。不良反应有口渴、失眠、食欲不振、头晕、血管运动神经障碍（如下肢网状青斑、小腿及踝部水肿等）、视力障碍、心悸、心绞痛样发作、精神症状（抑郁、焦虑、幻觉等）。有严重肾病者忌用。

（3）多巴胺替代治疗药物：帕金森病的主要生化异常是多巴胺减少，因此可纠正脑内多巴胺不足，使乙酰胆碱－多巴胺系统重获平衡，从而改善症状。常用左旋多巴、左旋多巴与卡丝肼的复合制剂美多巴，以及左旋多巴及卡比多巴的复合制剂信尼麦等。

1）左旋多巴复合制剂：①美多巴，第一周为 125 mg/d，1 次或分 2 次服用；其后每隔 1 周增加药量 125 mg/d，分 2 或 3 次服用。一般最大剂量为每次 250 mg，4 次/天。症状稳定后改用维持量，也以左旋多巴计算，一般 375～500 mg/d，分 3 或 4 次服用。②信尼麦，商品名有帕金宁、息宁等；剂型有 10/100、25/250、25/100，分别含卡比多巴 10 mg、25 mg、25 mg，以及左旋多巴 100 mg、250 mg、100 mg。开始用 10/100 半片，2 或 3 次/天，每 3 天增加 10/100 的 1 片，直至达到合适剂量为止。每天最大剂量不宜超过 25/250 的 4 片。症状稳定后可用维持量，一般 400~500 mg/d，分 3 或 4 次服用。③美多巴缓释剂及帕金宁控释片为长效型制剂。

2）左旋多巴制剂的不良反应：有早期不良反应和长期治疗的不良反应。①左旋多巴制剂的早期不良反应。a. 外周不良反应，如食欲不振、恶心、呕吐、腹痛、直立性低血压、心绞痛、心律失常、心肌损害、血尿素氮增加等。b. 中枢不良反应，如失眠、不宁、妄想、幻觉等。②左旋多巴长期治疗的主要并发症。a. 运动障碍（dyskinesia），发生率较高，欧美文献报道为 70%~90%。多见于持续服用多巴胺数月至数年后。一般在服用左旋多巴制剂 30 分钟至 1 小时后出现，持续 2~3 小时消失，故又称剂量高峰异动症。运动障碍一般均可在减量或停药后改善或消失。若减量或更换其他药物后仍持续存在，可考虑加用舒必利（硫苯酰胺）或硫必利（泰必利）治疗。b. 剂末恶化或日内波动现象，其发生率随服药时间延长而逐渐增加，持续服药 5 年约为 20%，8 年约为 80%。表现为每次服药有效时间缩短，在下一次服药前 1~2 小时症状恶化，再服药则恶化症状消失；或者当服用多巴胺后浓度高峰时出现运动障碍，当多巴胺浓度降低时则又转为无动状态。适当调整服药时间与方法，如多次、小剂量服药，可减轻日内波动现象。c. 开关现象，常见于大剂量服用多巴胺后疗效显著、起病较年轻的帕金森病患者。大多于服药 1 年以后发生。与服药时间，剂量无关。处于"关"状态时症状突然加重或突然出现短暂性少动，此现象可持续 10 分钟至数小时，然后突然转为"开"状态，出现运动障碍。一旦产生开关现象，多巴胺制剂应减量或停用 1~2 周，使受体复敏；亦可改用多巴胺受体激动剂、抗胆碱能制剂、单胺氧化酶抑制剂等其他抗多巴胺药物。d. "冻僵足"状态，无论在走路，饮食或说话时，始动均产生困难。e. 精神行为改变，如谵妄、激惹、幻觉、错觉、抑郁、躁狂等症状。所有的帕金森病患者，无论年龄，如果使用过量左旋多巴治疗"关"期，就可能发生精神症状（表 25-6，表 25-7）。

表 25-6 左旋多巴导致症状波动及运动障碍的主要表现

症状波动	运动障碍
缓慢的剂末现象	剂峰舞蹈动作及肌张力障碍
"关"期突然出现	双相舞蹈动作及肌张力障碍
"关"期随意出现	"关"期肌张力障碍
出没无常	肌阵挛
发作性失效（剂量无效）	
"开"期延迟	
夜间疗效减退	
和进食有关的疗效改变	
突然出现短暂的冻结现象	

表 25 - 7　帕金森病患者接受左旋多巴治疗 5 年后的结局

结　局	比例
平稳，疗效良好	25%
症状波动	43%
运动障碍	19%
治疗剂量或亚治疗剂量出现毒性反应	4%
完全或严重失效	8%

引自 Fahn S. Adverse effects of levodopa. In：Olanow C W，Liberman A N. The scientific basis for the treatment of Parkinson's disease. Camforth，England：Parthenon Group，1992

（4）多巴胺受体（DR）激动剂：DR 主要分为 D_1 和 D_2 型，DR 激动剂主要通过激活 D_2 型受体起作用。目前大多推荐首选 DR 激动剂，尤其对早期的年轻患者。因为这类长半衰期制剂能避免对纹状体突触后膜 DR 产生"脉冲"样刺激，从而预防或减少运动并发症的发生。DR 激动剂均应从小剂量开始，渐增剂量至获得满意疗效而不出现不良反应为止。其不良反应与复方左旋多巴相似，不同之处是症状波动和异动症发生率低，而直立性低血压和精神症状发生率较高。

DR 激动剂有两种类型，麦角类包括溴隐亭、培高利特、α-二氢麦角隐亭、卡麦角林和麦角乙脲；非麦角类包括普拉克索（prmnipexole）、罗匹尼罗、吡贝地尔、罗替戈汀和阿扑吗啡。麦角类 DR 激动剂会导致心脏瓣膜病变和肺胸膜纤维化，现已不主张使用，培高利特国内已停用。目前尚未发现非麦角类 DR 激动剂有该不良反应。

1）非麦角类 DR 激动剂：①吡贝地尔缓释片，初始剂量为 50 mg，1 次/天。易产生不良反应的患者可改为 25 mg，2 次/天；第 2 周增至 50 mg，2 次/天。有效剂量为 150 mg/d，分 3 次口服。最大剂量不超过 250 mg/d。②普拉克索，初始剂量为 0.125 mg，3 次/天（个别易产生不良反应的患者则为 1 或 2 次），每周增加 0.125 mg，3 次/天，一般有效剂量为 0.50～0.75 mg，3 次/天。最大剂量不超过 4.5 mg/d。

2）麦角类 DR 激动剂：①溴隐亭，初始剂量为 0.625 mg，1 次/天；每隔 5 天增加 0.625 mg；有效剂量为 3.75～15 mg/d，分 3 次口服。②α-二氢麦角隐亭，初始剂量为 2.5 mg，2 次/天；每隔 5 天增加 2.5 mg；有效剂量为 30～50 mg/d，分 3 次口服。

上述 4 种药物之间的剂量转换为：吡贝地尔：普拉克索：溴隐亭：α-二氢麦角隐亭 =100：1：10：60。

（5）单胺氧化酶-B（MAO-B）抑制剂：主要药物有司来吉兰和雷沙吉兰。①司来吉兰，2.5～5.0 mg，2 次/天，早、中午服用，勿在傍晚或晚上使用以免引起失眠，或与维生素 E 2 000 U 联合应用。其主要不良反应有口干、食欲缺乏、直立性低血压等。司来吉兰（口腔黏膜崩解剂）的吸收、作用、安全性均好于司来吉兰标准片，用法为 1.25～2.50 mg/d。胃溃疡者慎用，禁与选择性 5-羟色胺再摄取抑制剂（SSRI）联合应用。②雷沙吉兰，1 mg，1 次/天，早晨服用。

（6）儿茶酚-O-甲基转移酶（COMT）抑制剂：主要药物有恩托卡朋或托卡朋。①恩托卡朋，每次 100～200 mg，服用次数与复方左旋多巴相同，恩托卡朋需与复方左旋多巴同服，单用无效。②托卡朋，每次 100 mg，3 次/天，第一剂与复方左旋多巴同服，此后间隔 6 小时服用，可以单用，每天最大剂量为 600 mg。不良反应有腹泻、头痛、多汗、口干、转氨酶升高、腹痛、尿色变黄等。托卡朋有可能导致肝功能损害，须严密监测肝功能，尤其在用药头 3 个月。③研究结果显示若对未治疗的早期患者首选 Stalevo（恩托卡朋－左旋多巴－卡比多巴复合制剂）治疗有可能预防或延迟运动并发症的发生。

（三）中期帕金森病治疗

若在早期阶段首选 DR 激动剂、司来吉兰或金刚烷胺/抗胆碱能药治疗的患者，发展至中期阶段（Hoehn－Yahr Ⅲ级）时，症状改善往往已不明显，此时应添加复方左旋多巴；若在早期阶段首选低剂量复方左旋多巴治疗的患者，症状改善也不显著，应适当加大剂量或添加 DR 激动剂、司来吉兰或金刚烷胺，或 COMT 抑制剂。

（四）晚期帕金森病治疗

晚期帕金森病（Hoehn－YahrⅣ－Ⅴ级）的临床表现极其复杂，其中有药物的不良反应，也有疾病本身进展因素参与。由于缺乏对晚期帕金森病的治疗方法，早期治疗对策尤为重要，临床医生应该在治疗初期即考虑长远效果。晚期帕金森病患者的治疗，一方面继续力求改善运动症状，另一方面处理一些可能产生的运动并发症和非运动症状。

【手术治疗】

早期药物治疗显效而长期治疗疗效明显减退，同时出现异动症者可考虑手术治疗。需强调的是手术仅是改善症状，而不能根治疾病。术后仍需药物治疗，但可减少剂量。手术应严格掌握适应证，帕金森综合征是手术的禁忌证。手术对肢体震颤和/或肌强直有较好疗效，但对躯体性中轴症状如姿势步态异常、平衡障碍无明显疗效。

手术方法主要有神经核毁损术和深部脑刺激术（deep brain stimulation，DBS）。因 DBS 相对无创、安全和具有可调控性，一般作为主要选择。

【康复与心理治疗】

科普教育、心理疏导、营养保健和运动也是帕金森病治疗的重要措施。

【预后】

帕金森病是一种慢性进展性疾病，症状随着时间逐渐加剧，目前尚无根治方法。美国卫生部研究组报道，使用抗帕金森病药物 6 年以上患者，其疗效下降。在发病后 6 年左右的病程中，由抗帕金森病药物所致的疗效减退现象、开关现象等不良反应也逐渐增多。在 1 516 例确诊病例中，23 例死亡，死亡平均年龄为 65.9 岁，发病后平均生存期为 8 年。死亡多由并发症导致，死因有全身衰竭并发肺炎，尤其是吸入性肺炎、尿路感染、恶性肿瘤、脑卒中、心脏病、肾功能不全、肠梗阻、自杀、各种事故死亡等。如果患者没有得到及时和合理的治疗，很容易导致身体功能下降，甚至生活不能自理，最后卧床不起。

要点：

● 帕金森病代偿期应采用物理治疗及功能锻炼方法，尽量推迟使用药物。

● 复方左旋多巴仍是目前治疗帕金森病的"金标准"药物。

● 功能失代偿的初期应尽可能首选非左旋多巴类药物。

● 年龄在 65 岁以上的患者可考虑首选左旋多巴类药物治疗。

● 药物治疗方案应个体化。

● 所有的抗帕金森病药物均须从小量开始、缓慢增量，进行剂量滴定，达到最小有效剂量。

● 当单药治疗不能维持疗效时，可考虑联合用药。

● 经规范化药物治疗后无效或疗效明显减退，尤其是有运动波动或异动症的患者方可考虑外科手术治疗。

参考文献

[1] Benuecelli U，Pave N. Role of dopanfine agonists in Parkinson's disease [J]. Expert Rev Neurother，2007，7：1391—1399.

[2] Shults C W，Oakes D，Kieburtz K，et al. Effects of coenzyme Q10 in early Parkinson disease：evidence of slowing of the functional decline [J]. Arch Neuro，2002，59：1541—1550.

[3] Albin R L，Frey K A. Initial agonist treatment of Parkinson disease [J]. Neurology，2003，60：390—394.

[4] Olanow W，Schapira A H，Rascol O. Continuous dopamine-receptor stimulation in early Parkinson's disease [J]. Trends Neurosci，2000，23（10 Suppl）：S117—S126.

[5] Olenow C W，Stoeehi F. COMT inhibitors in Parkimon's disease can they prevent and/or reverse levodopa-induced motor omplications? [J]. Neurology，2004，62（1 Suppi l）：S72—S81.

[6] NICE clinical guideline. Parkinsen's disease：diagnosis and management in primary and secondary care [M]. London：Royal College of Physicians，2006.

[7] 王新德. 老年帕金森病的分类、诊断与鉴别诊断 [J]. 实用老年医学，2001，15：287—289.

纵深阅读

Clinical Neurology. Greenberg MD，PhD，Roger P. Simon MD，Michael J. Aminoff MD，David A. Eighth edition. June 1，2012.

（罗　方）

第七篇

老年感染性疾病

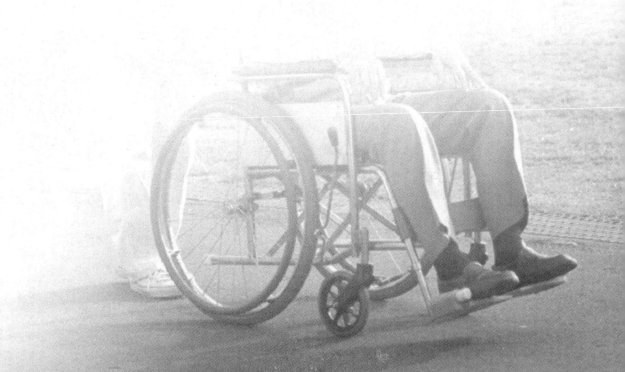

第二十六章 老年尿路感染

学习目的：

● 掌握老年尿路感染的诊断和规范化治疗。

● 熟悉老年尿路感染的临床表现、预防措施及治疗流程。

● 了解尿路感染的流行病学特点、致病菌和易感因素。

典型病例：

患者，女性，75 岁，因"跌倒致右髋部疼痛 1 天"入院。入院诊断：①右股骨颈骨折；②2 型糖尿病；③高血压病（3 级极高危）；④混合性痴呆。入院第 2 天患者出现畏寒、寒战，小便不能控制，体温 38.8℃，无尿急、尿痛、腹痛、腹泻等症状，无呼吸道症状。体格检查：腹部无异常，肾区叩痛和腰肋角处压痛阴性。

临床问题：

1. 该患者的临床诊断思路是什么？依据有哪些？

2. 对该患者首先应关注哪些临床指标？安排什么检查？

3. 治疗方案如何制订？药物如何选择？

尿路感染（urinary tract infection，UTI）即泌尿道感染，是一种老年人的常见病，仅次于老年呼吸道感染，居老年感染性疾病的第二位，其发病率随年龄而增加。老年尿路感染常反复发作，容易慢性化，甚至引起严重感染。尿路结石、脓肿形成和梗阻等并发因素应该引起临床医生的重视。同时，老年无症状性菌尿多见，常接受过度诊断及过度治疗。因此，提高对老年尿路感染的认识，合理使用抗生素尤显重要。

【定义和相关术语】

尿路感染是指各种病原微生物在泌尿道（尿路）中生长、繁殖而引起的尿路感染性疾病，多见于育龄期妇女、老年人、免疫力低下及尿路畸形者。严重的尿路感染易引起菌血症，若合并尿路梗阻则可能发展成尿脓毒血症。表 26-1 介绍了与尿路感染相关的几个术语。

表 26 - 1　尿路感染的相关术语

术　语	定　义
菌尿	尿中查见细菌且菌落计数≥10^5 cfu/ml，但需排除污染
无症状性菌尿	连续 2 次尿样分离到同一菌株，菌落计数≥10^5 cfu/ml，但缺乏尿路感染症状
脓尿	尿中查见白细胞>10/HP
复杂性尿路感染	伴有泌尿生殖系统解剖及功能异常或其他潜在疾病的尿路感染
非复杂性尿路感染	无泌尿生殖系统解剖异常或未合并糖尿病等疾病的尿路感染
导尿管相关性尿路感染	留置导尿管或先前 48 小时内留置导尿管引发的尿路感染

【流行病学特点】

老年人是尿路感染的易患人群。有研究结果显示，在年龄为 60 岁的老年人群中，每 100 人约 3 人发病；在年龄为 80 岁的老年人群中，每 10 人就有 1 人发病。女性尿路感染的风险显著高于男性（8∶1），有统计显示，50％的女性一生中要经历至少 1 次尿路感染，且需要治疗。男性年龄在 50 岁前很少发病，50 岁后因前列腺增生，尿路感染发生率明显增高，约 7％。由于老年人多发生尿潴留而安置导尿管，院内尿路感染多因安置导尿管所致。研究证实，留置导尿管超过 14 天带菌率为 100％。菌尿发生率随着年龄的增长而增高，70 岁以前，女性菌尿显著高于男性，70 岁以上男性和女性的发病率相似。

【易感因素】

老年人群尿路感染高发与老年人独特的病理生理改变有关。

1. 增　龄

随着年龄的增长，老年人的膀胱储尿、排尿及控制功能下降，剩余尿量增多，甚至发生尿潴留，加之免疫功能下降，较年轻人更易感染。另外，老年男性前列腺增生者较多，前列腺液 pH 值改变，抗菌活性减弱，易发生尿路感染。多项研究结果表明，雌激素水平降低是绝经后女性尿路感染的危险因素。

2. 性　别

女性高发尿路感染是由于：①女性尿道短；②尿道开口较男性更临近肛门；③女性绝经后雌激素缺乏；④膀胱剩余尿量增加、尿失禁等也增加了尿路感染的机会。

3. 泌尿系统原发疾病

老年男性患者中，由于下尿路解剖的特殊性，泌尿系统原发疾病常见，如前列腺增生、前列腺癌均为增龄性疾病，膀胱内结石、肿瘤、尿道狭窄等发病率显著增加，造成了下尿路的梗阻，致尿路感染发病率显著高于年轻患者。研究结果显示，老年男性尿路感染发病率偏高，可能也与住院患者中需采取干预措施的疾病较多有关。

4. 多病共存

老年患者合并糖尿病、高血压、脑血管疾病（脑梗死、脑出血等）者明显增加，尤其糖尿病已成为尿路感染的主要基础疾病。糖尿病患者体内长期处于高血糖状态，导致支配膀胱的自主神经病变，引起膀胱平滑肌麻痹，膀胱逼尿肌收缩力减弱，排尿功能障碍，出现膀胱尿液残留。高血糖的剩余尿易致细菌生长繁殖，引起感染。脑血管疾病患者自理能力较差，甚至出现吞咽困难，未能增加饮水量或定期会阴部清洁，加之膀胱逼尿肌收缩乏力，剩余尿量增多，感染机会也明显增加。

5. 侵入性操作

老年患者由于各种原因常合并下尿路梗阻等疾病，需要给予留置导尿甚至行膀胱造瘘等侵入性操作，而各种侵入性操作的增加及导尿管的留置增加了患者尿路感染的发生率，严重影响了患者的身体健康，对生存及预后具有直接影响。老年患者导尿管相关性感染发病率较高，主要与导尿管或膀胱造瘘管留置时间过长有密切关系。导尿管留置时间越长，细菌逆行性感染的可能性越大，从而发生泌尿系统感染的概率增加。

6. 长期住院

老年患者常患多种疾病，需要住院治疗的概率显著增加，在住院期间往往卧床时间较长，活动较少，且更易接受侵入性操作。因此，住院时间较长，接触病原菌的概率较高，从而更容易发生感染。

7. 认知功能障碍和大小便失禁

认知功能障碍和大小便失禁是老年人常见的临床问题，也是尿路感染的易感因素。

8. 饮水量减少

老年患者认知功能障碍对口渴的感知能力下降，或由于各种原因常出现尿频、夜尿增多，为减轻症状，患者往往减少饮水量，导致尿液浓缩，刺激膀胱壁，导致或加重尿路感染的发生。

9. 抗菌药物、激素、化疗药物及介入手段的广泛应用

许多老年患者由于常合并多种疾病，如晚期肿瘤、慢性阻塞性肺疾病等，需要给予化疗药物或激素等，导致患者免疫力进一步下降，从而容易继发尿路感染；更有部分患者长期不合理应用抗菌药物，致使老年患者尿路感染发生率居高不下，甚至造成耐药菌株的增加或二重感染的发生。

> **要点：**
> - 尿路感染系各种病原微生物在尿路中生长、繁殖而引起的尿路感染性疾病。
> - 尿路感染在老年人群中发病率高，误诊率亦高。
> - 引发老年患者尿路感染的危险因素较多，其中高龄、泌尿系统原发疾病、合并糖尿病和脑血管疾病等多种疾病、侵袭性操作、长期住院、饮水量减少、不合理应用抗菌药物等因素与尿路感染的发生具有显著相关性。

【致病菌】

（1）革兰阴性菌为主要致病菌，前 4 位依次为大肠埃希菌、奇异变形杆菌、肺炎克雷伯菌、肠球菌。其中，以大肠埃希菌最为多见，占 75%～95%，多见于无症状性菌尿、非复杂性尿路感染和初次尿路感染。克雷伯菌、假单胞菌和变形杆菌感染则常见于复发性尿路感染。

（2）甲型溶血性链球菌、乳杆菌、厌氧菌在尿中生长差，因此通常认为无致病性。

（3）10％～15％的尿路感染由革兰阳性菌引起，主要为葡萄球菌和粪肠球菌。腐生葡萄球菌是引起女性急性尿路感染的第二位致病菌。

（4）真菌感染多见于留置导尿管、患糖尿病、使用广谱抗生素或免疫抑制剂的患者，在老年尿路感染病因中占第三位。

（5）某些病毒感染也可累及尿路，临床多无症状。

（6）支原体混合感染仅见于长期留置导尿管、尿道异物（结石或肿瘤）、尿潴留伴反复器械检查，以及尿道阴道瘘或尿道肠道瘘患者。

【分类】

老年常见尿路感染按照感染发生时的尿路状态及伴发症的情况可分为非复杂性尿路感染、复杂性尿路感染、尿脓毒血症、导尿管相关性尿路感染等4类。无症状性菌尿并非尿路感染，但在老年人群多见，故单独列出。

1. 非复杂性尿路感染

非复杂性尿路感染也称单纯性尿路感染，包括单纯性上尿路感染和单纯性下尿路感染。多发生于尿路解剖结构正常无全身合并症等情况，感染能短期治愈、不易复发。

（1）急性单纯性膀胱炎：排尿困难加尿液性状改变，无全身感染症状。

（2）急性单纯性肾盂肾炎：泌尿系统症状加全身性症状（发热、全身肌肉疼痛）明显，一侧或两侧肋脊角或输尿管点压痛和/或肾区叩击痛。

2. 复杂性尿路感染

复杂性尿路感染是指尿路感染伴有增加感染机会或治疗失败风险的疾病，如泌尿生殖系统的解剖及功能异常或其他潜在疾病：①留置导尿管；②剩余尿量超过100 ml；③梗阻性尿路疾病；④膀胱输尿管反流；⑤尿流改道；⑥放化疗损伤尿路上皮；⑦围手术期和术后尿路感染；⑧肾功能不全；⑨糖尿病；⑩免疫缺陷等。诊断需要尿培养阳性及上述1条以上诱发因素。复杂性尿路感染并发症较多，最严重的是尿脓毒血症和肾衰竭。

3. 尿脓毒血症

尿脓毒血症的常见病因是尿路梗阻性疾病，如输尿管结石、尿路解剖异常、狭窄、肿瘤或神经源性膀胱功能障碍，尿路手术或泌尿系统的实质性器官感染也可发生尿脓毒血症。常见的病原体仍是革兰阴性菌，但真菌引起的比例逐渐上升。

4. 导尿管相关性尿路感染

导尿管相关性尿路感染是指留置导尿管或感染前48小时内留置导尿管的患者发生的尿路感染。单次安置导尿管发生率为1％～2％。老年导尿管相关性尿路感染的临床表现和体征常常缺乏，导致诊断非常困难。一旦有脓毒血症的表现，需立即拔出导尿管送培养，在开始使用抗生素治疗前插入新导尿管并送尿培养。美国感染性疾病协会（Infectious Diseases Society of America，IDSA）推荐，为迅速缓解症状或减少再发的可能，对留置超过2周的导尿管需重新安置。降低导尿管相关性尿路感染发生率的最佳方法是减少留置导尿管的使用和尽早拔出导尿管。

5. 无症状性菌尿

无症状性菌尿（asymptomatic bacteriuria，ASB）指无尿路感染症状或体征，多次（通常间隔1周）尿细菌培养阳性，菌落计数达菌尿指标。患病率高，护理院中未安置导

尿管的女性为 $25\%\sim50\%$，男性为 $15\%\sim40\%$。最常见的单一致病菌为大肠埃希菌，其次为肺炎克雷伯菌和其他细菌（如凝固酶阴性葡萄球菌、肠球菌、B群链球菌和阴道加德纳菌）等。长期留置导尿管的患者，尿液中通常会培养出多种细菌，包括铜绿假单胞菌（绿脓杆菌）和产脲酶的细菌，如奇异变形杆菌、斯氏普罗威登斯菌和摩氏摩根菌。多数研究结果证实，无症状性菌尿并不影响肾功能且无须治疗，除非患者需接受生殖泌尿系统操作或合并有梗阻性肾病、感染性结石或有复发感染病史。

要点：
- 尿路感染的致病菌多为大肠埃希菌，但革兰阳性菌、真菌、病毒也可见于尿路感染。
- 无症状性菌尿在老年人群中发生率较高，多数不影响肾功能，且无须治疗。
- 具有临床意义的分类是按尿路解剖或功能状态分为复杂性尿路感染、非复杂性尿路感染、尿脓毒血症和导尿管相关性尿路感染。

【临床特点】

老年尿路感染具有许多不同于中青年人的特点：
（1）尿路感染的危险因素多。
（2）症状不典型。
（3）感染的菌种复杂。
（4）尿路感染难以控制。

【临床表现】

1. 典型症状和体征
（1）尿液混浊。
（2）血尿。
（3）强烈的尿臭味。
（4）尿频或尿急。
（5）排尿疼痛或烧灼感。
（6）低热。
（7）盗汗、畏寒或寒战。

老年患者症状常不典型，其原因是老年人认知功能受损与交流困难导致准确获取病史非常困难；多数患者感染症状与原有泌尿生殖系统症状重叠；即使严重的尿路感染，由于衰老、免疫力低下等几乎难以出现发热，1/3 左右的老年患者发热症状缺如，且无尿路症状。许多老年人（尤其是高龄和衰弱老年人）表现出非特异性症状，常被误诊为早期认知功能障碍或痴呆。

2. 非典型症状
（1）混乱或谵妄状态。
（2）激越。
（3）幻觉。
（4）行为异常。

（5）运动障碍或头昏。

（6）跌倒。

【体格检查】

（1）测量体温。

（2）尿痛和耻骨上疼痛者应检查腹部。

（3）对前列腺增生和排尿障碍者应进行直肠指检。

【辅助检查】

1. 尿常规

首先应做尿常规检查，这是最基本的检查。

2. 尿细菌学

如果尿常规结果会影响临床是否使用抗生素的决策，应尽快取得尿培养及其镜检结果。使用正确方法获取中段尿，既往认为清洁中段尿培养菌落计数大于 10^5 cfu/ml 有临床意义。目前指南推荐根据不同的临床情况选用不同的临界值（表 26 - 2）。老年人可采用导尿管获取清洁尿标本。膀胱穿刺尿培养是诊断菌尿的"金标准"，但很少采用。无症状患者无论尿常规是否阳性，均无须送尿培养检查。非复杂性尿路感染不需要做尿培养。

3. 特殊检查

（1）单纯性尿路感染不推荐做影像学检查，如果怀疑上尿路感染或尿路梗阻，应做腹部超声或 CT 检查。

（2）如果正规抗菌治疗感染不能去除，则需要检查深层次原因，如膀胱镜或肾脏 CT 检查。

表 26 - 2 尿路感染的细菌培养诊断标准

疾病名称	清洁中段尿细菌计数的诊断标准
急性非复杂性膀胱炎	$\geqslant 10^3$ cfu/ml
急性非复杂性肾盂肾炎/女性复杂性尿路感染/男性	$\geqslant 10^4$ cfu/ml
女性	$\geqslant 10^5$ cfu/ml（2 次标本，同一菌株）
导尿管相关性尿路感染	$\geqslant 10^2$ cfu/ml（导尿管留取的标本）

【临床诊断流程与诊断标准】

由于老年患者泌尿系统定位症状及体征的缺乏，更需要全面系统的临床评估来确定诊断，诊断流程见图 26 - 1。

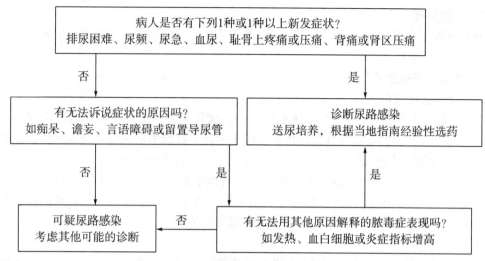

图 26-1 老年尿路感染的诊断流程

> **要点：**
> ● 老年尿路感染常缺乏典型的泌尿系统症状和体征，常常以乏力、精神差、跌倒、行为异常、活动变迟缓等非特异性症状为表现。
> ● 尿常规常能确立诊断，对复杂性尿路感染的原因需进一步做影像学或膀胱镜检查确定。

【预防】

老年尿路感染既然难以治愈，又容易复发，因此预防尤为重要。

（1）导尿管相关性尿路感染的预防：该类尿路感染最常见于护理机构，无明确临床指征者，不应安置导尿管。留置导尿管不是尿失禁的治疗手段。一旦不再需要应立即拔出导尿管。安全套式外接尿器可作为留置导尿管的备选方案。有证据表明，保留导尿管时尿路感染的发生率高于耻骨上膀胱造瘘及间断导尿。对留置导尿管的患者，无须预防性使用抗生素，虽然预防性使用抗生素能降低无症状性菌尿的发生，但增加了细菌耐药的可能性。

（2）对长期卧床的老年人，要有意识地训练腹肌，尽可能自行排尿；对大小便失禁患者，要加强护理，及时清除大小便，用净水清洗会阴部，保持局部清洁。

（3）尿路感染患者，尽量多饮水，有利于冲洗尿道。

（4）蔓越梅被认为能减少尿路感染，但机制不详。一项 Cochrane 系统评价证实蔓越梅能减少尿路感染发生，但对老年女性效果不如年轻女性。还有研究结果发现，蔓越梅汁能降低大肠埃希菌尿路感染的发生。苏格兰指南（SIGN）推荐，对复发性女性尿路感染者，服用蔓越梅制品以降低尿路感染的发生率。但服用华法林者不宜使用，因蔓越梅可能增强华法林的抗凝效果。

【治疗】

尿路感染的治疗目的是预防或治疗全身脓毒症，缓解症状，清除感染灶，消灭尿路病原体，预防复发和长期并发症。

1. 一般治疗

鼓励患者多饮水，勤排尿。有发热时应卧床休息。可服用碳酸氢钠碱化尿液。积极治疗诱发因素等。

2. 规范使用抗生素

(1) 应用抗生素的指征：

1) 不推荐对无症状性菌尿使用抗生素治疗。现有证据不支持对无症状性菌尿者进行常规筛查和治疗。在接受创伤性泌尿生殖系统手术时，建议术前进行筛查和治疗。如果术前确定存在菌尿，可于临近手术时启动抗生素治疗，术后及时停用。

2) 如果患者无全身性症状，不需要马上启动抗生素治疗。研究认为，具有以下临床特征时，即可开始抗生素治疗：体温高于 37.9 ℃ 或高于基础体温 1.5 ℃，新出现耻骨上疼痛、无诱因寒战或新出现谵妄。需要排除其他部位的感染，并检查诸如耻骨上疼痛、腰痛等定位体征。

(2) 选择敏感抗生素治疗：强烈推荐在应用抗生素前，明确诊断并行尿培养。不同人群常见的致病菌不同，老年人群大肠埃希菌是最常见的致病菌，占尿路感染的 70%，其次是克雷伯菌，再次是奇异变形杆菌和其他菌种。因此，抗生素选择需考虑人群特征及不同地区的致病菌流行及耐药状况。老年患者严重不良反应常见，应避免使用磺胺甲噁唑（复方新诺明），若有肾功能减退，喹诺酮类应减量。

(3) 疗程：女性非复杂性尿路感染可选择 3 天或 5 天疗法，男性尿路感染可选择 7 天疗程。但是，当病情反复发作或病情较重时，抗菌治疗时间应适当延长或联合使用抗生素。一般在症状消失、尿中白细胞正常、尿细菌培养阴性 5～7 天后停药。少数情况下，经 2～4 周治疗仍不足以缓解症状时，可采用长程抗菌疗法。这在老年患者要非常谨慎，一般不推荐。

(4) 停药后随访：尿路感染患者在停药后的第 1、2、4、6 周，复查尿白细胞和尿细菌培养。如多次结果均为阴性，可以认为尿路感染已经治愈。如尿路感染反复发作，可采用长程抗菌疗法。

3. 其他治疗

(1) 对老年女性尿道炎患者，可进行局部雌激素治疗。

(2) 积极治疗慢性合并症。

要点：
- 尿路感染预防重于治疗。
- 尿路感染的治疗需要根据当地的病原菌流行及耐药情况选择合适的抗生素及适当的疗程，并需要进行停药后的随访。

参考文献

[1] Beveridge L A，Davey P G，Phillips G，et al. Optimal management of urinary tract infections in older people [J]. Clin Interv Aging，2011，6：173-180.

[2] 叶恒志，成凤韬. 老年患者泌尿系统感染的临床特点和危险因素分析 [J]. 中华实验和临床感染病杂志（电子版），2013，7 (3)：441-443.

[3] Matsumoto M，Shigemura K，Yamamichi F，et al. Prevention of infectious complication and its risk

factors after urological procedures of the upper urinary tract［J］. Urol Int，2012，88（1）：43－47.

［4］Denes E，Prouzergue J，Ducroix-Roubertou S，et al. Antibiotic prescription by general practitioners for urinary tract infections in outpatients［J］. Eur J Clin Microbiol Infect Dis，2012，31（11）：3079－3083.

［5］陈山. 中国泌尿系统感染诊断治疗指南. 2011.

［6］张靖，林善锁. 尿路感染［M］//陈灏珠，林果为. 实用内科学. 第13版. 北京：人民卫生出版社，2009：2339－2345.

［7］Woodford H J，George J. Diagnosis and management of urinary infections in older people［J］. Clinical medicine，2011，11（1）：80－83.

［8］徐莉，季康，范亦明，等. 糖尿病老年患者尿路感染的危险因素及预防措施［J］. 中华医院感染学杂志，2009，19（17）：2269－2270.

［9］Louise A Beveridge Peter G Davey Gabby Phillips Marion ET McMurdo. Optimal management of urinary tract infections in older people［J］. Clinical Interventions in Aging，2011，6：173－180.

纵深阅读

Tenke P，Köves B，Johansen TE. An update on prevention and treatment of catheter-associated urinary tract infections. Curr Opin Infect Dis，2014，27（1）：102－107.

（赵志颖）

第二十七章　老年肺结核

学习目的:

- 掌握老年肺结核的临床特点和治疗原则。
- 掌握老年肺结核的诊断和鉴别诊断方法。
- 了解老年肺结核的病因和流行病学特点。

典型病例:

患者,男性,80 岁,3 年前无明显诱因出现咯血,量极少,无畏寒发热,无盗汗,无恶心、呕吐。未予处理,后咯血停止。1 天前患者再次出现咯血,咯血量较 3 年前有所增加。患者 10 余年前诊断为"高血压",2 年前诊断为"糖尿病"。

临床问题:

1. 该患者是否能诊断为肺结核?
2. 对该患者若要诊断肺结核需要采用哪些方法?
3. 该患者若诊断为肺结核该如何治疗?

老年人是肺结核的好发人群,这可能与老年人免疫功能下降和罹患多种慢性基础疾病有关。老年肺结核临床表现、影像学表现和实验室检验往往都不典型,这增加了老年肺结核的诊断难度。老年肺结核的漏诊率、误诊率和病死率高。很多老年人长期带菌生存,临床症状轻微或者缺如,未能及时就诊,而成为肺结核的重要传染源。因此,老年科医生应该提高对老年肺结核的认识,争取及时诊断和早期治疗。

【定义】

老年肺结核是指年龄超过 65 岁的患者所患的肺结核,包括:①年龄在 65 岁以后发病的老年初治肺结核;②年龄在 65 岁以前患病迁延未愈而进入 65 岁以后的复治患者。由于老年人各器官功能衰退,尤其是淋巴细胞及单核吞噬细胞系统功能低下,免疫力下降,年轻时感染的潜伏结核病灶此时可能内源性复燃,也可能外源性感染结核分枝杆菌导致肺结核发病,还可能中年期结核未彻底治愈,病情缓慢进展迁延至老年期。

【流行病学特点】

1984—1985 年和 1990 年我国曾进行第二、三次结核病流行病学调查。两次调查结果均显示,年龄在 60 岁以上的老年人患病率最高。肺结核的患病率随着年龄的增长而上升,各年龄组结核病患病率为:30～39 岁,421.0/10 万;40～49 岁,590.4/10 万;50～59 岁,1 082.0/10 万;60～69 岁,1 707.8/10 万;70～79 岁,2 019.3/10 万。2012 年公布的全国第五次结核病抽样调查的数据显示：此次调查的活动性结核病患者中，年龄在60岁及以上的老年人所占比例为48.8%。肺结核患病率随着年龄的增长逐步增高，75～79岁年龄组的患病率处于高峰。调查还发现，我国老年肺结核不但患病率高，而且排菌和耐药情况严重，已成为我国肺结核传染源的主要组成部分。

【危险因素】

1. 年 龄

随着年龄的增长，器官功能减退和出现慢性合并症是老年人群容易罹患肺结核的重要原因。

2. 免疫功能下降

免疫功能会随着年龄的增长逐渐下降。机体对结核分枝杆菌的防御机制中，细胞免疫发挥了关键的作用。随着免疫功能的下降，非活动性肺结核可能复燃。

3. 共 病

罹患多种疾病（糖尿病、慢性心衰、慢性阻塞性肺疾病、慢性肾脏疾病、营养不良及恶性肿瘤等）是很多老年人的普遍特征。共病状态会损害老年患者的免疫功能，并且常常掩盖结核感染的症状，延误治疗。

> 要点：
> ● 老年肺结核是指年龄超过65岁的患者所患的肺结核，包括：①年龄在65岁以后发病的老年初治肺结核；②年龄在65岁以前患病迁延未愈而进入65岁以后的复治患者。
> ● 我国老年肺结核不但患病率高，而且排菌和耐药情况严重，已成为我国肺结核传染源的主要组成部分。

【临床特点】

1. 临床症状不典型

老年患者起病缓慢，结核中毒症状轻，缺乏典型症状。研究发现，67.2%的老年肺结核发病隐匿，约1/4的老年肺结核无症状，容易漏诊。此外，老年人容易合并认知障碍，忽略就医或不能准确提供有关病史。老年人常合并慢性心肺疾病，从而掩盖结核的症状或将结核的症状归咎于这些疾病。有研究结果显示，老年肺结核症状出现多少的顺序为：咳嗽（67%）、咯血（33%）、胸痛（30%）、气急（27.7%）、发热（25.4%）。老年肺结核出现最多和最早的症状是咳嗽，凡是老年人咳嗽持续2周以上者，应做胸部X线摄影或CT检查。

2. 老年肺结核患者合并症多

老年肺结核合并非结核性疾病者多达82.8%，其中以合并呼吸系统疾病最为多见，占45.0%，其次为心血管疾病（14.4%）和糖尿病（8.5%）。另有研究结果显示，约有14.4%的老年肺结核合并糖尿病，78.5%合并慢性阻塞性肺疾病、肺癌，37.4%合并高血压、肺心病或冠心病，10.2%并发结核性脑膜炎、胸膜炎、腹膜炎或肺外结核。

3. 影像学和实验室检验不典型

老年肺结核患者的胸部X片或胸部CT检查等影像学检查结果常不典型。此外，结核菌素试验、红细胞沉降率（血沉）、C－反应蛋白等实验室检验结果也常呈假阴性，这些不典型表现是造成误诊和漏诊的原因之一。

4. 老年结核性胸膜炎多

老年结核性胸膜炎多为继发性，80%合并肺结核。此外，血性胸膜腔积液占11.4%，需注意与恶性胸膜腔积液鉴别。

5. 老年粟粒型肺结核和其他肺外结核比年轻人常见，且误诊率高

肺外结核常症状隐匿，无特异性，如食欲不振、衰弱无力、倦怠等，常被认为是其他慢性病或衰老所致。而约1/3的粟粒型肺结核胸部X线片可显示正常。

6. 复发率高，病程长

老年人对自己症状的感受不如青年人敏感，加之常并发有慢性呼吸道疾病，往往忽视症状，不能及时就诊，使病程迁延不愈。加之不正规治疗，或由于药物不良反应难以坚持治疗等原因，肺结核复发率高。有研究结果显示，年龄在50岁以上的肺结核患者中复治患者占到75%。

7. 耐药、难治患者多，病死率高

耐药结核病是指致病结核分枝杆菌对一种或一种以上主要抗结核一线药物产生耐药性。若发展为泛耐药结核病，则对几乎所有抗结核一、二线药物都产生耐药性，不仅疗效很差，而且复发率、致残率和病死率也高。有研究采用WHO的结核分枝杆菌耐药监测方案，发现老年肺结核患者耐药状况非常严重。据统计，老年人肺结核治疗有效率为78.4%，而青年人为91.1%；老年人肺结核病死率为14.6%，而青年组仅有2.9%。

8. 并发症多

老年肺结核容易并发心肺功能不全、肺部感染，甚至引发多器官衰竭。

【实验室检验】

1. 痰涂片或培养查结核分枝杆菌

若痰涂片或痰培养查出结核分枝杆菌阳性是确诊肺结核的主要依据，但有时排菌呈间歇性，故应连续多次查痰，至少应送3次清晨咳出的新鲜痰标本。老年肺结核的痰菌阳性率较高，可达72%。因此，若重视痰检，多数老年肺结核可能获得及时诊断。为了做结核菌培养，以往常留取12~24小时的痰，此法现已废弃。因为痰液放置过久，正常口咽部细菌的过度生长可降低结核菌培养的阳性率。无痰者可雾化吸入高渗盐水促进排痰，不能咳痰者可抽取胃液查找抗酸杆菌。经纤维支气管镜行支气管肺泡灌洗或经支气管活检可提高涂片或培养的诊断价值。

2. 免疫诊断新技术

结核菌培养通常需要6周，且阳性率低，为了提高检查阳性率和缩短检查时间，近年来开展了不少免疫诊断新技术。这些新技术主要是检查结核菌的特异性抗体，常用检查方法有酶联免疫吸附试验、结核菌素试验、ICT－TB卡、T－Spot等。这些检查的敏感性在70%左右，特异性在80%左右。由于假阳性和假阴性结果的存在，在分析结果时，需密切结合临床，不能单凭阳性结果作出诊断。

3. 结核菌素试验

结核菌素（OT）或结核菌素纯蛋白衍生物（PPD）皮试对老年肺结核的诊断价值有

限，文献报道，老年肺结核的结核菌素试验阴性或弱阳性者高达 71.6%，年龄大于或等于 70 岁者更高达 90% 以上。

4. 组织病理活检

浅表淋巴结活检、胸壁穿刺胸膜活检、经纤维支气管镜支气管活检等，是简单安全、损伤性小的活检方法。纤维支气管镜对支气管内和肺内病变组织可直接钳取进行病原学检查，且有利于鉴别诊断。

5. 红细胞沉降率及其他炎性标志物检测

红细胞沉降率及其他炎性标志物（如 CRP）在老年肺结核患者可升高，但并不具有特异性，诊断价值有限。

6. 其他检查

胸膜腔积液检查、胸膜活检、脑脊液检查可以明确结核性胸膜炎、结核性脑膜炎的诊断。为诊断播散性结核，有时需要进行肝、骨髓或淋巴结活检，以及检查眼底看是否有脉络膜结核结节。怀疑合并泌尿生殖系统结核，可每天留取早晨第一次尿液做涂片抗酸染色和结核菌培养。

【影像学检查】

1. 胸部 X 线检查

胸部 X 线摄影至今仍是诊断肺结核的常规检查。老年肺结核由于胸部 X 线检查改变不典型，常被误诊。老年肺结核胸部 X 线片常显示为上叶尖段或后段浸润性病变或结节性病变，可有空洞形成，常误诊为支气管肺癌或陈旧性结核。病灶除上肺野外，中、下肺野也不少见；约 1/3 的老年肺结核胸部 X 线片改变不典型（中、下叶的浸润性阴影，肺周围病变和胸膜反应）。纤维空洞型（或毁损肺）在老年复治病例中不少见，还可继发支气管扩张。Morris 等报道 93 例老年肺结核，48% 有基底部和肺野中带浸润影，46% 有基底部胸膜反应，而中下肺野的肺浸润阴影常误诊为肺炎。

2. 胸部 CT 检查

胸部 CT 检查对如下情况有补充性诊断价值：①发现胸内隐匿部位病变，包括气管、支气管内的病变；②早期发现肺内粟粒阴影；③诊断有困难的肿块阴影、空洞、孤立结节和浸润阴影的鉴别诊断；④了解肺门、纵隔淋巴结肿大情况，鉴别纵隔淋巴结结核与肿瘤；⑤少量胸膜腔积液、包裹积液、叶间积液和其他胸膜病变的检出；⑥与囊肿和实体肿块的鉴别。

> **要点：**
> ● 老年肺结核的临床特点不典型，临床医生应注意鉴别诊断。
> ● 老年肺结核的实验室检验和影像学检查也缺乏典型性。
> ● 临床症状加实验室检验加影像学检查综合判断，有助于临床医生对老年肺结核的诊断。

【诊断标准】

老年肺结核的诊断主要是应提高对老年肺结核的警惕，当老年人出现咳嗽、咳痰、咯血、发热、盗汗、体重减轻、乏力、消瘦、纳差等呼吸道或非呼吸道症状时均应想到肺结核的可能性，并做相应检查。如怀疑老年肺结核，经过常规检查不能确诊，又不能排除肺癌时，应设法做病理活检。成人肺结核的诊断标准也适用于老年患者。

1. 菌（涂）阳结核病诊断标准

（1）初诊肺结核患者，直接痰涂片镜检 2 次痰菌阳性。

（2）1 次涂片阳性加 1 次培养阳性。

（3）虽 1 次涂片阳性，但经病案讨论会或主管专业医师确认，胸部 X 线片显示活动性肺结核病变阴影。

2. 菌（涂）阴肺结核的诊断标准

菌阴肺结核为三次痰涂片及一次培养阴性的肺结核，其诊断标准为具备以下 1～6 项中 3 项或 7 和 8 项中任何 1 项可以确诊：①典型肺结核临床症状和胸部 X 线表现；②抗结核治疗有效；③临床可排除其他非结核性肺部疾病；④PPD 皮试强阳性或血清抗结核抗体阳性；⑤痰结核菌 PCR 探针检测呈阳性；⑥肺外组织病理证实结核病变；⑦支气管肺泡灌洗液检出抗酸分枝杆菌；⑧支气管或肺部组织病理证实结核病变。

【鉴别诊断】

根据患者的临床表现、痰涂片与培养结果，以及影像学检查资料，肺结核的诊断一般不困难。但是，老年肺结核常需与以下疾病鉴别诊断。

1. 肺 炎

老年肺炎也多以发热、咳嗽、咳痰、食欲不振等为首发症状。鉴别主要依赖于影像学检查和痰培养结果。

2. 肺 癌

老年患者中肺癌发病率高，需仔细鉴别。若表现为肺门或纵隔淋巴结肿大，需同支气管淋巴结结核鉴别；双肺弥漫性结节状阴影，需同粟粒型肺结核鉴别；癌性空洞病变及周围性肺癌需同肺结核空洞、结核球鉴别。

3. 慢性阻塞性肺疾病

老年慢性阻塞性肺疾病的表现多为长期咳嗽、咳痰，但有时可伴有咯血、气促等症状，需同慢性纤维空洞型肺结核鉴别。

要点：

● 老年人出现咳嗽、咳痰、咯血，或发热、盗汗、体重减轻、乏力、消瘦、纳差等呼吸道或非呼吸道症状时均应想到肺结核的可能性并做相应检查。

● 老年肺结核与老年患者常见呼吸系统疾病鉴别时，需借助临床表现、痰涂片与培养结果以及影像学检查资料。

【治疗】

（一）治疗原则

老年结核的治疗与其他年龄组相同，仍应遵循早期（早诊断、早治疗）、联合（正规的化疗方案必然有两种或两种以上的杀菌药）、规律（在专科医生指导下规律用药）、适量和全程原则。但是，由于老年人身体各器官功能下降，耐受性差，对抗结核药物的不良反应比较敏感，在选择治疗措施时，应根据病情不同选用个体化方案，同时注意积极处理并发症和合并症。

老年人抗结核治疗应注意以下问题：

（1）尽早治疗，注意药物不良反应，避免使用如对氨基水杨酸、环丝氨酸和氨基糖苷类等不良反应大的药物。

（2）根据患者体重、肝肾功能、合并症情况，调整用药剂量。

（3）老年肺结核患者常合并慢性阻塞性肺疾病、糖尿病等基础疾病，在结核治疗的同时，需重视其合并症的治疗。

（二）一般治疗

1. 营养支持治疗

肺结核是一种慢性消耗性疾病，可造成机体能量和营养素大量丢失，尤其老年患者，常导致中度或重度蛋白质能量营养不良和各类维生素、矿物质缺乏。营养不良会影响机体免疫功能，进一步加重结核病病情，造成恶性循环，严重影响老年结核病患者的预后。合理饮食、充足的营养补充对疾病恢复非常重要。同时应鼓励患者戒除不良生活习惯，如戒烟、戒酒等。听从专业营养师的饮食指导，必要时辅以营养要素饮食，有助于老年肺结核患者的康复。

2. 心理治疗

老年肺结核患者常有情绪改变，常感到孤独无助、焦虑紧张、悲观失望。针对老年患者的心理特征，实施身心治疗非常重要。治疗中应注意倾听患者的叙述，做好患者与家属的沟通工作，积极提供患者与外界沟通的渠道。

（三）药物治疗

1. 药物选择策略

根据老年患者既往用药史和药物敏感试验结果，选用敏感药物组成有效的治疗方案。避免使用不良反应大而效果差的抗结核药物（如对氨基水杨酸、环丝氨酸和氨基糖苷类药物）。用药剂量应根据患者的体重、肝肾功能和合并症情况进行个体化调整。

2. 具体药物选择

老年肺结核患者的初治方案和复治方案可参考中华医学会结核病学分会制定的《肺结核诊断和治疗指南》，在此不再赘述。通常老年患者可耐受一线（异烟肼、利福平、吡嗪酰胺、链霉素和乙胺丁醇等）、二线（卷曲霉素、紫霉素、利福喷丁、对氨基水杨酸、乙硫异烟胺和丙硫异烟胺、氧氟沙星、左氧氟沙星等）和三线（莫西沙星、加替沙星、阿莫西林/克拉维酸及新大环内酯类抗生素等）抗结核药物。但应特别注意用药剂量，以及避免（或减量）使用对肝、肾功能影响较大的药物（如卡那霉素、阿米卡星等）。常用抗结核药物的剂量和用法见表 27 - 1。

表 27 - 1　常用抗结核药物剂量和用法

药　名	每日剂量 成人（g）		间歇疗法 成人（g）		主要不良反应	用　法**
	50 kg	>50 kg	50 kg	>50 kg		
异烟肼（INH，H）	0.3	0.3	0.5	0.6	肝毒性	1 次/天，顿服
链霉素（SM，S）	0.75	0.75	0.75	0.75	听力障碍、眩晕、肾功能障碍、过敏反应	1 次/天
利福平（RFP，R）	0.45	0.6	0.6	0.6	肝毒性、胃肠反应、过敏反应	1 次/天，饭前 2 小时顿服
利福喷丁（RFT，L）			0.45*	0.6*	同利福平	1 次/天，饭前或饭后顿服
吡嗪酰胺（PZA，Z）	1.5	1.5	2.0	2.0	肝毒性、胃肠反应、过敏反应、高尿酸血症	1 次/天，顿服，或分 2 或 3 次服用
乙胺丁醇（EMB，E）	0.75	1.0	1.0	1.2	视力障碍、视野缩小	1 次/天，顿服
丙硫异烟胺（PTH，TH）	0.75	1.0			胃肠反应、口感金属味	分 3 次服用
对氨基水杨酸钠（PAS，P）	8.0	8.0	10	12	肝毒性、胃肠反应、过敏反应	分 3 次服用
阿米卡星（AMK，丁胺卡那霉素）	0.4	0.4	0.4	0.4	同链霉素	1 次/天，肌内注射
卷曲霉素（CPM）	0.75	0.75	0.75	0.75	同链霉素、电解质紊乱	1 次/天，肌内注射
氧氟沙星（OFLX，O）	0.4	0.6			肝肾毒性、胃肠反应、过敏反应、光敏反应、中枢神经系统反应、肌腱反应	1 次/天，或分 2 或 3 次
左氧氟沙星（LVFX，V）	0.3	0.3			同氧氟沙星	1 次/天，或分 2 或 3 次
对氨基水杨酸异烟肼（帕星肼，PSNZ）	0.6	0.9			同异烟肼	分 2 或 3 次服用

　＊：每周 2 次；＊＊：间歇疗法指用药日。

3. 加强服药管理

应注意提高老年患者服药依从性。坚持规律用药和完成规定疗程对提高结核病治愈率十分关键。老年人因记忆力减退常忘记服药。因多服或误服药物而引起的不良反应也十分常见。有条件者最好采取直接督导治疗或强化期住院治疗。

4. 注意监测药物不良反应

老年人的感知功能下降，对有些不明显的不良反应常不能及时察觉或准确表达，需在治疗过程中细致观察。定期检查血常规、肝肾功能、视觉等有助于及早发现潜在的不良反应。

5. 免疫增强治疗

老年肺结核患者常存在免疫功能低下，随着结核病免疫机制研究的深入，目前提倡对老年肺结核患者以化疗为主，免疫增强治疗为辅。免疫增强治疗可改善患者的免疫状态，提高疗效。

> **要点：**
> ● 老年肺结核的治疗仍应遵循"早期、联合、适量、规律、全程"5条原则。但应制定个体化治疗方案，同时积极处理并发症和合并症。
> ● 老年肺结核患者治疗期间应加强对药物不良反应的观察，尽量个体化用药；在加强营养支持治疗和提高免疫力的同时，应关注患者的心理健康。

参考文献

[1] Mori T，Leung C C．Tuberculosis in the Global Aging Population［J］．Infect Dis Clin North Am，2010，24（3）：751−768.

[2] Schaaf H S，Collins A，Bekker A，et al．Tuberculosis at extremes of age［J］．Respirology，2010，15（5）：747−763.

[3] Kobashi Y，Mouri K，Miyashita N，et al．QuantiFERONTB-2G test for patients with active tuberculosis stratified by age groups［J］．J Scand Infect．Dis，2009，14：1−6.

[4] Chan-Yeung M，Chan F，Cheung A，et al．Prevalence of tuberculous infection and active tuberculosis in old age homes in Hong Kong［J］．J Am Geriatr Soc，2006，54：1334−1340.

[5] 宋关君．老年肺结核的临床特点及治疗展望［J］．检验医学与临床，2011，8（15）：1880−1881.

纵深阅读

中华医学会结核病学分会．肺结核诊断和治疗指南．中华结核和呼吸杂志．2001.2（24）：70−74.

（罗理 杨茗）

第二十八章　老年带状疱疹

学习目的：

● 掌握老年带状疱疹的临床特点和治疗方法。

● 熟悉带状疱疹的合并症和危险因素。

● 了解老年带状疱疹的流行病学特点。

典型病例：

患者，男性，75岁，因"反复咳嗽、咳痰10年，加重伴发热2天"入院，诊断：慢性阻塞性肺疾病急性加重期。给予抗感染治疗后，体温正常，咳嗽、咳痰好转。3天前出现左侧腰部轻微刺痛感，1天前疼痛加重，为烧灼样疼痛，夜间入睡困难，并于腰部皮肤出现成簇水疱样皮损。

临床问题：

1. 该患者的皮损考虑是什么原因引起的？

2. 哪些潜在的因素导致了该患者出现皮损？

3. 对该患者应如何处理？

【定义】

带状疱疹（Herpes zoster）是水痘－带状疱疹病毒（varicella-zoster virus，VZV）感染引起的一种以沿周围神经分布的群集疱疹和神经痛为特征的皮肤神经性疾病。

【流行病学特点】

带状疱疹好发于中老年人群，据统计，大约2/3的带状疱疹都出现在年龄在50岁以上的患者。普通人群带状疱疹的发病率为20％，年龄在85岁及以上人群的终身发病率可高达50％。我国相关研究发现带状疱疹人群的发病率与欧美相似，整个人群的发病率约为10％～20％，随着年龄的增长发病率随之上升。同时带状疱疹后遗神经痛（postherpetic neuralgia，PHN）的发病率也随着年龄的增长而增加，年龄在60岁以上的老年人出现PHN的概率高于50％，而年轻患者则低于16％。

【病因和发病机制】

带状疱疹的病原为水痘－带状疱疹病毒，它可以通过直接接触、空气或飞沫在人与人之间传播，感染人体后可造成两种临床特点不同的疾病。在未感染过水痘－带状疱疹病毒并且未接种水痘疫苗的人群，如婴幼儿中，引起原发感染，即为水痘。随后，病毒以潜伏形式长期存在于脊神经或脑神经的神经节中，被某些因素激活后，病毒从神经节沿相应的神经到达皮肤，引起复发感染，即带状疱疹。人群对该病毒普遍易感，原发水痘或隐性感染后，患者仅能获得不完全免疫（IgM反应），因此有复发带状疱疹的可能。但带状疱疹发生后，患者能获得持久性免疫（IgG反应），很少再次复发。

带状疱疹的发生与免疫功能受损有关。免疫功能低下者，常见于老年人，AIDS、淋巴瘤、白血病、骨髓及器官移植、系统性红斑狼疮患者和长期使用免疫抑制剂、糖皮质激素及放化疗患者。带状疱疹的发病率在上述人群为其他人群的20~100倍，且病程迁延、病情较重。随着年龄的增长，带状疱疹后遗神经痛的发病率和严重程度也明显增加。

> **要点：**
> ● 带状疱疹是水痘－带状疱疹病毒感染引起的一种以沿周围神经分布的群集疱疹和神经痛为特征的皮肤神经性疾病。
> ● 带状疱疹的发生与免疫功能受损有关，带状疱疹后遗神经痛的发病率和严重程度随着年龄的增长而增大。

【临床表现】

1. 常见型带状疱疹

（1）沿周围神经分布的群集疱疹是带状疱疹的典型临床表现，发疹前可有轻度乏力、低热、纳差等全身性症状，患处皮肤自觉灼热感或神经痛，触之有明显的疼痛感，持续1~3天，亦可无前驱症状即发疹。好发部位依次为肋间神经、颈神经、三叉神经和腰骶神经支配区域。皮损最常累及胸、腰部，沿周围神经分布，呈条带状。通常累及一个皮区，偶尔可累及2或3个相邻的皮区。患处常首先出现红色的斑丘疹，24小时内可迅速发展为成簇的小水疱或大水疱，疱壁紧张发亮，疱液澄清，外周绕以红晕，各簇水疱群间皮肤正常。然后逐渐演变为脓疱，偶尔形成出血性水疱。皮损沿某一周围神经呈带状排列，多发生在身体一侧，一般不超过正中线。一般患者，1~4天陆续出现新发皮损，偶尔长达7天。1周后仍有新发皮损的患者，需注意有无潜在免疫功能异常。在免疫功能正常的个体，皮损7~10天变干结痂，2~4周愈合。局部皮肤可能遗留瘢痕、色素沉着或色素缺失。不典型皮疹可能为局限的小斑疹，也可能仅表现为斑丘疹而不发展为水疱。

（2）神经痛为带状疱疹的特征之一，由急性神经炎引起，是带状疱疹患者最常见症状，可在发病前或伴随皮损出现，老年患者常较为剧烈。大约75%的患者有皮损区域的前驱疼痛，可在皮损出现前数天至数周出现，常表现为烧灼样、跳痛、刺痛，也可表现为触碰感、瘙痒感及触摸痛。当皮疹没有出现时，这些疼痛很容易与其他疾病（如心绞痛、胆囊炎、肾绞痛）混淆。疼痛在皮疹消失后可持续存在，严重影响患者的生存质量。一项纳入1 669名带状疱疹患者的研究，发现18%的患者急性神经炎症状持续30天以上。研究还发现随着年龄的增长，疼痛持续时间变长。

2. 非皮肤的带状疱疹

（1）眼带状疱疹：系病毒侵犯三叉神经眼支引起，多见于老年人，其发病率为10%~15%。疼痛剧烈，可累及角膜形成溃疡性角膜炎，50%~72%的眼部带状疱疹患者视力受损。极少数患者可在病毒感染基础上，伴发半月神经节炎和/或眶内蜂窝织炎，蔓延至邻近脑膜，侵犯脑底部动脉，继发血栓形成，引起大脑半球缺血性梗死而发生对侧偏瘫。

（2）耳带状疱疹：系病毒侵犯面神经及听神经所致，引起患侧面瘫及轻重不等的耳鸣及耳聋，在外耳道和/或鼓膜上出现疱疹。耳带状疱疹分为三型：耳廓带状疱疹、耳廓带状疱疹伴发面瘫、耳廓带状疱疹伴发面瘫及听觉症状。膝状神经节受累同时侵犯面神经的运动和感觉神经纤维时，可出现面瘫、耳痛及外耳道疱疹三联征，称为 Ramsay-Hunt 综合征。

（3）带状疱疹性脑膜脑炎：系病毒直接从脊髓神经前、后根向上侵犯到中枢神经系统所致。表现为头痛、意识障碍、肢体瘫痪、失语、抽搐等弥漫性脑实质受损的征候。病情大多较轻而能恢复，少数有神经后遗症，重者死亡。

（4）内脏带状疱疹：当疱疹病毒由脊髓处神经根向体内侵犯内脏神经纤维时，可引起急性胃肠炎、膀胱炎、前列腺炎，表现为腹部绞痛、排尿困难和尿潴留等。

3. 其他不典型带状疱疹

其他不典型带状疱疹与患者机体免疫力差异有关，可表现为顿挫型（不出现皮损仅有神经痛）、不全型（仅出现红斑、丘疹而不发生水疱即消退）、大疱型、出血型、坏疽型和泛发型（同时累及 2 个以上神经节产生对侧或同侧多个区域皮损）；病毒偶可经血液播散产生广泛性水痘样疹，并侵犯肺和脑等器官，称为播散型带状疱疹。

【并发症】

1. 细菌感染

免疫力正常或免疫缺陷的老年患者均有可能会发生葡萄球菌或链球菌造成的软组织感染。若带状疱疹病损发生于特殊部位（如眼部），则可能导致严重后果。倘若继发细菌性感染，可引起全眼球炎，甚至脑膜炎，病后出现视力下降、失明、面瘫等后遗症。并发细菌感染的患者，在抗病毒治疗的同时，还应使用抗生素治疗。

2. 带状疱疹后遗神经痛

PHN 是带状疱疹最常见并发症，定义尚有争议，多数认为皮疹愈合后或皮疹发生后 1~6 个月内产生的疼痛为 PHN，但也有部分将 PHN 定义为出疹后 90~120 天的疼痛。

（1）9%~13% 的带状疱疹患者发生 PHN。

（2）年龄增大则出现 PHN 的危险性增加。一项研究结果显示，62% 年龄在 50 岁以上的患者发生 PHN，其中 20% 疼痛持续 6 个月以上。

（3）女性多于男性。

（4）眼部 PHN 的患者增加。疼痛可以是自发性的和/或是刺激诱发的。自发性疼痛可以是持续性酸痛或烧灼痛和/或是间断性电击样短痛。刺激诱发的疼痛包括痛觉异常或痛觉过敏。痛觉异常由无害刺激引出，但常常有严重的问题，冷风、衣服或床单接触到皮肤都会引起疼痛。痛觉过敏是轻度疼痛刺激后出现被放大的疼痛（小的撞击可导致受累皮区持续数小时严重疼痛）。PHN 极大地影响了老年人的功能状态和生存质量。患者往往出现一系列临床症状，如慢性疲劳、食欲减退、体重减轻和失眠。PHN 与老年人的抑郁及社会孤独有关。疼痛严重程度与生存质量的降低程度及日常生活能力受影响的程度成正相关。尽管大多数患者的疼痛最终会缓解，但仍有一些不做任何治疗的患者，其疼痛会随着时间推移变得更严重。

【诊断标准】

根据沿周围神经分布的成簇水疱性皮损伴神经痛，不难诊断。具体诊断标准如下：

（1）病变皮肤出现簇集成群的水疱，沿一侧周围神经呈带状分布。

（2）有明显神经痛，伴局部淋巴结肿大。

（3）皮损间皮肤正常。

【鉴别诊断】

1. 单纯疱疹

二者的皮损本身很难鉴别，尤其对发生在单纯疱疹好发部位（口腔、生殖器、臀部）的带状疱疹。但单纯疱疹主要是年轻人群发病，表现为多处反复出现皮损，且没有慢性疼痛，同时常分布在皮肤与黏膜交界处，与周围神经分布无关。

2. 接触性皮炎、烧伤和霉菌感染

这三种情况均可引起水疱样病变，可通过病史和体格检查鉴别。

3. 其他皮肤异常

当老年患者尚无皮疹出现时，需与前述其他引起单侧局限性疼痛的疾病鉴别。带状疱疹的皮肤疼痛是局限于受累皮区的皮肤感觉异常（感觉过敏、感觉迟钝）。单纯疱疹通常出现在同一部位，有多次复发的病史，而无明显免疫缺陷的带状疱疹患者不出现这种现象。从水疱液中分离病毒或检测 VZV、单纯疱疹病毒（herpes simplex virus，HSV）抗原或 DNA 是鉴别诊断唯一可靠的方法。

> 要点：
> ● 带状疱疹的典型临床表现包括沿周围神经分布的群集疱疹和神经痛。
> ● 注意非皮肤带状疱疹和不典型带状疱疹的诊断。
> ● 带状疱疹后遗神经痛是带状疱疹最常见并发症，极大地影响了老年患者的功能状态和生存质量。

【治疗】

（一）抗病毒治疗

目前最常用的抗病毒药物为鸟苷类似物，如阿昔洛韦、伐昔洛韦、泛昔洛韦。其中，阿昔洛韦临床应用最普遍，但该药生物利用度差，每天服药次数多。新一代抗病毒药物包括伐昔洛韦和泛昔洛韦，两药在药代动力学及服药次数方面均有了改进。泛昔洛韦是喷昔洛韦的前体，能通过胃肠吸收，并在小肠壁和肝脏迅速转化为有抗病毒活性的喷昔洛韦。伐昔洛韦也可通过胃肠吸收，并在体内转化为阿昔洛韦，因此，它的生物利用度是阿昔洛韦的 3~5 倍。随机对照试验结果显示，老年带状疱疹患者出疹 72 小时以内口服阿昔洛韦（800 mg，5 次/天，持续 7 天）、泛昔洛韦（500 mg，3 次/天，持续 7 天）、伐昔洛韦（1 mg，3 次/天，持续 7 天）抗病毒治疗可以减轻急性疼痛，并缩短慢性疼痛的持续时间。由于这些药物是通过肾脏排泄，肾功能不全时应调整药物剂量。这类药物在老年人中安全性高，且易耐受。最常见不良反应是恶心、呕吐、腹泻和头痛。

（二） 镇痛治疗

虽然抗病毒治疗能减轻急性神经炎引起的疼痛，但有时带状疱疹引起的疼痛仍很严重。轻度疼痛可使用对乙酰氨基酚或非类固醇类抗炎药，并可联合使用弱阿片类药物（可待因或曲马朵）。中度和重度疼痛常影响睡眠，有必要使用强阿片类药物（羟考酮、吗啡）。很多临床医生对疼痛治疗不足，并有保守使用阿片类止痛药的倾向。阿片类药物的不良反应包括恶心、便秘和镇静，可能致某些老年人不耐受。在身体虚弱的患者，这些不良反应可能增加跌倒和谵妄风险。对便秘患者可使用缓泄剂。评估镇痛治疗的效果除评估疼痛是否缓解外，还应评估睡眠和日常生活能力。

（三） 糖皮质激素治疗

目前对是否使用糖皮质激素尚有争议。过去，常规将糖皮质激素与抗病毒药物联合用于无合并症的带状疱疹患者，以提高其生存质量、缩短疱疹愈合时间、减少带状疱疹后遗神经痛的发生。但 Meta 分析发现，阿昔洛韦联合糖皮质激素与单用阿昔洛韦比较，并不提高患者的生存质量及减少带状疱疹后遗神经痛的发生。相反，糖皮质激素还增加皮肤继发细菌感染的风险。但也有随机对照试验结果显示，糖皮质激素有助于改善睡眠，恢复日常活动和停用止痛药物。研究还发现，糖皮质激素对那些经过抗病毒药物和止痛药治疗后，仍无缓解的中度和重度急性疼痛可能有效。糖皮质激素常用于水痘－带状疱疹病毒导致的面神经麻痹和多脑神经炎，以改善运动功能和缓解疼痛。因此，不推荐抗病毒治疗同时常规使用糖皮质激素。尤其在患有高血压、糖尿病、胃炎、骨质疏松症、精神病或认知功能障碍的老年患者，应仔细权衡利弊后再使用。

（四） 带状疱疹后遗神经痛治疗

目前对 PHN 发病机制还不十分明确，其针对性治疗有许多方法，如药物、神经阻滞、射频、冷冻等。纵观国内外，国外着重药物治疗 PHN，国内神经阻滞治疗则报道多。

1. 三环类抗抑郁药物

阿米替林是文献报道较多的抗抑郁药物，抑制中枢神经系统对去甲肾上腺素和 5－羟色胺的再摄取，提高疼痛阈值。多个临床试验结果均显示，三环类抗抑郁药物可显著缓解带状疱疹后遗神经痛，但需连续使用 3 周后才能起效，对 PHN 疗效可达 50％。使用剂量为 12.5～25.0 mg/d，睡前服用，可逐周增加剂量至 50 mg/d。但对老年患者来说，三环类抗抑郁药物不良反应大，可发生谵妄、尿潴留、直立性低血压及心律失常。老年患者可考虑使用 SSRI 替代。

2. 抗癫痫药物

抗癫痫药物对神经性疼痛有效，对缓解 PHN 的刺痛效果显著，常用药物有加巴喷丁、普瑞巴林和丙戊酸。普通加巴喷丁对治疗 PHN 可能有效，但缓释制剂的疗效尚有争议。2011 年的一项系统评价纳入了 4 个随机对照试验，其中 2 个试验比较了普通加巴喷丁疗效，另外 2 个试验则比较了缓释加巴喷丁疗效。4 个试验合并分析显示，加巴喷丁 1 800～3 600 mg/d 与安慰剂比较有显著疗效。但 2 个比较缓释加巴喷丁疗效的试验中，其中 1 个纳入 723 名患者的试验显示缓释加巴喷丁 1 800 mg 1 次/天给药和安慰剂比较无效；另一项试验却显示缓释制剂早上 600 mg 加晚上 1 200 mg 给药有效。同时，还有 1 个纳入 452 名患者的试验也显示缓释加巴喷丁 1 800 mg 1 次/天给药，能明显减轻疼痛。因此，FDA 批准加巴喷丁 1 次/天用于 PHN 治疗。普瑞巴林的一项随机对照试验显示，150～600 mg/d 可改善睡眠，减轻疼痛。推荐剂量为 150 mg/d，分 2 或 3 次服用，总剂量可增加到 300 mg/d。常见不良反应包括头昏、困倦、口干、外周水肿和体重增加。该药可造成欣快感，停药后需 1 周以上逐渐代谢，并可能产生戒断症状。

3. 阿片类药物

阿片类药物应用于慢性非肿瘤性疼痛存在争议，许多专家建议将其作为二线或三线药物。也有部分专家认为 PHN 患者一般年龄较大，有精神系统合并症的比例较小，因此滥用药物和成瘾风险较小，小剂量阿片类药物可用于这部分患者的一线治疗。

4. 辣椒素

辣椒素可通过皮肤吸收，使神经末梢释放神经肽类物质（P 物质），耗竭后突触丧失传导功能。用法：局部应用 0.075% 辣椒素，4 次/天。但辣椒素可引起烧灼、刺激感和皮肤红斑。因此，临床试验中很难采用盲法，且超过 1/3 的患者不能耐受。目前还有高浓度疗法，采用 8% 的辣椒素，每天外用 60 分钟。2013 年一项系统评价（4 个随机对照试验，1 272 名患者）比较了 1 次/天高浓度辣椒素及常规剂量辣椒素的疗效，结果发现高浓度组疗效优于常规剂量组。但高浓度疗法需专业人员操作，且治疗结束后需监护 2 小时。治疗前皮肤需先使用局部镇痛药，如利多卡因预处理，或治疗后口服镇痛药。高浓度辣椒素的长期疗效和耐受性还需进一步研究。

5. 局部利多卡因

无足够证据说明局部用利多卡因（5%）能缓解 PHN 的疼痛。

6. 侵入性治疗措施

对其他治疗均失败，仍有严重疼痛的患者可考虑采取侵入性治疗，包括神经阻滞和神经毁损。

（1）神经阻滞：是治疗 PHN 的有效方法，在给予药物治疗的同时，进行病变部位的神经阻滞治疗，可以迅速缓解疼痛。对颜面部、头颈部及上肢的 PHN，可以选用星状神经节阻滞，胸腰段可选择肋间神经阻滞或同节段交感神经丛阻滞。

（2）神经毁损：是治疗 PHN 最为直接有效的办法。以无水乙醇、酚甘油等药物进行化学毁损，因其治疗范围的可控性限制，临床应用已日趋减少。射频热凝毁损因其疗效确切，可控性强，愈来愈受到临床青睐。射频热凝半月神经节毁损治疗三叉神经痛、肋间神经痛，以及脊神经后支毁损治疗胸背部、腰背部 PHN 的报道日趋增多。对顽固性疼痛患者，还可考虑脊髓电刺激疗法或鞘内给药，甚至手术治疗。但在老年 PHN 患者中，这些治疗措施的风险均较高。

【预防】

老年人群易患带状疱疹，且带状疱疹后遗神经痛的发生率和严重程度也增加，其原因与老年人群对带状疱疹病毒的特异性细胞免疫降低有关。随着人口老龄化，未来数百万隐性感染水痘-带状疱疹病毒的老年人都有患带状疱疹的危险。目前，希望通过接种疫苗来减少带状疱疹的发生有了希望，已经有成熟的疫苗上市。带状疱疹疫苗和水痘疫苗相似，均为减毒疫苗，而带状疱疹疫苗中病毒含量（18 700～60 000 单位）比水痘疫苗（1 350 单位）高很多。

带状疱疹预防试验（the shingles prevention study，SPS）是一项纳入38 546名年龄大于或等于 60 岁老年人的随机对照试验。研究发现，减毒疫苗能降低带状疱疹及带状疱疹后遗神经痛的发病率及严重程度：试验组和对照组的带状疱疹发病率分别为 1.6％和 3.3％，疼痛和不适持续时间分别为 21 天和 24 天，带状疱疹后遗神经痛发病率分别为 0.1％和 0.4％。2012 年一项纳入52 269名年龄大于或等于 60 岁老年人的系统评价，也发现疫苗能降低带状疱疹的发生。基于大量临床研究证据，带状疱疹疫苗已经在美国、欧洲和澳大利亚使用。2006 年美国免疫咨询委员会建议：年龄在 60 岁以上的人群接种带状疱疹疫苗。2011 年美国食品药品管理局建议 50～59 岁人群接种带状疱疹疫苗。带状疱疹疫苗禁用于孕妇或者对明胶及新霉素过敏者、原发或继发免疫功能缺陷（白血病、淋巴瘤或其他影响骨髓造血或淋巴系统的恶性疾病）患者、正在接受免疫抑制剂治疗的患者。对需接受免疫抑制剂治疗的患者，可提前 2 周或 1 个月接种疫苗。对近期发生过带状疱疹的人群，由于带状疱疹复发的风险极小，不推荐接种疫苗。一项纳入1 036名接受过疫苗接种和5 180 名最近 4 年有带状疱疹病史的年龄在 60 岁以上被调查者的回顾性研究发现，疱疹的复发率极低，经过 4.5 年的随访仅有 29 人复发。带状疱疹疫苗的耐受性好，最常见的不良反应为注射部位疼痛，没有发现接种疫苗引起带状疱疹的发作。但是，作为病毒有效成分的水痘－带状疱疹病毒属于疱疹病毒，存在理论上的潜在致癌性。亚单位疫苗和 DNA 疫苗规避了上述风险，但疫苗的免疫原性还没有达到活疫苗的水平，尚待进一步研究。

> **要点：**
> ● 带状疱疹的急性期治疗包括抗病毒治疗和镇痛治疗，不推荐使用糖皮质激素。
> ● 带状疱疹后遗神经痛（PHN）的药物治疗主要包括三环类抗抑郁药物、抗癫痫药物和镇痛治疗，对顽固性疼痛患者可采用介入治疗。
> ● 带状疱疹疫苗的疗效已在全球范围得到认同。

参考文献

[1] Albrecht M A. Treatment of herpes zoster in the immunocompetent host [J/OL]. Uptodate（JUL 2013）. http://www. uptodate. com/contents.

[2] Albrecht M A. Prevention of varicella-zoster virus infection：Herpes zoster [J/OL]. Uptodate（Sep 2013）. http://www. uptodate. com/contents.

[3] 谭冠先. 疼痛治疗学 [M]. 第 2 版. 北京：人民卫生出版社，2009.

纵深阅读

Halter J B, Ouslander J G, Tinetti M，et al. Hazzard's geriatric medicine and gerontology. Sixth Edition. New York：McGraw Hill Professional，2008.

（王　慧）

第二十九章　老年肺部真菌感染

学习目的：

● 掌握老年常见肺部真菌感染的分级诊断和治疗措施。

● 熟悉危险因素及其预防措施。

● 了解老年肺部真菌感染的分类、病理生理及影像学特征。

典型病例：

患者，男性，73 岁，因"发热 2 天"入院。入院诊断：①右下肺炎；②2 型糖尿病。入院后给予美洛西林舒巴坦静脉滴注抗感染，胰岛素皮下注射控制血糖等处理，入院第二天即热退，但入院第四天再次发热，体温高达 39 ℃，咽痛，无咳嗽。

临床问题：

1. 该患者的再次发热是由什么原因引起的？

2. 应进一步做哪些检查？

3. 哪些潜在的因素导致了该患者再次发热？

4. 对该患者应如何处理？

近年来，随着人口老龄化、器官移植免疫抑制剂的使用、肿瘤放化疗、造血干细胞移植、不规范使用广谱抗生素和/或糖皮质激素，以及各种导管介入治疗等，侵袭性真菌感染 的发病率逐年上升，其中又以侵袭性肺部真菌感染最常见，占 50%～60%。由于肺部真菌感染临床表现常无特异性，早期诊断困难，病情易被原发病掩盖，造成误诊、漏诊而延误治疗。未经及时治疗的肺部真菌感染患者的病死率可高达 30%～80%。因此，正确而及时地判断肺部真菌感染是当前临床上迫切需要解决的问题。本章将重点介绍老年肺部真菌感染。

【定义】

根据《肺部真菌病诊断和治疗专家共识（2007）》及《血液病/恶性肿瘤患者侵袭性真菌病的诊断标准与治疗原则（第四次修订版）》的定义，深部真菌感染（deep fungal infection）：指真菌侵入内脏、血液、黏膜或表皮角质层以下深部皮肤结构引起的感染，包括局限性的单一器官感染（如肺假丝酵母病、上颌窦曲霉病等）和两个及以上器官（组织）受侵犯的系统性真菌感染（如播散性假丝酵母病、真菌血行感染等）。浅部真菌感染指真菌仅侵犯表皮的角质层、毛发和甲板。肺部真菌感染（lung fungal infection）是由真菌引起的肺部及支气管的感染。

侵袭性真菌感染（invasive fungal infection，IFI）是指穿透通常无菌状态的人体浅表组织侵犯至人体深部组织器官的真菌感染，而侵袭性真菌病（invasive fungal disease，IFD）是指真菌穿透通常无菌状态的人体浅表组织侵犯至人体深部组织器官所引起的疾病。

侵袭性肺部真菌感染（invasive pulmonary fungal infection，IPFI）是指真菌直接或间接侵犯肺部所致的感染，不包括真菌寄生和过敏所致的肺部真菌疾病。所以，肺部真菌感染除隐性感染以外，属于深部、侵袭性真菌感染。而肺真菌病是指由真菌引起的肺部疾病，主要指肺和支气管的真菌性炎症或相关病变，广义地讲可以包括胸膜甚至纵隔。虽然常将肺真菌病与肺部真菌感染混用，但由于存在隐匿性感染，故感染不同于发病，作为疾病状态，肺真菌病较肺部真菌感染定义更严格，且第四版的《血液病/恶性肿瘤患者侵袭性真菌病的诊断标准与治疗原则》已经用"侵袭性真菌病"的概念代替了此前的"侵袭性真菌感染"。

【流行病学特点】

目前尚缺乏老年肺部真菌感染患者的流行病学资料。欧美的流行病学研究结果显示，人群中每 10 万人中有 4.3～5.7 人患 IFD。2007 年 EPIC II 研究结果显示，年龄大于 60 岁的老年重症患者的真菌感染发病率约为 19.0％；另一个来自欧洲 7 国 106 个研究所的资料显示，假丝酵母血症的发病率为 0.20～0.38 人次/1 000名住院患者。一个对重症监护病房（ICU）相关血液感染的国际循证研究结果显示，假丝酵母血症仅次于革兰阴性菌及阳性菌感染之后，位居第三。

IFD 在不同人群的发病率存在差异。据估计，肺结核患者曲霉病的发病率大约为 2.6％～7.7％。血液病患者总体 IFD 的发病率呈上升趋势，在接受化疗的血液系统恶性肿瘤患者中，IFD 的总体发病率为 2.1％。国内林雪梅等的研究结果显示：血液病患者 IFD 的发病有逐年上升趋势，其中 41～60 岁是血液病患者 IFD 发病率最高的年龄阶段，而年龄在 60 岁以上的患者发病率较低，分析其原因可能是年龄在 60 岁以上的血液病患者常不能耐受或拒绝接受放化疗，因而粒细胞减少的患者数量较少所致。IFD 在普通 ICU 的发病率为 5.8％～9.8％，而在老年 ICU 的发病率则高达 19％。

【预后】

据报道，未经及时治疗的肺部真菌感染患者的病死率可高达 30％～80％；经治疗的病死率为 30％～60％。而老年是肺部真菌感染死亡的独立危险因素，其原因可能是：①由于症状不典型以及诊断困难，从而延迟确诊，拖延治疗，导致病死率增高；②在老年人中侵袭性诊断方法更难实施，通常最后确诊及治疗已在患者疾病的终末期，病死率增高；③老年患者的合并症多；④老年患者的药物耐受性差，难以坚持静脉治疗。多个研究的分析显示，合并症、患者机体功能及营养状况亦是老年患者治疗失败的危险因素。

> **要点：**
> ● 侵袭性真菌感染是指穿透通常无菌状态的人体浅表组织侵犯至人体深部组织器官的真菌感染。
> ● 肺部真菌感染是指真菌直接或间接侵犯肺部所致的感染。
> ● 老年患者肺部真菌感染的发病率和病死率均增高，应积极预防，早期诊断，及时合理治疗。

【病原菌】

不同基础疾病的患者感染的病原菌不同。在 ICU，最主要的真菌感染是假丝酵母血症。2007 年 EPIC Ⅱ 研究结果显示，来自 75 个国家的 1 265 个 ICU 病区中有 7 087 名患者发生感染（51.4%），其中约一半感染者为年龄大于 60 岁的老年人，约 19% 的感染者的致病菌为真菌，约 60% 的真菌感染者为老年患者。其中，居于真菌感染首位的是假丝酵母（念珠菌）属，占 17%；曲菌属次之。年龄大于 85 岁是感染患者死亡的独立危险因素。

国内近期一项多中心回顾性流行病学研究结果显示，我国 16 所大型教学医院 1998—2007 年 10 年确诊的肺部真菌感染的前 5 位致病原依次为曲霉、假丝酵母、隐球菌、孢子菌及毛霉，其中假丝酵母属中以白假丝酵母及热带假丝酵母为多。其实，肺部假丝酵母感染的病原学阳性率仅为 30%～50%，且确诊率相当低。据北京协和医院的报道，参照欧洲癌症研究和治疗组织/侵袭性真菌感染协作组（EORTC/IFICG）和美国真菌病研究组（MSG）的标准，肺部真菌感染的确诊率仅约 25%，所以，肺部真菌感染的实际感染率可能更高。

【危险因素】

年龄大于或等于 65 岁是患 IFD 的独立危险因素，此外还要评估患者有无以下危险因素。

1. 发病危险因素

（1）外周血白细胞计数低于 $0.5×10^9$/L，中性粒细胞减少或缺乏，持续超过 10 天。

（2）体温高于 38 ℃ 或低于 36 ℃。

2. 伴有下列情况之一

（1）此前 60 天内出现过持续的中性粒细胞减少（≥10 天）。

（2）此前 90 天内曾接受或正在接受免疫抑制剂治疗。

（3）接受异基因造血干细胞移植。

（4）有侵袭性真菌感染史。

（5）AIDS 患者。

（6）存在移植物抗宿主病。

（7）慢性肉芽肿性疾病。

（8）持续应用糖皮质激素 3 周以上。

（9）有慢性基础疾病（糖尿病、肺结核、慢性阻塞性肺疾病、支气管扩张症、急慢性肾衰竭、肝硬化、营养不良等）。

（10）创伤、大手术、长期住 ICU、长时间机械通气、体内留置导管、全胃肠外营养；长期使用广谱抗生素等（任何 1 项）。

国内学者研究结果表明：老龄、严重基础疾病、长期卧床、住院时间长、呼吸道引流不畅、广谱抗菌药物使用、侵入性操作及体力状况评分低是老年深部真菌感染患者的独立危险因素。

> **要点：**
> - 不同基础疾病的患者感染的病原菌不同。
> - 老年肺部真菌感染的危险因素相当多，外周血白细胞计数低于 0.5×10^9/L；中性粒细胞减少或缺乏，持续超过 10 天；持续应用糖皮质激素 3 周以上；有慢性基础疾病（如糖尿病、肺结核、慢性阻塞性肺疾病、支气管扩张症、急慢性肾衰竭、肝硬化、营养不良）；长期住 ICU；长时间机械通气；体内留置导管；全胃肠外营养；长期使用广谱抗生素等。年龄大于或等于 65 岁亦是患下呼吸道真菌感染的危险因素。

【临床特点】

（1）在临床表现上无特异性，发热、咳嗽、咳痰、咯血等症状较轻，病情较隐匿。

（2）肺部真菌感染在胸部 X 线摄影或胸部 CT 检查上无特异性，与普通细菌性肺炎类似。

（3）往往是继发感染，常与肺部原发病无法完全区分。

（4）老年人合并症多，治疗上往往存在困难，并且预后较差。

【临床表现】

（1）基础疾病的表现：多数患者具有上述危险因素中至少一项基础疾病的临床表现。

（2）呼吸道症状和体征：多数患者具有下呼吸感染的症状及体征，如咳嗽、咳痰、咯血、胸痛、呼吸困难，以及肺部啰音或胸膜摩擦音等，但非特异性。

（3）持续发热：体温高于 38 ℃超过 96 小时，经积极的抗生素治疗无效；部分患者持续体温低于 36 ℃。

【实验室检验】

1. 血常规

外周血白细胞计数超过 10.0×10^9/L 或低于 4.0×10^9/L，并出现核左移；或低于 0.5×10^9/L，中性粒细胞减少或缺乏。

2. 微生物学检查

（1）霉菌及假丝酵母：①气管内吸引物或合格痰标本直接镜检发现霉菌菌丝或球形体或酵母样孢子及假菌丝，且培养连续 2 次或以上分离到同种真菌；②支气管肺泡灌洗液（BALF）或病变组织中经直接镜检发现霉菌菌丝或球形体或酵母样孢子及假菌丝，或感染相应部位在无菌术下取得的标本，培养出霉菌或假丝酵母。

（2）隐球菌：合格痰、气道吸取物、BALF 中印度墨汁或黏蛋白卡红染色直接镜检或培养发现新生隐球菌，部分患者脑脊液经镜检或培养发现新生隐球菌。

（3）肺孢子菌：肺组织标本染色、BALF 或合格痰液中发现肺孢子菌包囊、滋养体或囊内小体。

3. 血清 1,3-β-D-葡聚糖抗原检测（G 试验）

1,3-β-D-葡聚糖（BG）是酵母和丝状真菌细胞壁的多聚糖成分，作为真菌抗原具有较高的特异性，原核生物、病毒和人体细胞都不存在这种多聚糖。检测 BG 水平可精确到 1 ng/L。目前市场上有两种试剂盒，即 Fungitec-G 试剂和 Glucatell 试剂，前者判断标准为 20 ng/L；而后者判断标准的争议较多，目前推荐使用的判断标准为 60 ng/L。G 试验的敏感性和特异性分别为 67%～100% 和 84%～100%。

（1）G 试验的临床应用：

1）BG 在 IFD 患者的血清中可被检出，如假丝酵母、曲霉、镰刀霉、丝孢酵母和肺孢子菌等感染。不能检测隐球菌、接合菌（根霉与毛霉）感染。

2）对定植的假丝酵母显示阴性。

3）BG 是早期诊断 IFD 的手段之一。研究发现 BG 值升高出现在发热、咳嗽、胸痛等症状和胸部高分辨率 CT（HRCT）检查发现真菌感染征象之前。其中，BG 值升高平均早于发热 5 天，早于呼吸道症状平均 10.7 天，早于 HRCT 检查发现征象平均 9.3 天。

4）BG 可用于动态随访疾病的变化。随着药物的使用，对药物敏感者可很快出现 BG 水平下降及转阴，而药物治疗无效人群 BG 值无明显改变。因此，BG 可以用来判断药物的疗效，以协助临床医生及时进行药物种类及剂量的调整。

5）不同的 BG 值可反映不同真菌菌种感染。有研究结果显示，假丝酵母感染者血清平均 BG 值为 755 ng/L，曲霉感染者平均 BG 值为 1 103 ng/L，镰刀霉感染者平均 BG 值为 1 652 ng/L，而接合菌（毛霉、根霉）细胞壁不产 BG。

6）血清半乳甘露聚糖抗原检测（GM 试验）和 G 试验联合使用能更有效检测曲霉感染。

7）BG 对诊断肺孢子菌肺炎具有重要意义。

（2）G 试验的假阳性见于如下情况：

1）输注清蛋白（白蛋白）或球蛋白。

2）血液透析患者。

3）纱布棉球等实验室污染。

4）输注抗肿瘤药物中蘑菇聚糖等成分也含有 BG 类似物。

5）化疗或放疗引起的黏膜炎症，使得食物中 BG 可以通过受损的胃肠黏膜进入血液中。

6）以真菌作为原料制成的抗生素。

7）使用磺胺类药物。

8）某些细菌感染患者。

4. 血清半乳甘露聚糖抗原检测（GM 试验）

半乳甘露聚糖（galactomannan，GM）是曲霉菌细胞壁上的一种多聚糖抗原，在曲霉菌侵犯组织早期就释放入血，可在临床症状和影像学改变尚未出现前 1 周左右表达阳性，对高危患者连续动态监测（每周 2 次）具有早期诊断价值。FDA 于 2003 年 5 月批准其作为中性粒细胞减少或骨髓移植（BMT）患者侵袭性曲霉菌感染的诊断方法。用 ELISA 法检测抗原，总体敏感性为 $30\%\sim100\%$，总特异性为 $84\%\sim100\%$，仅适用于侵袭性曲霉病患者。在标本选择中，除了血液标本可检测 GM 外，其他体液如 BALF、尿液、脑脊液等也可检测。

GM 试验的假阳性见于如下情况：

(1) 使用半合成青霉素。

(2) 以乳或乳制品为主食的婴幼儿。

(3) 菌血症患者。

(4) 自身抗体阳性患者。

(5) 异体骨髓移植。

表 29-1 显示 G 试验和 GM 试验鉴定范围对比。

表 29-1　G 试验和 GM 试验鉴定范围对比

种　属	G 试验	GM 试验
假丝酵母（念珠菌）属	+	－
镰刀菌属	+	－
隐球菌属	－	－
曲霉菌属	+	+
青霉/拟青霉	+	+
接合菌纲	－	－

G 试验：血清 $1,3-\beta-D-$ 葡聚糖抗原检测；GM 试验：血清半乳甘露聚糖抗原检测。

5. 乳胶凝集法检测隐球菌荚膜多糖抗原

隐球菌病是条件致病性深部真菌病，其病原体为新生隐球菌，主要侵犯肺和中枢神经系统。传统的诊断方法主要依据培养和镜检，因花费时间长且阳性率低而延误诊治。乳胶凝集法检测隐球菌荚膜多糖抗原是诊断肺隐球菌病最有价值的血清学诊断方法，其敏感性和特异性均可达 93% 以上，国内牟向东等报道其敏感性和特异性均为 100%。

【影像学检查】

1. 曲霉菌感染

曲霉菌感染的早期病理变化为弥漫性渗出性改变，晚期为坏死、化脓和肉芽肿形成。病灶内可找到大量菌丝，菌丝穿透血管可引起血管炎、血管周围炎及血栓形成等，血栓形成可致组织缺血、坏死。在侵袭性肺曲霉病的早期（1~2 周），CT 检查结果表现为较有特征性的"晕轮征（halo sign）"，即表现为围绕肿块周围的略低于肿块密度而又高于肺实质密度的带状区，常出现在胸膜下呈结节样实变影或楔形实变影。其病理基础为曲霉侵犯血管所造成的病灶周围的出血和梗死。中晚期由于梗死肺组织收缩形成空洞，CT 检查结果出现空腔阴影或"新月形空气征"，图 29-1 显示侵入性肺曲霉病胸部 CT 检查结果的演变过程。

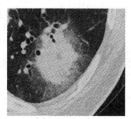
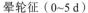
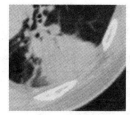
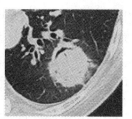

晕轮征（0~5 d）　　　实变（5~10 d）　　　新月征（10~20 d）

图 29 - 1　侵入性肺曲霉病胸部 CT 检查结果的演变

2. 隐球菌感染

隐球菌感染的病理变化与病期早晚有关。影像学表现多种多样且无特征性：孤立块状影、单发或多发结节影、单发或多发斑片状影、弥漫性粟粒状阴影，以及少见的间质性肺炎表现。

3. 假丝酵母感染

假丝酵母感染的基本病理变化是以单核细胞为主的肉芽肿性炎症。在影像学上与支气管肺炎、结核不易区分，可表现为斑片状、大片或粟粒状浸润、肺不张、空洞、胸膜腔积液等改变。

4. 肺孢子菌感染

肺孢子菌感染的影像学检查结果可见双侧间质性浸润及毛玻璃样改变。

5. 接合菌感染

接合菌感染的影像学检查结果可见单发或多发浸润影或结节影，部分呈间质性肺炎或肿块样改变，单发或多发，可有"晕轮征""新月征"和"空洞"。

要点：
- 老年肺部真菌感染存在如下特点：
  （1）临床表现无特异性，发热、咳嗽、咳痰、咯血症状较轻，病情较隐匿。
  （2）肺部真菌感染在胸部 X 线摄影或胸部 CT 检查结果上无特异性，与普通细菌性肺炎类似。
  （3）往往是继发感染，常与肺部原发病无法完全区分。
  （4）老年人合并症多，治疗上往往存在困难，并且预后较差。
- 老年肺部真菌感染的辅助检查项目较多，包括微生物学检查（痰/气管吸取物真菌的直接涂片镜检、真菌培养）、真菌抗原检测（G 试验、GM 试验、乳胶凝集法检测隐球菌荚膜多糖抗原）、胸部影像学（如 HRCT）检查及肺组织活检等。

【诊断】

肺部真菌感染的诊断应遵循如下程序：首先应根据患者的临床症状（如发热、咳嗽）、抗生素治疗的反应、胸部影像学检查结果、微生物学检查结果及真菌抗原检测结果，确定是否真菌感染及感染部位，其次确定是何种真菌感染，再确定感染的病理类型（寄生型、侵袭型或过敏型）。

老年侵袭性肺部真菌感染的诊断分层为确诊、临床诊断、拟诊及未确定，分别采取相应的治疗措施。这样既可以避免和减少漏诊，使需要治疗的患者及时得到治疗，同时又可以防止过度诊断和滥用药物（表 29－2）。

表 29－2　侵袭性真菌感染分级诊断标准

诊断级别	宿主因素	临床特征	微生物学检查	组织病理学检查
确诊（proven）	＋	＋	＋	＋
临床诊断（probable）	＋	＋	＋	－
拟诊（possible）	＋	＋	－	－
不确定（uncertain）	＋/－	－/＋	－	－

1. 确　诊

（1）霉菌：相关组织存在损害时（镜下可见或影像学证据确凿），在针吸或活检取得的组织中，采用组织化学或细胞化学方法检获菌丝或球形体（非酵母的丝状真菌）；临床表现或影像学检查支持存在肺部感染的部位，无菌术下取得的标本，其培养结果呈阳性。

（2）酵母：从肺组织采用针吸或活检取得标本，通过组织化学或细胞化学方法检获酵母细胞和/或假菌丝；或临床表现或影像学检查支持存在肺部感染的部位，在无菌术下取得的标本，其培养结果呈阳性；存在肺部临床表现者 BALF 和/或脑脊液经镜检（印度墨汁或黏蛋白卡红染色）发现隐球菌或抗原反应呈阳性。

（3）肺孢子菌：肺组织标本染色、支气管肺泡灌洗液或痰液中发现肺孢子菌包囊、滋养体或囊内小体。

2. 临床诊断

具有至少 1 项宿主因素、1 项主要临床标准或 2 项次要临床标准及 1 项微生物学标准。表 29－3 显示临床诊断侵袭性真菌感染的诊断标准。

表 29－3　临床诊断侵袭性真菌病的诊断标准

宿主因素

近期发生中性粒细胞缺乏（中性粒细胞计数＜500/μl）并持续 10 天以上

接受异基因造血干细胞移植

应用糖皮质激素超过 3 周 ［≥0.3 mg/(kg•d)］（变态反应性支气管肺曲霉病除外）

90 天内应用过 T 细胞免疫抑制剂或核苷类似物

侵袭性真菌感染病史

患者同时患有艾滋病或遗传性免疫缺陷（如慢性肉芽肿或联合免疫缺陷病）

存在移植物抗宿主病

慢性肉芽肿性疾病

有慢性基础疾病

创伤、大手术、长期住 ICU、长时间机械通气、体内留置导管、全胃肠外营养和长期使用广谱抗生素等（任何 1 项）

临床标准

主要临床特征

侵袭性肺曲霉病：感染早期胸部 X 线和 CT 检查见胸膜下密度增高的结节影，病灶周围可出现
"晕轮征"；发病 10～15 天后，肺实变区液化、坏死，胸部 X 线和 CT 检查可见
空腔阴影或"新月征"

气管支气管炎：支气管镜检可发现气管支气管溃疡、结节、假膜、斑块或结痂

肺孢子菌肺炎：胸部 CT 检查可见毛玻璃样肺间质浸润，伴有低氧血症

次要临床特征

持续发热超过 96 小时，经积极的抗生素治疗无效

具有肺部感染的症状及体征：咳嗽、咳痰、咯血、胸痛、呼吸困难及肺部啰音或胸膜摩擦音等

影像学检查可见除主要临床特征之外的、新的非特异性肺部浸润影

微生物学标准

气管内吸引物或合格痰标本直接镜检发现菌丝，且培养连续不少于 2 次分离到同种真菌

BALF 经直接镜检发现菌丝，真菌培养阳性

合格痰液或 BALF 直接镜检或培养发现新生隐球菌

乳胶凝集法检测隐球菌荚膜多糖抗原阳性

血清 $1,3-\beta-D-$ 葡聚糖抗原检测（G 试验）连续 2 次阳性

血清半乳甘露聚糖抗原检测（GM 试验）连续 2 次阳性

资料来源：中国侵袭性真菌感染工作组. 血液病/恶性肿瘤患者侵袭性真菌病的诊断标准与治疗原则（第四次修订版）. 中华内科杂志，2013，52（8）：704－710.

3. 拟　诊

具有至少 1 项宿主因素、1 项主要临床标准或 2 项次要临床标准，而缺乏微生物学标准。

4. 未确定

具有至少 1 项宿主因素，临床证据及微生物结果不符合确诊、临床诊断及拟诊标准。

【鉴别诊断】

肺部真菌感染的鉴别诊断要点见表 29－4。

表 29－4　肺部真菌感染的鉴别诊断要点

疾病名称	鉴别要点
肺结核	缺乏"新月征"、痰涂片结核分枝杆菌阳性、更容易形成空洞
细菌感染（肺脓肿）	缺乏"新月征"、支气管肺泡灌洗液/痰培养阳性结果，抗细菌感染治疗有效
肺梗死	缺乏"新月征"、缺乏高热、阴性的培养结果、多存在深静脉血栓、肺动脉造影阳性发现
恶性肿瘤	更常见于下肺叶，多为不规则空洞，抗真菌治疗无效，肺活检可确诊
各种肺部真菌感染的鉴别	依据微生物学、某些抗原检测及影像学检查结果

要点：
- 肺部真菌感染的诊断应遵循一定程序：首先应根据患者的临床症状、抗生素治疗的反应、胸部影像学检查结果、微生物学检查结果及真菌抗原检测结果，确定是否真菌感染及感染部位，其次确定是何种真菌感染，再确定感染的病理类型（寄生型、侵袭型或过敏型）。
- 老年侵袭性下呼吸道真菌感染的诊断分层为确诊、临床诊断、拟诊及未确定，分别采取相应的治疗措施。

【预防】

肺部真菌感染的预防分为一般预防和靶向预防（预防性治疗）。一般预防可参照传染病的预防措施划分。①管理感染源：保护环境，及时处理漏水，加强消毒，积极治疗真菌感染患者；②切断传播途径：对高危患者防止吸入曲霉孢子，不用布饰家具，不布置花卉，避开建筑施工；③保护高危人群：针对患者存在的具体危险因素，个体化地提供相应的多学科团队干预方案，尽量去除危险因素。

老年人群由于存在特殊的危险因素，其预防应从以下几个方面入手：

（1）重视多病共存，积极治疗原发病及合并症，如糖尿病、心力衰竭等。

（2）重视老年人免疫功能低下，识别免疫衰老，尽量恢复其免疫功能。

（3）重视营养状况的提升。营养不良是免疫功能降低的主要原因之一。在发达国家，营养不良是老年患者的主要问题。10%～25%社区居住的老年人患有营养不良，住院老年患者营养不良的患病率则高达50%，而营养不良导致的免疫功能减退是可以治疗的。

（4）重视老年衰弱（frailty）。衰弱是老年人因生理储备下降而出现的抗应激能力减退的非特异性状态，涉及多系统的生理学变化，包括神经肌肉系统、代谢及免疫系统改变，这种状态增加了死亡、失能、谵妄及跌倒等负性事件的风险。年龄在65岁以上的老年人群中发病率为11.0%～14.9%，特别是年龄在80岁以上的高龄老年人中非常普遍。老年衰弱常常是一系列慢性疾病、一次急性事件（如跌倒、意外伤害等）或严重疾病的后果。有效地干预衰弱状态有利于老年人的康复，包括免疫功能的增强。

（5）控制广谱抗生素的使用，减少抗生素的选择压力，减少肺部真菌感染的发生。

国内有学者对老年慢性疾病继发肺部真菌感染提出如下措施，值得进一步研究。①给老年慢性病患者肌内注射肺炎疫苗每3年1次0.5 ml、流感疫苗每年1次0.5 ml，以增强机体免疫力；②控制慢性病症状，减少住院次数，根据血培养、药物敏感试验结果选用窄谱抗菌药，用药7～10天停药；③加强口腔、咽部护理，使用0.3%碳酸氢钠盐水含漱。

另外，对高危患者进行系统性连续监测，每周2次胸部X线摄影或胸部CT检查，或真菌检查，或真菌抗原检测，如果发现阳性结果，立即开始抗真菌治疗。如患者存在严重免疫缺陷，如患白血病或艾滋病，可参考相关指南进行靶向预防。

要点：
- 肺部真菌感染的预防分为一般预防和靶向预防（预防性治疗）。
- 对老年肺部真菌感染的预防，应重视老年患者的多病共存、免疫衰老、营养状况、衰弱等因素，进行相关评估，并有的放矢地进行治疗。

【治疗】

众所周知，抗感染的过程是药物、机体和病原菌三者相互消长、共同作用的过程。机体与药物的关系主要是药代动力学/药效动力学（PK/PD）原理、药物对机体的不良反应以及抗菌药物与其他药物间的相互作用；机体对病原菌的作用是机体的自然免疫与获得性免疫对病原菌的主动清除作用及炎症反应；病原菌对机体的作用主要是直接和间接侵犯组织及器官造成的损伤及功能障碍，以及引起的炎症反应；药物对病原菌的作用主要是直接或间接的杀伤病原菌，同时可能诱导耐药菌的产生；病原菌对药物的作用主要是产生耐药菌。

对老年患者，除了积极治疗原发病及其他慢性病外，尤其应考虑患者的基础疾病及肝肾功能情况、免疫状况及药物的不良反应。当然，抗感染药物的选择还应根据疾病轻重、感染部位、药物的 PK/PD 特点、当地病原菌的流行病学特征、既往抗真菌治疗情况以及患者的经济状况而定。

抗真菌治疗按照具有 IFD 高危因素的患者在开始时是否伴有临床表现以及获得 IFD 诊断依据的种类及结果，可分为预防性治疗（即靶向预防）、经验性治疗（即拟诊治疗）、诊断驱动治疗（即抢先治疗）和目标治疗等，但不一定与 IFD 的诊断级别相对应，且随着治疗过程中诊断证据的变化，最终诊断也会相应变化。下面主要叙述老年肺部真菌感染的抗真菌治疗。

（一）预防性治疗

预防性治疗主要指对艾滋病患者、造血干细胞移植和某些实体器官（如肝、心、肺）移植的围手术期预防用药，对高危患者预防某种特定的真菌感染及其所致真菌病。

（二）经验性治疗

经验性治疗是指对具有 IFD 危险因素的患者在广谱抗生素治疗 4～7 天无效或起初抗菌治疗有效但 3～7 天后再次出现发热时，给予的抗真菌治疗。经验性治疗以发热为起始点，不需要具备任何微生物学或影像学证据，其目的在于早期开始应用抗真菌药物以降低 IFD 的相关病死率，现已成为临床上的标准治疗方案。在进行经验性治疗的同时，也应积极寻找感染病灶、进行微生物学和影像学检查，以利于 IFD 的诊断及经验性治疗的调整。

（三）诊断驱动治疗

由于经验性治疗是以缺乏特异性的持续发热作为起始标志，因而会出现过度应用抗真菌药物的可能，并增加药物相关毒性和医疗费用。随着 IFD 早期诊断技术如 GM 试验、G 试验、胸部 CT 检查等在临床上的广泛应用，使得临床医生能够尽早鉴别患者是否存在 IFD。诊断驱动治疗是指在经验性治疗前应积极开展 HRCT 检查、GM 试验和 G 试验联合检测，阳性者才开始抗真菌治疗，由此形成抗真菌药物的抢先治疗，以减少抗真菌药物的不必要使用。

诊断驱动治疗既能够使患者尽早接受抗真菌治疗以保证疗效，又能够减少抗真菌药物的过度应用，因而受到了多数学者的支持。与经验性治疗相比，两种治疗策略各有侧重，诊断驱动治疗更适合于发生 IFD 风险较低的患者。诊断驱动治疗的推荐药物与经验性治疗基本相同，但对真菌感染的病原菌更具有针对性。

（四）目标治疗

目标治疗是指在患者达到临床诊断或确诊 IFD 后进行的抗真菌治疗。由于感染真菌的病原菌较明确，可依据真菌种类而选择药物。

（五）联合治疗

一般 IFD 的治疗通常采用单药治疗，而近年来由于单药标准治疗失败或不能耐受，多部位、多株耐药真菌感染增多，为扩大经验性治疗抗真菌谱的覆盖范围以增强疗效，在三唑类、多烯类和棘白菌素类抗真菌药物中，应用两种药物进行联合治疗的方案也逐渐增多。但联合治疗所得到的结论并不一致，仍需进一步的临床研究证实。

（六）挽救性治疗

挽救性治疗是指初次经验性及抗真菌治疗失败的再次抗真菌治疗。此时患者病情较危重，可能有真菌感染的证据，如棘白菌素类抗真菌药多用于曲霉病及假丝酵母病的挽救（补救）性治疗。也有使用联合治疗的挽救性治疗。表 29-5 为抗真菌感染药物活性及选择一览表。表 29-6 提供了几种常见肺部真菌感染的药物治疗。

表 29-5　抗真菌感染药物活性及选择一览表

微生物	抗真菌药物					
	氟康唑	伊曲康唑	伏立康唑	泊沙康唑	棘白菌素	多烯类
白假丝酵母（白色念珠菌）	+++	+++	+++	+++	+++	+++
杜氏假丝酵母（杜氏念珠菌）	+++	+++	+++	+++	+++	+++
光滑假丝酵母（光滑念珠菌）	±	±	+	+	+++	++
热带假丝酵母（热带念珠菌）	+++	+++	+++	+++	+++	+++
近平滑假丝酵母（近平滑念珠菌）	+++	+++	+++	+++	++（MIC 高）	+++
克柔假丝酵母（克柔念珠菌）	−	+	++	++	+++	++
季也蒙假丝酵母（季也蒙念珠菌）	+++	+++	+++	+++	++（MIC 高）	++
葡萄牙假丝酵母（葡萄牙念珠菌）	+	+	++	++	++	−
新型隐球菌	+++	+	+++	+++	−	+++
烟曲霉	−	++	+++	+++	++	++
黄曲霉	−	++	+++	+++	++	++（MIC 高）
土曲霉	−	++	+++	+++	++	−
镰刀霉	−	±	++	++	−	++（脂质制剂）

续表29-5

微生物	抗真菌药物					
	氟康唑	伊曲康唑	伏立康唑	泊沙康唑	棘白菌素	多烯类
尖端赛多孢子菌（波氏假阿利什菌）	－	－	＋＋＋	＋＋＋	－	－
多产赛多孢子菌	－	－	±	±	－	－
毛孢子菌属	±	＋	＋＋	＋＋	－	＋
接合菌（如犁头霉菌、毛霉菌、根霉菌）	－	－	－	＋＋＋	－	＋＋＋（脂质制剂）
暗色霉菌属（如链格孢属、离蠕孢属、弯孢霉属、外瓶霉属）	－	＋＋	＋＋＋	＋＋＋	＋	＋
皮炎芽生菌	＋	＋＋＋	＋＋	＋＋	－	＋＋＋
粗球孢子菌	＋＋＋	＋＋	＋＋	＋＋	－	＋＋＋
荚膜组织胞浆菌	＋	＋＋＋	＋＋	＋＋	－	＋＋＋
申克孢子丝菌	－	＋＋	－	＋	－	＋＋＋

注：－为无活性；±为可能有活性；＋为有活性，三线用药（临床疗效较差）；＋＋为有活性，二线用药（临床疗效稍差）；＋＋＋为有活性，一线用药（临床通常有效）。

资料来源：热病：桑福德抗微生物治疗指南（新译第43版），北京：中国协和医科大学出版社，2013.

表 29-6　几种常见肺部真菌感染的药物治疗

疾病种类	首　选	备　选	说　明
侵袭性肺曲霉病	伏立康唑	两性霉素 B 脂质体	伏立康唑的疗效优于两性霉素 B
		两性霉素 B 脂质复合体	且仅推荐使用脂质体制剂的两性霉素 B
		卡泊芬净或米卡芬净	卡泊芬净用于补救治疗
		泊沙康唑	
		伊曲康唑胶囊	伊曲康唑批准用于标准抗真菌治疗无效或不能耐受的侵袭性肺曲霉病
		联合治疗	联合治疗的地位尚不清楚。常用的联合是棘白菌素＋唑类或棘白菌素＋两性霉素 B 脂质体制剂
变态反应性支气管肺曲霉病（ABPA）	ABPA 相关的急性哮喘发作：糖皮质激素	ABPA 的治疗：伊曲康唑 200 mg，2 次/天，连用 16 周或更长	伊曲康唑能减少需要激素治疗的急性发作，改善免疫学指标、肺功能和运动耐量
肺曲霉瘤	不治疗或外科切除，抗生素的疗效尚未证实		

疾病种类	首　选	备　选	说　明
肺假丝酵母病（肺念珠菌病）	氟康唑（粒细胞正常者）卡泊芬净（粒细胞缺乏者）		血流动力学稳定者、近期无唑类暴露的轻度和中度患者使用氟康唑；已证实的克柔假丝酵母感染不推荐使用氟康唑，可选用棘白菌素、伏立康唑或泊沙康唑；近平滑假丝酵母对棘白菌素不敏感，故推荐使用氟康唑；白假丝酵母或其他对唑类敏感的菌株感染者，病情稳定后可改为氟康唑序贯治疗；血流动力学不稳定者建议使用棘白菌素类或两性霉素 B 脂质体制剂
肺隐球菌病			
非脑膜炎非AIDS	氟康唑，严重者两性霉素 B 静脉滴注，起效后改为氟康唑	伊曲康唑或两性霉素B+氟胞嘧啶	
脑膜炎非 AIDS	两性霉素 B+氟胞嘧啶，症状完全缓解后（多为 6 周）改为氟康唑	氟康唑	注意颅内压监测及控制
肺孢子菌病	轻或中度：复方磺胺甲噁唑片（复方新诺明片）	克林霉素	
	病情重可加用卡泊芬净		如 PaO_2 低于 70 mmHg（9.33 kPa），加用激素［泼尼松（强的松）或甲泼尼龙（甲基强的松龙）］，但最近有研究显示对中或重度患者，加与不加激素最终对预后无影响

AIDS：获得性免疫缺陷综合征，俗称艾滋病。

资料来源：［美］桑福德（Sanford J P）. 热病：桑福德抗微生物治疗指南. 第 43 版. 范洪伟，等，译. 北京：中国协和医科大学出版社，2013.

要点：

● 抗感染的过程是药物、机体和病原菌三者相互消长、共同作用的过程，而老年肺部真菌感染的治疗更应重视它们三者之间的关系。

● 对老年肺部真菌感染的患者，除积极治疗原发病及其他慢性病外，尤其应考虑患者的基础疾病及肝肾功能情况、免疫状况、药物的不良反应、病情轻重、感染部位、药物的 PK/PD 特点、当地病原菌的流行病学特征、既往抗真菌治疗情况以及患者的经济状况。

● 抗真菌治疗按照患者的高危因素、在治疗开始时是否伴有临床表现，以及获得 IFD 诊断依据的种类及结果，可分为预防性治疗（即靶向预防）、经验性治疗（即拟诊治疗）、诊断驱动治疗（即抢先治疗）和目标治疗等。

● 老年肺部真菌感染的治疗，任何时候均应争取恢复其免疫功能。

参考文献

[1] Montagna M T, Caggiano G, Lovero G, et al. Epidemiology of invasive fungal infections in the intensive care unit: Results of a multicenter Italian survey (AURORA Project) [J]. Infection, 2013, 41, 645−653.

[2] Tabah A, Koulenti D, Laupland K, et al. Characteristics and determinants of outcome of hospital-acquired bloodstream infections in intensive care units: The EUROBACT International Cohort Study Intensive [J]. Care Med, 2012, 38: 1930−1945.

[3] Jose G M, Olaechea P, Francisco A L, et al. Epidemiology, diagnosis and treatment of fungal respiratory infections in the critically ill patient [J]. Rev Esp Quimioter, 2013, 26: 173−188.

[4] Gemma E H, Denning D W. Frequency, diagnosis and management of fungal respiratory infections [J]. Curr Opin Pulm Med, 2013, 19: 259−265.

[5] Dimopoulos G, Koulenti D, Blot S, et al. Critically Ill Elderly ADults with Infection: Analysis of the Extended Prevalence of Infection in Intensive Care Study [J]. J Am Geriatr Soc, 2013, 61: 2065−2071.

[6] Paramythiotou E, Frantzeskaki F, Flevari A, et al. Invasive Fungal Infections in the ICU: How to Approach, How to Treat [J]. Molecules, 2014, 19: 1085−1119.

[7] Chen S, Playford E G, Sorrell T C. Antifungal therapy in invasive fungal infections [J]. Cur Opin Pharmacl, 2010, 10: 522−530.

[8] Limper A H, Knox K S, Sarosi G A, et al. An Official American Thoracic Society Statement: Treatment of Fungal Infections in ADult Pulmonaryand Critical Care Patients [J]. Am J Respir Crit Care Med, 2011, 183: 96−128.

[9] Walsh T J, Anaissie E J, Denning D W, et al. Treatment of Aspergillosis: Clinical Practice Guidelines of the Infectious Diseases Society of America [J]. Clin Infect Dis, 2008, 46: 327−360.

[10] Pappas P G, Kauffman C A, Andes D, et al. Clinical Practice Guidelines for the Management of Candidiasis: 2009 Update by the Infectious Diseases Society of America [J]. Clin Infect Dis, 2009, 48: 503−535.

[11] 桑福德（Sanford J P）. 热病：桑福德抗微生物治疗指南 [M]. 第43版. 范洪伟，等，译. 北京：中国协和医科大学出版社，2013.

纵深阅读

1. 中国侵袭性真菌感染工作组. 血液病/恶性肿瘤患者侵袭性真菌病的诊断标准与治疗原则（第四次修订版）. 中华内科杂志，2013，52（8）：704−710.

2. 中华医学会呼吸病学分会感染学组，中华结核和呼吸杂志编辑委员会. 肺真菌病诊断和治疗专家共识. 中华结核和呼吸杂志，2007，30（1）：821−834.

（龙怀聪）

第八篇

老年骨骼肌肉系统疾病

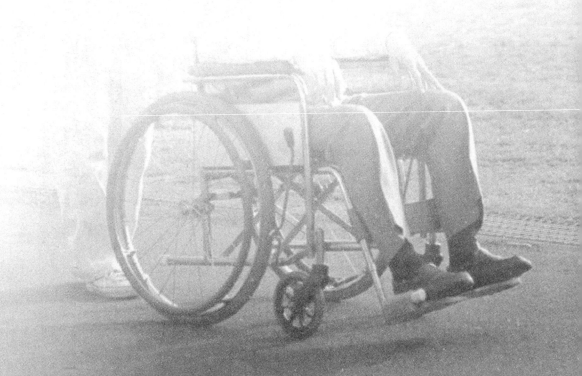

第三十章　老年骨质疏松症

学习目的:

● 掌握老年骨质疏松症的定义、诊断标准、防治原则。

● 熟悉老年骨质疏松症的临床特点、骨密度检测方法、骨质疏松的风险评估方法。

● 了解老年骨质疏松症的流行病学特点、主要的治疗药物。

典型病例:

患者,女性,75 岁,腰背疼痛 5 年,身高降低 6 cm。长期清淡饮食,不喝酒,无饮用牛奶和奶制品的习惯。身高 1.53 m,体重 46 kg。本次因滑倒后剧烈腰背痛,翻身困难 1 周入院。

临床问题:

1. 如何评价该患者骨质疏松的风险?

2. 该患者腰痛加重可能的原因是什么? 如何确认?

3. 如何为该患者安排治疗方案?

随着人均寿命的不断延长,老年人口数量不断增加,尤其是年龄在 80 岁以上人口数量的增加,使骨质疏松症及其相关骨折的发生率也日益增加,严重影响老年患者的日常生活能力和生存质量,也给家庭和社会带来沉重的照护和经济负担,因而日益受到老年科医生的关注。

【定义】

根据 WHO 的定义,骨质疏松症(osteoporosis,OP)是一种以骨量低下,骨微结构破坏,导致骨脆性增加,易发生骨折为特征的全身性疾病。2001 年美国国立卫生研究院(NIH)提出骨质疏松症是以骨强度下降、骨折风险性增加为特征的骨骼系统疾病。骨强度反映了骨骼的两个主要方面,即骨密度和骨质量。

【流行病学特点】

2003 年统计显示,全球 58.7 亿人口中,原发性骨质疏松症按 8% 的发病率计算,就有 4.696 亿人患病。而在亚洲 37.175 亿人口中,按骨质疏松发病率 8% 计算,有 2.974 亿人患病,其造成的骨折有 130 万~160 万。骨质疏松症已经成为世界上的常见病、多发病,位居第 7 位。在中国,骨质疏松症患者已达 8 600 万人,占总人口的 6.6%。年龄在 50 岁以上的女性发病率高达 50%,年龄在 70 岁以上的男性发病率超过 20%。2000 年卫生部老年医学研究所牵头完成的国家"九五"攻关课题《中国部分地区老年人骨质疏松症流行病学研究》，共调查年龄大于或等于 40 岁人群49 100人。结果表明：60 岁以上人群骨质疏松症患病率达 22.16%；80 岁以上人群患病率达 50.10%，其中绝大多数为老年骨质疏松症或合并绝经后骨质疏松症。骨质疏松症在女性中发病率高，60～70 岁的妇女中，发病率为 1/3；80 岁及以上的妇女，发病率为 2/3。约 30%年龄大于 50 岁的妇女伴有一处或多处椎体骨折，约 1/5 的年龄大于 50 岁的男性会在余生发生骨质疏松性骨折。

【预后】

骨质疏松的主要危害在于发生骨折，以脊椎骨折常见。最严重的骨折是髋部骨折，年病死率高达 20%，致残率高达 50%，存活者生活自理能力下降，甚至需要终身照料。

> 要点：
> ● 骨质疏松症是一种以骨量低下，骨微结构破坏，导致骨脆性增加，易发生骨折为特征的全身性疾病，常见于老年人。
> ● 骨质疏松及其相关骨折在老年人群中有着较高的发病率，是影响老年人生存质量和日常生活能力的常见疾病。

【病因】

1. 遗 传

阳性家族史是老年骨质疏松症的危险因素之一。骨质疏松症的发生受遗传和环境影响，其易感基因的分布具有种族差异。目前研究结果显示，骨质疏松症是一种多基因疾病，已经发现多种基因可能同时影响骨量获得和骨转换的调控。这些候选基因包括维生素 D 受体基因、维生素 D 连接蛋白基因、骨钙素基因的维生素 D 启动区基因、PPAR-γ 受体，以及 I 型胶原基因、转化生长因子、肿瘤坏死因子及其受体基因和雌激素受体基因等，上述基因的突变或多态性可能与骨质疏松发生的危险性增高有关。

2. 维生素 D 缺乏

老年人维生素 D 缺乏与饮食中维生素 D 摄入不足，户外活动减少，日晒减少，皮肤生成维生素 D 的功能减弱，肾功能减退使 $1,25-(OH)_2D_3$ 形成减少等因素有关。

3. 钙摄入不足

幼年时钙摄入量与老年骨质疏松成反比关系。

4. 甲状旁腺素分泌增多

老年人容易缺钙，甲状旁腺素（PTH）继发性分泌增多，促进破骨细胞的活性。血浆 PTH 水平随着年龄的增长而增加。年龄在 70 岁以上的老年人约半数 PTH 可升高为成人的 2～3 倍，6%的人群可高达 4 倍。对绝经后骨质疏松症患者的甲状旁腺功能结果报道不一，多数学者认为老年骨质疏松症患者的甲状旁腺功能亢进。

5. 降钙素水平降低

绝经后，血浆降钙素（calcitonin，CT）水平随着年龄的增长而下降，是老年女性出现高转换的骨代谢负平衡因素之一。目前尚未阐明血浆降钙素在骨质疏松症发病机制中的作用。

6. 衰 老

衰老使前成骨细胞发育为成骨细胞减少，同时使成骨细胞对一些生长因子反应较差，因而成骨细胞的数目减少，活性降低，骨形成障碍。

7. 活动量减少

负重运动可减少骨质疏松，卧床 11~61 天可导致低骨量，活动后恢复骨量所需时间远比卧床时间长。运动不足、日光照射减少均可导致骨质疏松。

8. 性激素缺乏

无论是雌激素还是雄激素对骨重建都是必要的。对老年人群，性激素缺乏同时还引起骨形成不足，净效应是进行性发展的骨量丢失。

9. 营养缺乏

营养缺乏如钙、蛋白质摄取减低或吸收下降，可导致骨质疏松。

10. 药物应用

如长期使用皮质类固醇激素，同样能增加患骨质疏松症的机会。

【危险因素】

老年人骨折的危险因素如下：

（1）低体重。

（2）骨转换率较高（生化指标）。

（3）骨密度（bone mineral density，BMD）的 T 值在 -2 到 -2.5 之间。

（4）母亲有髋部骨折史。

（5）年龄大于或等于 65 岁。

（6）绝经期早（年龄 <45 岁）。

（7）停经时间过长。

（8）长期服用糖皮质激素〔泼尼松（强的松）>7.5 mg/d，持续 3 个月以上〕。

（9）年龄大于 45 岁有低创伤性骨折（即从站立高度跌倒或小创伤引起的骨折，不包括头颅、面部骨和手指的骨折）。

（10）BMD 下降及椎体骨折史是再次骨折的预报因子。

> **要点：**
> 老年骨质疏松症的病因与遗传、衰老、生活习惯和骨代谢变化有关。

【临床表现】

老年骨质疏松症起病缓慢，早期症状隐匿，患者无明显不适感，当骨量丢失达到相当程度时才出现症状，因此被称为"沉默的杀手"。常见临床表现包括以下几方面：

1. 疼痛

由于慢性疼痛是老年人群的常见问题，与老年骨质疏松症患者相关的疼痛常常和其他原因导致的疼痛相混淆。一般认为老年骨质疏松症相关疼痛的特点为腰背疼痛和全身性骨骼疼痛，负重后加重，昼轻夜重，严重时翻身困难。

2. 身高变矮、脊柱变形

身高变矮在老年人群十分常见，常常被当成老化的正常表现，一般不会成为患者就诊的原因。多节段的椎体骨折时，可以导致驼背，并引起和加重老年人的心肺功能障碍，对老年患者的活动能力和心理产生影响，降低其生存质量。

3. 脆性骨折

脆性骨折是指低能量或非暴力性骨折，老年骨质疏松症患者的骨折常常发生在低于站立身高时跌倒或在日常生活活动中发生骨折。骨折的常见部位为胸腰椎、髋部和上臂骨，其他部位也可见到骨折。发生过椎体骨折的患者 1 年内再发骨折的风险达 26%。

【实验室检验】

1. 临床常用检查指标

临床常用检查指标包括血清钙、磷、25 - 羟维生素 D_3 和 1,25 - 二羟维生素 D_3。发生骨折时，碱性磷酸酶可轻度增高。

2. 酌情检查项目

考虑到肿瘤在老年人群中的高发病率，必要时尽可能全面并有选择地安排相关检查项目（尿钙磷、肝肾功能、血清蛋白电泳、甲状旁腺素水平、皮质醇、肿瘤标志物、骨显像）。

3. 骨代谢相关指标

骨代谢相关指标包括骨形成指标和骨吸收指标（表 30 - 1）。

表 30 - 1　骨代谢相关指标

骨形成标志物	骨吸收标志物
血碱性磷酸酶（ALP）	空腹 2 小时的尿钙/肌酐比值
骨钙素（OC）	血清抗酒石酸酸性磷酸酶（TRACP）
骨碱性磷酸酶（BALP）	血清 I 型胶原交联 C 端肽（S - CTX）
I 型原胶原 C 端肽（PICP）	尿吡啶啉（Pyr）
I 型原胶原 N 端肽（PINP）	尿脱氧吡啶啉（D - Pyr）
	尿 I 型胶原交联 C 端肽（U - CTX）
	尿 I 型胶原交联 N 端肽（U - NTX）

在老年骨质疏松症，以上指标的变化与骨密度的改变之间有一定联系。

【骨密度检查】

测定骨密度的指征见表 30 - 2。

1. 骨 X 线检查

在骨量减少 30% 以上时才会有明显的 X 线改变。因此，骨 X 线检查不能用于骨质疏松的早期诊断，临床主要用于判断有无骨折及骨折部位。

2. 双能 X 线吸收法

双能 X 线吸收法（DXA）是用于诊断骨质疏松的标准方法，可以反映面积骨密度，检验结果 T 值和 Z 值用于诊断和预测骨质疏松性骨折的风险。由于老年人群中腰椎退行性改变常见，造成对 DXA 检测椎体骨密度结果的影响，所以，建议对有明显腰椎退行性改变的患者，以 Ward's 三角区结果作为诊断依据。

3. 定量 CT 检查

定量 CT 检查可分别检测骨松质和皮质的骨密度，避免因脊柱退行性改变对检测结果的影响。但由于技术和价格，暂时还难以普及，主要用于科研。

4. 定量超声检测

定量超声检测法由于价格便宜、无放射性、易于操作，目前广泛应用于体检中心和部分医院。但测量结果不稳定和缺乏正常人参考范围是主要缺陷，推荐用作高危人群的筛查手段。

表 30 - 2　临床测定骨密度的指征

女性 65 岁以下和男性 70 岁以下，有一个或多个骨质疏松的危险因素

有脆性骨折史或脆性骨折家族史的男性、女性成年人

各种原因引起的性激素水平低下的男性、女性成年人

X 线摄影已有骨质疏松改变者

接受骨质疏松治疗、进行疗效观测者

有影响骨代谢的疾病或使用影响骨代谢的药物

国际骨质疏松基金会（IOF）骨质疏松症一分钟测试题，结果阳性者

亚洲人骨质疏松自我筛查工具（OSTA）评分低于 -1 者

【诊断标准】

1. 骨质疏松

目前使用的骨质疏松诊断标准，源于 1999 年 WHO 推荐的标准（表 30 - 3）。

表 30 - 3　WHO 骨质疏松的标准

诊　断	T 值
正常	$\geqslant -1.0$
骨量减少	> -2.5，但 < -1.0
骨质疏松	$\leqslant -2.5$

2. 重度骨质疏松

骨密度符合骨质疏松的诊断标准同时伴有一处或多处骨折为重度骨质疏松。

【鉴别诊断】

原发性骨质疏松症的诊断，必须首先排除继发性骨质疏松症。继发性骨质疏松症的原因见表 30 - 4。

表 30 - 4　继发性骨质疏松症的原因

内分泌性
　甲状旁腺功能亢进
　Cushing 综合征
　性腺功能减退症
　甲状腺功能亢进症
　催乳素瘤（泌乳素瘤）和高催乳素血症（高泌乳素血症）
　1 型糖尿病
　生长激素缺乏症
血液病
　浆细胞病
　系统性肥大细胞增多症
　白血病和淋巴瘤
　镰刀红细胞贫血和轻型珠蛋白生成障碍
　戈谢病（高雪病）
　骨髓异常增生综合征
结缔组织病
　成骨不全
　Marfan 综合征
药物
　糖皮质激素
　肝素
　抗惊厥药
　甲氨蝶呤

要点：
- 老年骨质疏松症的临床表现隐匿且缺乏特征性，因此早期容易忽视，直至骨折发生，被称为"沉默的杀手"。
- 诊断老年骨质疏松症有赖于骨密度检测，辅助骨代谢相关的生化检测，并且排除继发性病因。

【风险评估】

1. 骨质疏松症一分钟风险测试

国际骨质疏松基金会（IOF）设立了骨质疏松症风险一分钟测试题目，该测试让受试者回答 10 个问题（表 30 - 5）。如果受试者有任何一条问题的答案为"是"，即为阳性，表明有患骨质疏松症的危险，确诊需要进行骨密度检测。

表 30 – 5　国际骨质疏松基金会（IOF）骨质疏松症风险一分钟测试题

编号	问　题	是	否
1	您的父母有没有轻微碰撞或跌倒就发生髋骨骨折的情况？		
2	您是否曾经因为轻微的碰撞或者跌倒就伤到自己的骨骼？		
3	您经常连续 3 个月以上服用可的松、泼尼松等激素类药品吗？		
4	您的身高是否降低了（超过 3 厘米)？		
5	您经常过度饮酒吗？		
6	您每天吸烟超过 20 支吗？		
7	您经常腹泻吗？		
8	您是否在 45 岁之前就绝经了？（女士回答）		
9	您曾经有过连续 12 个月以上没有月经（除了妊娠）？（女士回答）		
10	您是否有勃起功能障碍（阳痿）或缺乏性欲的症状？（男士回答）		

2. 亚洲人骨质疏松自我筛查工具

亚洲人骨质疏松自我筛查工具（osteoporosis self-assessment tool for asians，OSTA）基于对亚洲 8 个国家和地区绝经后妇女的研究，收集多项骨质疏松危险因素并进行骨密度测定，从中筛选出 11 个与骨密度具有显著相关的危险因素，再经多变量回归模型分析，得出能最好体现敏感度和特异度的 2 项简易筛查指标，即年龄和体重。OSTA 操作简单，易于调查，易于推广。目前已经在日本、韩国、菲律宾等亚洲国家广泛应用，同时现在也有一些实验开始将这种方法用于男性骨质疏松的风险评估。

OSTA 指数计算方法是（体重－年龄）×0.2。结果评定：大于－1 为低风险，－1～－4 为中等风险，小于－4 为高风险。也可以通过图 30 - 1 根据年龄和体重进行快速评估。

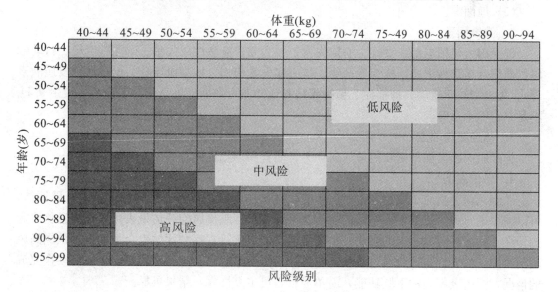

图 30 – 1　OSTA 快速评估图

3. 骨折风险预测简易工具

世界卫生组织推荐的骨折风险预测简易工具（FRAX），可以用于计算 10 年发生髋部骨折及任何骨质疏松性骨折的概率。输入网址 http://www.self.ac.uk/FRAX/可以帮助获得该工具并通过输入相关数据，直接获得结果。在使用 FRAX 评估时需注意以下几点：

（1）该工具的计算参数包括股骨颈骨密度和临床危险因素。涉及的临床危险因素包括：年龄、性别、低密度、低体质指数、既往脆性骨折史（尤其是髋部、尺桡骨远端及椎体骨折史）、父母髋骨骨折史、接受糖皮质激素治疗（任何剂量，口服 3 个月或更长时间）、吸烟、过量饮酒、合并其他引起继发性骨质疏松的疾病及类风湿关节炎。

（2）适用人群：未发生骨折，而有低骨量的人群（$-2.5 < T < -1$），为了帮助临床做出治疗决策，需要进行评估。

（3）不适用人群：临床已确诊骨质疏松及骨密度 T 小于-2.5，或已经发生脆性骨折，年龄为 40～90 岁的男性及女性。

（4）该评估工具运用于老年人群时，应注意目前尚缺乏中国人群的证据。

【跌倒危险因素评估】

跌倒是老年人骨折发生的重要诱因，老年个体发生跌倒的风险评估相比其他人群更应该得到重视。与跌倒相关的因素包括以下几种：

1. 环境因素

（1）光线：温和而明亮的光线对老年人十分重要。光线差，尤其在拐弯，有阶梯和障碍物的地方，缺乏恰当照明往往是老年人跌倒的诱因。

（2）路上有障碍物。

（3）地毯松动。

（4）卫生间缺乏扶手。

（5）地面滑。

2. 健康因素

健康因素包括老龄、女性、心律失常、视力差、应激性尿失禁、既往跌倒史、行动障碍、药物（镇静催眠药、抗惊厥药物、抗心律失常药物、抗高血压药、全身性糖皮质激素等）、久坐和缺乏运动、抑郁症、精神疾病和认知能力降低、焦急和易于冲动、维生素 D_3 不足、营养不良等。

3. 神经肌肉因素

神经肌肉因素如平衡功能差、肌无力、驼背和感觉迟钝。

4. 恐惧跌倒

跌倒风险评估应该成为老年科医生的日常工作内容，在养老机构和社区中开展评估，可以减少老年人由于跌倒而导致的骨质疏松性骨折。跌倒风险评估量表可以作为量化评定的标准。此外，对老年人的步态、平衡及活动能力进行观察和评估也会帮助识别跌倒高风险的个体。站立行走试验通过观察老年人从椅子上站起来、走动、转弯、坐下等动作完成的情况，了解老年人的下肢功能，简单易行，可重复性好，结果可靠。

要点：
● 对老年骨质疏松症危险因素的评估是早期及时发现骨质疏松的简便手段。
● 对老年跌倒风险的评估可以帮助老年人及其家属有意识地防范跌倒的发生，从而避免骨折的发生。

【预防】

骨骼健康的维护应该贯穿个体一生。预防包括获得最佳峰值骨密度和干预骨质疏松的相关危险因素，减少骨量丢失。骨质疏松的初级预防指尚无骨质疏松但具有骨质疏松危险因素者，应该防止或延缓其发展为骨质疏松症，并避免发生第一次骨折；二级预防针对已经有骨质疏松症，T 小于或等于-2.5 或已经发生脆性骨折者，预防性治疗的目的在于避免发生骨折和再次骨折。

老年原发性骨质疏松症的防治原则包含基础措施、药物干预和康复治疗。鉴于老年骨质疏松症及其相关骨折的发生率高，因此，骨质疏松性骨折的预防和干预是老年骨质疏松症治疗的重点。

（一）基础措施

1. 改善生活方式

（1）推荐富含钙、高蛋白质、低盐的均衡膳食。

（2）鼓励老年人多参加户外活动，增加日照时间，进行有助于骨健康的体育锻炼和康复治疗。

（3）避免吸烟、酗酒等。

（4）采取防止跌倒的各种措施，如注意是否有增加跌倒危险的疾病和药物，加强自身和外界的保护措施（包括各种关节保护器）等。

2. 尽量避免使用影响骨代谢的药物

多病共存和多药共用是老年人（尤其是健康状况不佳的老年人）的常见现象。对有骨质疏松高风险的老年人应该尽量避免使用影响骨代谢的药物，并且注意慢性疾病对骨质疏松症的影响。

3. 预防跌倒

这是老年骨质疏松性骨折防治的重点。在社区开展跌倒风险评估和防跌倒的实用技术推广，可以预防老年骨折的发生，减轻患者的家庭负担，保证老年人的生存质量，减低社会卫生经济负担。

（二）骨健康基本补充剂

1. 钙　剂

老年人每天钙摄入1 000 mg，考虑普通膳食摄入的平均钙元素为400 mg，所以每天应该补充的钙元素约为600 mg。老年人群同时是心血管疾病的高发人群，长期补钙与心血管疾病、肾结石及血管壁钙化之间的关系值得关注。

2. 维生素 D

维生素 D 在维护骨健康中起着重要作用。此外，维生素 D 可增强肌力，改善神经肌肉协调功能，并具有免疫调节作用。研究证实补充维生素 D 对老年跌倒和骨折有预防作用。由于老化和慢性共患疾病可能导致肾脏羟化酶的活性降低，活性维生素 D_3 制剂更适合老年患者。

【治疗】

1. 药物治疗的适应证

药物治疗的适应证包括已有骨质疏松症（$T \leqslant -2.5$）或已发生过脆性骨折，或已有骨量减少（$-2.5 < T < -1.0$）并伴有骨质疏松症危险因素。

2. 抗骨吸收药物

（1）双磷酸盐：有效抑制破骨细胞活性、降低骨转换。大样本随机对照试验证据表明，阿仑膦酸盐可明显提高腰椎和髋部骨密度，显著降低椎体及髋部等部位骨折发生的危险。应用时应根据各种制剂的特点，严格遵照正确的用药方法（如阿仑膦酸盐应在早晨空腹时以 200 ml 清水送服，进药后 30 分钟内不能平卧和进食），少数患者可发生反流性食管炎。故有食管炎、活动性胃及十二指肠溃疡、反流性食管炎者慎用。目前临床上应用的阿仑膦酸钠有每片 10 mg（1 次/天）和 70 mg（1 次/周）两种，后者服用更方便，对消化道刺激更小，有效且安全，因而有更好的依从性。

（2）降钙素类：能抑制破骨细胞的生物活性和减少破骨细胞的数量，可预防骨量丢失并增加骨量。目前应用于临床的降钙素类制剂有两种：鲑鱼降钙素和鳗鱼降钙素类似物。随机对照试验证据显示，每天 200 U 合成鲑鱼降钙素鼻喷剂，能降低骨质疏松症患者的椎体骨折发生率。降钙素类药物的另一突出特点是能明显缓解骨痛，对骨质疏松性骨折或骨骼变形所致的慢性疼痛以及骨肿瘤等疾病引起的骨痛均有效，因而更适合有疼痛症状的骨质疏松症患者。降钙素类制剂应用疗程要视病情及患者的其他条件而定。应用降钙素，少数患者可有面部潮红、恶心等不良反应，偶有过敏现象。

（3）选择性雌激素受体调节剂（SERMS）：有效抑制破骨细胞活性，降低骨转换至妇女绝经前水平。大样本随机对照试验研究证据表明，雷诺昔芬（60 mg，1 次/天），能阻止骨丢失，增加骨密度，明显降低椎体骨折发生率，是预防和治疗绝经后骨质疏松症的有效药物。该药只用于女性患者，其特点是选择性地作用于雌激素的靶器官，对乳房和子宫内膜无不良作用，能降低雌激素受体阳性浸润性乳腺癌的发生率，不增加子宫内膜增生及子宫内膜癌的危险。它对血脂也有调节作用。少数患者服药期间会出现潮热和下肢痉挛症状。潮热症状严重的围绝经期妇女暂时不宜用。国外研究结果显示，该药轻度增加静脉栓塞的危险性，故有静脉栓塞病史及有血栓倾向（长期卧床和久坐）者禁用。

（4）雌激素类：只能用于女性患者。雌激素类药物能抑制骨转换，阻止骨丢失。临床研究已充分证明雌激素或雌孕激素补充疗法（ERT 或 HRT）能降低骨质疏松性骨折的发生危险，是防治绝经后骨质疏松的有效措施。基于对激素补充治疗利与弊的全面评估，建议激素补充治疗遵循以下原则。①适应证：有绝经期症状（潮热、出汗等）和/或骨质疏松症和/或骨质疏松危险因素的妇女，尤其提倡绝经早期开始用，收益更大风险更小。②禁忌证：雌激素依赖性肿瘤（乳腺癌、子宫内膜癌）、血栓性疾病、不明原因阴道流血、活动性肝病和结缔组织病为绝对禁忌证。子宫肌瘤、子宫内膜异位症、有乳腺癌家族史、胆囊疾病和垂体催乳素瘤者慎用。③有子宫者应用雌激素时应配合适当剂量的孕激素制剂，以对抗雌激素对子宫内膜的刺激；已行子宫切除的妇女应只用雌激素，不加孕激素。

④激素治疗的方案、剂量、制剂选择及治疗期限等应根据患者情况个体化。⑤应用最低有效剂量。⑥坚持定期随访和安全性监测（尤其是乳腺和子宫）。⑦是否继续用药应根据每位妇女的特点每年进行利弊评估。

3. 促进骨形成药物

随机对照试验证实，小剂量重组人甲状旁腺素（特立帕肽）有促进骨形成的作用，能有效地治疗绝经后严重骨质疏松，增加骨密度，降低椎体和非椎体骨折发生的危险，因此适用于严重骨质疏松症患者。治疗时间不宜超过 2 年。一般剂量是 20 $\mu g/d$，肌内注射，用药期间要监测血钙水平，防止高钙血症的发生。

> 要点：
> ● 老年骨质疏松症的防治基础措施，包括有利于骨健康的生活方式和骨健康基本补充剂的使用。
> ● 对具有抗骨质疏松作用的药物的恰当选择，应该是建立在对老年患者的充分评估和对药物作用的利弊权衡的基础上而做出的判断。

参考文献

[1] 廖二元，谭利华. 代谢性骨病学 [M]. 北京：人民卫生出版社，2002：717-721.

[2] 郑炜宏，伍中庆，吴宇峰. 老年骨质疏松症相关疾病及危险因素的研究概况 [J]. 医学综述，2012，12（23）：3534-3535.

[3] Koh L H, Sedrine W B, Torralba T P, et al. A simple tool to indentify Asian women at increased risk of osteoporosis [J]. Osteoporo Int, 2001，12：699-705.

[4] The World Health Organization. Fracture Risk Assessment Tool [EB/OL]. hppt://www. shef. ac. uk/FRAX.

纵深阅读

中华医学会. 原发性骨质疏松症诊治指南：骨质疏松症和骨矿盐疾病分册. 北京：人民卫生出版社，2011.

（丁群芳）

第三十一章 老年骨关节炎

学习目的：

● 掌握不同部位骨关节炎的临床表现、实验室及影像学诊断、治疗。

● 熟悉骨关节炎的流行病学特点、危险因素。

● 了解骨关节炎的分类、发病机制。

典型病例：

患者，女性，75 岁，两年前无明显诱因出现双膝关节疼痛，为阵发性钝痛，活动后加剧，休息后可缓解，无腰部、双肩、肘关节疼痛，与天气变化无明显相关，无畏寒发热、晨僵等不适。曾就诊于当地医院，查膝关节 X 线提示：双膝关节退行性骨关节病。曾短期口服非类固醇类抗炎药，后因不能耐受停药。关节腔注射透明质酸 4 次，间断行物理治疗、针灸等保守治疗，疗效一般。近 3 个月来症状加重，并出现双膝关节痛伴跛行。一般情况：患者较肥胖，体质指数为 31，有糖尿病、胃溃疡、骨质疏松症病史。

临床问题：

1. 该患者罹患双膝关节骨关节炎的危险因素有哪些？

2. 如何制订骨关节炎患者的治疗方案？

3. 哪些因素可能导致该患者治疗效果不佳？下一步诊治策略是什么？

骨关节炎（osteoarthritis，OA）又称退行性骨关节病、增生性关节炎或骨关节病，是一种慢性、非炎症性关节疾病。随着年龄的增长其患病率明显增加，在老年人中普遍存在，是老年人丧失劳动能力和行动能力的重要原因。

【定义】

根据 2000 年美国风湿病学会（ACR）的定义，骨关节炎是一组重叠性疾病，虽然病因不同，但都有相似的生物学、形态学表现和临床症状。疾病进展不仅累及关节软骨，而且累及整个关节，包括软骨下骨、关节囊、滑膜和关节周围肌肉。

【流行病学特点】

WHO 统计，目前全球人口中 10% 的医疗问题源于骨关节炎，有认为骨关节炎是老年人致残的头号杀手。其患病率随着年龄的增长而增高，年龄在 60 岁以上的人群患病率可达 50%，75 岁则达 80%，仅膝关节骨关节炎患病率就可高达 78.5%。骨关节炎致残率高达 53%。

种族与骨关节炎也有一定关系，高加索人髋关节骨关节炎较多见，亚洲人则膝关节骨关节炎多见。英国曼彻斯特大学流行病学调查结果显示，发达国家膝关节骨关节炎分别是引起女性第四位和男性第八位劳动力丧失的主要原因。美国现有骨关节炎患者1 600万，若按此患病率估计中国人群，则约为5 000万。

骨关节炎总患病率，颈椎关节、手关节及腰椎骨关节炎患病率在性别上无差异，膝关节骨关节炎患病率在女性高于男性2.6倍。农村人口的骨关节炎总患病率及腰椎关节骨关节炎患病率分别是城市的1.4~2.3倍。骨关节炎的总患病率，颈椎关节、手关节及膝关节骨关节炎患病率职业分布无差异。重体力劳动者腰椎骨关节炎患病率是非重体力劳动者的2倍。体质指数与膝关节骨关节炎患病率有明显相关性，双膝关节骨关节炎患病率随体质指数升高而显著升高。

【病因与危险因素】

骨关节炎是一种与衰老高度相关的软骨退行性疾病，是多种致病因素互为因果、共同作用导致的一组疾病，是一种以关节软骨进行性损害及软骨下骨增生为主要特征的慢性关节结构紊乱综合征。病因包括：①先天性因素；②代谢性疾病；③关节外伤或畸形；④其他关节疾病导致的损伤。研究结果还显示，易感性与年龄、性别、遗传和营养有关。此外，关节内在易患因素（如过度关节应用和损伤、肌力下降、关节不稳定等）和外部易患因素（如肥胖和缺乏锻炼等）均与骨关节炎有一定相关性。

骨关节炎的危险因素很多，包括系统性危险因素和局部生物力学因素（表31-1）。但其确切的病因和发病机制仍需进一步研究。

表 31-1 骨关节炎的危险因素

系统性危险因素	局部生物力学因素
中老年	肥胖
女性	关节损伤
白种人	高劳动强度职业
遗传因素	过度运动
性激素水平下降	关节周围肌无力
骨密度异常（骨质疏松或骨硬化）	吸烟
营养不良	肢端肥大
本体感觉异常或缺失	维生素 D 缺乏

要点：
- 骨关节炎是一种慢性、非炎症性关节疾病，是多种致病因素互为因果、共同作用而导致的一组疾病。
- 骨关节炎也是与衰老高度相关的软骨退行性疾病。

【临床表现】

关节的受累通常是对称性的，但是由于损伤不同，最初也可能表现为单关节受累。

（一）症　状

1. 关节疼痛

关节疼痛常是骨关节炎的第一主诉。初期表现为轻或中度间断性隐痛，可呈酸胀感，劳累后加重，休息后减轻或消失，常与天气变化有关。后期关节轻微活动即可出现剧烈疼痛，最终进展为休息时也可出现疼痛。严重者疼痛可影响睡眠。部分患者可出现关节"卡锁"现象。

2. 关节僵硬

患者感到关节活动不灵活，特别在较长时间不活动后（久坐或清晨起床后）感到关节明显僵硬，经过一定时间缓慢活动后才能感到灵活度增加，临床上称为"晨僵"。关节僵硬在空气湿度增加或气压降低时加重，但一般持续时间较短，常为几分钟到十几分钟，很少超过 30 分钟。到疾病后期，关节僵硬即使在活动后也难以恢复。

3. 关节肿胀

关节肿胀多见于膝关节，见于关节滑膜渗出增加、积液或出血。手部关节肿大变形明显，可出现 Heberden 结节和 Bouchard 结节。髋关节位置较深，肿胀不明显或不易被察觉。

4. 骨摩擦音（感）

由于软骨面破坏，关节活动时出现骨摩擦音（感），但缺乏全身性症状，如发热等。多见于膝关节。

5. 关节无力、活动障碍

关节疼痛、活动度下降、肌萎缩、软组织挛缩可引起关节无力，行走时腿软或关节交锁，不能完全伸直或活动障碍。

（二）体　征

体格检查是诊断骨关节炎的重要线索，甚至对无症状患者也能明确诊断。每个关节的触诊必须包括压痛、渗出和摩擦感。

1. 压　痛

关节及关节边缘压痛或触痛是典型症状，关节肿胀时尤为明显。注意询问患者压痛与主诉疼痛是否一致。

2. 关节肥大

关节肥大可能包括骨肥大和/或关节渗出。骨肥大源于骨赘，在掌指关节和近节指间关节特别突出。渗出一般为无菌性炎症，皮肤发热、红肿少见，应与感染性关节炎鉴别。

3. 关节摩擦感

关节摩擦感在主动或被动活动中可感觉。很多人的摩擦感可能不伴有疼痛，如果出现疼痛并伴有关节弹响要考虑是否有软骨碎片、游离体或半月板破裂等。

4. 活动受限

记录患者主动活动和被动活动范围，观察患者日常生活能力，如从手的精细活动到行走，可以明确疼痛的来源和程度。

5. 关节畸形

以远端指间关节受累最为常见，表现为关节伸侧面的两侧骨性膨大，称赫伯登

（Heberden）结节；而近端指间关节伸侧出现者则称为布夏尔（Bouehard）结节。可伴有结节、局部轻度红肿、疼痛和压痛。第一腕掌关节受累后，基底部的骨质增生可出现方形手畸形，而手指关节增生及侧向半脱位可致蛇样畸形。膝关节骨关节炎严重者可出现膝内翻或膝外翻畸形。

【辅助检查】

1. 实验室检验

血常规、蛋白电泳、免疫复合物及血清补体等指标一般在正常范围。伴有滑膜炎的患者可出现 C－反应蛋白和红细胞沉降率轻度升高。继发性骨关节炎患者可出现原发病的实验室检验异常。

2. X 线检查

采用 X 线检查来测量最窄关节间隙（JSW）是当前唯一权威推荐，广泛用于评价骨关节炎结构。表现为非对称性关节间隙变窄，软骨下骨硬化和/或囊性变，关节边缘增生和骨赘形成或伴有不同程度的关节腔积液，部分关节内可见游离体或关节变形。

【分类】

骨关节炎通常分为原发性（特发性）和继发性两类（表 31－2）。

表 31－2　骨关节炎分类

原发性（特发性）	继发性
周围关节（单个关节或多个关节）	全身代谢性疾病
指（趾）间关节［如远侧指（趾）间关节、近侧指（趾）间关节］	褐黄病（内源性褐黄病）
	血红蛋白沉积症（血色病）
其他小关节（如第一腕掌关节、第一掌指关节）	Wilson 病
大关节（髋关节、膝关节）	Kashin-Beck 病
脊柱	内分泌紊乱
骨突关节	肢端肥大症
椎间关节	甲状旁腺功能亢进症
四肢	糖尿病
侵蚀性骨关节炎	钙结晶沉积病
全身性骨关节炎	双水焦磷酸钙沉积（假性痛风）
弥漫性特发性骨肥厚（DISH、强直性脊柱炎骨肥大）	羟磷石灰沉积
	羟基尿酸钠沉积（痛风）
髌骨软化症	神经性疾病
	运动共济失调
	糖尿病

续表31-2

原发性（特发性）	继发性
	关节内过度使用糖皮质激素
	家族性骨关节炎
	骨骼发育不良（多发骨骼发育异常、脊柱骨骼发育异常）
	创伤性
	急性
	慢性（职业性、运动性、肥胖）
	潜在性关节疾病
	局部（骨折、感染、缺血性坏死）
	弥漫性（类风湿关节炎、出血性因素）
	其他
	冻疮
	长腿关节病

要点：
- 骨关节炎的临床表现、体征在初期和后期变化较大。
- 关节 X 线摄影检查对诊断骨关节炎具有一定特异性。
- 骨关节炎分为原发性和继发性。

【诊断标准】

诊断骨关节炎主要根据患者的症状、体征，以及影像学检查和实验室检验结果。目前采用美国风湿病协会 2009 年制定的《骨关节炎治疗指南》的诊断标准。膝关节和髋关节骨关节炎的诊断标准包含临床标准和影像学标准（表 31-3、表 31-4），手关节骨关节炎的诊断标准只包括临床标准（表 31-5）。

表 31-3　膝关节骨关节炎诊断标准

临床标准（满足 1+2+3+4 条，或 1+2+5 或 1+4+5 条者可诊断膝关节骨关节炎）

1. 近 1 个月内反复膝关节疼痛
2. 活动时有骨摩擦音或摩擦感
3. 晨僵≤3 分钟
4. 年龄≥38 岁
5. 有骨性肥大

临床+放射学+实验室标准（满足 1+2 条或 1+3+5+6 条或 1+4+5+6 条者可诊断膝关节骨关节炎）

1. 近 1 个月内反复膝关节疼痛

2. X线片（站立或负重位）示关节间隙变窄、软骨下硬化和/或囊性变、关节缘骨赘形成

3. 关节液（至少2次）清亮、黏稠，白细胞<2 000/ml

4. 中老年患者（≥40岁）

5. 晨僵≤3分钟

6. 活动时有骨摩擦音或摩擦感

注：该诊断标准的敏感性为91%，特异性为86%。

表31－4　髋关节骨关节炎诊断标准

临床标准（满足1+2+3条或1+5+6+7+8条者可诊断髋关节骨关节炎）

1. 近1个月内反复髋关节疼痛

2. 髋内旋<15°

3. 红细胞沉降率（血沉）<45 mm/h

4. 髋屈曲<115°

5. 髋内旋>15°

6. 晨僵时间<60分钟

7. 年龄>50岁

8. 内旋时疼痛

临床＋放射学＋实验室标准（满足1+2+3条或1+2+4条或1+3+4条者可诊断髋关节骨关节炎）

1. 近1个月内反复髋关节疼痛

2. 红细胞沉降率≤20 mm/h

3. X线片示骨赘形成

4. X线片提示髋关节间隙狭窄

5. 晨僵≤30分钟

注：该诊断标准的敏感性为91%，特异性为89%。

表31－5　手关节骨关节炎诊断标准

临床标准（满足1+2+3条或1+2+3+5条可诊断手关节骨关节炎）

1. 近1个月大多数时间反复手关节疼痛、发酸、发僵

2. 10个指间关节中，有骨性膨大的关节≥2个

3. 掌指关节肿胀≤2个

4. 远端指间关节骨性膨大>2个

5. 10个指间关节中畸形关节≥1个

注：10个指间关节为双侧第二、三远端及近端指间关节，双侧第一腕掌关节。该诊断标准的敏感性为92%，特异性为98%。

【诊断和评估流程】

骨关节炎的诊断和评估流程见图 31 - 1。

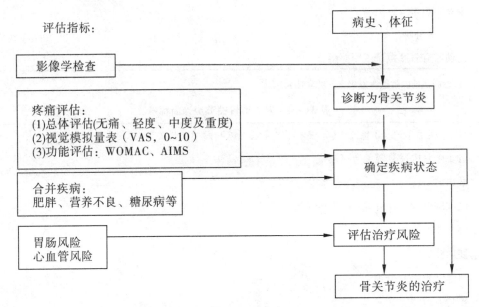

图 31 - 1   骨关节炎的诊断和评估流程

WOMAC：骨关节炎指数；AIMS：关节影响测定量表。

【鉴别疾病】

骨关节炎的诊断不难，主要和以下疾病鉴别。

1. 类风湿关节炎

骨关节炎与类风湿关节炎的鉴别诊断详见表 31 - 6。

表 31 - 6   骨关节炎与类风湿关节炎的区别

骨关节炎	类风湿关节炎
通常在 40 岁以后发病	发病年龄多为 30~50 岁
发展缓慢，隐匿	多有炎性关节症状的反复发作
关节红、肿、热、痛少见	多有关节红、肿、热、痛和关节变形
主要侵犯承重关节，如膝关节、髋关节、脊柱等	以多发性对称性四肢大小关节受累为主
不会引起全身性症状	多伴有全身性症状
类风湿因子（RF）阴性	RF 检测常阳性

2. 强直性脊柱炎

强直性脊柱炎男性多发，以青年为主，下腰痛为其早期主要临床特征。X 线片显示病变以骶髂关节炎为主，晚期脊柱平片可有特征性的"竹节样"改变。90％以上的患者 HLA - B27 阳性。

3. 其他类型关节炎

其他类型的关节炎也需要谨慎鉴别，如银屑病性关节炎，可以同时伴发远端指间关节损害。血友病性关节炎，多有反复出血倾向，有家族史，可与骨关节炎鉴别。

要点：
- 髋关节和膝关节骨关节炎诊断标准包含临床和影像学标准，而手关节骨关节炎诊断标准中不包含影像学改变。
- 骨关节炎特别要与类风湿关节炎、强直性脊柱炎等自身免疫性疾病鉴别。

【治疗】

治疗目的在于缓解疼痛、阻止和延缓疾病进展、保护关节功能、改善生存质量。治疗方案应个体化，充分考虑患者的危险因素、受累关节、关节结构改变、炎症情况、疼痛程度、伴发病及病情。治疗应以非药物治疗联合药物治疗为主，必要时手术治疗。

（一）非药物治疗

非药物治疗在骨关节炎的治疗中有很重要的作用，包括患者教育、运动指导及物理治疗等。

1. 患者教育

使患者了解老年骨关节炎大多预后良好，消除其思想负担，树立对骨关节炎的正确认识。告诫患者避免对骨关节炎治疗不利的各种因素，建立合理的生活方式，如保护受累关节，避免长久站立、跪位和蹲位、爬楼梯及不良姿势等；在医生指导下规范用药，了解药物的用法和不良反应；家庭和社会的支持与帮助对患者治疗起着积极作用。

2. 运动指导

（1）关节运动：系统评价显示有氧运动可能有益于骨关节炎患者。关节在非负重状态下进行活动，对保持关节活动度是有益的；进行有关肌肉或肌群的锻炼可以增强肌肉力量和增加关节的稳定性。对不同受累关节可以进行不同方式的锻炼，如手关节做抓、握锻炼，膝关节在非负重情况下做屈伸活动，颈椎和腰椎关节进行轻柔的不同方向活动。

（2）有氧运动（步行、游泳、骑自行车等）有助于保持关节功能。

（3）肥胖者应减轻体重，因超重会增加关节负担，应保持标准体重。

（4）减轻受累关节的负荷，可使用手杖、助步器等协助活动。

（5）保护关节可戴保护关节的弹性套，如护膝等；对髌股关节腔室的骨关节炎可采用髌骨内侧贴，以减轻疼痛；避免穿高跟鞋，穿软的、有弹性的"运动鞋"，用适合的鞋垫，对膝关节内侧室骨关节炎可用楔形鞋垫辅助治疗。

3. 物理治疗

急性期物理治疗的主要目的是止痛、消肿和改善关节功能；慢性期的治疗目的以增强局部血液循环和改善关节功能为主。物理治疗可以减轻疼痛症状和缓解关节僵直，包括针灸、推拿、热疗及水疗等。

（二）药物治疗

目前国际上对治疗骨关节炎的药物有了新分类方法，该方法是由国际风湿病协会和WHO共同起草的。这一标准也同时被美国国立卫生院、美国矫形骨科协会、骨关节炎研究协会以及欧洲医药产品评估机构所接受。根据该标准，所有治疗骨关节炎的药物分为非特异性药物和特异性药物两个大类。

1. 非特异性药物

非特异性药物既往称为快作用缓解症状药物，按给药途径分为口服、注射和外用药。

(1) 口服药：①解热镇痛药。如对乙酰氨基酚，每次口服 0.3～0.6 g，2～3 次/天，每天剂量不超过 4 g。研究结果表明，对乙酰氨基酚与其他任何一种非类固醇类抗炎药疗效相似，胃肠不良反应小，因此，推荐对乙酰氨基酚作为治疗老年骨关节炎的首选止痛药物。对使用对乙酰氨基酚可能引起肝肾损害一直存在争议。研究发现，按照剂量指南用药，未发现明显的肝毒性。另外，尽管有研究报道对乙酰氨基酚的肾毒性，但几乎所有关于对乙酰氨基酚肾毒性的研究都是回顾性的，存在方法学的偏倚和混杂因素的干扰，使结果的可靠性受到影响。目前认为，对没有基础疾病的肾脏疾病患者，服用中等剂量的对乙酰氨基酚，引起肾病的危险很低。②非类固醇类抗炎药（非甾体类抗炎药，NSAID）。NSAID 既有止痛作用又有抗炎作用，是最常用的一类控制骨关节炎症状的药物。其主要不良反应有胃肠症状、肾或肝功能损害、影响血小板功能、增加心血管事件发生的风险。NSAID 应使用最低有效剂量，短疗程；有胃肠危险因素者应用选择性环氧合酶-2（COX-2）抑制剂或非选择性 NSAID 加米索前列醇或质子泵抑制剂。如患者有发生心血管事件的危险，则应慎用 NSAID。总之，药物种类及剂量的选择应个体化，充分考虑患者个人的基础情况，对老年患者应注意心血管和胃肠的双重风险。治疗骨关节炎常用的 NSAID 见表31-7。③阿片类药物。对急性疼痛发作的患者，当对乙酰氨基酚及 NSAID 不能充分缓解疼痛或有用药禁忌时，可考虑用弱阿片类药物，这类药物耐受性较好而成瘾性小。如口服可待因或曲马多（曲马朵）等，由于曲马多不抑制前列腺素合成，因此对胃黏膜无明显不良影响。该类制剂应从低剂量开始，每隔数日缓慢增加剂量，可减少不良反应。

表 31-7　常用于骨关节炎的 NSAID

药　物	作用机制	用　法	不良反应	注　释
NSAID：萘普生、布洛芬、双氯芬酸钠、美洛昔康	抑制 COX-1 和 COX-2	萘普生，250 mg，2 次/天；布洛芬，400 mg，3 次/天；双氯芬酸钠，50 mg，2 或 3 次/天；美洛昔康，7.5～15 mg，1 次/天	消化性溃疡，肾功能不全，水肿和高钾血症	有封顶效应，应用最小剂量，避免过量使用或同类药物的叠加。慎用于胃肠出血高危患者
COX-2 抑制剂：塞来昔布	选择性抑制 COX-2	塞来昔布，200 mg，1 次/天，或 100 mg，2 次/天	水肿，高血压和肾功能不全	对缺血性心脏病、脑卒中（中风）及周围动脉血管疾病患者禁忌使用所有 COX-2 抑制剂，对有心血管病危险因素如高血压、糖尿病患者应谨慎使用。并建议使用最低有效剂量，尽可能短时间用药
曲马多	镇痛药	100～200 mg，2 或 3 次/天	恶心、呕吐或眩晕等	用于 NSAID 治疗无效或不耐受的骨关节炎患者

NSAID：非类固醇类抗炎药，又称非甾体类抗炎药；COX：环氧合酶。

（2）注射药物：①糖皮质激素。关节腔注射长效糖皮质激素可缓解疼痛、减少渗出。疗效持续数周至数月，但在同一关节不应反复注射，注射间隔时间不应短于 4 个月。②NSAID。肌内注射起效快，胃肠反应不明显。

（3）局部外用药：①NSAID。局部外用 NSAID 制剂，可减轻关节疼痛。不良反应小。②辣椒素。辣椒素乳剂可消耗局部感觉神经末梢的 P 物质，减轻关节疼痛和压痛。

2. 特异性药物

治疗骨关节炎的特异性药物也称为治疗骨关节炎的慢作用药物（slow acting drugs for osteoarthritis，SADOA），这类药物必须服用一段时间后才能起作用。这类药物的特点是可以阻止骨关节炎的病理过程，抑制导致疼痛、组织损伤和关节软骨退行性改变的相关因子。SADOA 可以进一步分为缓解症状的骨关节炎慢作用药物（SYSADOA）和改善疾病的骨关节炎治疗药物（DMOAD）。SYSADOA 在使用一段时间后，如 2～4 周，可以缓慢起作用，改善骨关节炎症状。相反，这些药物的疗效在治疗停止后仍可以维持相当长一段时间（后遗效应）。主要是由于这些药物改善了软骨状态，抑制了疼痛和组织损伤因子的释放。SYSADOA 特异性地用于骨关节炎的治疗，阻断骨关节炎的进展，与 NSAID 相比不良反应较小。但目前尚未有公认的理想药物，常用药物有硫酸氨基葡萄糖、双醋瑞因、硫酸软骨素、透明质酸及其他。DMOAD 替代了过去"软骨保护性药物"这一名称。这类药物被认为可以延缓或逆转骨关节炎患者关节软骨的损伤，甚至可以恢复正常软骨。但至今尚无任何一种药物表现出上述疗效。

（1）氨基葡萄糖：为天然的氨基单糖，是人体关节软骨基质中合成蛋白聚糖所必需的重要成分。氨基葡萄糖可改善关节软骨的代谢，提高关节软骨的修复能力；保护损伤的关节软骨，同时缓解骨关节炎的疼痛症状，改善关节功能，延缓骨关节炎的病理过程和疾病进程，因而兼具症状调控和结构调控效应。氨基葡萄糖主要有硫酸氨基葡萄糖和盐酸氨基葡萄糖，两者氨基葡萄糖含量有所差异，但生物学作用相似。常用剂量每天不应小于 1 500 mg/d，否则疗效欠佳。分 2 或 3 次服用，持续 8 周以上显效，使用 1 年以上疗效更稳定，可联合应用非类固醇类抗炎药。

（2）双醋瑞因：是白细胞介素（IL）-1 抑制剂，可抑制软骨降解、促进软骨合成并抑制滑膜炎症。它不仅能有效地改善骨关节炎症状，减轻疼痛，改善关节功能，而且具有后续效应。连续治疗 3 个月以后停药，疗效至少可持续 1 个月，还延缓骨关节炎进展，具有结构调节作用。该药不抑制前列腺素合成。成人用量 50 mg 2 次/天，餐后服用，一般服用时间不少于 3 个月。

（3）硫酸软骨素：通过竞争性抑制降解酶的活性，减少软骨基质和关节滑液成分的破坏；通过减少纤维蛋白血栓的形成，改善滑膜和软骨下骨的血液循环。能有效减轻骨关节炎的症状，减轻疼痛，改善关节功能，减少 NSAID 或其他止痛药的用量。成人 1 200 mg/d 口服。与氨基葡萄糖联用可起协同作用，氨基葡萄糖能刺激软骨基质的合成，硫酸软骨素则抑制其降解，两者联用可增加软骨基质含量，能更有效地保护关节软骨、逆转损坏及促进损伤修复，因此能延缓骨关节炎的发展并减轻症状。

（4）透明质酸：对减轻关节疼痛、增加关节活动度、保护软骨均有效，治疗效果可持续数月。对轻度和中度的骨关节炎具有良好疗效。每周 1 次膝关节腔内注射，4～6 周为 1 个疗程。注射频率可以根据患者症状适当调整。

（5）多西环素：具有抑制基质金属蛋白酶的作用，可发挥抗炎效应，抑制一氧化氮的产生，减少骨的重吸收作用；可使骨关节炎的软骨破坏减轻。100 mg 1 或 2 次/天。

（6）二磷酸盐：在骨关节炎治疗中的主要作用机制是抑制破骨细胞溶解矿物质，同时防止矿物质外流；还可抑制胶原酶和前列腺素 E，从而减少骨赘形成。

（7）维生素：骨关节炎的软骨损伤可能与氧自由基的作用有关，近年来研究发现，维生素 A、维生素 C、维生素 E 可能主要通过其抗氧化机制而有益于骨关节炎的治疗。维生素 D 则通过对骨的矿化和细胞分化的影响在骨关节炎治疗中发挥作用。

（三）外科治疗及其他治疗

对经内科治疗无明显疗效，病变严重及关节功能明显障碍的患者可以考虑外科治疗，以校正畸形和改善关节功能。外科治疗的主要途径是通过关节镜手术和开放手术。

1. 关节镜手术

经内科规范治疗仍无效者，可进行关节内灌洗来清除纤维素、软骨残渣及其他杂质，此为关节清创术；或通过关节镜去除软骨碎片，以减轻症状，此为游离体摘除术。

2. 外科治疗

（1）截骨术：可改善关节力线平衡，有效缓解患者的髋或膝关节疼痛。

（2）人工关节置换术：对年龄在 60 岁以上、正规药物治疗反应不佳的进展性骨关节炎患者可予以关节置换，由此可显著减轻疼痛症状，改善关节功能。

（3）关节融合术：2012 年美国风湿病学会更新了 2000 年制定的关于膝关节和髋关节骨关节炎的治疗指南，并发布了手关节骨关节炎治疗新推荐方案。该指南指出，临床医生在选择治疗方案时，对选择同等级证据的建议并不存在先后原则，应该结合患者基础健康状况选择最佳方案。对膝关节和髋关节骨关节炎患者，强调了长期应用非类固醇类抗炎药的同时应服用质子泵抑制剂（PPI）降低其胃肠不良反应；对推荐的药物及非药物治疗不满意且不愿意接受手术的患者，可以应用阿片类止痛剂。由于北美很少采用药物治疗骨关节炎，因此指南没有强烈推荐药物治疗；同样，该指南对手术治疗并未提出指导意见（表 31 - 8）。

表 31 - 8　2012 年 ACR 关于骨关节炎的更新指南

部　位	非药物治疗	药物治疗
手关节骨关节炎	条件建议：评估患者完成日常生活的能力，指导患者关节运动的技巧，提供患者完成日常生活的辅助设施，指导透热疗法应用，对掌骨关节炎患者提供夹板固定	条件建议：外用辣椒素、NSAID（包括三乙醇胺水杨酸），口服 NSAID（包括 COX - 2 抑制剂）、曲马多等 部分反对：关节腔内注射及应用阿片类镇痛药；如果患者年龄大于或等于 75 岁，外用比口服 NSAID 更好；如果患者年龄小于 75 岁，外用或口服 NSAID 均可选用
膝关节骨关节炎	强烈建议：进行有氧运动、游泳等，减轻体重 条件建议：自我管理，推拿与监督锻炼，心理社会干预，内侧髌骨贴扎、膝内翻及膝外翻的楔形鞋垫，指导透热疗法应用，助行工具，打太极拳，中医针灸，经皮电刺激	条件建议：应用对乙酰氨基酚，口服及外用 NSAID，口服曲马多，关节腔内局部应用激素 部分反对：采用硫酸软骨素、氨基葡萄糖，外用辣椒素 不推荐：关节腔内注射透明质酸，应用度洛西汀及阿片类止痛药

部　位	非药物治疗	药物治疗
髋关节 骨关节 炎	强烈推荐：有氧运动如游泳等，减轻体重 条件建议：自我管理，推拿及监督锻炼，心理社会干预，指导透热疗法应用，采用助行工具 不推荐：平衡训练，只接受推拿、打太极拳等	条件推荐：应用对乙酰氨基酚，口服及外用NSAID，口服曲马多，关节腔内局部应用激素 部分反对：采用硫酸软骨素、氨基葡萄糖 不推荐：关节腔内注射透明质酸，外用NSAID，度洛西汀及阿片类止痛药

ACR：美国风湿病学会；NSAID：非类固醇类抗炎药，又称非甾体类抗炎药；COX－2：环氧合酶－2。

要点：
- 骨关节炎的治疗应以非药物治疗联合药物治疗为主，必要时手术治疗，健康宣教也尤为重要，骨关节炎的防治重在预防。
- 2012年ACR强烈建议对骨关节炎患者进行非药物治疗。

参考文献

[1] Goldring M B，Otero M. Inflammation in osteoarthritis [J]. Curr Opin Rheumatol，2011，23：471－478.

[2] Peat G，Thomas E，Duncan R，et al. Estimating the probability of radiographic osteoarthritis in the older patient with knee pain [J]. Arthritis Rheum，2007，5：794－802.

[3] Nguyen U S，Zhang Y，Zhu Y，et al. Increasing prevalence of knee pain and symptomatic knee osteoarthritis：survey and cohort data [J]. Ann Intern Med，2011，155 (11)：725－732.

[4] Boutry N，Paul C，Leroy X，et al. Rapidly destructive osteoarthritis of the hip：MR imaging findings [J]. Am J Roentgenol，2002，179 (3)：657－663.

[5] Laroche M，Moineuse C，Durroux R，et al. Can ischemic hip disease cause rapidly destructive hip osteoarthritis? A case report [J]. Joint Bone Spine，2002，69 (1)：76－80.

[6] Garnero P，Charni N，Juillet F，et al. Increased urinary type Ⅱ collagen helical and C telopeptide levels are independently associated with a rapidly destructive hip osteoarthritis [J]. Ann Rheum Dis，2006，65：1639－1644.

[7] 韩煜. 2010骨关节炎诊断及治疗指南 [J]. 中华风湿病学杂志，2010，14 (6)：417.

纵深阅读

American College of Rheumatology 2012 recommendations for the use of nonpharmacologic and pharmacologic therapies in osteoarthritis of the hand，hip，and knee. 2012.

（刘　颖）

第三十二章 老年特发性炎性肌病

学习目的：

● 掌握老年多发性肌炎、皮肌炎的诊断。

● 熟悉老年多发性肌炎、皮肌炎的定义、临床表现、治疗原则。

● 了解老年多发性肌炎、皮肌炎的流行病学特点、病理表现、常见治疗药物。

典型病例：

患者，女性，63岁，因"四肢近端肌无力半年，活动后胸闷呼吸困难2个月"入院。半年前无明显诱因出现四肢近端肌无力，进行性加重，伴四肢近端肌萎缩。近2个月来活动后胸闷、呼吸困难。经糖皮质激素、抗感染等治疗，四肢无力好转，但胸闷、呼吸困难无改善，且有加重趋势。

临床问题：

1. 该患者的四肢近端肌萎缩无力的原因是什么？

2. 如何评估该患者的异常？应安排做何种检查？

3. 下一步治疗策略是什么？

老年特发性炎性肌病（senile idiopathic inflammatory myopathies，SIIM）是一组病因不明的以四肢近端肌肉受累为突出表现的炎性骨骼肌疾病，其特点是髋周、肩周、咽部及颈部等肌群进行性无力，以多发性肌炎（polymyositis，PM）和皮肌炎（dermatomyositis，DM）最为常见。PM常呈急性或亚急性起病，在数周到数月出现对称性四肢近端为主的肌无力伴压痛，血清肌酶增高，红细胞沉降率、C-反应蛋白升高，肌电图呈肌源性损害，肌肉活检提示骨骼肌变性、坏死、淋巴细胞浸润，用糖皮质激素治疗好转等特点。如果疾病同时累及皮肤，则称为DM。发生于老年人的PM/DM容易合并心脏、肺损害，并发恶性肿瘤，治疗困难，总体预后较中青年患者差。

【流行病学特点】

目前我国还缺乏关于老年PM/DM的流行病学数据。国外研究结果显示，PM发病率随着年龄的增长而增长，年龄在50岁左右的发病率为2.5/百万人口，年龄大于65岁的发病率为10.5/百万人口。每年新增（25～35.3）/百万人口。女性发病多于男性，女性与男性之比约为2∶1，DM比PM更多见。

【预后】

未经治疗的PM长期后遗症包括慢性肌无力、肺间质纤维化、心肌炎、严重的吞咽困难和呼吸衰竭。预后不良相关的因素包括高龄、糖皮质激素治疗效果差、出现症状6个月后才开始治疗、肌肉障碍（如吞咽困难和呼吸肌无力）、肺间质纤维化、心脏受累及相关的恶性肿瘤。1971年至1985年的研究发现5年生存率为52%～65%，2001—2006年的研究发现5年生存率为75%～95%，10年生存率约为84%。

> **要点：**
> - PM是一种急性或亚急性起病，以对称性四肢近端肌无力伴有压痛为主要表现的骨骼肌炎症；若累及皮肤，则称为DM。
> - PM发病率随着年龄的增长而增长。
> - PM/DM的发病可能与免疫易感性、遗传和环境等因素有关，其中免疫失调可能是该病的主要病因。
> - PM/DM预后不良相关因素包括高龄、对激素不敏感、严重的肌肉障碍、肺间质纤维化、心脏受累及相关的恶性肿瘤等。

【临床表现】

1. 骨骼肌受累

四肢近端对称性肌无力，50%患者伴有肌痛或肌压痛。上肢近端肌受累可出现抬臂困难，不能梳头及穿衣；下肢近端肌受累可出现上楼梯困难，下蹲或从座椅上站起困难；颈肌无力可出现抬头困难；咽喉肌无力可出现构音障碍和吞咽困难；呼吸肌受累出现胸闷、气短，严重时呼吸衰竭。远端肌无力不常见，但整个病程中可有不同程度远端肌无力表现。随着病程延长，可出现肌萎缩、关节挛缩。老年患者肌无力症状以轻度肌无力为主，重度肌无力相对较少。

2. 皮肤受累

DM除肌肉受累外，还有特征性皮肤改变，可出现在肌肉受累之前，也可与肌炎同时或在肌炎之后出现。DM常见皮肤病变包括：①眶周皮疹。这是DM特征性皮损，发生率为60%～80%。表现为上眼睑或眶周水肿性紫红色皮疹，可为一侧或双侧，光照加重。还可出现在两颊部、鼻梁、颈部、前胸"V"形区和肩背部（披肩征）。②Gottron征。这是DM另一特征性改变，主要表现在关节伸面，特别是掌指关节、指间关节或肘关节伸面，呈红色或紫红色斑丘疹，边缘不整或融合成片，常伴有皮肤萎缩、毛细血管扩张、色素沉着或减退，偶有皮肤破溃。此类皮损亦可出现在膝关节伸面及内踝等处，表面常覆有鳞屑或局部水肿。③甲周病变。甲根皱襞处可见毛细血管扩张性红斑或瘀点，甲周及甲床有不规则增厚，局部出现色素沉着或色素脱失。④"技工手"。手指掌面和侧面皮肤过度角化、裂纹及粗糙，类似于长期从事手工作业技术工人的手。还可出现脚跟部的皮肤表皮增厚、粗糙和过度角化。此类患者常常血清抗Mi-2抗体阳性。⑤其他皮肤和黏膜改变。皮肤血管炎和脂膜炎也是DM较常见的皮损，还可有手指的雷诺现象、手指溃疡及口腔黏膜红斑。部分患者可出现肌肉硬结、皮下小结或皮下钙化等改变。

3. 骨骼肌以外部位受累

（1）心脏：心脏受累发生率为6%～75%，老年患者由于常合并冠心病和高心病，心脏损害较年轻人常见，最常表现为心律不齐、传导阻滞及心肌病后充血性心力衰竭。

（2）肺：肺间质纤维化和胸膜炎是 PM 最常见肺部表现，少数患者有少量胸膜腔积液。肺部受累是影响 PM 预后的重要因素之一。

（3）消化道：可累及咽部、食管上段横纹肌，表现为吞咽困难和饮水呛咳。食管下段和小肠蠕动减弱，可引起咽下困难及腹胀。

（4）肾：少数发生肾脏受累，表现为蛋白尿、血尿、管型尿，罕见暴发型可表现为横纹肌溶解引起肌红蛋白尿和肾衰竭。

（5）关节：关节痛（多在疾病初期），合并其他结缔组织病时也会出现关节痛。

（6）并发恶性肿瘤：老年 PM/DM 患者较中青年患者更容易并发恶性肿瘤。据报道，老年患者中以 60～69 岁并发恶性肿瘤可能性最大，多数在 PM/DM 诊断后 1～2 年发生，也可在 PM/DM 之前或同时发生。新加坡、中国香港及内地人以鼻咽癌为主。日本人则以胃癌、肺癌和乳腺癌多见。目前研究提示各部位、各类型的肿瘤均可并发，包括直肠癌、甲状腺癌、前列腺癌、扁桃体癌及肝癌等。合并恶性肿瘤者大多数对糖皮质激素及免疫抑制剂不敏感，皮损不易消退，肌痛、肌无力等症状及肌酶升高均改善不佳，即使大剂量药物使肌酶及症状在短时期内被控制，但复发极快。

【辅助检查】

1. 一般检查

（1）红细胞沉降率（ESR）和 C - 反应蛋白（CRP）：约 50％患者 ESR 和 CRP 可正常，仅 20％患者活动期 ESR 高于 50 mm/h。

（2）血清免疫球蛋白、免疫复合物及 α_2 和 γ 球蛋白可增高，补体（C3、C4）可减少。

（3）24 小时尿肌酸升高，部分患者可有肌红蛋白尿，如果出现血尿、蛋白尿、管型尿，则提示肾脏损害。

2. 肌酶谱

肌酸磷酸激酶（CK）改变对肌炎最敏感，升高程度与肌肉损伤程度平行。PM 患者血清 CK 值可高达正常值上限 50 倍，但很少超过 100 倍。肌酶改变先于肌力和肌电图改变，肌力改变常滞后于肌酶升高 3～10 周。

3. 自身抗体

（1）抗纺锤体抗体（MSA）：PM/DM 的特异性抗体大体分为 3 类，包括抗氨基酰 tRNA 合成酶（aminoacyl - tRNA synthetase，ARS）抗体、抗信号识别颗粒（signal recognition particle，SRP）抗体和抗 Mi - 2 抗体。ARS 抗体有针对组氨酸（Jo - 1）、丙氨酸、苏氨酸、氨基乙酰等抗体 10 多种，其中抗 Jo - 1 抗体最常见，也最具临床意义。抗 Jo - 1 抗体在 PM/DM 中阳性率为 10％～30％。抗 SRP 抗体在 PM/DM 患者阳性率为 4％～5％。抗 Mi - 2 抗体在 DM 患者阳性率为 4％～20％，PM 中较少见。

（2）非特异性自身抗体：PM/DM 60％～80％患者抗核抗体（ANA）阳性；约 20％患者类风湿因子（RF）阳性，但滴度较低。1/3 患者出现抗 Ku 抗体。

4. 肌电图检查

肌电图（EMG）对 PM/DM 患者是一项敏感而非特异性的指标。90％PM/DM 患者可出现 EMG 异常，10％～15％患者 EMG 检查无明显异常。仅 50％患者 EMG 有典型的三联征改变：①时限短的小型多相运动电位；②纤颤电位，多见于急性进展期或活动期，经激素治疗后自发电位常消失；③插入性激惹和异常高频放电，可能为肌纤维膜的弥漫性损害所致。

5. 影像学检查

影像学检查是为了寻找肌活检部位，评估肌肉炎症程度。首选肌无力伴有明显压痛的部位做 MRI 检查，可以显示肌萎缩、脂肪浸润，肌肉炎性水肿在 T_2 加权像信号强度显示增加。MRI 检查对脂肪抑制显示更敏感且特异性更高。

6. 肌肉活检

肌肉活检是诊断 PM/DM 的重要依据。普通 HE 染色常表现为肌纤维大小不一、变性、坏死、再生以及炎性细胞浸润。PM 的特征性表现是免疫组化可见肌细胞表达 MHC-I 分子，浸润的炎性细胞主要为 $CD8^+T$ 细胞，呈多灶性分布在肌纤维周围及肌纤维内。DM 的特征性表现是炎症分布于血管周围或在束间隔及其周围，而不在肌束，浸润的炎性细胞以 B 细胞和 $CD4^+T$ 细胞为主，肌纤维损伤和坏死通常涉及部分肌束或束周而导致束周萎缩，肌纤维表达 MHC-I 分子也明显上调。肌内毛细血管密度减低但剩余的毛细血管管腔明显扩张。

7. 老年患者的特殊检查

老年 PM/DM 患者并发症较中青年多，尤其肺间质损害、心脏损害和并发恶性肿瘤，往往造成误诊。因此，对老年患者应常规进行相关并发症检查，以进一步明确诊断。一般来讲，所有患者确诊和随访时需要常规行心电图、胸部 HRCT、肿瘤标志物检查，同时根据病情需要，有消化道症状的行胃肠镜检查，关节炎行 X 线检查等。国内一篇 Meta 分析研究结果显示，抗 Jo-1 抗体阳性、发热、关节炎/痛、Gottron 征和 ANA 阳性可作为 PM/DM 合并肺间质纤维化的主要预测因素，建议有以上高危因素的患者尽早行 HRCT 检查。Fam 认为一些风湿病表现可提示有潜在肿瘤，包括老年患者迅速发生的少见关节炎或播散性骨痛、慢性无法解释的血管炎、难治性筋膜炎、对血管扩张药治疗无效的 Ravnaud 征、迅速进展的手指坏疽或 Lambert-Eaton 肌无力样综合征，特别是对激素反应不敏感时，应尽早行肿瘤相关检查。

> **要点：**
> - PM 骨骼肌受累表现为对称性四肢近端无力，DM 的皮肤改变包括眶周皮疹、Gottron 征、甲周病变、"技工手"等。
> - 辅助检查：免疫学检查中抗 Jo-1 抗体最常见也最具临床意义，肌电图检查敏感但是非特异，肌肉病理检查尤其是免疫组化是诊断 PM/DM 的重要依据。
> - 老年 PM/DM 容易合并肺、心脏等骨骼肌以外部位的损害，并发恶性肿瘤，应常规进行并发症及合并症的检查。

【诊断标准】

1. B/P 诊断标准

目前对 PM/DM 的诊断仍主要采用 1975 年 Bohan/Peter 建议的诊断标准，即 Bohan/Perter 诊断标准，简称 B/P 诊断标准（表 32-1）。

表 32 - 1　PM/DM 的 B/P 诊断标准

1. 对称性近端肌无力表现：肩胛带肌和颈前伸肌对称性无力，持续数周至数月。伴或不伴食管或呼吸肌受累
2. 肌肉活检异常：肌纤维变性、坏死，细胞吞噬、再生、嗜碱变性，核膜变大，核仁明显，筋膜周围结构萎缩，纤维大小不一，伴炎性渗出
3. 血清肌酶升高：血清肌酶如肌酸激酶（CK）、醛缩酶（ALD）、丙氨酸转氨酶（谷丙转氨酶，ALT）、天冬氨酸转氨酶（谷草转氨酶，AST）和乳酸脱氢酶（LDH）升高
4. 肌电图示肌源性损害：肌电图有三联征改变，即时限短的小型多相运动电位；纤颤电位，正弦波；插入性激惹和异常的高频放电
5. 典型的皮肤损害：①眶周皮疹，眼睑呈淡紫色，眶周水肿；②Gottron 征，即掌指及近端指间关节伸面的红斑性鳞屑疹；③膝关节、肘关节、踝关节、面部、颈部和上半身出现红斑性皮疹

PM：多发性肌炎；DM：皮肌炎。

判定标准：确诊 PM 应符合所有 1~4 条标准。拟判定标准：确诊 PM 需要符合 1~4 条中的任何 3 条标准，可疑 PM 符合 1~4 条中的任何 2 条标准；确诊 DM 应符合第 5 条加 1~4 条中的任何 3 条，拟诊 DM 应符合第 5 条及 1~4 条中的任何 2 条，可疑 DM 应符合第 5 条及 1~4 条中的任何 1 条标准。

证据表明，B/P 诊断标准会导致对 PM/DM 过度诊断。

（1）B/P 诊断标准不能明确区分特发性炎性肌病（idiopathic inflammatory myopathies，IIM）的 3 种类型，因该标准中不包括包涵体肌炎（inclusion body myositis，IBM），不能区分 PM 与 IBM，IBM 诊断标准需要电子显微镜或特殊免疫组化检查结果才能确诊。因此，绝大部分 IBM 患者根据 B/P 诊断标准都被误诊为 PM。

（2）B/P 诊断标准仅靠皮肤的表现来区分 PM/DM，对于特殊类型的 DM，如无皮炎性皮肌炎（dermatomyositis sine dermatitis，DMSD），诊断较困难。用该标准也不能将 DM 与其他肌肉和皮肤受累的结缔组织病完全区分。

（3）B/P 诊断标准也不能将 IIM 与其他非 IIM 疾病区分。其他有常见的非 IIM（甲状腺功能减退性肌病、药物性肌病、感染相关性肌病、肌营养不良和线粒体肌病等）也可出现四肢肌痛、无力、肌酶升高和 EMG 呈肌源性损害，HE 染色也可表现为肌纤维的变性、坏死、萎缩及炎性细胞的浸润，这与 PM 非常相似，按 B/P 诊断标准可完全符合 PM 的诊断。

随着免疫和分子病理学发展，逐渐出现了一些新诊断标准，主要有 ENMC 诊断标准、美国国立卫生研究院提出的 Dalakas 诊断标准、国际肌炎评估和临床研究小组提出的 IMAC 诊断标准等。其中 Dalakas 诊断标准和 ENMC 诊断标准主要是在肌活检中引入了分子病理学尤其是免疫组化的内容，而 IMAC 诊断标准则在 B/P 诊断标准的基础上在实验室异常中新加了一项标准，即任何一种 MSA 阳性。总体来讲，这些标准提高了诊断的准确性，其中以 ENMC 诊断标准最为流行。

2. ENMC 诊断标准

欧洲神经肌肉疾病中心和美国肌肉研究协作组（ENMC）在 2004 年提出了另一种 IIM 分类诊断标准，即 ENMC 诊断标准（表 32 - 2）。该标准与 B/P 诊断标准最大的不同是：①将 IIM 分为 5 类，即 PM、DM、IBM、非特异性肌炎（nonspecific myositis，NSM）和免疫介导的坏死性肌病（immune-mediated necrotizing myopathy，IMNM），其中 NSM 和 IMNM 是首次被明确定义。②对无肌病性皮肌炎（amyopathicdermatomyositis，AMD）提出了较明确的诊断标准。但应注意的是 AMD 并不是固定不变的，部分患者经过一段时间可发展成典型的 DM。另外，AMD 可出现严重的肺间质病变及食管病变，也可伴发肿瘤性疾病。

表 32－2　特发性炎性肌病（IIM）的 ENMC 诊断标准

诊断要求	诊断标准
1. 临床标准 　包含标准： 　　A. 年龄常大于 18 岁发作，非特异性肌炎及 DM 可在儿童期发作 　　B. 亚急性或隐匿性发作 　　C. 肌无力：对称性近端重于远端，颈屈肌重于颈伸肌 　　D. DM 典型的皮疹：眶周水肿性紫色皮疹，Gottron 征，颈部 V 型征，披肩征 　排除标准： 　　A. 包涵体肌炎（IBM）的临床表现：非对称性肌无力，腕/手屈肌与三角肌同样无力或更差，伸膝和/或踝背伸与屈髋同样无力或更差 　　B. 眼肌无力，特发性发声困难，颈伸无力重于颈屈无力 　　C. 药物中毒性肌病、内分泌疾病（甲状腺功能亢进、甲状旁腺功能亢进、甲状腺功能减退）、淀粉样变、家族性肌营养不良或近端运动神经病（如 SMA） 2. 血清肌酸激酶浓度升高 3. 其他检查和实验室标准 　A. 肌电图（EMG）检查 　　包含标准：（Ⅰ）纤颤电位的插入性和自发性活动增加，正相波或复合的重复放电；（Ⅱ）形态测定分析显示存在短时限，小幅多相性运动单位动作电位（MUAP） 　　排除标准：（Ⅰ）肌强直性放电提示近端肌强直性营养不良或传导通道性病变；（Ⅱ）形态分析显示为长时限，大 MUAP；（Ⅲ）用力收缩所募集的 MUAP 类型减少 　B. 磁共振成像（MRI） 　　STIR 显示肌组织内弥漫或片状信号增强（水肿） 　C. 肌炎特异性抗体 4. 肌活检标准 　A. 炎性细胞（T 细胞）包绕和浸润至非坏死肌内膜 　B. CD8$^+$T 细胞包绕非坏死肌内膜但浸润至非坏死肌内膜不确定，或明显的 MHC－Ⅰ分子表达 　C. 束周萎缩 　D. 小血管膜攻击复合物（MAC）沉积，或毛细血管密度降低，或借助光学显微镜检查见内皮细胞中有管状包涵体，或束周纤维 MHC－Ⅰ表达 　E. 血管周围、肌束膜有炎性细胞浸润 　F. 肌内膜散在 CD8$^+$T 细胞浸润，但是否包绕或浸润至肌纤维不肯定	多发性肌炎（PM） 　确诊 PM： 　　1. 符合所有临床标准，除外皮疹 　　2. 血清肌酸激酶（CK）升高 　　3. 肌活检包括 A，除外 C、D、H、I 　拟诊 PM： 　　1. 符合所有临床标准，除外皮疹 　　2. 血清肌酸激酶升高 　　3. 其他实验室标准中的 1/3 条 　　4. 肌活检标准包括 B，除外 C、D、G、H、I 皮肌炎（DM） 　确诊 DM： 　　1. 符合所有临床标准 　　2. 肌活检包括 C 　拟诊 DM： 　　1. 符合所有临床标准 　　2. 肌活检标准包括 D 或 E，或 CK 升高，或其他实验室指标的 1/3 条 无肌病性皮肌炎（ADM） 　　1. DM 典型的皮疹：眶周皮疹或水肿、Gottron 征、V 型征、披肩征 　　2. 皮肤活检证明毛细血管密度降低。真皮－表皮交界处 MAC 沉积，MAC 周伴大量角化细胞 　　3. 没有客观的肌无力 　　4. 肌酸激酶正常 　　5. EMG 正常 　　6. 肌活检，无典型的 DM 表现 可疑无皮炎性皮肌炎（DMSD） 　　1. 符合所有临床标准，除外皮疹 　　2. 血清肌酸激酶升高 　　3. 其他实验室指标的 1/3 条 　　4. 肌活检标准中符合 C 或 D 非特异性肌炎（NSM） 　　1. 符合所有临床标准，除外皮疹 　　2. 血清肌酸激酶升高 　　3. 其他实验室指标的 1/3 条

诊断要求	诊断标准
G. 大量的肌纤维坏死为突出表现，炎性细胞不明显或只有少量散布在血管周围，肌束膜浸润不明显。MAC 沉积于小血管或借助电子显微镜检查见烟斗柄状毛细管，但内皮细胞中是否有管状包涵体不确定	4. 肌活检包括 E 或 F，并除外所有其他表现
H. 可能是 IBM 表现：镶边空泡，碎片性红纤维，细胞色素过氧化物酶染色阴性	免疫介导的坏死性肌病（IMNM） 1. 符合所有临床标准，除外皮疹 2. 血清肌酸激酶升高 3. 其他实验室指标的 1/3 条
I. MAC 沉积于非坏死肌纤维内膜，及其他示免疫病理有关的肌营养不良	4. 肌活检标准包括 G，除外所有其他表现

【鉴别诊断】

1. 包涵体肌炎

老年 PM 患者因有肌肉炎性损害、吞咽困难，需要与包涵体肌炎（IBM）鉴别。IBM 的肌无力呈非对称性，远端肌群受累常见，如屈腕屈指无力与足下垂，肌痛和肌肉压痛非常少见。血清 CK 正常或轻度升高、肌肉病理检查发现嗜酸性包涵体和激素治疗无效可与 PM 鉴别。IBM 的诊断目前主要是参照 Griggs 诊断标准（表 32-3）。

表 32-3 包涵体肌炎（IBM）的 Griggs 诊断标准

诊断要求	诊断标准
Ⅰ. 特征性表现 　A. 临床特征 　　1. 病程超过 6 个月 　　2. 起病年龄大于 30 岁 　　3. 肌无力：必须累及上、下肢近端和远端，至少有以下表现之一： 　　　a. 屈指无力 　　　b. 屈腕无力重于伸腕无力 　　　c. 股四头肌肌力小于或等于 4 级 　B. 实验室特征 　　1. 血清肌酸激酶（CK）不超过正常值的 12 倍 　　2. 肌活检 　　　a. 炎性肌病伴单核细胞侵入非坏死肌纤维 　　　b. 空泡肌纤维 　　　c. 肌细胞内淀粉样物质沉积（刚果红染色荧光显微镜下观察）或电子显微镜下发现 15~18 nm 的管状细丝包涵体 　　3. 肌电图检查结果符合炎性肌病的特点 　C. 家族史：少数患者可以有家族史 Ⅱ. 相关疾病 　IBM 可与其他多种疾病同时发生，特别是自身免疫性疾病	确诊： 　具备所有肌活检病理特征 a+b+c 　临床及实验室个别表现可有可无 可能： 　肌活检仅具备 a+临床特征（符合 A 中 1、2、3）+实验室特征（符合 B 中 1、3）

2. 重症肌无力

PM 晚期卧床不起，构音障碍、吞咽困难需要与重症肌无力鉴别。可根据有眼部肌肉受累，肌无力症状呈波动性，老年患者可能合并胸腺瘤等鉴别。

3. 其 他

其他肌病如老年糖尿病相关性肌病、老年药物相关性肌病（如他汀类药物）、甲状腺相关性肌病等，可以通过相应的临床表现鉴别。

> **要点：**
> - 目前 PM/DM 的诊断主要采用 B/P 诊断标准，但该标准会导致过度诊断，ENMC 诊断标准、Dalakas 诊断标准、IMAC 诊断标准提高了诊断的准确性，以 ENMC 诊断标准最为流行。
> - 老年 PM/DM 应该与 IBM、重症肌无力、药物性肌病等鉴别，IBM 的诊断主要是参照 Griggs 诊断标准。

【治疗】

（一）治疗目的

目前的循证医学尚缺乏关于 PM/DM 治疗的随机、双盲、安慰剂对照研究，也没有评价疗效的固定指标。多数专家认为：药物治疗目标包括改善肌肉力量、减少肌肉并发症并降低升高的 CK 水平。PM/DM 是一种异质性疾病，因此需要依据临床表现的严重程度、患者对疾病的耐受性、骨骼肌以外器官组织的受累情况、曾经使用的治疗方法以及药物的禁忌证实施个体化治疗。

（二）药物选择

1. 糖皮质激素

到目前为止，糖皮质激素仍然是治疗 PM 和 DM 的首选药物。但激素用法尚无统一标准，一般开始剂量为泼尼松 1~2 mg/(kg·d) 或等效剂量的其他糖皮质激素。症状常在用药 1~2 个月后开始改善，然后开始逐渐减量。急性重症或伴吞咽困难患者，可先用甲泼尼龙静脉冲击疗法（1 000 mg/d，连续 3~5 天），后序贯口服泼尼松。足量药物治疗超过 3 个月仍无效或药物减量过程中复发的患者应考虑其他药物治疗。激素的减量应遵循个体化原则，减药过快会出现病情复发，则须重新加大剂量控制病情。当患者出现持续性肌无力，而肌酶正常时，可能出现了类固醇肌病，在药物减量后症状可好转。

2. 免疫抑制剂

免疫抑制剂适用于：①患者对单独使用糖皮质激素反应差或难治性病例；②疾病快速进展；③器官功能严重受累；④激素依赖型；⑤出现糖皮质激素不良反应且患者不能耐受。免疫抑制剂主要包括：硫唑嘌呤（AZA）、甲氨蝶呤（MTX）、环磷酰胺、环孢素、吗替麦考酚酯（骁悉）、他克莫司和来氟米特，其中 AZA 和 MTX 应用最为普遍。

（1）AZA：一项病例报道显示，12％的 PM/DM 患者经 AZA 治疗后呈现完全反应，52％部分反应，36％完全无反应。AZA 疗效佳、耐受性较好，但起效较慢。有学者建议治疗 6~8 个月后观察其疗效，疗程至少连续 2 年。有研究认为，AZA 与糖皮质激素联合治疗比单独应用糖皮质激素治疗的长期预后好。

（2）MTX：能较好控制肌炎，也改善 DM 皮肤症状，较 AZA 易耐受，一般较常用。抗合成酶综合征患者对 MTX 反应较 AZA 好，但并不显著。迄今为止，尚无随机对照试验比较 MTX 和糖皮质激素的疗效，也未明确 MTX 能否作为 PM/DM 初始治疗的主要药物。另外，老年患者在 MTX 治疗过程中可能会出现 MTX 相关性过敏性肺炎或肺间质纤维化，临床上很难将其与 PM/DM 引起的肺间质纤维化区别，尤其是对快速进展病例。对患有肺部疾病或抗合成酶综合征的患者是否推荐使用 MTX 尚无定论。AZA 和 MTX 单独治疗无效时也可给予二者联合治疗，效果较单独治疗好，这两种药物也是治疗 PM/DM 主要的非激素类免疫抑制剂。

3. 生物制剂——利妥昔单抗

近年来有不少用抗肿瘤坏死因子单抗、抗 B 细胞抗体或抗补体 5（C5）治疗难治性 PM 和 DM。但大部分研究是小样本或个案报告，确切的疗效有待于进一步大样本研究。现有研究结果显示，激素依赖型 DM 患者经利妥昔单抗治疗后其临床症状和生化指标得到完全缓解，甚至可不再用其他免疫抑制剂，有建议将利妥昔单抗作为治疗 DM 的一线药物。总结利妥昔单抗对 28 位难治性 PM/DM 患者的疗效，其中 19 位患者对治疗有反应，分别在肌肉、皮肤、肺部和心脏等方面症状有所改善。其中，反应率最高的是 DM 患者；其次是自身抗体阳性者；自身抗体阴性的 PM 患者也有反应，但在长期随访中，约 66% 复发。须注意的是，利妥昔单抗治疗过程中有可能伴发进行性、多灶性白质脑病和暴发性肺孢子菌肺炎。因此，需要更多随机对照试验评估利妥昔单抗在 PM/DM 治疗中的最适剂量、持续时间及安全性。目前，国际上正在进行利妥昔单抗治疗难治性 PM/DM 的多中心随机对照试验。

4. 静脉注射免疫球蛋白

静脉注射免疫球蛋白（intravenous immunoglobulin，IVIG）多推荐用于对糖皮质激素、MTX 及 AZA 等免疫抑制剂反应欠佳，或由于其不良反应而不能继续治疗，或对免疫抑制剂禁忌的难治性 PM/DM 患者，也用于伴有吞咽、呼吸困难危及生命的 PM/DM 患者。常规治疗剂量是 0.4 g/(kg·d)，每月用 5 天，连续用 3～6 个月以维持疗效，对于 DM 难治性的皮疹加用小剂量 IVIG [0.1 g/(kg·d)，每月连用 5 天，共 3 个月] 可取得明显效果。

5. 血浆置换疗法

研究结果表明血浆置换治疗对 PM/DM 治疗无明显效果，可能只有"生化的改善"，即短暂的肌酶下降，而对整体病程无明显的作用。

【疗效评估方法】

肌酶（尤其 CK）在一定程度上能监测炎症反应的活跃度。部分患者已出现严重肌无力，肌酶仅轻度升高。即便如此，CK 水平仍然是一种广泛用于评价疾病活动性的生化指标，通常在临床症状改善前数周即可观察到 CK 水平下降。但是部分患者症状缓解后，其肌酶在一段时间内仍保持较高水平，疾病复发时肌酶常先升高。若临床表现提示疾病活动，而 CK 水平正常，则可能因严重肌萎缩致所有肌纤维丧失功能。

> **要点：**
> - PM/DM 治疗的目的主要是改善肌肉力量和减少肌肉并发症。
> - 通过肌酶水平（尤其是 CK）评估疗效。
> - 药物治疗包括：糖皮质激素、免疫抑制剂、利妥昔单抗、静脉注射免疫球蛋白、血浆置换疗法等，其中糖皮质激素仍然是治疗 PM 和 DM 的首选药物。

参考文献

［1］ 中华医学会风湿病学分会. 多发性肌炎和皮肌炎诊断及治疗指南［J］. 中华风湿病学杂志，2012（12）：828－831.

［2］ Haroon M，Devlin J. Rituximab as a first-line agent for the treatment of dermatomyositis［J］. Rheumatology international，2012，32（6）：1783－1784.

［3］ Hoogendijk J，Amato A，Lecky B，et al. 119th ENMC international workshop：the design in ADult idiopathic inflammatory my opathies，with exception of inclusion body myositis［J］. Neuromuscul Disord，2004，14：337－345.

［4］ Marie I，Menard J F，Hatron P Y，et al. Intravenous immunoglobulins for steroid-refractory esophageal involvement related to polymyositis and dermatomyositis：A series of 73 patients［J］. Arthritis Care Res（Hoboken），2010，62（12）：1748－1755.

［5］ Marie I. Therapy of polymyositis and dermatomyositis［J］. Presse Med，2011，40（4 Pt 2）：e257－270.

纵深阅读

Dalakas M C. Immunotherapy of myositis：issues，concerns and future prospects. Nat Rev Rheumatol，2010，6（3）：129－137.

（李方福）

中英文缩略词表

American Society of Anesthesiologists	ASA	美国麻醉师协会
angiotensin converting enzyme inhibitor	ACEI	血管紧张素转换酶抑制剂
achalasia	—	贲门失弛缓症
activities of daily living	ADL	日常生活能力
acute coronary syndrome	ACS	急性冠脉综合征
acute mesenteric ischemia	AMI	急性肠系膜缺血
acute myocardial infarction	AMI	急性心肌梗死
agitation	—	激越
Alzheimer's disease	AD	阿尔茨海默病
ambulatory blood pressure monitoring	ABPM	动态血压监测
American Heart Association	AHA	美国心脏协会
amyopathic dermatomyositis	AMD	无肌病性皮肌炎
angiotensin receptor blockers	ARB	血管紧张素受体拮抗剂
ankle-brachial index	ABI	踝肱指数
apathetic hyperthyroidism	—	淡漠型甲亢
apathy	—	淡漠
aspiration pneumonia	AP	吸入性肺炎
asymptomatic bacteriuria	ASB	无症状性菌尿
atherosclerosis	AS	动脉粥样硬化
atherosclerotic cardiovascular disease	ASCVD	动脉粥样硬化性心血管疾病
atrial fibrillation	AF	心房颤动
atrial flutter	—	心房扑动
atrioventricular block	—	房室传导阻滞
average flow rate	Q_{ave}	平均尿流率
behavioral and psychological symptoms of dementia	BPSD	痴呆的精神行为症状
benign prostatic enlargement	BPE	前列腺增大

benign prostatic hyperplasia	BPH	良性前列腺增生
bladder outlet obstruction	BOO	膀胱出口梗阻
body mass index	BMI	体质指数（体重指数）
bone marrow transplantation	BMT	骨髓移植
bone mineral density	BMD	骨密度
bradycardia-tachycardia syndrome	—	心动过缓－心动过速综合征
brain natriuretic peptide	BNP	脑钠肽
calcitonin	CT	降钙素
calcium channel blockers	CCB	钙拮抗剂（钙离子拮抗剂）
cardiac arrhythmia	—	心律失常
cardiac resynchronization therapy	CRT	心脏再同步化治疗
cardiovascular disease	CVD	心血管疾病
carotid endarterectomy	CEA	颈动脉剥脱术
Centers for Disease Control and Prevention	CDC	疾病预防控制中心
cerebral venous thrombosis	CVT	颅内静脉血栓形成
cerebrovascular disease	CVD	脑血管疾病
chronic heart failure	CHF	慢性心力衰竭
chronic mesenteric ischemia	CMI	慢性肠系膜缺血
chronic obstructive pulmonary disease	COPD	慢性阻塞性肺疾病
chronic renal disease	CKD	慢性肾脏疾病
cognition	—	认知
community acquired pneumonia	CAP	社区获得性肺炎
comprehensive geriatric assessment	CGA	老年综合评估
computed tomography angiography	CTA	CT 血管成像
confusion assessment method	CAM	谵妄评估量表
continuous positive airway pressure	CPAP	持续气道正压通气
coronary artery bypass grafting	CABG	冠状动脉旁路移植术
coronary atherosclerotic heart disease	CAHD	冠状动脉粥样硬化性心脏病
coronary heart disease	CHD	冠心病
CT pulmonary angiography	CT－PA	CT 肺血管造影
cumulative illness rating scale index	—	累积疾病量表指数
deep brain stimulation	DBS	深部脑刺激术
deep fungal infection	—	深部真菌感染

deep venous thrombosis	DVT	深静脉血栓形成
delirium	—	谵妄
dementia	—	痴呆
dementia with Lewy bodies	DLB	路易体痴呆
depressive syndrome in the elderly	—	老年抑郁综合征
dermatomyositis	DM	皮肌炎
dermatomyositis sine dermatitis	DMSD	无皮炎性皮肌炎
Diagnostic and Statistical Manual of Mental Disorders (4th)	DSM−Ⅳ	《精神疾病诊断与统计手册》第四版
diastolic blood pressure	DBP	舒张压
digit span	—	数字广度测验
digital subtraction angiography	DSA	数字减影血管造影
directly observed treatment	DOT	直接督导治疗
disease modifying osteoarthritis drug	DMOAD	改善疾病的骨关节炎治疗药物
dopamine decarboxylase	DDC	多巴胺脱羧酶
dopamine receptor	DR	多巴胺受体
ejection fraction	EF	射血分数
electromyography	EMG	肌电图
end stage renal disease	ESRD	终末期肾病
Epworth sleepiness scale	ESS	Epworth 嗜睡评分量表
erosive reflux disease	ERD	糜烂性胃食管反流病
erythropoietin	EPO	红细胞生成素
erythropoiesis-stimulating agent	ESA	红细胞生成刺激剂
estimation of GFR	eGFR	估算肾小球滤过率
fasting blood glucose	FPG	空腹血糖
fine needle biopsy	FNAB	细针穿刺活检术
Food and Drug Administration	FDA	食品药品管理局
frontotemporal dementia	FTD	额颞叶痴呆
galactomannan	GM	半乳甘露聚糖
gastroesophageal reflux disease	GERD	胃食管反流病
geriatric depression scale	GDS	老年抑郁量表
Glasgow coma scale	GCS	格拉斯哥昏迷评分法
glomerular filtration rate	GFR	肾小球滤过率
gout	—	痛风

halo sign	—	晕轮征
head-up tilt test	HUT	直立倾斜试验
heart failure	HF	心力衰竭
herpes simplex virus	HSV	单纯疱疹病毒
herpes zoster	—	带状疱疹
high density lipoprotein	HDL	高密度脂蛋白
high density lipoprotein cholesterol	HDL－C	高密度脂蛋白胆固醇
high resolution CT	HRCT	高分辨率CT
high resolution manometry	HRM	高分辨率测压
home blood pressure monitoring	HBPM	家庭血压监测
hospital acquired pneumonia	HAP	医院获得性肺炎
hyperactive	—	活动亢进型
hyperthyroidism	—	甲状腺功能亢进症
hyperuricemia	HUA	高尿酸血症
hypoactive	—	活动抑制型
hypothalamic-pituitary-adrenal	HPA	下丘脑－垂体－肾上腺（轴）
hypothalamo-pituitary-thyroidal	HPT	下丘脑－垂体－甲状腺（轴）
hypothyroidism	—	甲状腺功能减退症
immune-mediated necrotizing myopathy	IMNM	免疫介导的坏死性肌炎
impaired fasting glucose	IFG	空腹血糖受损
impaired glucose tolerance	IGT	糖耐量减低
implantable cardioverter defibrillator	ICD	植入式心脏复律除颤器
inclusion body myositis	IBM	包涵体肌炎
Instrument Activities of Daily Living	IADL	工具性日常生活能力
intermittent claudication	—	间歇性跛行
international normalized ratio	INR	国际标准化比值
international prostate symptom score	I－PSS	国际前列腺症状评分
intima-media thickness	IMT	内膜中层厚度
intracerebral hemorrhage	ICH	脑出血
intracranial pressure	ICP	颅内压
intravenous immunoglobulin	IVIG	静脉注射免疫球蛋白
invasive fungal disease	IFD	侵袭性真菌病
invasive fungal infection	IFI	侵袭性真菌感染

invasive pulmonary fungal infection	IPFI	侵袭性肺部真菌感染
ischemic bowel disease	IBD	缺血性肠病
ischemic colitis	IC	缺血性结肠炎
ischemic heart disease	—	缺血性心脏病
isolated systolic hypertension	ISH	老年单纯收缩期高血压
left bundle branch block	LBBB	左束支传导阻滞
left ventricle ejection fraction	LVEF	左心室射血分数
low density lipoprotein	LDL	低密度脂蛋白
low density lipoprotein cholesterol	LDL－C	低密度脂蛋白胆固醇
lower esophageal sphincter	LES	食管下段括约肌
lower extremity artery disease	LEAD	下肢动脉疾病
lower urinary tract symptoms	LUTS	下尿路症状
magnetic resonance angiography	MRA	磁共振血管成像
maximum flow rate	Q_{max}	最大尿流率
mean arterial pressure	MAP	平均动脉压
medullary thyroid carcinoma	MTC	甲状腺髓样癌
metabolic syndrome	MS	代谢综合征
mild cognitive impairment	MCI	轻度认知损害
mineral and bone disorder	MBD	矿物质－骨代谢异常
mini-mental state examination	MMSE	简易精神状态检查量表
multidimensional prognostic index	MPI	多维预后指数
multiple co-morbidity	—	多病共存
multiple sleep latency test	MSLT	多次睡眠潜伏期试验
myxedema	—	黏液性水肿
National Health and Nutrition Examination Survey	NHANES	（美国）国家健康与营养监测
National Institute for Health and Clinical Excellence	NICE	（英国）国家卫生与临床优化研究所
New York Heart Association	NYHA	纽约心脏协会
non erosive reflux disease	NERD	非糜烂性胃食管反流病
non-ST-segment elevation myocardial infarction	NSTEMI	非 ST 段抬高型心肌梗死
nonspecific myositis	NSM	非特异性肌炎
nonsteroid anti-inflammatory drug	NSAID	非类固醇类抗炎药（非甾体类抗炎药）

obstructive sleep apnea hypopnea syndrome	OSAHS	阻塞性睡眠呼吸暂停低通气综合征
occupational therapy	OT	作业治疗
odds ratio	OR	比值比（比数比）
off-pump CABG	OPCABG	非体外循环心脏不停跳冠状动脉旁路移植手术
oral glucose tolerance test	OGTT	口服葡萄糖耐量试验
organ damage	OD	靶器官损害
orthostatic hypotension	OH	直立性低血压
osteoarthritis	OA	骨关节炎
osteoporosis	OP	骨质疏松症
osteoporosis self-assessment tool for asians	OSTA	亚洲人骨质疏松自我筛查工具
over activity bladder	OAB	膀胱过度活动症
oxygen desaturation index	ODI	氧减饱和度指数
parathyroid hormone	PTH	甲状旁腺素
Parkinson disease dementia	PDD	帕金森病性痴呆
Parkinsonism，Parkinson's syndrome	—	帕金森综合征
Parkinson's disease	PD	帕金森病
percutaneous coronary intervention	PCI	经皮冠状动脉介入治疗
periodic limb movement disease	PLMS	周期性肢体运动病
peripheral arterial disease	PAD	周围动脉疾病
polymerase chain reaction	PCR	聚合酶链式反应
polymyositis	PM	多发性肌炎
polypharmacy	—	多种药物共用
polysaccharide antigen	—	多聚糖抗原
polysomnogram	PSG	多导睡眠图
portable monitoring	PM	便携式监测仪
positive end expiratory pressure	PEEP	呼气终末正压
postherpetic neuralgia	PHN	带状疱疹后遗神经痛
postprandial blood glucose	PBG	餐后血糖
postprandial hypotention	PPH	餐后低血压
postural hypotension	PH	体位性低血压（即直立性低血压）
precipitating factor	—	诱发因素
predisposing factor	—	易患因素

protein purified derivative	PPD	结核菌素纯蛋白衍生物
pulmonary embolism	PE	肺栓塞
pulmonary embolism severity index	PESI	肺栓塞严重程度指数
pulmonary thromboembolism	PTE	肺血栓栓塞
pulse wave velocity	PWV	脉搏波传导速度
quality of life	QOL	生存质量（生活质量）
randomized controlled trial	RCT	随机对照试验
rapid eye movement sleep	REM sleep	快速眼动睡眠
recombinant tissue type plasminogen activator	r - TPA	重组组织型纤溶酶原激活剂
relative risk	RR	相对危险度
relative risk reduction	RRR	死亡相对危险减少值
renin-angiotensin system	RAS	肾素 - 血管紧张素系统
renin-angiotensin-aldosterone system	RAAS	肾素 - 血管紧张素 - 醛固酮系统
residual urine volume	—	剩余尿量（残余尿量）
restless leg syndrome	RLS	不宁腿综合征（不安腿综合征）
reversible ischemic neurologic deficit	RIND	可逆性缺血性神经障碍
rheumatoid arthritis	RA	类风湿关节炎
senile idiopathic inflammatory myopathies	SIIM	老年特发性炎性肌病
selected decontamination of the digestive tract	SDD	选择性消化道去污染
selective serotonin reuptake inhibitor	SSRI	选择性 5 - 羟色胺再摄取抑制剂
serum transferrin saturation	TAST	转铁蛋白饱和度
sick sinus syndrome	SSS	病态窦房结综合征
single photon emission computed tomography	SPE - CT	单光子发射计算机体层摄影
single-pill combination	SPC	单片联合制剂
sinus bradycardia	—	窦性心动过缓
sinus tachycardia	—	窦性心动过速
sleep apnea	SA	睡眠呼吸暂停
sleep apnea hypopnea index	AHI	睡眠呼吸暂停低通气指数
slow acting drugs for osteoarthritis	SADOA	治疗骨关节炎的慢作用药物
speech and language therapy	SLT	言语和语言治疗
ST elevation myocardial infarction	STEMI	ST 段抬高型心肌梗死
Stanford sleepiness scale	SSS	斯坦福嗜睡量表

streptokinase	SK	链激酶
stress urinary incontinence	SUI	压力性尿失禁
stroke	—	脑卒中
systolic blood pressure	SBP	收缩压
therapeutic life-style change	TLC	治疗性生活方式改变
thyroid storm or thyroid crisis	—	甲状腺危象
thyroid hormone	TH	甲状腺激素
toe brachial index	TBI	趾肱指数
total cholesterol	TC	总胆固醇
transient ischemic attack	TIA	短暂性脑缺血发作
triglyceride	TG	三酰甘油（甘油三酯）
United States Renal Data System	USRDS	美国肾脏病数据系统
urinary tract infection	UTI	尿路感染（即泌尿道感染）
varicella-zoster virus	VZV	水痘-带状疱疹病毒
vascular dementia	VAD	血管性痴呆
venous thromboembolism	VTE	静脉血栓栓塞
very low density lipoprotein	VLDL	极低密度脂蛋白
water swallow test	WST	水吞咽试验（吞水试验）
xanthine oxidase inhibitors	XOI	黄嘌呤氧化酶抑制剂